唐宋金元名医全书大成

总主编◎胡国臣

滑寿医学全书

主编◎李玉清 齐冬梅

"十五"国家古籍整理重点图书

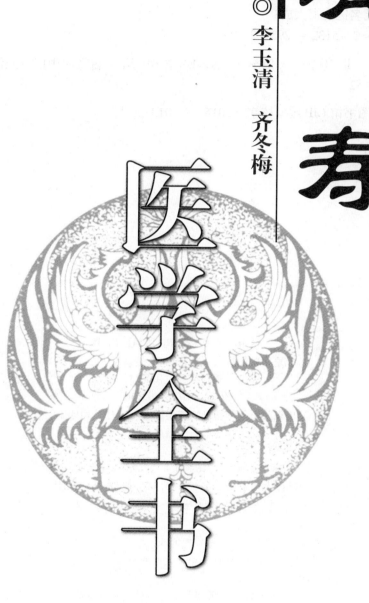

中国中医药出版社

图书在版编目（CIP）数据

滑寿医学全书/李玉清,齐冬梅主编. —2版. —北京：中国中医药出版社,2015.2(2016.6重印)
(唐宋金元名医全书大成)
ISBN 978-7-5132-2295-2

Ⅰ.①滑… Ⅱ.①李… ②齐… Ⅲ.①中国医药学-古籍-中国-元代
Ⅳ.①R2-52

中国版本图书馆CIP数据核字（2015）第013729号

中国中医药出版社出版
北京市朝阳区北三环东路28号易亨大厦16层
邮政编码 100013
传真 010 64405750
山东临沂新华印刷物流集团有限责任公司印刷
各地新华书店经销

*

开本 787×1092 1/16 印张 22.25 字数 504千字
2015年2月第2版 2016年6月第2次印刷
书 号 ISBN 978-7-5132-2295-2

*

定价 68.00元
网址 www.cptcm.com

如有印装质量问题请与本社出版部调换
版权专有 侵权必究
社长热线 010 64405720
购书热线 010 64065415 010 64065413
微信服务号 zgzyycbs
书店网址 csln.net/qksd/
官方微博 http://e.weibo.com/cptcm
淘宝天猫网址 http://zgzyycbs.tmall.com

唐宋金元名医全书大成编委会

审定委员会　（按姓氏笔画排列）

马继兴　史常永　李今庸　李经纬
严世芸　余瀛鳌　张灿玾　鲁兆麟

总　主　编　胡国臣

副总主编　傅　芳　张年顺　吴少祯

编　　委　（按姓氏笔画排列）

王淑珍　王道瑞　王象礼　田思胜
刘景超　乔海法　许敬生　李志庸
芮立新　宋乃光　张印生　张国骏
张登本　林慧光　郑洪新　徐江雁
盛维忠　盛增秀　韩学杰　曾令真
樊正伦

学术秘书　芮立新

滑寿医学全书编委会

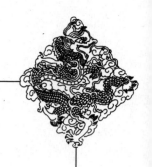

主　　编　李玉清　齐冬梅
副主编　李怀芝　臧守虎　张增敏
　　　　　马传江
编　　委　（以姓氏笔画为序）
　　　　　马传江　齐冬梅　李玉清
　　　　　李怀芝　李红芹　杨序宏
　　　　　张敏蕾　张增敏　韩　涛
　　　　　臧守虎

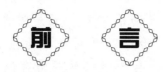

　　《唐宋金元名医全书大成》是集唐宋金元4个朝代22位著名医学家医学著作而成的丛书。唐宋金元时期是中国封建社会发展中的鼎盛时期，国家统一，经济繁荣，科学文化发展迅猛，中医药学也同时得到巨大的发展。在继承古代医学成就的基础上，学术争鸣，新的学派不断涌现，使中医药学特别是在方剂学及临床各科都有长足的发展，为后世中医药学的发展奠定了坚实的基础，并做出了巨大贡献。

　　唐宋金元时期是继承与发扬中医药学的最佳时期，呈现出一派继承不泥古、发扬不离宗的空前学术繁荣景象。学术的争鸣，学派的创立，有力地推动了中医药学的迅猛发展。一是伤寒学派：以研究张仲景的《伤寒论》为指归，各自从不同角度用不同方法进行研究和发挥。如唐代医家孙思邈创制了"方证同条，比类相附"的研究方法，以揭示六经辨证的规律，更重视太阳病桂枝、麻黄、青龙三法的运用；朱肱重视经络的作用，著《南阳活人书》，称曰："治伤寒须先识经络，不识经络，触途冥行，不知邪气之所在。"其又重视病与证的鉴别诊断，同时强调脉与证合参以辨阴阳表里；庞安时曾著《伤寒总病论》，强调冬伤于寒杀厉之气，即发病为伤寒，春发为温病，夏发为暑病，长夏发为湿病，于八节可为中风，又强调人的体质强弱、宿病之寒热、地域之高低南北、气候季节等对伤寒发病与转归的影响；许叔微对《伤寒论》的八纲辨证最有研究，著有《伤寒百证歌》《伤寒发微论》《伤寒九十论》等；成无己是注解《伤寒论》的第一家，著有《注解伤寒论》《伤寒明理论》，其注释以经释论，重视对伤寒症状的鉴别，其于定体、分形、析证、明理，颇有独到见解。综上诸家对伤寒学的研究，对外感热病的辨证论治体系的发展，具有深远的影响。二是寒凉学派：以刘完素为代表强调"六气皆能化火"，治病善用寒凉，促进了病机学说的发展，著有《素问玄机原病式》《医方精要宣明论》《三消论》等，为攻邪派及养阴派学说的形成奠定了基础。三是补土学派：是以李东垣为代表，师承了张元素的脏腑辨证学说，专注脾胃的研究，创立了著名的"脾胃内伤，百病由生"的理论，提出了升阳泻火、甘温除热之法，创立了补中益气汤、升阳益胃汤等名方；其弟子王好古在其学术思想的基础上又提出了阴证学说，罗天益又揭示了脾胃与其他四脏以及营卫津液的关系，并重视三焦分治。这都丰富了中医学的脏腑学说，推动了脏腑病机、辨证治疗的发展。四是攻邪学派：以张子和为代表,强调邪留则正伤,邪去则正安之理,治病以攻击病邪为首任,提出了汗、吐、下三法,充实和发展了中医辨证论治体系。五是滋阴学派:以朱丹溪为代表,强调"阳常有余,阴常不足"论,治疗以滋阴降火为主,强调保存阴气对人体健康的重要意义,其"相火论"成为后来温补学派诸家论命门之火的理论依据。

方剂学在唐宋金元时期得到了空前的发展,官修民著纷纷面世,是方剂学发展史上内容最为丰富,观点最为新颖,理论最为系统的时期。尤其是唐代著名医学家孙思邈的巨著——《备急千金要方》凡三十卷,计233门,收载方剂约5300首,广泛搜集和保存了前代医家的大量方剂及当时流传于民间的许多有效良方;而其后的《千金翼方》中又有不少补充,使许多名方得以流传后世。宋代林亿赞之为:"上极文字之初,下迄有隋之世,或经或方,无不采撷,集诸家之秘要,去众说之所未至……厚德过于千金,遗法传于百代。"还有唐代王焘所著的《外台秘要》,凡四十卷,计1104门,其资料丰富,条理分明,方法严谨,体例统一,对所引用理论,以及6000余首医方等都一一注明原始出处和来源等,并注明校勘正误,唐以前医方赖《外台秘要》得以保存者甚多。宋代则出现了国家官修的大型方书,有《太平圣惠方》,全书为一百卷,1670门,收方16834首,为现存的第一部国家官修的方书。还有《圣济总录》《太平惠民和剂局方》。同时这一时期医家方书辈出,有陈无择的《三因极一病证方论》,载方1500余首,按"三因"和病证归类,强调了审证求因而施治。钱乙在《小儿药证直诀》一书中化裁和创制了许多治疗小儿疾病的新方。严用和强调不能概以古方治今病,结合自己30余年的临床经验将古人有效方剂总结而著成《济生方》《济生续方》,载方450首。许叔微的《普济本事方》选方300余首。金元四大家的学术思想更丰富了方剂学的内容,如刘完素创制具寒凉派特色的代表方剂桂苓甘露饮、益元散等;张子和创制的具有攻下特点的代表方剂三圣散、禹功散等;李东垣创制的具有补土派特点的代表方剂补中益气汤、升阳益胃汤等;朱丹溪创制的具有滋阴派特色的代表方剂大补阴丸、虎潜丸等,至今仍是临床医生常用的治疗方剂。总之,这一时期的方书为后世方剂学的发展作出了巨大的贡献。

妇科学在唐代得到了长足的发展,特别是孙思邈所著《备急千金要方》,把妇产一门列入卷首,并强调妇科必须另立一科的必要性,其曰:"妇人之别有方者,以其胎妊、生产、崩伤之异故也,是以妇人之病,比之男子十倍难疗……所以别立方也。"并以540余首方药对求子、妊娠、产难、胞衣不出、月经、带下、杂病等证候予以治疗。同时对难产、产后护理也作了精辟论述。宋代产科已发展为在太医局设置的九科中的独立专科,同时妇产科专著不断面世,尤其是陈自明的《妇人大全良方》,为当时妇产科的代表作。全书分8门,总260余论,系统论述了调经、众疾、求嗣、胎教、妊娠、坐月、难产、产后等病证的病因与治疗。对妇产科的发展影响颇大。金元四大家对妇产科各有独到之处，如刘河间对女子"不月"之治疗，提出"先泻心火，血自下也"。其还十分重视女性不同年龄阶段的生理特点，并强调肾、肝、脾三脏的作用，对当今研究女性青春、育龄、更年期都具有十分重要的意义。张子和对妇人精血不足，认为"当补之以食，大忌有毒之药，偏盛而成夭阏"。李东垣治妇科经、带疾病，以补脾益气、升阳摄血、升阳除湿等法，收效卓著。朱丹溪对妇科病强调"滋阴降火"，反对滥用辛热，对胎前病提出"清热养血"法，以黄芩、白术为安胎圣药，至今对临床仍具有指导意义。

儿科学的独立发展，始于晋唐而盛于宋。唐宋时期儿科已为独立之科，称为少小科或小方脉科。唐·孙思邈在《备急千金要方》中载有儿科用方320首，并强调胎教、胎养。王焘的《外台秘要》中，"小儿诸疾"专卷，分86门，着重论述了小儿初生调护、喂养、保育以及惊悸、夜啼、中风、咳嗽、天行、伤寒等，载方400首。宋时专著日益增多，特别是北宋儿科专家钱乙，在《小儿药证直诀》中，明析儿科生理病理特点，发展了儿科诊断方法，确立儿科五脏辨证纲领。南宋刘昉的《幼幼新书》是现存的宋代儿科巨著，全书40卷，包括病源形色、禀受诸病、惊风急慢、斑疹麻痘以及眼目耳鼻、口唇、齿诸条，对痈疽、外伤尤为重视。金元四大家对儿科亦有不同创见，丰富了儿科内容。

外科学在唐宋金元时期有了很大发展，有多家专著或方论，但主要是陈自明的《外科精要》，强调外疡的整体疗法，创托里排脓诸方至今仍为医家所宗。及朱丹溪的《外科精要发挥》，特别是危亦林的《世医得效方》中，有关外科方面的内容非常丰富，其中有关正骨的篇章，可谓当代比较成熟的创伤外科学。

骨伤科学在唐宋金元时期的发展，集中反映在唐·蔺道人的《理伤续断方》中，特别是元代危亦林的《世医得效方》，其在《正骨兼金镞》里，充分反映了元代骨伤科的治疗水平，其对治疗损伤骨关节，要用草乌散使之"麻倒不识痛，或用刀割开，或用剪剪去骨锋者，以手整顿骨节归原……或用凿凿开取出，后用盐汤或盐水与服立醒。"并强调"服后麻不倒，可加曼陀罗花……若其人如酒醉，即不可加药。"在骨折的诊断技术和闭合复位手法上，其对关节脱臼的复位方面，除一般关节复位外，特别对髋关节脱臼创造性地提出了悬吊复位法。其最为突出的贡献为脊柱骨折悬吊复位法，这一创见在世界骨伤科学史上也是罕见的。

在这一时期，其他临床各科也都有所发展，特别是在养生学方面，有很多论述，尤其是孙思邈，不但在其著作中有很多有关养生的论述及养生方法，而且自己就活到了百岁以上。

唐宋金元时期是中医药学发展的昌盛时期，是中医药学派创立的关键时期，为后世中医药学发展奠定了坚实基础。为了让后人了解唐宋金元名医的成长过程，以及各位医家的学术思想，特编撰了《唐宋金元名医全书大成》。

　　全书共收录了22位医家，集成20册医学全书（钱乙、刘昉两位医家为一册，庞安时、朱肱两位医家为一册），其中唐代3位医家，两宋时期9位医家，金元时期10位医家。收录原则：收入医家的全部存世著作；对该医家有争议的著作，当考镜源流，分辨正伪，尽量做到正本清源；在正本清源的基础上，对其弟子收集其遗论整理而成又确能反映其学术思想的亦可收入。

　　本书为国家新闻出版总署"十五"重点规划图书之一，在编写和论证过程中得到了国家中医药管理局李振吉副局长、洪净副司长，中国中医研究院医史文献研究所马继兴教授、余瀛鳌教授、李经纬教授，上海中医药大学严世芸教授，北京中医药大学鲁兆麟教授的指导帮助，在此表示衷心感谢。

　　本书由于作者较多，工程量较大，不足之处在所难免，望各位专家及读者多多指教。

《唐宋金元名医全书大成》编委会

校注说明

滑寿，字伯仁，晚号撄宁生，为元末明初著名的医家。主张精研《内经》、《难经》，对经典著作进行类编及注释，循经考穴，在穴位的考定方面颇有贡献。著有《读素问钞》、《难经本义》、《十四经发挥》、《麻疹全书》、《诊家枢要》、《读伤寒论抄》、《痔瘘篇》、《医韵》、《脉理存真》、《医学引彀》、《撄宁生补泻心要》、《医学蠢子书》等书，其中《读素问钞》、《难经本义》、《十四经发挥》、《麻疹全书》、《诊家枢要》尚存于世。《麻疹全书》一书，经作者考证，为清人所作，伪托滑氏之名。本书乃将存世的《读素问钞》、《难经本义》、《十四经发挥》、《诊家枢要》等汇为一编，《麻疹全书》附于后，名为《滑寿医学全书》。现将此次校注的有关情况说明如下：

一、版本的选择使用

1.《读素问钞》

《读素问钞》共分三卷，卷上为藏象、经度、脉候、病能，卷中为摄生、论治、色诊、针刺，卷下为阴阳、标本、运气、汇萃等。滑氏以《素问》是医家必读之书，但文字古奥，多有错简，很多篇章论述的内容往往有二至三个不同的内容，使读者学习、领会不易，乃将《素问》原文选录精要者，重新编排，分为藏象、经度、脉候、病能、摄生、论治、色诊、针刺、阴阳、标本、运气和汇萃十二类，并作了简要注释。明·汪机对此书作了续注，且在《续素问钞自序》中指出："予读滑伯仁氏所集《素问钞》，喜其删于繁芜，撮其枢要，且所编次，各以类从，秩然有序，非深于岐黄之学者不能也。但王氏所注多略不取，于经文最难晓处，仅附其一二焉。"因"后之学者，未必皆滑氏，句无注释，曷从而入首邪"，故在原书的基础之上，取王冰的注文参补其间，且间附汪氏之己见，为本书作了续注。

《读素问钞》续注初刻于明嘉靖三、四、五年，由程玘纲、戴殷、吴朴、程珂、程从迁、程文杰出资，祁门朴墅汪氏祠堂汇刻入《汪石山医书八种》，此后至清初，汪氏祠堂本又以原版多次重印。明万历四十六年（1611）闽建乔木山房抽出单刻，1921年，上海石竹山房二酉书庄石印本，字颇清晰。本次点校以山东中医药大学馆藏汪氏祠堂明崇祯本为底本，以日本内阁文库藏明刊《读素问钞》影印本（简称日本内阁文库藏明刊本）及1921年上海石竹山房石印本（简称石本）为校本进行点校，正文用顾从德刻本《黄帝内经素问》（简称顾本）及赵府居敬堂刻《灵枢经》参校。

2.《难经本义》

《难经本义》成书于元至正元年（公元1341年），《难经》为习医者必读之书，然文字古奥，且有文字缺漏、编次错乱的情况，而历代注本又不理想，故使读者领会不易。滑氏参考元以前《难经》注本及其有关医籍而重新注释《难经》。

全书二卷，凡例之后有阙误总类，记脱文、误字，次列汇考引用诸家姓名、本义引用诸家姓名，次列《难经》汇考一篇，列书之名义源流，次列诸图释，分别有经脉始从中焦流注图、关格覆溢之图、五行子母相生图、男女生于寅申图、荣卫清浊升降图、肝肺色象浮沉图、五脏声色臭味液之图、五邪举心为例图等十三图。正文八十一难，一至三十难为上卷，三十一至八十一难为下卷。首列经文，次为注释。滑氏采用"考之《枢》、《素》，以探其源，达之仲景、叔和，以绎其绪，凡诸家之善者，亦旁搜而博改之，缺文断简，则委曲以求之，仍以先儒释经之变例而传疑焉"的方法，先引《灵枢》、《素问》以论证，并结合张仲景、王叔和、杨玄操、丁德用、虞庶等20余家之说以畅其义，再发挥自己的见解以明经旨，有许多独到之处。

《难经本义》今最早的刊本为明万历十八年蓝印本，其次为万历二十九年《古今医统正脉全书》本，清·周学海对此书进行了补注。本次点校以《薛氏医案》明万历刊本为底本，以1923年中医学社据清·光绪三十三年丁未京师医局本原版修补重印《医统正脉全书》本（简称医统本）、池阳周氏福慧双修馆光绪十七年辛卯刻《周氏医学丛书》本（简称周氏医学丛书本）为参校本。

3.《十四经发挥》

《十四经发挥》，元·滑寿撰于至正元年（1341年）。《十四经发挥》共分三卷，每卷一篇。卷上为手足阴阳流注篇，总论三阴三阳经脉循行的规律。卷中为十四经脉气所发篇，论十四经循行路线、腧穴位置及手足十二经"是动"病的临床表现。卷上篇末有"上本篇正文，与《金兰循经》同"，卷中篇末有"上十四经正文，并与《金兰循经》同"。可知全书是以元代忽泰必烈的《金兰循经取穴图解》为基础再加充实而成的。《金兰循经》于1303年刊行，此书首绘藏府前后二图，中述手足三阴三阳走属，继取十四经络流注，各为注解列图于后。《十四经发挥》基本即依此体例。后来《十四经发挥》刊行，《金兰循经》则渐渐散佚，至今已无传本。卷下为奇经八脉篇，为滑氏杂取《素问》、《难经》、《甲乙经》、《圣济总录》中有关内容，参合为篇而成，论奇经八脉的循行部位、生理功能和病理变化。全书纲举目张，滑氏虑穴位名繁杂难记，将穴名联缀成韵语，以便于初学者学习。《十四经发挥》一书循经列穴，纠正了《圣济总录》中足少阳经、足阳明经在头面部的某些穴位，以及足太阳经在腰背部的一些穴位排列次序与经脉循行走向差误的缺点，发展了经络学说，倡十四经之说，把督任二脉提高到与十二正经同等的地位，对针灸学的发展影响很大。

该书问世不久，原本即失，其内容由薛铠、薛己收入《薛氏医案》才得以保存下来。现存《十四经发挥》版本除《薛氏医案》本外，还有单行本，如：日本庆安二年己丑（1649）刻本、日本宽文五年乙巳（1665）山本长兵卫刻本、日享保十六年辛亥（1731年）皇都书林永田调兵卫刻本、日宝永六年己丑（1709年）芳野屋权兵卫刻本、日宝历十二年壬午（1726年）大阪阿内屋喜兵卫刻本、1986年上海科学技术出版社校注本等等，但上述单行本都源于《薛氏医案》。

本次点校以明万历《薛氏医案》中《十四经发挥》为底本，以南京图书馆藏明抄本、承淡安《古本十四经发挥》及清东溪堂朱墨本为校本，旁参京口文成堂摹刻宋本《灵枢经》等书而成。

4. 《诊家枢要》

本书一卷，滑氏谓："百家者流，莫大于医，医莫先于脉。"强调诊脉在疾病诊疗中的重要性。主要内容有枢要玄言、左右手配藏府部位、五藏平脉、四时平脉、呼吸浮沉定五藏脉、因指下轻重以定五藏、三部所主、持脉手法、脉阴阳类成、兼见脉类、诸脉宜忌类、验诸死证类、死绝脉类、五藏动止脉、妇人脉法、小儿脉、诊家宗法、脉象歌等内容。该书先述五藏平脉、四时平脉，又述诊脉手法，总结举、按、寻三法，强调以浮、沉、迟、数、滑、涩之六脉为纲，厘定三十脉，并加以分类对比，语言平实，言简意赅，有利于学习者借此以登堂入室。

本次点校以万历壬子闽建乔木山房刻《诊家枢要》为底本，以明嘉靖八年丁氏温州刻本（简称嘉靖本）、清嘉庆十六年《明医指掌》本（简称《明医指掌》嘉庆本）、宣统三年池阳周氏福慧双修馆《周氏医学丛书》本（简称周氏医学丛书本）为校本进行校刊。

5.《麻疹全书》

《麻疹全书》四卷。封面题作"麻证全书"。内封作"麻证新书"，卷首及书页中缝作"麻疹全书"。正文前有"浮海道人序"、"汤鼎烜序"、"莫善承序"及"滑先生原论"各一，卷末载"任百衍跋"。各卷卷首题"总纂汤鼎烜，会纂莫善承、任百衍，校字许德辉、何漳、蒋至仁"。光绪三十一年汤鼎烜得其稿本于旧书肆中，为之刊行于市。书中论证108条，设方360余首，论药处方、性味功效则逐条详注，在护理方法上也作了论述。考之本书之内容，当为清人所作。由于今许多学者未见过本书，故仍有许多人认为本书为滑氏原著，故将本书点校出版，附于《滑寿医学全书》之后。现仅存清光绪三十一年乙巳汤鼎烜校刊本，本次点校即以汤鼎烜校刊本为底本，参以《景岳全书》、《张氏医通》，加以本校、他校、理校而成。

二、整理研究方法

本次整理研究所采用的处理方法如下：

1. 校注采用简体横排形式，并加新式标点，对原文重新加以句读。

2. 凡底本中有明显误字者，于正文中迳改。

3. 凡底本中能确认的文字脱误衍倒而有校本可据者，据校本改，并出具校注。

4. 凡底本与校本文字有异，义皆可通者，原文不改，出注说明。校本明显有误者，不出校注。

5. 凡底本中繁体字、俗字径改为规范简化字。对于通假字、异体字，常见者，予以径改，如"支"改为"肢"，"鬲"改为"膈"或

"隔"，"写"改为"泻"，"夹"、"侠"改为"挟"等；对于不常见者，予以出注说明。

6.《麻疹全书》中方药用法的叙述中，将表示上、下的"左"、"右"改为"下"、"上"。药名改为今规范用名，如"栝蒌"改为"瓜蒌"，"蝉退"改为"蝉蜕"。书中"元参"当为"玄参"，是为避讳用字，予以回改。

7.《麻疹全书》非出于一人之手，书中多处出现以某方减去某药物，但方中并不含其药物的现象，对于明显有误之处，出注说明。

8. 有关滑寿的生平与学术思想等问题，请参考书后所附之作者学术思想研究。

9. 书后还附有近10年来有关学者们对于滑寿医学学术思想的研究论文题录。

因校注者水平所限，疏漏之处在所难免，祈望同道不吝赐教。

李玉清　齐冬梅

2006．8

总目录

读素问钞 …………………………………………………… (1)
难经本义 …………………………………………………… (113)
十四经发挥 ………………………………………………… (169)
诊家枢要 …………………………………………………… (203)
滑寿学术思想研究 ………………………………………… (217)
滑寿医学研究论文题录 …………………………………… (237)
附：麻疹全书 ……………………………………………… (241)

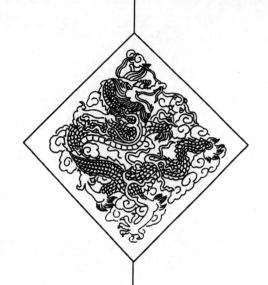

读素问钞

许昌滑寿伯仁　编辑
祁门汪机省之　续注

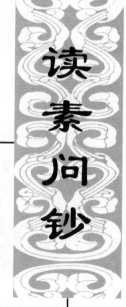

读素问钞序

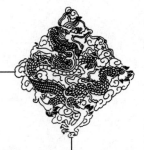

重集《读素问钞》序

予读滑伯仁氏所集《素问钞》，喜其删去繁芜，撮其枢要，且所编次，各以类从，秩然有序，非深于岐黄之学者不能也。但王氏所注多略不取，于经文最难晓处，仅附其一二焉。然自滑氏观之，固无待于注。后之学者，未必皆滑氏，苟无注释，曷从而入首耶？爰复取王氏注参补其间，而以续字弁[1]之于首简。间有窃附己意者，则以愚谓二字别之。滑氏原本所辑者，不复识别；滑氏自注者如旧，别以今按二字。如此庶使原今所辑之注，各有分辨，或是或非，俾学者知所择焉。虽然，予之所辑，未必一一尽契经旨而无所误，或者因予之误，推而至于无误，未可知也。谚云：抛砖引玉，亦或有补于万一云。

正德己卯三月朔旦祁门汪机省之序

---

[1] 弁：古代用皮革做成的一种帽子，此为"放在……前面"之义。

石山先生自赞

睹兹厥像,藐焉寒微。其容和粹,其貌清癯。心存仁术,志好儒书。颠已垂白,手不停披。平居不敢于名而犯义,交际不敢口是而心违。事求免于流俗,礼求合于先儒。谦约节俭,乐易疏愚。不求闻达,甘守穷庐。宁为礼屈,勿为势拘。不知我者谓我狂妄,其知我者谓我坦夷。噫,顾我所行,未必尽合乎道也;然造次克念,惟求无愧于心欤!

上石山先生自赞

试问林翁,何名何氏,细认来都不似。好三分,似得石山居士。一种心苗许多春意,却不逐杏花飞去。听旁人齐说,是这林翁,庐扁再生今世。

上《锦堂春》镜山李汛题

貌古心明,言和行固。咀英华以充日用之强,耻奔竞而却云霄之步。学以为己是图,医以济人为务。居穷不失其自然,处变弗愆于常度。所以为一代之伟人,起四方之敬慕也。

休阳程文杰师周书于率溪书院

舜颜其齿,玉质丹唇。襟度吞云梦之泽,英迈盖苍梧之云。学足以溯河洛之趣,医足以逼岐黄之真。出入造化,弛张鬼神。栖情于烟霞泉石,却步于云路鹏程。激励之论,足以回狂澜于既倒;回天之术,曾以拯①夭札于同仁。庙算神谟,余盖得之万一;生死肉骨,迨不知其几人。蓍蔡之德未艾,乔松之寿方臻。是盖庐扁之能契其妙,而岂摩诘之能状其亲也欤!

门生石墅陈楠惟宜拜题

---

① 拯:原作"极",因形近而误,据文义改。

石山先生自赞

先生姓汪氏，名机，字省之，别号石山。世居徽祁之朴墅。早岁习《春秋》，补邑庠弟子员。性至孝，因思事亲者不可不知医，复精于医，赖以存活者众，镜山李先生《别传》详矣。所著有《素问钞①》、《推求师意》、《外科理例》、《运气易览》、《痘治理辨》、《石山医案》、《针灸问对》诸书若干卷，行于世。先生生天顺癸未九月十六日酉时，殁嘉靖己亥十二月初四日戌时。

嘉靖辛丑五月朔旦桷续题②

---

① 钞：原作"抄"，据书题及目录改。
② 续题：原无此段陈桷续题的序文，今据石本补。

读素问钞目录

卷上之一	(7)	**卷上之四**	(26)
藏象	(7)	病能	(26)
卷上之二	(11)	**卷中之一**	(49)
经度	(11)	摄生	(49)
肺经	(13)	**卷中之二**	(52)
大肠经	(14)	论治	(52)
胃脉	(14)	**卷中之三**	(65)
脾经	(14)	色诊	(65)
心经	(15)	**卷中之四**	(68)
小肠经	(15)	针刺	(68)
膀胱经	(15)	**卷下之一**	(74)
肾经	(15)	阴阳	(74)
心包经	(15)	**卷下之二**	(78)
三焦经	(16)	标本	(78)
胆经	(16)	**卷下之三**	(80)
肝经	(16)	运气	(80)
督脉	(17)	**卷下之四**	(93)
任脉	(17)	汇萃	(93)
卷上之三	(18)	补遗	(104)
脉候	(18)	**跋**	(111)

卷上之一

素问〔续〕素者，本也。问者，黄帝问岐伯也。按《乾凿度》云：夫有形者生于无形，故有太易、太初、太始、太素。太易者，未见气也；太初者，气之始也；太始者，形之始也；太素者，质之始也。气形质具，病由是生，故黄帝因而问之。《素问》之名义或由此。

藏象〔续〕象，谓所见于外，可阅者也。

五藏以位，六府以配，五行攸属，职司攸分，具藏象钞。

帝曰：藏象何如？岐伯曰：心者，生之本，神之变也；〔续〕心藏神，故神之变动由之。其华在面，〔续〕英华也。其充在血脉，愚谓：充，溢也。或云：充，当也，主也。为阳中之太阳，通于夏气。〔续〕心者，君主①之官，神明出焉。万物系之以兴亡，故曰生之本，神之变也。火气炎上，故华在面。心养血，其主脉，故充在血脉也。心主于夏气，合太阳，以太阳居夏火之中，故曰阳中之太阳，通于夏气也。肺者，气之本，魄之处也；其华在毛，其充在皮，为阳中之太阴，通于秋气。〔续〕肺藏气，其神魄，其养皮毛，故曰气之本，魄之处，华在毛，充在皮也。肺藏为太阴之气，主旺于秋，昼日为阳气所行，位非阴处，以太阴居于阳分，故曰阳中之太阴。《校正》云：当作少阴。肺在十二经虽为太阴，然在阳分之中，当为少阴也。肾者，主蛰，封藏之本，精之处也；〔续〕地户封闭，蛰虫深藏。肾又主水，受五藏六府之精而藏之，故云然也。其华在发，肾者，水也，出高原，宜其华在发也。抑发者，血之余，血者，水之类，又其黑色，故云。其充在骨，为阴中之少阴，通于冬气。〔续〕"少阴"当作"太阴"。肾在十二经虽属少阴，然在阴分之中当为太阴。肝者，罢极之本，肝主筋，应乎木；又肝者，干也。人之运动，由乎筋力，象木之动也，动则多劳。又肝者，将军之官，谋虑出焉，故云。魂之居也；其华在爪，其充在筋，〔续〕爪者，筋之余；筋者，肝之养，故华在爪，充在筋也。为阳中之少阳，通于春气。脾、胃、大肠、小肠、三焦、膀胱者，仓廪之本，营之居也，营，犹营垒之营。言物之所屯聚也。能化糟粕，转味而出入者也；其华在唇四白，唇四际之白色肉也。其充在肌，此至阴之类，通于土气。凡十一藏，取决于胆也。胆者，中正之官，而其经为少阳。少阳相火也，风寒在下，燥热在上，湿气居中，火独游行于其间，故曰取决于胆云。脾、胃、大肠云云至通于土气，此处疑有错误。当云：脾者，仓廪之本，营之居也；其华在唇四白，其充在肌，此至阴之类，通于土气。胃、大肠、小肠、三焦、膀胱，能化糟粕，转味而出入者也。〔出六节藏象论〕

帝曰：五藏应四时，各有收受乎？岐伯曰：东方青色，入通于肝，开窍于目，藏精于肝，其病发惊骇；〔续〕精，谓精气也。木精之气，其神魂，阳升之方，以目为用，故开窍于目。东方主病发惊骇，余方各缺，疑此为衍。其味酸，其类草木，其畜鸡，巽为鸡。其谷麦，五谷之长。其应四时，上为岁星，〔续〕木之精气，上为岁星。十二年一周天。是以春气在头也，〔续〕万物发荣于上，故春气在头。余方言故病在某，不言某气在

---

① 主：原作"王"，据石本改。

某①，互文也。其音角，〔续〕木音调而直也。其数八，〔续〕《洪范》曰：三②曰木。木生数三，成数八。其臭臊，〔续〕凡气因木变则为臊。是以知病之在筋也。其在声为呼，其③变动为握，〔续〕握，所以牵就也。握、忧、哕、咳、慄五者，改志而有名曰变动。在志为怒。怒伤肝，〔续〕虽④志为怒，甚则自伤，悲胜怒；风伤筋，燥胜风；酸伤筋，辛胜酸。南方赤色，入通于心，开窍于耳，手少阴之络会于耳，藏精于心，其⑤病在五藏；以夏气在藏也。其味苦，其类火，其畜羊，未为羊，与土同旺。〔今按〕未为季夏月建。其谷黍，黍赤色。其应四时，上为荧惑星，〔续〕火之精气，上为荧惑星，七百四十日一周天。是以知病之在脉也。其音徵，〔续〕火声和而美也。其数七，〔续〕《洪范》曰：二曰火。火生数二，成数七。其臭焦。〔续〕凡气因火变则为焦。其在声为笑，在变动为忧，〔续〕在肺之志，忧为正也，而心主于忧，变而生忧也。在志为喜。喜伤心，恐胜喜；热伤气，寒胜热；苦伤气，咸胜苦。中央黄色，入通于脾，开窍于口，〔续〕脾受水谷，口纳五味。藏精于脾⑥，〔续〕土精之气，其神意。故病在舌本。脾脉上连于舌本。其味甘，其类土，其畜牛，坤为牛，土旺于四季，故畜取丑牛。又以牛色黄也。其谷稷，色黄味甘。其应四时，上为镇星，〔续〕二十八年一周天。是以知病之在肉也。其音宫，〔续〕土音柔而和也，其数五，〔续〕成数五。其臭香，其在声为歌，在变动为哕，在志为思。思伤脾，怒胜思；湿伤肉，风胜湿；甘伤肉，酸胜甘。西方白色，入通于肺，开窍于鼻，藏精于肺，〔续〕金精之气，其神魄。肺藏气，鼻通息，故开窍于鼻。故病在背。肺在胸中，背为胸之府也。其味辛，其类金，其畜马，乾为马。其谷稻，色白。其应四时，上为太白星，〔续〕三百六十五日一周天。是以知病之在皮毛也。其音商，〔续〕金声轻而劲也。

其数九，〔续〕金生数四，成数九。其臭腥。〔续〕凡气因金变，则为腥膻。其在声为哭，在变动为咳，在志为忧。忧伤肺，喜胜忧；热伤皮毛，寒胜热；辛伤皮毛，苦胜辛。北方黑色，入通于肾，开窍于二阴，〔续〕肾藏精阴，泄注，故开窍二阴。藏精于肾。故病在豁，肉之小会为豁。〔今按〕豁犹豁谷，言深处也。冬气居肉，故病在深处。其味咸，其类水，其畜彘，亥为豕。其谷豆，黑色。其应四时，上为辰星，〔续〕三百六十五日一周天。是以知病之在骨也。其音羽，〔续〕水音沉而深也。其数六，〔续〕水生数一，成数六。其臭腐，其在声为呻，在变动为慄，〔续〕慄谓战慄，甚寒大恐而悉有之。在志为恐。恐伤肾，思胜恐；寒伤血，燥胜寒；咸伤血，"血"，《太素》作"骨"。上同。甘胜咸。〔金匮真言论、阴阳应象论参并〕

帝曰：愿闻十二藏之相使，贵贱何如？〔续〕藏，藏也，言腹中之所藏者。非复有十二形神之所藏也。岐伯曰：心者，君主之官也，神明出焉。肺者，相傅之官，位高非君。治节出焉。主行荣卫，故治节由之。肝者，将军之官，谋虑出焉。〔续〕勇而能断，故曰将军；潜发未萌，故谋虑出焉。胆者，中正之官，决断出焉。〔续〕刚正果决，故官为中正，直而不疑，故决断出焉。膻中者，膻中在胸中两乳间，为气之海。膻，徒旱⑦切，上声，浊字。《说文》云：肉膻也，音同袒裼之"袒"。云膻中者，岂以袒裼之袒而取

---

① 某：原作"其"，据顾本改。
② 三：原作"二"，据《尚书·洪范》、石本改。
③ 其：顾本作"在"，当是。
④ 虽：石本作"维"，于义较胜。
⑤ 其：顾本作"故"。
⑥ 脾：原作"肝"，据顾本改。
⑦ 旱：原作"早"，形近而误，据《说文解字》改。

义耶？臣使之官，喜乐出焉。〔续〕膻中主气，以气布阴阳，气和志适，则喜乐由生；分布阴阳，故官为臣使。脾胃者，仓廪之官，五味出焉。大肠者，传导之官，变化出焉。〔续〕传导不洁之道，变化物之形也。小肠者①，受盛之官，化物出焉。承奉胃司，受盛糟粕，受已复化，传入大肠，故云。肾者，作强之官，强于作用。伎巧出焉。造化形容。〔续〕在女则当其伎巧，在男则正曰作强。三焦者，决渎之官，引导阴阳，开通闭塞。水道出焉。膀胱者，州都之官，位当孤府，故曰州都。津液藏焉，气化则能出矣。〔续〕膀胱居下内空，故藏津液。若得气海之气施化，则溲便注泄，气海之气不及，则隐闭不通，故云。凡此十二官者，不得相失也。〔续〕失，失职也。失则灾害至，故主明则下安，以此养生则寿。没世不殆，以为天下则大昌。主即前之所谓君主也。心为君主，内明则能诠善恶、察安危，民不获罪于枉滥，身不失伤于非道矣。故施之天下，则天下获安，国祚昌盛矣。《素问》之书，设为轩岐问答，有君臣之义，故有为天下、为国之譬。史云：为政之法似理身是也。主不明则十二官危。使道闭塞而不通，形乃大伤，以此养生则殃，以为天下者，其宗大危。戒之！戒之！〔续〕使道谓神气行使之道。夫心不明则邪正一，损益不分，动之凶咎，陷身于羸瘠矣，故形乃大伤，以此养生则殃矣。夫主不明则委于左右，权势妄行，吏不得奉法而民皆受枉屈矣。且人惟邦本，本不获安，宗社安得不倾危乎？〔灵兰秘典〕。

　　心之合脉也，〔续〕火气发动，脉类亦然。其荣色也，〔续〕火炎上，故荣美于面而色赤。《新校正》云：发见于面之色，皆心之荣也，岂专为赤哉！其主肾也。知其所畏则听命焉，故曰主。余同。肺之合皮也，〔续〕金气坚定，皮象亦然。其荣毛也，其主心也。肝之合筋也，〔续〕木性曲直，筋体亦然。其荣爪也，其主肺也。脾之合肉也，〔续〕土性柔厚，肉体亦然。其荣唇也，〔续〕谓四际白色之处，非赤色也。其主肝也。肾之合骨也，〔续〕水性流湿，精气亦然。骨通精髓，故合骨也。其荣发也，其主脾也。〔五藏生成篇〕

　　帝曰：予闻方士，〔续〕明悟方术之士。或以脑髓为藏，或以肠胃为藏，或以为府，愿闻其说。岐伯曰：脑、髓、骨、脉、胆、女子胞，此六者，地气之所生也，皆藏于阴而象于地，故藏而不泻，名曰奇恒之府。〔续〕脑、髓、骨、脉虽名为府，不正与神藏为表里；胆与肝合而不同六府之传泻；胞虽出纳，纳则受纳精气，出则化出形容。形容之出，谓化极而生。然出纳之用有殊于六府，故言藏而不泻，名曰奇恒之府。愚按：奇者，异也，不同于常府也。夫胃、大肠、小肠、三焦、膀胱，此五者，天气之所生也，其气象天，天气、地气，以动静言也。故泻而不藏，此受五藏浊气，名曰传化之府。〔续〕三焦者，决渎之官，水道出焉。故亦名传化之府。此不能久留，输泻者也。〔续〕水谷入已，糟粕变化而泄出，不能久久留注于中，但当化已，输泻令去也。传泻诸化，故曰传化之府。魄门亦为五藏使，水谷不得久藏。〔续〕魄门谓肛②之门，内通于肺，受已化物，则为五藏行使。然水谷亦不得久藏于中。又云：魄门即肛门也。五藏者，藏精气而不泻也，故满而不能实。〔续〕精气为满，水谷为实。六府者，传化物而不藏，故实而不能满也。〔续〕以不藏精气，但受水谷故也。所以然者，水谷入口则胃实而肠虚，〔续〕以未下也。食下则肠实而胃虚，〔续〕水谷下也。故曰实而不满，满而不实也。帝曰：气口何以独为五藏主？岐伯曰：胃者，水谷之海，六府之大源也。五味入口，藏于胃，以养五藏气。气口亦太阴也，是以五藏六府之气味，皆出于胃，变见于气口。

---

① 者：原脱，据上下文例、顾本补。
② 肛：原误作"肝"，据顾本改。

故五气入鼻，藏于心肺，心肺有病，而鼻为之不利也。①〔续〕气入鼻以下，与上文义不相发，岂因五味而遂及五气入鼻耶？〔并五藏别论〕

　　心藏神，肺藏魄，肝藏魂，脾藏意，肾藏志。〔续〕神，精气之化成也；魄，精气之匡佐也；魂，神气之辅弼也；意，记而不忘者也；志，专意而不移者也。《灵枢》云：两精相搏谓之神，并精而出入者谓之魄，随神而往来者谓之魂，心有所忆谓之意，意之所存谓之志。神藏则藏神五者云云也。形藏谓一头角，二耳，三口齿，四胸中，皆如器物外张，虚而不屈，合藏于物，故云形藏也。又云：形分于外，故云形藏；神藏于内，故名神藏。〔宣明、五藏别② 论、三部九候论相并〕

---

① 故五气……不利也：此二十字底本作阴文。

② 别：原作"气"，据顾本改。

卷上之二

经 度

周乎身惟经度，荣卫注焉，吉凶寓焉。其注、其寓、其审察之，具经度钞。

足太阳与少阴为表里，少阳与厥阴为表里，阳明与太阴为表里，是为足之阴阳也。手太阳与少阴为表里，少阳与心主为表里，阳明与太阴为表里，是为手之阴阳也。〔血气形志论〕

帝曰：愿闻三阴三阳之离合也。岐伯曰：圣人南面而立，前曰广明，后曰太冲。〔续〕广，大也。南方丙丁火位主之，阳气盛明，故曰大明也。向明治物，故圣人南面而立。然在人身中，则心藏在南，故谓前曰广明。冲脉在北，故谓后曰太冲。然太冲者，肾脉与冲脉合而盛大，故曰太冲。太冲之地名曰少阴，少阴之上名曰太阳。〔续〕此正明两脉相合而为表里，肾藏为阴，膀胱府为阳，阴气在下，阳气在上，此为一合之经气。太阳根起于至阴，按此太阳言根结，余经不言结，详见《灵枢·根结篇》。结于命门，〔续〕至阴穴名命门者，藏精光照之所，则两目也。太阳之脉起于目而下至于足，故根于指端而上结于目也。名曰阴中之阳。〔续〕以太阳居少阴之地，故曰阴中之阳。中身而上名曰广明，广明之下名曰太阴，〔续〕腰以上为天，腰以下为地，则中身之上属于广明，广明之下属太阴也。雪斋云：心藏下则太阴脾藏。太阴之前名曰阳明，〔续〕阳明胃脉，行在脾脉之前，太阴脾脉，行于胃脉之后。阳明根起于厉兑，名曰阴中之阳。〔续〕以阳明居太阴之前，故曰阴中之阳。厥阴之表，名曰少阳，〔续〕少阳胆脉行肝脉之分内①，厥阴肝脉行胆脉之位内，故曰厥阴之表名少阳。以少阳居厥阴之表，故曰阴中之少阳。少阳根起于窍阴，名曰阴中之少阳。是故三阳之离合也，〔续〕离谓别离应用，合谓配合于阴。别离则正位于三阳，配合则表里而为藏府也。太阳为关，所以司动静之机，阳明为阖，所以执禁固之权。少阳为枢，所以主动静之微。〔续〕关、阖、枢者，言三阳之气多少不等，动用殊也。按《灵枢·根结篇》曰：太阳为开，阳明为阖，少阳为枢。故关折则肉节渎而暴病起矣，故暴病者取之太阳。渎者，皮肉宛焦而弱也。阖折则气无止息而痿疾起矣，故痿疾者取之阳明。无所止息者，真气稽留邪气居之也。枢折则骨摇而不安于地，故骨摇者取之少阳。骨摇者，节缓而不收也。三经者，不得相失也。搏而勿浮，命曰一阳。一谓齐一也，浮而不至于虚。所以搏者，胃气也，故曰一阳。愚谓：搏手有胃气，浮而不至于虚，则三阳齐一，无复有差降之为用也。若浮而虚，则三阳差降而相失矣。应前不得相失句。愿闻三阴。岐伯曰：外者为阳，内者为阴。然则中为阴，中即内也。其冲在下，名曰太阴，冲者，冲要之义。冲脉在脾之下，故言其冲在下。此下皆言藏位及经脉之次也。太阴根起于隐白，名曰阴中之阴。〔续〕以太阴居阴故名。太阴之后，名曰少阴，雪斋云：脾藏之下，近后则肾之位，太阴脉起大指端，少阴脉起小指下。少阴根起于涌泉，名曰阴中之少阴。少阴之前，名曰厥阴，〔续〕厥者，尽也。阴气至此而尽，故阴中之绝阴。雪斋云：肾藏之前，近上则肝之

---

① 内：顾笨作"外"，当是。

位,厥阴脉交出太阴之后。厥阴根起于大敦,名曰阴中之绝阴。是故三阴之离合也,太阴为开,厥阴为阖,少阴为枢。三经者,不得相失也。搏而勿沉,名曰一阴。一,齐一也。沉而不至于溺,所以搏者胃气也。故曰一阴。〔续〕亦气之不等也。关折则仓廪无所输,膈洞者取之太阴。阖折则气驰①而善悲,取之厥阴。枢折则脉有所结而不通,取之少阴。愚谓:太阳为关,至命曰一阳一节,盖言太阳居表,在于人身如门之关,使荣卫流于外者固②。阳明居里,在于人身如门之阖,使荣卫守于内者固。少阳居中,在于人身如门之枢,转动由之,使荣卫出入内外也。常三经干系如此,是以不得相失也。何以见之?分而言之,三阳虽有表里之殊;概而言之,则三阴俱属于里,三阳俱属于表而脉浮。若浮而不至于虚,搏而有胃气者,乃三阳齐一,各司所守而不相失。故太阳虽为关,有邪莫能入;阳明虽为阖,无邪之可闭;少阳虽为枢,其邪安从而出入进退哉?后三阴仿此。〔阴阳离合论〕

帝曰:皮有分部,脉有经纪,筋有结络,骨有度量,其所生病各异,别其分部,左右上下,阴阳所在,病之始终,愿闻其道。岐伯曰:欲知皮部,以经脉为纪者,诸经皆然。〔续〕循经脉行止所主,则皮部可知。诸经,谓十二经脉也。十二经脉皆同。阳明之阳,名曰害蜚,金性杀五虫,〔续〕蜚,生化也;害,杀气也。杀气行,则生化弭,故曰害蜚。上下同法,上下谓手足经也。视其部中有浮络者,〔续〕部,皆谓本经络之部分。浮,谓浮见也。皆阳明之络也,其色多青则痛,多黑则痹,黄赤则热,多白则寒,五色皆见则寒热也,络盛则入客于经,阳主外,阴主内。阳谓阳络,阴谓阴络,此通言之也。手足身分所见经络皆然。少阳之阳,名曰枢持,枢,枢要;持,执持。上下同法,视其部中有浮络者,皆少阳之络也,络盛则入客于经,故在阳者主内,在阴者主出,以渗于内,诸经皆然③。"故在阳者至"诸经皆然"十九字,上下不相蒙,不知何谓。太阳之阳,名曰关枢,今按:太阳谓阳主气,名曰关枢,谓为诸阳之关键枢纽也。上下同法,视其部中有浮络者,皆太阳之络也,络盛则入客于经。少阴之络,名曰枢儒,今按:枢儒,柔顺也,阴从乎阳,故曰枢儒。上下同法,视其部中有浮络者,皆少阴之络也,络盛则入客于经,其入经也,从阳部注于经,其出者,从阴内注于骨。愚谓:其出者,从阳经而出者。心主之阴,名曰害肩,心主脉,入腋下,气不和则妨害肩腋之动运。今按:王注于诸经皆言其性用,独心主曰害肩而不言其性用,义不可晓。上下同法,视其部中有浮络者,皆心主之络也,络盛则入客于经。太阴之阴,名曰关蛰,关闭蛰类,使顺行藏。上下同法,视其部中有浮络者,皆太阴之络也,络盛则入客于经。凡十二经络脉者,皮之部也。〔续〕列阴阳位部主于皮,故曰皮之部也。愚谓:百病必先于皮毛,邪中之则腠理开,开则入客于络,留而不去,传入于经,又渐传入于府藏矣,故列皮部以明之。〔皮部论④〕

任脉者,起于中极之下,〔续〕会阴之分也。以上毛际,循腹里,上关元,至咽喉,上颐,〔续〕腮下为颔,颔中为颐。循面入目。〔续〕循承浆,环唇,上至龈交,分行系两目下之中央,会承泣而终也。愚按:下文云其少腹直上者,贯脐中央,上贯心入喉,上颐环唇,上系两目之下中央,据此并任脉之行。而云是督脉所系,疑衍文也。任脉始终行身之前。东垣云:任脉起于会阴,根于曲骨,入前阴中,出腹里,过脐上行附足厥阴之经,会生化之源,贯穿诸经,无所不系焉。谓之任者,女子得此妊养也。又冲脉,《素问》曰:并足少

---

① 驰:底本作"施",据石本改。
② 固:底本作"周",据石本改。
③ 故在阳者……皆然:此十九字原作阴文。
④ 皮部论:原为阴文,"论"作"也",据顾本改。

阴之经，《难经》曰：并足阳明之经。况少阴经挟脐左右各五分，阳明经挟脐左右各二寸，气冲又是阳明脉气所发。如此推之，则冲脉自气冲起，在阳明、少阴二经之内挟脐上行，其理明矣。又考《针经》载：冲脉在腹，行乎幽门，通谷脉，都右关商曲、肓俞、中注、四满、气穴、大赫、横骨。凡二十二穴皆足少阴之分。然则冲脉并足少阴之经，又无疑矣。已上皆经旨，故并著之，使有所考。冲脉者，起于气街，并少阴之经，挟脐上行，至胞中而散。〔续〕任脉、冲脉，奇脉也。任脉当脐中而上行，冲脉挟脐两旁而上行。中极，穴名，在脐下四寸，起于中极之下者，言中极从少腹之内上行，而外出于毛际而上，非谓本起于此也。关元穴在脐下三寸，气街穴在毛际两旁，鼠鼷上一寸。按：冲脉、任脉皆起于胞中，上循腹里，为经络之海。其浮而小者，循腹上行，会于咽喉，别而络唇口。由此言之，则任脉、冲脉从少腹之内，上行至中极之下、气街之内明矣。任脉为病，男子内结七疝，女子带下瘕聚；冲脉为病，逆气里急；督脉为病，脊强反折①。〔续〕督脉亦奇经也。然任脉、冲脉、督脉者，一源而三歧也。故经或谓冲脉为督脉，或以任脉循背，谓之督脉自少腹直上者，谓之任脉，亦谓之督脉，是则以背腹阴阳别为名目尔。以任脉自胞上过，带脉贯脐而上，故男子为病内结七疝，女子则带下瘕聚也。以冲脉挟脐而上，并少阴之经，上至胞中，故冲脉为病则逆气里急也。以督脉上循脊里，故督脉为病则脊强反折也。督脉者，起于少腹以下骨中央，女子入系廷孔。〔续〕起非初起，亦犹任脉、冲脉起于胞中也。其实乃起于肾，下至于少腹，则下行于腰，横骨围之中央也。系廷孔者，谓窈漏近前阴穴也。以其阴廷系属于中，故名之。其孔，溺孔之端也。孔则窈漏也，窈漏之中其上有溺孔焉。端谓阴廷，在此溺孔之上端也，而督脉自骨围中央，则至于是。其络循阴器，合篡间，会阴穴也。绕篡后，〔续〕督脉别络自溺孔之端，分而各行，下循阴器乃合篡间。所谓间者，谓前阴后阴之两间也，自两间之后，已复分而行，绕篡之后。

别绕臀，至少阴与巨阳②中络者合，少阴上股内后廉，贯脊属肾③，〔续〕别谓别络，分而各行者。足少阴之络，自股内后廉贯脊属肾，足太阳络之，外行者，循髀枢络股阴而下，其中行者，下贯臀，至腘中与外行络合。故言至少阴与巨阳中络合，少阴上股内后廉，贯脊属肾也。股外为髀，捷骨之下为髀枢。与太阳起于目内眦，上额交巅上，入络脑，还出④别下项，循肩髆内，挟脊抵腰中，入循膂络肾⑤。〔续〕接绕臀而上行也。愚按：自少阴上股内至循膂络肾，四十六字，上下必有脱简，否则古注文、衍文也。其男子循茎下至篡与女子等，其少腹直上者，贯脐中央，上贯心入喉，上颐环唇，上系两目之下中央⑥。〔续〕自与太阳，起于目内眦，下至女子等，并督脉之别络也，其直行者，自尻上循脊里，而至于鼻柱也。自其少腹直上，至两目之下中央，并任脉之行而云是督脉所系。由此言之，则任脉、冲脉、督脉各异而同一体也。愚按：督脉始终行身之后。东垣云：督脉者，出于会阴穴，即所谓篡也，根于长强穴，上行脊里至于巅，附足太阳膀胱脉。膀胱脉，诸阳之首，兼荣卫之气系焉，督脉为附肾者，都能为表里上下中十二经之病焉。谓之督者，以其督领诸脉也。又跷、督、任三脉，《内经》谓在十二经，荣气周流度数一十六丈二尺之内，扁鹊谓奇经八脉不拘于十二经。两说矛盾，以待贤者。〔骨空之论⑦〕

肺　经

手太阴之脉，起于中焦，下络大肠，

---

① 折：原作"张"，据顾本改。

② 阳：原脱，据顾本补。

③ 少阴上股……属肾：此十一字底本原作阴文。

④ 出：原作"入"，据顾本改。

⑤ 与太阳……络肾：此三十五字原作阴文。

⑥ 其少腹直上者……下中央：此二十七字原作阴文。

⑦ 骨空之论：即《素问》之《骨空论》。

还循胃口，上膈属肺，起，发也；络，绕也；还，复也；循，巡也，又依也；属，会也；中焦，在胃中脘；胃口，胃上下口也，上口在脐上五寸上脘穴分，下口在脐上二寸下脘穴分。膈者，隔也。凡心下有膈膜以遮浊气，不使上薰于心肺也。从肺系横出腋下，循臑内，行少阴心主之前，〔续〕肺系，喉咙也，喉以候气，下接于肺，臂内胁上际曰腋膊，下对腋处为臑肩，肘之间也。臑尽处为肘臂节也。循臂内上骨下廉，入寸口，上鱼①，循鱼际，出大指之端。肘以下为臂廉，隅也，边也。手掌后高骨旁动脉为关，关前动脉为寸口，曰鱼曰鱼际云者，谓掌骨之前，大指本节之后，其肥肉际起处统谓之鱼，鱼际则其间之穴名也。端，杪也。其支者，从腕后直出次指内廉出其端。臂骨尽处为腕脉之大隧，为经交，经者为络。愚按：《经》云：经脉十二伏行分肉之间，深而不见。诸脉浮而常见者，皆络脉也。又云：诸络脉不能经大节之间，必行绝道而出入，复合于皮。又云：当数者为经，不当数者为络。今滑伯仁发挥，谓手太阴脉，其支从腕后出次指端，交于手阳明者，为手太阴络。又手阳明脉其支从缺盆、挟口鼻交于足阳明者为手阳明络。凡十二经之支脉，伏行分肉者，皆释为络脉，则络脉亦伏行分肉之间而不浮见，亦能经大节而不行绝道，亦当经脉十六丈二尺内之数，而非不当数也。伯仁长于注释，愚何敢议，姑著之以俟明哲。

大肠经

手阳明之脉，起于大指次指之端，循指上廉，出合谷两骨之间，上入两筋之中，大指之次指谓食指也。手阳明，大肠经也。凡经脉之道，阴脉行手足之里，阳脉行手足之表。循臂上廉，入肘外廉，循臑外前廉，上肩，出髃骨之前廉。肩端两骨间为髃骨，上出柱骨之会于大椎。肩甲上际会处为天柱骨，大椎脊上高脊。下入缺盆，络肺，下膈属大肠。缺盆，穴名，在肩下，横骨陷中。其支别者，从缺盆上颈贯颊，入下齿缝中，头茎为颈，耳以下曲处为颊，口前小者为齿。还出挟口，交人中，左之右，右之左，上挟鼻孔。口，两口吻也。口唇，上鼻柱下为人中。

胃脉

足阳明之脉，起于鼻，交頞中，旁约大肠之脉，下循鼻外，入上齿中，还出挟口环唇，下交承浆。頞，鼻茎也，鼻山根为頞。承浆，穴名，唇下陷中。却循颐后下廉，出人迎，循颊车，上耳前，过客主人，循发际，至额颅。腮下为颔，颔中为颐，囟前为发际，际②前为额颅。大迎，穴名，在曲颔前一寸三分骨陷中动脉。颊车穴，在耳下曲颊端陷中。客主人穴，在耳前起骨上廉，开口有空，动脉宛宛中。其支别者，从大迎前下人迎，循喉咙入缺盆，下膈属胃络脾。胸两旁高处为膺，膺上横骨为巨骨，巨骨上陷中为缺盆。人迎穴，在颈大筋前，直大迎，下气舍之上。其直者从缺盆下乳内廉，下挟脐，入气街。一名气冲，去中行各二寸。其支者，起于③胃口，胃下口，下脘之分，所谓幽门者是也。下循腹里，下至气街而合，以下髀关，抵伏兔，下入膝膑中，下循胻外廉，下足跗，入中趾内间。抵，至也。股外为髀。髀前膝上起肉处为伏兔。伏兔后交纹为髀关。挟膝解中为膑。胫骨为胻。跗，足面也。其支者，下膝三寸而别，以下入中趾外间。与属兑合。其支者，别跗上，入大趾间，出其端。交于足太阴。

脾经

足太阴之脉，起于大指之端，循指内侧白肉际，过覈骨后，上内踝前廉，踝

---

① 鱼：原为"鱼际"，据《灵枢经·经脉》及注文改。

② 际：石本作"发际"。

③ 于：原无此字，据《灵枢经·经脉》补。

骨，一作核骨，俗云孤拐骨是也。足跟后两旁起骨为踝骨。上腨内，循胻骨后，交出厥阴之前，腨，腓肠也。上循膝股内前廉，入腹，属脾，络胃，髀内为股，脐上下为腹，上膈，挟咽，连舌本，散舌下。咽，所以咽物也，居喉之前，至胃长一尺六寸，为胃系也。舌本，舌根也。其支别者，复从胃别上膈，注心中。交于手少阴。

心 经

手少阴之脉，起于心中，出属心系，下膈，络小肠，心系有二，一则上与肺相连而入肺两大叶间，一则由肺系而下，曲折向后，并脊膂细络相连，贯脊髓与肾相通，正当七节之间。盖五藏系皆通于心，心通五藏系也。其支者，从心系挟咽系目。其直者，复从心系却上肺，出腋下，极泉穴分。下循臑内后廉，行太阴心主之后，下肘内廉，少海穴分。循臂内后廉，抵掌后锐骨之端，入掌内后廉，循小指之内出其端。腕后踝为锐骨也。

小肠经

手太阳之脉，起于小指之端，循手外侧上腕，出踝中，臂骨尽处为腕，腕锐骨为踝。直上循臂骨下廉。出肘内侧两筋之间，上循臑外后①廉，出肩解，绕肩胛，交肩上。脊两旁为膂，膂上两角为肩解，肩解下成片骨为肩胛，胛，一作胛。入缺盆，络心，循咽下膈，抵胃，属小肠。其支别者，从缺盆循颈上颊，至目锐眦，却入耳中。目外角为锐眦。其支者，别循颊上䪼抵鼻，至目内眦，目下为䪼，目大角，为内眦睛明穴分，以交于足太阳也。斜络于颧②。

膀胱经

足太阳之脉，起于目内眦，上额交巅上，发际前为额，脑上为巅顶也。其支别者，从巅至耳上角。角当率谷穴分，在耳上如前

三分，入发际一寸五分陷者宛宛中。其直行者，从巅入络脑，还出别下项，脑，头髓也。颈上为脑，脑后为项，此当天柱穴分也，在颈大筋外廉挟项发际陷中，循肩髆内，挟脊抵腰中，入循膂，络肾，属膀胱。肩后之下为肩髆，椎骨为脊尻，上横骨为腰，挟脊为膂。其支别者，从腰中下挟脊③，贯臀，入腘中。臀，尻也。挟腰髋骨两旁为机，机后为臀腓，上膝后曲处为腘，当委中穴也。其支别，从髆内左右，别下贯胛，挟脊内过髀枢，膂肉曰胛，挟脊肉也。股外为髀，楗骨之下为髀枢也。循髀外，从④后廉下合腘中，以下贯腨内，出外踝之后，循京骨至小趾外侧端。当至阴穴，交于足少阴也。腨，腓肠也。

肾 经

足少阴之脉，起于足小趾之下，斜趣足心，当涌泉穴趋向也。出然谷之下，循内踝之后，别入跟中，上腨内，出腘内廉，跟，足跟也。然谷，穴名，在足内踝前，大骨下陷中，出腘内廉，当阴谷穴分，在膝内辅骨后，大筋下，小筋上，按之动脉应手，曲膝得之。上股内后廉，贯脊，会于长强穴。属肾，络膀胱。其直者，从肾当肓俞穴，属肾处而上也，穴在商曲下一寸，去脐旁五分。上贯肝膈，入肺中，循喉咙，挟舌本。其支者，从肺，自神藏别出统心。出络心，注胸中。当膻中穴分，交于手厥阴。

心包经一名手心主，一经二名，实相火也。

手厥阴之脉，起于胸中，出属心包

---

① 后：原脱，据《灵枢经·经脉》补。
② 斜络于颧：原脱，据《灵枢经·经脉》补。
③ 挟脊：原脱，据《灵枢经·经脉》补。
④ 从：原脱，据《灵枢经·经脉》补。

络①，下膈，历络三焦。上脘、中脘及脐下一寸，下焦之分也。其支者，循胸出胁，下腋三寸，当天池穴，在腋下三寸，乳后一寸，着胁直腋撅筋间。上抵腋下，下循臑内，行太阴、少阴之间，入肘中，当曲泽穴，在肘内廉下陷中，屈肘取之。下臂，行两筋之间，入掌中，劳宫穴也。循中指出其端。当中冲穴，在手中指端。其支别者，从掌中，自劳宫穴别行。循小指次指出其端。小指次指，无名指也，乃于此交手少阳。

三焦经

水谷之道路，气之所终始也。上焦在胃上口，其治在膻中，中焦在胃中脘，其治在脐旁，下焦当膀胱上口，其治在脐下一寸。

手少阳之脉，起于小指次指之端，关冲穴分也。上出两指之间，循手表腕，臂骨尽处为腕。出臂外两骨之间，上贯肘，臑尽处为肘，天井穴也。在肘内大骨后一寸，两筋间陷中，屈肘得之。循臑外，有肘之间髆下对腋处为臑。上肩交出足少阳之后，入缺盆，交膻中，散络心包，下膈，遍②属三焦。下膈当胃上口，以属上焦，于中脘以属中焦，于阴交以属下焦。其支者，从膻中上出缺盆，上项，脑户后为项。挟耳后，直上出耳上角，角孙穴也。以屈下颊至𩑔。目下为𩑔，颧髎穴之分也。其支者，从耳后，翳风穴分也。入耳中，却出至目锐眦。会瞳子髎、丝竹空，交于足少阳。

胆 经

足少阳之脉，起于目锐眦，上抵头循角，颔厌穴分也，在曲角上颞颥上廉，一名脑空。下耳后，天冲穴分也，在耳后发际二寸，耳上如前三分，自此至风池，皆少阳所行之分也。循颈，风池穴也，在项后发际陷中，按之急肩，是穴陷。行手少阳之前，至肩上，肩井穴也，在肩上，以三指按而取之，当中指陷者中是穴。却交出少阳之后，秉风穴分也。入缺盆。其支者，从耳后颞颥间翳风穴分

也。入耳中，出走耳前，听会穴分。至目锐眦后。瞳子髎穴分也。其支者，别目锐眦，下大迎，合手少阳于𩑔，颧髎穴下，下临颊车，下颈，合缺盆，下胸中，天池穴分，贯膈，络肝，属胆，即期门之所，下至日月穴分而属于胆。循胁里，章门穴分。出气街，绕毛际，横入髀厌中。胁，肚也，腋下为胁曲，骨之分为毛际，两旁动脉中为气街，犍骨之下为髀厌，即髀枢环跳穴也。其直者，从缺盆下腋循胸，渊腋穴分。过季胁下，胁骨之下为季胁、京门等穴分，合髀厌中，以下循髀外③，中渎等穴分，出膝外廉，阳陵泉穴也。下外辅骨之前，胻外为辅骨、阳交等穴分也。直下抵绝骨之端，外踝之上为绝骨。下出外踝之前，丘墟穴分也。循足跗，足面为跗，临泣等穴分。上入小趾次趾之间。窍阴穴也。其支者，别跗上，临泣穴别行。入大趾，循歧骨内出其端，大趾端也。还贯入爪甲，出三毛。足大趾本节后为歧骨，大趾爪甲后为三毛，就此交于足厥阴也。愚按：胆脉起目锐眦，上抵头角，下耳后，未尝言其脉有曲折也。伯仁《十四经发挥》言足少阳脉起目锐眦至完骨是一折，又自完骨至睛明是一折，又自睛明至风池是一折，则是《内经》以经脉之曲折者，朦胧为直行也。若依《内经》直行，则少阳头部二十穴无从安顿；若依伯仁三折，则穴可安，似又戾于经旨。此愚所未解也，俟明者正焉。

肝 经

足厥阴之脉，起于大趾聚④毛之上，足大指爪甲后为三毛，三毛后横纹为聚毛，由此之大敦穴。上⑤循足跗上，上，上廉也。

---

① 络：石本无，据《灵枢经·经脉》补。
② 遍：《灵枢经·经脉》作"循"。
③ 外：《灵枢经·经脉》作"阳"。
④ 聚：《灵枢经·经脉》作"丛"。
⑤ 上：据注文知"循"之前脱一"上"字。日本内阁文库藏明刊本亦脱。今据注文补。

去内踝一寸，去，相去也，中封穴分。上踝三寸，三阴交穴分。交出太阴之后，上腘内廉，曲泉穴分，屈膝得之，在膝横纹头是。循股入阴中①，髀肉为股阴包等穴分。阴中，阴毛中也。环阴器抵少腹，脐下为少腹。挟胃属肝，络胆，循章门至期门，挟胃属肝，复下日月之分络于胆。上贯膈，布胁肋，循喉咙之后，上入颃颡，连目系，上出额，与督脉会于巅。目内连深处为目系。颃颡，咽颡也。额，临泣穴分也。巅，百会穴也。其支者，从目系，下颊里，环唇内，交环口唇之内，其支者，复从肝，期门穴分。别贯膈，上注肺。交于手太阴也。

督脉

督之②为言都也，行背部之中，行为阳脉之都纲，乃奇经八脉之一也。

督脉，起于下极之俞，下极之俞，两阴之间屏翳处也。屏翳两筋间为篡内深处，为下极之俞，督脉所始也。并于脊里，上至风府，入脑，脑户穴分也，在枕骨上强间后一寸半。上巅，循额至鼻柱，属阳脉之海。以人之脉络周流于诸阳之分，譬犹水也，而督脉则为之都纲，故曰阳脉之海。

任脉

任之为言妊也，行腹部中行，为人身生养之本，奇经之一脉也。

任脉起于中极之下，会阴之分也。以上毛际，循腹里，上关元，至喉咙，属阴脉之海。亦以人之脉络周流于诸阴之分，譬犹水也，而任脉则为之总任焉，故曰阴脉之海。

---

① 循股入阴中：《灵枢经·经脉》作"循股阴入毛中"。
② 之：原作"者"，据石本改。

卷上之三

脉候

日月行天，厥候有常，薄蚀侵饵，愆乎常也，脉于人身有常候焉，愆则见之，具脉候钞。

帝曰：诊法何如？岐伯曰：诊法常以平旦，阴气未动，阳气未散，饮食未进，经脉未盛，络脉调匀，气血未乱，故乃可诊有过之脉。〔续〕《新校正》云：平旦至日中，天之阳，阳中之阳也，则平旦为一日之中纯阳之时，阴气未动耳。散谓散布而出也，过谓异于常候。愚谓：平旦未劳于事，是以阴气未扰动，阳气未耗散。切脉动静而视精明，视人之精彩神明也。察五色，观五藏有余不足，六府强弱，形之盛衰，以此参伍，决死生之分。〔续〕切谓以指切近于脉也。愚谓：参伍，以色脉、藏府形气参合，比伍也。夫脉者，血之府也，府，聚也，故脉实血实，脉虚血虚。长则气治，安也。短则气病，数则烦心，大则病进，〔续〕长为气和故治，短为不足故病，数则为热故烦心，大为邪盛故病进。上盛则气高，下盛则气胀，代则气衰，细则气少，涩则心痛，〔续〕上谓寸口，下谓尺中，盛谓盛满。浑浑革至如涌泉，病进而色弊，绵绵其去如弦绝，死。〔续〕浑浑言脉气浊乱也；革至谓脉来弦实大长也；如涌泉言脉汩汩，但出而不返也；绵绵其去，脉来绵绵相续而去，不见其入也；弦绝者，言脉卒断，如弦之绝去也。此主病候日进而色弊恶，必至于死。愚谓：此则溢脉类也，与仲景弦大虚芤之革不同。〔脉要精微论〕

微妙在脉，不可不察，察之有纪，从阴阳始，〔续〕从阴阳升降，精微妙用，皆在经脉之气候，是以不可不察，故始以阴阳为察候之纪纲。始之有经，从五行生，生之有度，四时为宜。〔续〕言始所以知有经脉之察候司应者，何哉？盖从五行衰旺而为准度也。征求大过不及之形症，皆以应四时者为生气所宜也。愚按：此假意谓脉理至微至妙。然不可不察，而察之有道，始当从阴阳而论，其升降又当从五行而论，其生旺又当从四时而论。其所宜如此，则脉理虽至微妙，亦可以察而知之也。是故声合五音，色合五行，脉合阴阳。〔续〕声表宫商角徵羽，故合五音；色见青黄赤白黑，故合五行；脉彰寒暑之休旺，故合阴阳之气也。持脉有道，虚静为保，〔续〕《甲乙经》作"宝"，言持脉之道，必虚其心，静其志，乃为可贵。春日浮，如鱼之游在波；〔续〕虽出犹未全浮。夏日在肤，泛泛乎万物有余；〔续〕泛泛，平貌。阳气盛，脉气亦象万物有余，易取而洪大也。秋日下肤，蛰虫将去；〔续〕随阳气渐降，故曰下肤，观蛰虫将藏可见矣。冬日在骨，蛰虫周密，君子居室。〔续〕在骨言脉深沉也。尺内两旁，则季胁也，两旁谓内外侧也，季胁近肾，尺主之，尺下两旁，季胁之分，季胁之上，肾之分，乃尺中也。尺外以候肾，尺里以候腹中，附上，左外以候肝，附上，如越人所定关也。内以候膈，右外以候胃，内以候脾。脾居中，故内候；胃为市，故外候。上附上，如越人所谓寸口也。右外以候肺，内以候胸中，〔续〕肺叶垂外，故外候；胸中主气管，故内候。左外以候心，内以候膻中，〔续〕心主膈中，膻中气海也。前以候前，后以候后。〔续〕上前字指左寸，下前字指胸之前膺及气海也。上后字指右寸，下后字指胸之后背及气管也。上竟上者，胸喉中事也；下竟下者，少腹腰股膝胫足中事也。〔续〕上竟上，至鱼际也；下竟下，谓尽尺之脉动处也。

〔脉要精微论〕

帝曰：平人何如？岐伯曰：人一呼脉再动，一吸脉亦再动，呼吸定息脉五动，闰以大息，命曰平人。〔续〕呼吸脉各再动，定息又一动，则五动也。人一呼脉一动，一吸脉一动，曰少气。〔续〕经脉周身一日五十营，以一万三千五百息，则气都行八百一十丈，如是则应天常度，无过不及，若呼吸脉各一动，准候减平人之半，一万三千五百息，都行四百五丈，少气之理可知矣。人一呼脉三动，一吸脉三动而躁，尺热曰病温。尺之皮肤热也。尺不热脉滑曰病风，脉涩曰痹。〔续〕尺，阴分位也；寸，阳分位也。然阴阳俱热，是则谓温。躁谓烦躁。《经》曰：中恶风者，阳气受也，滑为阳盛，故病为风；涩为无血，故为痛痹也。人一呼脉四动以上曰死。脉绝不至曰死。乍疏乍数曰死。〔续〕呼吸脉各四动，准候过平人之倍，况其以上邪！脉绝不至，天真已无，乍疏乍数，胃谷之精亦败，皆死候也。平人之常气禀于胃。胃者，平人之常气也，〔续〕常平之气，胃海致之。人无胃气曰逆，逆者死。〔续〕逆谓反平人之候，人常禀气于胃脉，以胃气为本，无胃气曰逆，逆者死。所谓无胃气，但得真藏脉也。春胃微弦曰平，微似弦也。弦多胃少曰肝病，但弦无胃曰死。〔续〕急而益劲，如新张弓弦。胃而有毛曰秋病，〔续〕毛，秋脉。毛甚曰今病。〔续〕木受金邪故今病。藏真散于肝，〔续〕真，真气也。肝藏筋膜之气也。又曰：平肝脉来，软弱招招，如揭长竿末梢，曰肝平，〔续〕竿末梢言长软也。春以胃气为本。〔续〕春有胃气乃长软如竿末梢矣。病肝脉来，盈实而滑，如循长竿，曰肝病。〔续〕长而不软也。死肝脉来，急溢劲，如新张弓弦，曰肝死。〔续〕劲谓劲强，急之甚也。又曰：真肝脉至，中外急，如循刀刃

责责然，如按琴瑟弦，色青白不泽，毛折，乃死。夏胃微钩曰平，钩多胃少曰心病，但钩无胃曰死。〔续〕谓前曲后居如操带钩也。愚谓：前曲后居，尺则沉伏不动而关寸陷下不浮也。盖夏脉当浮，今得陷下则反矣。胃而有石曰冬病，石甚曰今病，〔续〕火被水侵故今病。藏真通于心，心藏血脉之气也。又曰：平心脉来，累累如连珠，如循琅玕，曰心平。〔续〕言脉满而盛，微似连珠之中手。琅玕，珠之类也。夏以胃气为本。〔续〕脉有胃气则累累微似连珠也。病心脉来，喘喘连属，其中微曲，曰心病。〔续〕曲谓中手而偃曲也。愚谓：偃曲乃略近低陷之意，数至之中而有一至似低陷不应指也。《难经》以啄啄连属其中，微曲为肾病，与此不同。死心脉来，前曲后居，如操带钩，曰心死。〔续〕居，不动也，操，执持也；钩谓革带之钩。愚谓：寸口心脉所出，脉当浮大，今反低陷，而尺又不见动，则坎离不交，心肾气绝矣。又曰：真心脉至坚而搏，如循薏苡子累累然，色赤黑不泽，毛折乃死。长夏胃微软弱曰平。弱多胃少曰脾病，但代无胃曰死，〔续〕动而中止，不能自还。软弱有石曰冬病，〔续〕以次相克，"石"当作"弦"，长夏土绝，故云石也。弱甚曰今病，〔续〕弱甚，土气不足，故今病。《甲乙经》"弱"作"石"。藏真濡于脾，脾藏肌肉之气也。又曰：平脾脉来，和柔相离如鸡践地，曰脾平，〔续〕言脉来动数相离缓急和而调。愚谓：如鸡践地，形容其轻而缓也，如鸡举足，言如鸡走之举足，形容脉来实而数也。践地与举足不同，践地是鸡不惊而徐行也，举足是被惊时疾行也。况实数与轻缓相反，彼此对看，尤见明白。《难经》以此为心病。长夏以胃气为本，〔续〕如鸡践地之调缓也。病脾脉来，实而盈数，如鸡举足曰脾病。死脾脉来，锐坚如鸟之喙，《千金》作"如鸡之啄"。如鸟之距，如屋之漏，如水之流，曰脾死。〔续〕鸟喙、鸟距言锐坚也，水流、屋漏言其至也，水流谓平至不鼓，屋漏谓时动复住。又曰：真脾脉

至，弱而乍疏乍数，色黄青不泽，毛折乃死。秋胃微毛曰平，毛多胃少曰肺病，但毛无胃曰死，〔续〕如物之浮，如风吹毛也。毛而有弦曰春病，〔续〕弦春脉以次乘克，弦当为钩，金气逼肝则弦来见，故不钩而反弦也。弦甚曰今病，〔续〕木气逆来乘金则今病。藏真高于肺，以行荣卫阴阳也。〔续〕肺处上焦，故藏真高也。《灵枢》曰：荣气之道，纳谷为宝，谷入于胃，气传与肺，流溢于中，宣布于外。精专者，行于经隧，以其自肺宣布，故云以行荣卫阴阳也。又曰：平肺脉来，厌厌聂聂，如落榆荚，曰肺平。〔续〕浮薄而虚者也。《新校正》云：《难经》以厌厌聂聂，如循榆荚曰春平脉，蔼蔼如车盖，按之益大曰秋平脉。与此说不同。张仲景云：秋脉蔼蔼如车盖者，名曰阳结；春脉聂聂如吹榆荚者，名曰数。恐越人之说误也。秋以胃气为本。〔续〕脉有胃气则微，似榆荚之轻虚也。病肺脉来不上①不下，如循鸡羽，曰肺病。愚谓：不上不下，恐是上竟上，按之不可得；下竟下，按之不可得。详细消息则如循鸡羽，中央坚而两旁虚。死肺脉来，如物之浮，如风吹毛，曰肺死。〔续〕如物之浮，瞥瞥然；如风吹毛，纷纷然也。《难经》云：按之消索如风吹毛，曰死。又曰：真肺脉至大而虚，如以毛羽中人肤，色赤白不泽，毛折乃死。冬胃微石曰平，石多胃少曰肾病，但石无胃曰死。〔续〕谓如夺索，辟辟如弹石也。石而有钩曰夏病，〔续〕钩，夏脉，火兼土气也。次其乘克，钩当云弱，土旺长夏，不见正形，故石而有钩兼其土也。钩甚曰今病，〔续〕水受火土之邪，故曰今病。藏真下于肾，〔续〕肾居下焦，故言藏真下也。肾藏骨髓之气也。又曰：平肾脉来，喘喘累累如钩，按之而坚曰肾平。愚按：喘喘累累如钩，言其滑而濡也；按之而坚，濡滑有力也。《难经》云：其来上大下锐，濡滑如雀之喙曰平。雀喙本大而末锐也。冬以胃气为本，病肾脉来如引葛，按之益坚曰肾病。〔续〕形如引葛，言不按且坚，明按之则尤甚也。死肾脉来，发如夺索，辟辟如弹石，曰肾死。〔续〕发如夺索，犹蛇之走；辟辟如弹石，言促又坚也。愚谓：夺索与引葛意同。彼但坚硬不促，故病；此则坚而又促，故死；辟辟如弹石言其促也，以下文真肾脉至，搏而绝者证之，尤见明白。盖搏击者，坚也；绝者，弹石也、促也。又曰：真肾②脉至，搏而绝如弹石辟辟然，色黑黄不泽，毛折乃死。〔玉机真藏与平人气象论归并〕

帝曰：春脉何如而弦？岐伯曰：春脉者肝也，东方木也，万物之所以始生也，未有枝叶。故其气来，软弱轻虚而滑，端直以长，状如弦也。故曰弦，反此者病。曰：何如而反？曰：其气来实而强，此谓太过，病在外；其气来不实而微，此谓不及，病在中。〔续〕气余则病形于外，气少则病在于中。吕广云：实强者，阳气盛也，少阳当微弱，今更实强，谓之太过。阳处表，故令病在外，厥阴之气养于筋，其脉弦，今更虚微，故曰不及。阴处中，故令病在内。太过则令人善怒，〔续〕肝气实则怒。忽忽眩冒而巅疾，其不及则令人胸痛引背，下则两胁胠满。〔续〕忽忽，不爽也，眩谓目眩，视如转也，冒谓冒闷，胠谓腋下胁也。厥阴肝脉自足上入毛中，又上贯膈，布胁肋，入颃颡，出额与督脉会于巅，故病如是。曰：夏脉何如而钩？曰：夏脉者，心也，南方火也，万物之所以盛长也，故其气来盛去衰，故曰钩。〔续〕其脉来盛去衰，如钩之曲也。《难经》曰：夏脉钩者，南方火也，万物之所盛，垂枝布叶，皆下曲如钩，故其脉来疾去迟。阳盛故来疾，阴虚故去迟，脉从下上至寸口疾，还尺中迟也。反此者病。曰：何如而反？曰：其气来盛去亦盛，此谓太过，病在外；其气来不盛去反盛，此谓不及，病在中。太过则令人身热而肤痛，为浸淫；其不及则令人烦

---

① 上：原作"止"，日本内阁文库藏明刊本亦同，今据注文内容改。

② 肾：原作"脏"，据顾本改。

心，上见咳唾，下为气泄。少阴心脉起心中，出属心系，下膈络小肠，又从心系上肺，故心太过则身热肤痛而浸淫，流布于形分；不及则心烦，上见咳唾，下为气泄。曰：秋脉何如而浮？曰：秋脉者，肺也，西方金也，万物之所以收成也，故其气来，轻虚以浮，来急去散，故曰浮，脉来轻虚，故名浮也。滑注："来急去散"四字，不知何谓，将解浮字义邪？反此者病。曰：何如而反？曰：其气来也，毛而中央坚，两旁虚，此谓太过，病在外；其气来，毛而微，此谓不及，病在中。太过则令人逆气而背痛，愠愠然；其不及则令人喘，呼吸少气而咳，上气见血，下闻病音。上气见血，下闻病音，谓喘而咯血，次复咳嗽也。下犹次也，复也。曰：冬脉何如而营？营如营垒之营，所屯聚处也。冬月万物含藏，故曰营也。曰：冬脉者，肾也，北方水也，万物之所以含藏也，故其气来沉以搏，故曰营，〔续〕"沉以搏"，《甲乙经》作"沉而濡"。濡，古软字。脉沉而濡，乃冬脉之平调，若沉搏击于手，则冬脉之太过也。《难经》云：冬脉石者，盛冬之时水凝如石，故其脉来沉濡而滑，故曰石也。反此者病。曰：何如而反？曰：其气来如弹石者，此谓太过，病在外；其去如数者，此谓不及，病在中。太过则令人解㑊，一说作解极，谓懈倦之极也。盖以其状寒不寒、热不热、弱不弱、壮不壮，传不可名，谓之解㑊。脊脉痛而少气不欲言；其不及则令人心悬如病饥，眇中清，脊中痛，少腹满，小便变。〔续〕足少阴肾脉，自股内后廉贯脊属肾络膀胱。其直行者，入肺中循喉咙挟舌本。其支别者，络心注肺中，故病如是。眇者，季胁之下，挟脊两旁空软处也，肾外当眇，故眇中清冷也。《难经》肝心肺肾四藏脉俱以实强①为太过，虚微为不及，与此不同。

曰：脾脉独何主？谓主时月。曰：脾脉者，土也，孤藏以灌四旁者也。〔续〕纳水谷、化津液，灌溉于肝心肺肾也，以不正主四时，故谓之孤藏。善者不可得见，恶者可见。

〔续〕不正主时，寄王于四季，故善不可见，恶可见也。其来如水之流者，此谓太过，病在外；如鸟之喙者，此谓不及，病在中。太过则令人四肢不举，〔续〕以脾主四肢也。其不及则令人九窍不通。中气不和，不能灌溉于四旁，则五藏不和，故九窍不通也。〔玉机真藏论〕

食气入胃，浊气归心，淫精于脉。浊气，谷气也，心居胃上，故谷气归心，淫溢精气，入于脉也。何者？心主脉故也。脉气流经，经气归于肺，肺朝百脉，输精于皮毛。言脉气流运乃为大经，经气归宗，上朝于肺，肺为华盖，治节由之，故受百脉之朝会也。肺朝百脉，然乃布化精气，输于皮毛矣。毛脉合精，行气于府。府谓气之所聚处，气海膻中是也。府精神明，留于四藏，气归于权衡。〔续〕膻中之布气者，分为三隧：其下者走于气街，上者走于息道，宗气留于海，积于胸中，命曰气海也。如是分化乃四藏安宅，三焦平均，中外上下各得其所也。权衡以平，气口成寸，以决死生。〔续〕脉法以三寸为寸关尺之分，故中外高下气绪均平，则气口之脉而成寸也。夫气口者，脉之大要会也，百脉尽朝，故以其分决死生也。愚谓：食气入胃以下，皆言脉之必以胃气为本之故，又见寸口所以能决死生也。饮入于胃，游溢精气，上输于脾。水饮至于中焦，水化精微，上为云雾，云雾散变，乃注于脾。《灵枢》曰：上焦如雾，中焦如沤是也。脾气散精，上归于肺，通调水道，下输膀胱。水土合化，上滋肺金，金气通肾，故调水道转下，下焦膀胱禀化乃为溲矣。《灵枢》曰下焦如渎是也。水精四布，五经并行，合于四时五藏阴阳，揆度以为常也。〔续〕从是水精布，经气行，筋骨成，血气顺，配合四时寒暑，证符五藏阴阳，揆度盈虚，用为常道度量也。以，用也。〔经脉别论〕

人以水谷为本，故人绝水谷则死，脉无胃气亦死。所谓无胃气者，但得真藏

---

① 实强：石本作"强实"。

脉，不得胃气也。所谓脉不得胃气者，肝不弦肾不石也。〔续〕不弦不石皆谓不微似也，但举肝肾则心肺可以类推矣。〔平人气象论〕

帝曰：见真藏曰死，何也？岐伯曰：五藏者，皆禀气于胃，胃者五藏之本也。〔续〕胃为水谷之海，故五藏禀焉。藏气者不能自致于手太阴，必因于胃气，乃至于手太阴也，〔续〕《甲乙经》云：人常禀气于胃脉，以胃气为本也。故五藏各以其时，自为而至于手太阴也。〔续〕自为其状，至于手太阴也。故邪气胜者，精气衰；故病甚者，胃气不能与之俱至于手太阴，故真藏之气独见。独见者，病胜藏也，故曰死。〔续〕《新校正》云：真藏脉者，无余物和杂，故名真也。如弦是肝脉，若微弦则和而有胃气也。微弦谓二分胃气、一分弦气，故曰微弦。若三分俱是弦则为真藏脉矣。五藏之气不得独用，如至刚独见则折，和柔济之所固也。欲知五藏真见为死，和胃为主①者，于寸口诊即可知也。〔玉机真藏论〕

《脉要》曰：春不沉，夏不弦，冬不涩，秋不数，是为四塞。〔续〕天地四时之气闭塞而无所运行也。愚谓：此指孟春言也，孟春犹寒，冬气尚在，故宜脉沉，沉甚太过，反为病矣。沉甚曰病，弦甚曰病，涩甚曰病，数甚曰病，参见曰病，复见曰病，未去而去曰病，去而不去曰病。〔续〕参谓参和诸气，来见、复见谓再见已衰已死之气也。去谓王已而去者也，日行之度未出于差，是为天气未出而脉先去，日度过差是为天气已去而脉尚在，既非得应，故曰病。反者死。〔续〕谓夏见沉，秋见数，冬见缓，春见涩也，犯违天命，其能生乎？上文秋不数，是谓四塞，此云秋见数是谓反，盖以脉差只在仲月，差之度尽而数不去，谓秋之季月而脉尚数，则为反也。〔至真要论〕

心脉搏坚而长，当病舌卷不能言；〔续〕搏谓搏击于手也，诸脉搏坚而长皆为劳心，藏气虚极也。手少阴心从心系上挟咽喉，故令舌卷短不能言也。其软而散者，当消环自已。〔续〕诸脉软散皆为气实血虚也，消谓消散，环谓环周，言其经气如环之周，当其火旺自消散也。《甲乙》"环"作"渴"。肺脉搏坚而长，当病唾血；〔续〕肺虚极则络逆，络逆则血泄，故唾出也。其软而散者，当病灌汗，至令不复散发也。〔续〕灌汗谓寒水灌洗，皮密汗藏至令不复发泄也，盛水多为此也。下文诸藏各言色而心肺不言色者，疑缺文也。肝脉搏坚而长，色不青，当作"其色青"。当病坠若搏，因血在胁下，令人喘逆；〔续〕病坠若搏，谓坠堕或搏击也。肝主两胁，故曰血在胁下，肝脉布胁肋，循喉咙，其支者，从肝贯膈上入肺，今血在胁下，故血气上薰于肺而喘逆也。其软而散，色泽，当病溢饮。溢饮者，渴暴多饮而易，当作溢。入肌皮肠胃之外也。〔续〕面色浮泽是为中湿血虚，中湿水液不消，故病溢饮，以水饮满溢，渗入肌皮肠胃之外也。胃脉搏坚而长，其色赤，当病折髀；〔续〕胃虚色赤，火气救之，胃脉下髀抵伏兔，故病则髀如折也。其软而散者，当病食痹。〔续〕痹，痛也，胃脉下膈属胃络脾，故食则痛闷而气不通也。《校正》谓痹为痛，其义未通。脾脉搏坚而长，其色黄，当病少气，〔续〕脾虚则肺无所养，肺主气，故少气也。其软而散，色不泽者，当病足胻肿，若水状也。〔续〕色气浮泽为水之候，色不润泽，故言若水状也。脾脉上踹内，循胻骨膝股内入腹，故病足胻肿也。肾脉搏坚而长，其色黄而赤者，当病折腰。〔续〕色气黄赤是心脾干肾，腰为肾府，故病腰折。其软而散者，当病少血，至令不复也。〔续〕肾主水以生化津液，今肾气不化，故病少血，至令不复。〔脉要精微论〕

欲知寸口，寸口，统关尺二部而言之。太过与不及，寸口之脉中手，著人手也。短者，曰头痛。寸口脉中手长者，曰足胫痛。〔续〕短为阳气不足，故病于头；长为阴气

----

① 主：疑为"生"之误。

太过，故病于足。寸口脉中手促上击者，曰肩背痛。〔续〕阳盛于上故肩背痛。寸口脉沉而坚者，曰病在中。寸口脉浮而盛者，曰病在外。〔续〕沉坚为阴，故病在中；浮盛为阳，故病在外。寸口脉沉而弱，曰寒热及疝瘕少腹痛。〔续〕沉为寒，弱为热，故曰寒热。又沉为阴盛，弱为阳余，余盛相薄，正当寒热，不当为疝瘕少腹痛，应错简耳。《甲乙经》无此十五字，况下文已有寸口脉沉而喘曰寒热，脉急者曰疝瘕少腹痛，此文衍，当去可知。寸口脉沉而横，曰胁下有积，腹中有横积痛。〔续〕亦阴气内结也。愚谓：脉沉而横，言脉象沉而坚长如横木之在指下也。寸口脉沉而喘曰寒热。〔续〕喘为阳吸，沉为阴争，争吸相薄，故寒热也。脉从阴阳病易已，脉逆阴阳病难已。〔续〕脉病相应谓之从，脉病相反谓之逆。脉得四时之顺曰病无，他脉反四时及不间藏曰难已。〔续〕反四时，如春得秋脉之类，间藏七传也。〔平人气象论〕

脉有阴阳，知阳者知阴，知阴者知阳。深知则备识其变易。凡阳有五，胃土之数即下文胃脘之阳也。五五二十五阳。五藏各以胃气为本。"玉机真藏论"云：故病有五变，五五二十五变，义与此同。所谓阴者，真藏也。无胃气。见则为败，败必死也。〔续〕五藏为阴，故曰阴者真藏也，见者谓如肝脉至中外急，如循刀刃责责然，如按琴瑟弦之类，此脉见者皆为藏败神去，故必死也。所谓阳者，胃脘之阳也。〔续〕胃脘之阳，人迎之气也。察其气脉，动静小大与脉口应否也。胃为水谷之海，故候其气而知病处，人迎在结喉两旁，脉动常左小而右大，左小常以应脏，右大常以候府。别于阳者知病处也；知病在何处。别于阴者知死生之期。以真藏脉推之，知在何藏。愚谓：别，审别也，能审别人迎之脉则知病在何藏何府也。三阳在头，三阴在手，所谓一也。"三阳"当作"二阳"，谓结喉两旁人迎脉以候足阳明胃气，三阴谓气口以候手太阴肺气也。胃为五藏之本，肺为百脉之宗也。气口、人迎皆可以候藏府之气，两者相应，俱往俱来。若引绝小大齐等，命曰平人。故言所谓一也。别于阳者，知病忌时；别于阴者，知死生之期。二句申前说，或直谓衍文亦可。所谓阴阳者，去者为阴，来者为阳；静者为阴，动者为阳；迟者为阴，数者为阳。凡持真藏之脉者，肝至悬绝，十八日死；金木成数之余也，肝见庚辛死之类。愚谓：悬绝如悬丝之微而欲绝也。王注如悬物之绝去，似指代脉言也。心至悬绝，九日死；水火生成数之余也。肺至悬绝，十二日死；金火生成数之余也。肾至悬绝七日死；水土生成数之余也。脾至悬绝四日死。木土生成数之余也。鼓一阳曰钩，愚谓：脉来只见一阳鼓动而无阴和杂其中，此无胃气之钩也，下文仿此。鼓一阴曰毛，鼓阳胜急曰弦，鼓阳至而绝曰石，当作"鼓阴至而绝"。此四者，盖亦真藏脉也。阴阳相过曰溜，愚谓：过者，阴阳皆失其常度也，或阴失常度而过于柔，或阳失常度而过于刚，或阳刚而阴亦以刚应，或阴柔而阳亦以柔应，此皆谓失常度也。脉名曰溜，如水之溜而不收也，即下文关格之类也。〔阴阳别论〕

人迎一盛病在少阳，胆脉，二盛病在太阳，膀胱脉，三盛病在阳明，胃脉，四盛以上为格阳，〔续〕阳脉法也，一盛者，谓人迎之脉大于寸口一倍也，余盛同法。四倍以上，阳盛之极，故格拒而食不得入也，所谓格则吐逆也。寸口一盛病在厥阴，肝脉。二盛病在少阴，肾脉。三盛病在太阴，脾脉。四盛以上为关阴。〔续〕阴脉法也，盛法同阳，四倍以上阴盛之极，故关闭而溲不得通也，所谓闭则不得溺也。人迎与气口俱盛四倍以上为关格，谓俱大于平常之脉四倍也。关格之脉赢，不能极于天地之精气，则死矣。"赢"当作"盈"，盛之极也。今按：不能极于天地之精气者，过乎中也。盖极者，中也，不及不得为中，太过亦不得为中。〔六节藏象论〕

帝曰：脉从而病反者，其诊何如？岐伯曰：脉至而从，按之不鼓，诸阳皆然。曰：诸阴之反，其脉何如？曰：脉至而从，按之鼓甚而盛也，言病热而脉数，按之不鼓手，乃阴盛格阳而致之，非热也。形症是寒，按之脉却鼓击手下而盛者，乃阳盛拒阴而然，非寒也。〔至真要论〕

粗大者，阴不足阳有余，为热中也。〔续〕粗大，脉洪大也，脉洪为热，故曰热中。来疾去徐，上实下虚，为厥巅疾；〔续〕愚谓：厥者逆也，其气逆上而为巅顶之病也。来徐去疾，上虚下实，为恶风也。故中恶风者，阳气受也。〔续〕以上虚故阳气受也。有脉俱沉细数者，少阴厥也；〔续〕尺中有脉沉细数者，少阴气逆也。何者？尺脉不当见数，有数故言厥也。俱者言左右尺中也。沉细数散者，寒热也；〔续〕数为阳，阳干于阴，阴气不足，故寒热也。浮而散者，为眴仆。〔续〕脉浮为虚，散为不足，气虚而血不足，故为头眩而仆倒也。诸浮不燥者，皆在阳，则为热；足阳经中，阳为火气故为热。其有燥者在手，手阳经中，言大法也。诸细而沉者皆在阴，手阴脉中"诸细而沉"，王注作"细沉而躁"。今按：有此躁字方可对静字说。则为骨痛；阴主骨故。其有静者在足。足阴脉中。数动一代者，病在阳之脉也，泄及便脓血。〔续〕代，止也。数动一代是阳气之生病，故曰病在阳之脉，所以然者，以泄利及脓血脉乃尔。诸过者切之，愚谓：诸脉之失常者切之，即下文涩滑之类。涩者，阳气有余也。血少也。滑者，阴气有余也。血多也。阳气有余为身热无汗，阴气有余为多汗身寒，〔续〕血少气多斯可知也。阴阳有余则无汗而寒。〔续〕阳余无汗，阴余身寒，若阴阳有余则无汗而身寒也。推而外之，内而不外，有心腹积也。〔续〕脉附臂筋，取之不审，推筋令远，使脉外行内而不出外者，心腹中有积乃尔。推而内之，外而不内，身有热也。〔续〕脉远臂筋，推之令近，远而不近，是阳气有余，故身有热也。推而上之，上而不下，腰足清也。〔续〕推筋按之，寻之而上，脉上涌盛，是阳气有余，故腰足冷也。《甲乙经》作"下而不上"。推而下之，下而不上，头项痛也。〔续〕推筋按之，寻之而下，脉沉下掣，是阴气有余，故头项痛也。《甲乙经》作"上而不下"。按之至骨，脉气少者，腰脊痛而身有痹也。阴气太过故尔。〔脉要精微论〕

妇人手少阴脉动甚者，妊子也。或作"足少阴，大如豆，厥厥动摇者，动脉也。"阴阳相薄名曰动。愚谓：动甚非指动脉形状，谓脉来过于滑动也。病①热而脉静，泄而脉大，脱血脉实，病在中脉虚，病在外脉涩坚者，皆难治。〔续〕病热当脉躁而反静，泄而脱血当脉虚小而反实大，邪气在内当脉实而反虚，病气在外当脉虚滑而反坚涩，故皆难治。"玉机真藏论"云：病在中脉实坚，病在外脉不实坚，皆难治。与此相反，彼经误而此为得自病热脉静，至此与"玉机真藏论"文相重。脉盛滑坚者，曰病在外。脉小实而坚者，病在内。〔续〕盛滑为阳，小实为阴。阴病病在内，阳病病在外。脉小弱以涩，谓之久病。〔续〕小为气虚，涩为无血，血气虚弱，故云久病。脉滑浮而疾者，谓之新病。〔续〕滑浮为阳足，脉疾为气全。阳足气全，故病新浅。脉急者，为疝瘕少腹痛。愚按：前言寸口脉沉弱为疝瘕者，误也。此言脉沉急者，与诊相应。脉滑曰风。脉涩曰痹。〔续〕滑为阳，阳受病为风；涩为阴，阴受病为痹。缓而滑曰热中。盛而紧曰胀。〔续〕缓为纵缓之状，非动之迟缓也。阳盛于中，故脉滑缓；寒气否满，故脉盛紧也。〔平人气象论〕

心脉满大，痫瘛筋挛。〔续〕心脉满大，则肝气下流，热气内薄，筋干血涸，故痫瘛筋挛。肝脉小急，痫瘛筋挛。〔续〕肝养筋，内藏血，肝气受寒，故痫瘛筋挛。脉小急者，寒也。肝脉鹜暴，有所惊骇，〔续〕鹜谓驰鹜，言迅急也。阳气内薄，故发为惊也。脉不至若瘖，不治自已。肝脉鹜，因暴有惊骇也。若脉不至鹜及不瘖，则虽有所惊骇亦不治而自已也。王注：肝气若厥，厥则脉不通，厥退则脉复通。又其脉布胁肋循喉咙，故脉不至若瘖，

---

① 病：顾本作"风"。

则虽有所惊骇，不治亦自已。肾脉小急，肝脉小急，心脉小急，不鼓皆为瘕。〔续〕小急为寒甚，不鼓则血不流，血不流而寒薄，故血内凝而为瘕也。愚谓：小急为寒，按之不鼓，内寒自甚，血逢寒则凝，故病瘕也。盖心主血，肝藏血，肾养血，是三藏皆主于血，故脉同而病亦同也。肾肝并沉为石水，〔续〕肝脉入阴，内贯少腹；肾脉贯脊，中络膀胱。两藏并藏，气熏冲脉，自肾下络于胞，令水不行化，故坚而结。然水冬水，水宗于肾，肾象水而沉，故气并而沉，名为石水。并浮为风水，〔续〕脉浮为风，下焦主水，风薄于下，故名风水。并虚为死，〔续〕肾为五藏之根，肝为发生之主，二者不足，是主脉俱微，故死。并小弦欲惊。〔续〕小弦为肝肾俱不足故尔。肾脉大急沉，肝脉大急沉，皆为疝。〔续〕疝者，寒气结聚所为也。夫脉沉为实，脉急为痛，气实寒薄，聚为绞痛，为疝。心脉搏滑急为心疝，肺脉沉搏为肺疝。〔续〕皆寒薄于藏故也。三阳急为瘕，三阴急为疝，〔续〕太阳受寒，血凝为瘕；太阴受寒，气聚为疝。二阴急为痫厥，二阳急为惊。二阴，少阴也；二阳，阳明也。脾脉外鼓，沉为肠澼，久自已。〔续〕外鼓谓不在部位鼓动于臂外。肝脉小缓为肠澼，易治。〔续〕肝脉小缓为脾乘肝，故易治也。肾脉小搏沉，为肠澼下血，〔续〕小为阴气不足，搏为阳气乘之。热在下焦，故下血也。血温身热者死。〔续〕血温身热是阴气丧败，故死。脉至而搏，血衄身热者死。〔续〕血衄而虚，脉不应搏，今反脉搏，是气极乃然，故死。脉来悬钩浮为常脉。愚谓：悬钩小而软也，浮小而软为血衄常脉。脉至如喘，名曰暴厥，〔续〕喘谓卒来盛急去而便衰，如人之喘状也。暴厥者，不知与人言。脉至如数，使人暴惊，〔续〕脉数为热，热则内动肝心，故惊。三、四日自已。〔续〕数为心脉，木被火干，病非肝生，不与邪合，故三、四日后自除，以木生数三也。〔大奇论〕

岐伯曰：万物之外，六合之内，天地之变，阴阳之应，彼春之暖，为夏之暑；彼秋之忿，为冬之怒。四变之动，脉与之上下，〔续〕六合谓四方上下也。春暖为夏暑，言阳生而至盛；秋忿为冬怒，言阴少而之壮。"忿"一作"急"，言秋气劲急也。以春应中规，〔续〕春脉软弱轻虚而滑，如规之象，中外皆然。故以春应中规。夏应中矩，〔续〕夏脉洪大兼之滑数，如矩之象，可正平之，故以夏应中矩。秋应中衡，〔续〕秋脉浮毛轻涩而散，如秤衡之象，高下必平，故以秋应中衡也。冬应中权。〔续〕冬脉如石，兼沉而滑，如秤权之象，下远于衡，故以冬应中权也。以秋中衡、冬中权者，言脉之高下异处如此尔，此则随阴阳之气，故有斯四应不同也。是故冬至四十五日，阳气微上，阴气微下；夏至四十五日，阴气微上，阳气微下。阴阳有时，与脉为期；〔续〕谓上四应也。期而相失，如脉所分；分之有期，故知死时。〔续〕察阴阳升降之准，则知经脉递迁之象；审气候递迁之失，则知气血分合之期；分闭不差，故知人死之时也。〔脉要精微论〕

卷上之四

病能 病之形能也，王注：内作病形也。

六气之淫，七情之祟，是动所生，奸在荣卫，具病能钞。

帝曰：夫百病之生也，皆生于风寒暑湿燥火，以之化之变也。《经》言：盛者泻之，虚者补之，工巧神圣，可得闻乎？岐伯曰：审察病机，无失气宜，此之谓也。〔续〕风寒暑湿燥火，天之六气也。静而顺者为化，动而变者为变。故曰之化之变也。针曰工巧，药曰神圣。愚按：病机不出乎运气，诸病之生或属于五运者，或属于六气者，不可不审察也。经曰：治病必求其本是也。无失气宜，言治法也，必须别阴阳、辨标本。求其有无之所以殊，责其虚实之所以异，汗吐下不失其宜，寒热温凉各当其可，不使有差殊乖乱之失可也。《经》曰：无失天信，无失气宜。又曰：必先岁气，无伐天和是也。曰：愿闻病机何如①？曰：诸风掉眩，皆属于肝。〔续〕掉，摇也；眩，昏乱旋运也。风性动，木气同之。**诸寒收引，皆属于肾。**〔续〕收敛引急寒之用也。故冬寒则拘缩，水气同之。**诸气膹郁，皆属于肺。**〔续〕膹谓膹满，郁谓奔迫。气之为用，金气同之。故金旺则雾气蒙郁，征其物象属可知矣。**诸湿肿满，皆属于脾。**〔续〕土平则干，土高则湿，湿气之用，土气同之。河间云：地之体也，土湿极甚则痞塞肿满，物湿亦然，故长夏属土，则庶物隆盛也。**诸热瞀瘛，皆属于火，诸痛痒疮，皆属于心。**〔续〕人近火气，微热则痒，热甚则痛，附近则灼而为疮，皆火之用也。**诸厥固泄，皆属于下。**〔续〕下谓下焦肝肾气也。夫守司于下，肾之气也。门户束要，肝之气也。故诸厥固泄皆属下也。厥谓气逆，固谓禁固，诸有气逆上行及固或泄，燥湿不恒，皆由下焦之主守也。**诸痿喘呕，皆属于上。**〔续〕《校正》按："痿论"云：五藏使人痿者，因肺热叶焦，发为痿躄，故云属于上也。痿又谓肺痿也。**诸禁鼓慄，如丧神守，皆属于火。**〔续〕禁，冷也，俗作"噤"。如丧神守者，神能御形而反禁慄，则如丧失保守形体之神矣。**诸痉项强，皆属于湿。**〔续〕筋劲强直而不柔和也。土主安静故也。阴痉曰柔痉，阳痉曰刚痉。亢则害，承乃制，故湿过极则反兼风化制之。然兼化者，虚象而实非风也。**诸逆冲上，皆属于火。**〔续〕火气炎上故也。**诸腹胀大，皆属于热。**〔续〕气为阳为热，气甚则如是也。**诸躁狂越，皆属于火。**〔续〕热盛于胃及四末也。躁，躁动烦热扰乱而不宁，火之体也；狂者，狂乱而无正定也；越者，乖越礼法而失常也。**诸暴强直，皆属于风。**〔续〕暴，卒也，虐害也；强，强劲有力不柔和也；直，筋劲强也。然燥金主紧敛劲切，风木为病反见燥金之化，由亢则害，承乃制也。**诸病有声，鼓之如鼓，皆属于热。诸病胕肿，疼酸惊骇，皆属于火。**〔续〕胕肿，热胜肉而阳气郁滞故也；疼酸，酸疼也，由火实制金，不能平木，则木旺而为兼化，故酸疼也；惊，心卒动而不宁，火主于动也；骇，惊愕也。反兼肾水之恐者，亢则害承乃制故也。恐则伤肾而水衰，心火自甚，故惊恐也。**诸转反戾，水液浑浊，皆属于热。**〔续〕反戾，筋转也，热气燥灼于筋，则挛瘛而痛，火主烦灼燥动故也；水液，小便也，天气热则水浑浊也。**诸病水液，澄澈清冷，**

---

① 何如：原无，据顾本补。

皆属于寒。〔续〕上下所出及吐出溺出也。澄澈清冷，湛而不浑浊也，为天气寒则浊水自澄清也。诸呕吐酸，暴注下迫，皆属于热。〔续〕胃膈热甚则为呕，火气炎上之象也。酸，酸水及沫也。酸者，肝木之味，由火盛制金不能平木，则肝木自甚，故为酸也，如饮食热则易于酸矣。暴注，卒暴注泄也，肠胃热甚而传化失常，火性急速，故如是也。下迫，后重里急窘迫急痛也，火性急速而能燥物故也。故《大要》曰：谨守病机，各司其属，有者求之，无者求之，盛者责之，虚者责之，必先五胜，疏其血气，令其条达，而致和平。此之谓也。深乎圣人之言，理宜然也。有无求之，虚盛责之，言悉由也。愚谓：诸病皆由于有无虚盛也。夫如大寒而甚，热之不热，是无火也；热来复去，昼见夜伏，夜发昼止，时节而动，是无火也，当助其心。又如大热而甚，寒之不寒，是无水也；热动复止，倏忽往来，时动时止，是无水也，当助其肾。内格呕逆，食不得入，是有火也；病呕而吐，食入反出，是无火也；暴逆注下，食不及化，是无水也；溏泄而久，止发无常，是无水也。故心盛则生热，肾盛则生寒，肾虚则寒动于中，心虚则热收于内。又热不得寒，是无火也；寒不得热，是无水也。夫寒之不得寒，责其无水；热之不得热，责其无火；热之不久，责心之虚；寒之不久，责肾之少。有者泻之，无者补之，虚者补之，盛者泻之，于其中间，疏其壅塞，令上下无碍，气血通条，则寒热自和，阴阳条达矣。是以方有治热以寒，寒之而谷食不入；攻寒以热，热之而昏燥以生，此则气不疏通，壅而为是也。纪于水火余气可知。故曰：有者求之，无者求之，盛者责之，虚者责之，令气通条妙之道也。五胜谓五行更胜也，先以五行寒暑温凉湿酸咸甘辛苦相胜为法也。愚按：病机十九条，实察病之要旨。而有者求之，无者求之，盛者责之，虚者责之十六字，乃答篇首盛者泻之、虚者补之之旨，而总结病机一十九条之义，又要旨中之要旨也。《原病式》但以病机一十九条立言而遗此十六字，不免临病误投汤剂，致人夭折。今引经传之旨，证其得失。

夫风病者，皆属于肝，风木甚则肝太过而病化风，如岁木太过发生之纪，病掉眩之类，俗谓之阳痓、急惊等病，治以凉剂是也。燥金胜则肝为邪攻而病亦化风，如岁木不及，阳明燥金下临，病掉振之类，俗谓之阴痓慢惊等病，治以温剂是也。诸火热病，皆属于心，火热甚则心太过而病化火热，如岁火太过，赫曦之纪，病谵妄狂越之类，俗谓之阳燥谵语等病，治以攻剂是也。寒水胜则心为邪攻而病亦化火热，如岁火不及，病鹜悸心烦谵妄之类，俗谓之阴燥、郑声等病，治以补剂是也。诸湿病者，皆属于脾，湿土甚则脾太过而病化湿，如湿胜则濡泄，仲景用五苓等剂去湿是也。风木胜则脾为邪攻而病亦化湿，如水木太过，病飧泄之类，钱氏用宣风等剂去风是也。诸气膹郁皆属于肺，燥金甚则肺太过而病化膹郁，如岁金太过，甚则喘咳之类，东垣谓之寒喘，治以热剂是也。火热胜则肺为邪攻，而病亦化膹郁，如岁火太过，病喘咳之类，东垣谓之热喘，治以寒剂是也。诸寒病者，皆属于肾，寒水甚则肾太过而病化寒，如太阳所至为屈伸不利之类，仲景用乌头汤等治之是也。湿土胜则肾为邪攻而病亦化寒，如湿气变病筋脉不利之类，东垣用复煎散、健步丸治之是也。其在太过，所化之病为盛，盛者，真气也。其在受攻，所化之病为虚，虚者，假气也。故有其病化者，恐其气之假，故有者亦必求之；无其病化者，恐其邪隐于中，如寒胜化火之类，故无者亦必求之；其病化似盛者，恐其盛之未的，故盛者亦必责之；其病之化似虚者，恐其虚之未真，故虚者亦必责之。凡十九条病机，皆用此十六字为法求之，庶几补泻不差也。河间损此十六字，似以病化有者为盛，无者为虚，不复究其假者、虚者，实为未备，此智者之一失也。〔至真要大论〕

帝曰：风之伤人也，〔续〕伤谓人自中之也。或为寒热，或为热中，或为厉风，或为偏枯，"偏枯"当作"偏风"，下文以春甲乙云，云则为偏风是也。或当作"均"。为风也，其病各异，其名不同，或内至五藏六府，不知其解，愿闻其说。岐伯曰：风气藏于皮毛之间，内不得通，外不得泄，

〔续〕腠理开疏则邪气入，风气入已，玄府闭封，故内不得通，外不得泄也。风者，善行而数变，腠理开则洒然寒，闭则热而闷。〔续〕洒然，寒貌；闷，不爽貌。腠理开则风飘扬，故寒；腠理闭则风混乱，故闷。其寒也则衰饮食，其热也则消肌肉，故使人怢慄而不能食，名曰寒热。〔续〕风气入胃故饮食衰，热气内藏故消肌肉，寒热相合故怢慄而不能食，名曰寒热。怢慄，卒振寒貌。风气与阳明入胃，循脉而上至目内眦，其人肥则风气不得外①泄，则为热中而目黄；人瘦则外泄而寒，则为寒中而泣出。〔续〕阳明者，胃脉也。人肥则腠理密致，故不得外泄，则为热中而目黄；人瘦则腠理开疏，风得外泄，则寒中而泣出也。风气与太阳俱入，行诸脉俞，散于分肉之间，与卫气相干，其道不利，故使肌肉膹䐜而有疡，卫气有所凝而不行，故其肉有不仁也。〔续〕肉分之间，卫气行处，风与卫气相薄，俱行肉分之间，故气道涩而不利，气道不利，风气内攻，卫气相持，故肉膹䐜而疮出也。若卫气被风攻之，不得流转，所在偏并，凝而不行，则肉有痛而不知寒热痛痒之处。厉者有"有"字衍，荣卫②热胕，腐同。其气不清，故使鼻柱坏而色败，皮肤疡溃，风寒客于脉而不去，名曰厉风，或名曰寒热③。此下④当作风寒客于脉而不去，名曰厉风。厉者，荣卫热胕，其气不清，故使鼻柱坏而色败，皮肤疡溃。〔续〕此则风气入于经脉之中也。荣行脉中，故风入脉中与荣气合，则热而血腐坏也，其气不清，言溃乱也。然血脉溃乱，荣复挟风，阳脉尽上于头，鼻为呼吸之所，故鼻柱坏而色恶，皮肤破而溃烂，经曰：脉风盛为厉溃是也。以春甲乙伤于风者为肝风，以夏丙丁伤于风者为心风，以季夏戊己伤于邪者为脾风，以秋庚辛中于邪者为肺风，以冬壬癸中于邪者为肾风。风中五藏六府之俞，亦为藏府之风，各入其门户，所中则为偏风。〔续〕随俞左右而偏中之则为偏风。风气循风府而上，则为脑风。风入系头，则为目风、眼寒。

〔续〕风府，穴名，督脉、阳维之会。脑户者，督脉中太阳之会，故循风府而上则为脑风也。足太阳脉起目内眦，上额交巅，上入络脑，故风入系头，则为目风、眼寒也。饮酒中风，则为漏风。〔续〕热郁腠疏汗出如漏。入房汗出中风，则为内风。〔续〕内耗其精，外开腠理，风因内袭，故曰内风。新沐中风，则为首风。久风入中，则为肠风飧泄。食不化而出也。风在肠中，上熏于胃，故食不化而下出也。外在腠理则为泄风。〔续〕风居腠理则玄府开通，风薄汗泄，故云泄风。故风者，百病之长也。〔续〕长，先也，先百病而有也。至其变化乃为他病也，无常方，然致有风气也⑤。帝曰：五藏风之形状不同者何？愿闻其诊及其病能。〔续〕诊谓可言之症，能谓内作病形。岐伯曰：肺风之状，多汗恶风，色骈然白，时咳短气，昼日则差，暮则甚，诊在眉上，其色白。〔续〕凡内多风气则热有余，热则腠理开，故多汗也，风薄于内，故恶风焉；骈，薄白色也。肺色白，在变动为咳，主藏气，风内迫之，故色骈然白，时咳短气也。昼则阳气在表，故差；暮则阳气入里，风内应之，故甚。眉上谓两眉间之上，阙庭之部，外司肺候，故诊在焉。心风之状，多汗恶风，焦绝善怒吓，《甲乙经》无"吓"字，病甚则言不可快，诊在口，其色赤。焦绝谓唇焦文理断绝，热则皮削故也。风薄于心则神乱，故善怒而吓人也。心系上挟咽喉而主舌，故病甚则言不可快也。口唇色赤，故诊在焉，赤者心色。肝风之状，多汗恶风，色微苍，嗌干善怒，时憎女子，木之性曲而又直也。诊在目下，其色青。〔续〕肝脉属肝络胆，上贯膈，布胁肋，循喉咙之后入颃颡，其支别者，从目系下，故嗌干善怒，诊在目下也。青，肝

---

① 外：原作"出"，据顾本改。
② 卫：顾本作"气"。
③ 或名曰寒热：原无，据顾本补。
④ 下：石本作"段"。
⑤ 然致有风气也：原脱，从顾本改。

色也。脾风之状，多汗恶风，身体怠惰，四肢不欲动，色薄微黄，不嗜食，诊在鼻上，其色黄。〔续〕脾主四肢，脾风则四肢不欲动矣。脾气合土，主中央，鼻于面部亦居中，故诊在焉。黄，脾色也。肾风之状，多汗恶风，面痝①然浮肿，脊痛不能正立，其色炲②，隐曲不利，肾者，作强之官，精液藏焉，故病隐曲不利。诊在肌上，其色黑。〔续〕痝然，言肿起也。肾藏受风则面痝然而浮肿，肾脉起于足下，上股内后廉，贯脊，故脊痛不能正立也。隐曲者，谓隐蔽委曲之处。肾藏精，外应交接，今被风薄，精气内微，故隐曲之事不通利所为也。经曰：气归精，精食气，今精不足，则气内归，精不注于皮，故肌皮上黑也。黑，肾色也。胃风之状，颈多汗恶风，食饮不下，膈塞不通，腹善满，失衣则䐜胀，食寒则泄，诊形瘦而腹大。失衣则外寒而中热，故䐜胀。食寒则寒物薄胃而阳不内消，故泄利也。胃合脾而主肉，胃气不足则肉不长，故瘦。胃中风气蓄聚，故腹大。孙思邈云：新食竟，取风为胃气。首风之状，头面多汗恶风，当先风一日则病甚，头痛不可以出内，至其风日则病少愈。〔续〕夫人阳气外合于风，故先当风一日则病甚，以先风故亦先衰，是以至其风日则病少愈。不可以出屋室之内，以头痛甚不喜外风故也。孙思邈云：新沐浴竟，取风为首风。漏风之状，多汗，常不可单衣，食则汗出，甚则身汗，喘息恶风，衣常濡，口干善渴，不能劳事。〔续〕肺胃风热，故不可单衣，甚则风薄于肺，故身汗、喘息、恶风、衣濡、口干善渴，形劳则喘息，故不能劳事。孙思邈云：因醉取风为漏风，其状恶风多汗，少气，口干善渴，近衣则身热如火，临食则汗流如雨，骨节懈惰，不欲自劳。泄风之状，多汗，汗出泄衣上，口中干，上渍，其风不能劳事，身体尽痛则寒。上渍，谓皮上湿如水渍也。汗多则津液涸，故口中干，形劳则汗出甚，故不能劳。身体尽痛，以其汗多，汗多亡阳，故寒也。孙思邈云：新房室竟，取风为内风，其状恶风，汗流沾衣裳。疑此泄风乃内风也。〔风论〕

帝曰：痹之安生？岐伯曰：风寒湿三气杂至，合而为痹也。〔续〕虽合为痹，发起亦殊也。其风气胜者为行痹，寒气胜者为痛痹，湿气胜者为著痹也。〔续〕风则阳受之，故为痹行；寒则阴受之，故为痹痛；湿则皮肉筋脉受之，故为痹著而不去也。曰：其有五者，何也？曰：以冬遇此者为骨痹，以春遇此者为筋痹，以夏遇此者为脉痹，以至阴遇此者为肌痹，以秋遇此者为皮痹。〔续〕至阴谓戊己月及土寄三月也。曰：内舍五藏六府，何气使然？〔续〕此则言五痹以五时之外遇，然内居藏府，何以致之。曰：五藏皆有合病，久而不去者，内舍于其合也。〔续〕合病，肝合筋之类，久病不去则入于是。故骨痹不已，复感于邪，内舍于肾。筋痹不已，复感于邪，内舍于肝。脉痹不已，复感于邪，内舍于心。肌痹不已，复感于邪，内舍于脾。皮痹不已，复感于邪，内舍于肺。所谓痹者，各以其时重感于风寒湿之气也。〔续〕时谓气王之月，如肝王春之类；感谓感应也。凡痹之客五藏者，肺痹者，烦满喘呕，以藏气应息，又其脉还循胃口，故使烦满喘而呕。心痹者，脉不通，烦则心下鼓，暴上气而喘，嗌干善噫，厥气上则恐。〔续〕心合脉，受邪则脉不通利，邪气内扰，故烦也。手心主手少阴之脉，俱出属心系，下膈，又上肺挟咽喉，故烦则心下鼓满，暴上气而喘，嗌干也。以心鼓满，故噫之以出气，若是逆气上乘于心，则恐畏也，神惧凌弱故耳。肝痹者，夜卧则惊，多饮数小便，上为引如怀。小便上引也，此约束失常故然。王注：肝主惊，又其脉环阴器，抵少腹，挟胃上膈循喉咙，故多饮水，数小便，上引小腹痛，如怀妊之状。肾痹者，善胀，尻以代踵，脊以代头。〔续〕肾者，胃之关，关不利

① 痝：原作"疣"，据顾本改。
② 其色炲：原脱，从顾本补。

则胃气不转，故善胀。踵，足跟也，尻以代踵，足挛急也。脊以代头，身蜷屈也。肾脉起足小趾，别入跟中，上股内后廉，贯脊属肾络膀胱，气不足而受邪，故不伸展。脾痹者，四肢懈惰，发咳呕汁，上为大塞。〔续〕脾主四肢，又其脉入腹属脾络胃，上膈挟咽，故发咳呕汁，脾气养肺胃，复连咽，故上为大塞也。肠痹者，数饮而出不得，中气喘争，时发飧泄。〔续〕大肠之脉络肺下膈属大肠，小肠之脉络心循咽下膈抵胃属小肠。今小肠有邪，则脉不下膈，故肠不行化而胃气蓄热，故多饮水不得下出也。肠胃中阳气与邪气奔喘交争，故时或通利，以肠气不化则为飧泄。胞痹者，少腹膀胱按之内痛，若沃以汤，涩于小便，上为清涕。〔续〕膀胱为津液之府，胞内居之，少腹处关元之中，内藏胞器。今胞受风寒湿气，则膀胱太阳之脉郁结不行，故按之内痛。若沃以汤，涩于小便也，小便既涩，太阳之脉不得下行，故上烁其脑而为清涕。淫气喘息，痹聚在肺；淫气忧思，痹聚在心；淫气遗溺，痹聚在肾；淫气乏竭，痹聚在肝；淫气肌绝，痹聚在脾。王注：淫气谓气之妄行者，各随藏之所主入而痹也。今按：如此则属内伤，非风寒湿三气杂至而为外伤者。"宣明五气论"云：风寒湿三邪入于阴则为痹。所谓邪者，岂指淫气而言邪？诸痹不已，亦益内也。益，深入于内也。其风胜者，其入易已也。留皮肤间故也。曰：痹其时有死者，或痛久者，或易已者，其故何也？曰：其入藏者死，其留连筋骨者疼久，留皮肤间者易已。〔续〕入藏以神去也，筋骨疼久以其定也，皮肤易已以浮浅也。曰：其客于六府者何也？曰：此亦其食饮居处，为其病本也。〔续〕四方虽土地温凉高下不同，物性刚柔餐居亦异，但过动其分则六府致伤。经曰：水谷之寒热，感则害六府。六府亦各有俞，风寒湿气中其俞，而食饮应之，循俞而入，各舍其府也。〔续〕六府俞谓背俞也，并足太阳脉气所发。《校正》云：六府俞并在本椎下两旁。王注言在椎之旁者，文略也。曰：针治之

奈何？曰：五藏有俞，六府有合，循脉之分，各有所发，各随一作治其过，则病瘳也。〔续〕肝俞太冲，心俞大陵，脾俞太白，肺俞太渊，肾俞太溪，皆经脉之所注也。胃合入于三里，胆合入于阳陵泉，大肠合入于曲池，小肠合入于小海，三焦合入于天井，膀胱合入于委中，故《经》言循脉之分云云。过谓脉所经过处。曰：荣卫之气亦令人痹乎？曰：荣者，水谷之精气也。和调于五藏，洒陈于六府，乃能入于脉也。〔续〕《正理论》曰：谷入于胃，脉道乃行；水入于经，其血乃成。《校正》云：谷入于胃，气传于肺，精专者，上行经遂，由此故水谷精气合荣气运行而入于脉也。故循脉上下，贯五藏，络六府也。〔续〕荣行脉内，故无所不至。卫者，水谷之悍气也，其气慓疾滑利，不能入于脉也。〔续〕悍气谓浮盛之气也，以其浮盛，故慓疾悍利不能入于脉中也。故循皮肤之中，分肉之间，熏于肓膜，散于胸腹，〔续〕皮肤、分肉谓脉外也，肓膜谓五藏之间膈中膜也。以其浮盛，故能布散于胸膜之中，空虚之处，熏其肓膜，令气宣通也。逆其气则病，从其气则愈，不与风寒湿气合，故不为痹。曰：痹或痛，或不痛，或不仁，或寒，或热，或燥，或湿，其故何也？曰：痛者，寒气多也，有寒故痛也。〔续〕风寒湿气客于分肉之间，迫切而为沫，得寒则聚，聚则排分肉，肉裂则痛，故有寒则痛也。其不痛不仁者，病久入深，荣卫之行涩，经络时疏，故不痛。〔续〕不痛与不仁两事，后言不痛是载明不痛，为重也。皮肤不荣，故为不仁。〔续〕皮顽不知有无也。其寒者，阳气少，阴气多，与病相益，故寒也。〔续〕病本生于风寒湿气，故阴气益之也。其热者，阳气多，阴气少，病气胜阳遭一作"乘"阴，故为痹热。〔续〕遭，遇也，言遇于阴气，阴气不胜故为热。或热下有或燥问，今此无答辞。其多汗而濡者，此其逢湿甚也，阳气少，阴气盛，两气相感，故汗出而濡也。〔续〕中表相应则相感也。曰：夫痹之为病，不痛何

也？曰：痹在于骨则重，在于脉则血凝而不流，在于筋则屈不伸，在于肉则不仁，在于皮则寒，故俱此五者，则不痛也。凡痹之类，逢寒则虫，一作"急"。逢热则纵。〔痹论〕

帝曰：五藏使人痿，何也？〔续〕痿谓痿弱无力以运动。岐伯曰：肺主身之皮毛，心主身之血脉，肝主身之筋膜，〔续〕膜，皮下肉上筋膜也。脾主身之肌肉，肾主身之骨髓，〔续〕所主不同，痿生亦各归其所主。故肺热叶焦，则皮毛虚弱急薄，著则生痿躄也。〔续〕肺热则肾受热气，故足躄躄不得伸以行也。心气热，则下脉厥而上，上则下脉虚，虚则生脉痿，枢折挈，胫纵而不任地也。〔续〕心热盛，则火独光而上炎。肾脉下行，今火盛上炎用事，故肾脉亦随火炎烁而逆上也。阴气厥逆，火复内燔，阴上隔阳，下不守位，心气通脉，故生脉痿。肾气不足，故膝腕枢纽如折去而不相提挈，胫筋纵缓而不能任用于地也。肝气热，则胆泄口苦筋膜干，则筋急而挛，发为筋痿。〔续〕肝热则胆液渗泄，故口苦也。肝主筋膜，热则筋膜干而挛急，发为筋痿。脾气热，则胃干而渴，肌肉不仁，发为肉痿。〔续〕脾与胃以膜相连，脾气热则胃液渗泄，故干而渴也。脾主肌肉，今热薄于内，故肌肉不仁，发为肉痿。肾气热，则腰脊不举，骨枯而髓减，发为骨痿。〔续〕腰为肾府，又肾脉上股内贯脊属肾，故肾气热则腰脊不举也。肾主骨髓，故热则骨枯髓减，发为骨痿。滑注：此多从相火上说。曰：何以得之？曰：肺者，藏之长也，为心之盖也，〔续〕位高而布叶于胸中，故为藏之长，心之盖。有所失亡，所求不得，则发肺鸣，鸣则肺热叶焦。〔续〕肺藏气志，若不扬则气郁，气郁不利，故喘息有声而肺热叶焦也。故曰：五藏因肺热叶焦，发为痿躄。此之谓也。肺者，所以行荣卫治阴阳故也。悲哀太甚，则胞络绝，杨上善云：胞络，心主胞之脉，尤可见相火之义。胞络绝则阳气内动，发则心下崩数溲血也。〔续〕

悲则心系急，肺布叶举而上焦不通，荣卫不散，热气在中，故胞络绝而阳气内鼓动，发则心下内崩而下血也。溲，谓溺也。故《本病》曰：大经空虚，发为肌痹，传为脉痿。〔续〕本病，古经篇名也；大经，大经脉也。以溺血故空虚，脉虚则热内薄，卫气盛荣气微，故发为肌痹。先见肌痹，后渐脉痿，故曰传为脉痿。思想无穷，所愿不得，意淫于外，入房太甚，宗筋弛纵，发为筋痿及为白淫。〔续〕思想所愿为祈欲也，施泻劳损，故为筋痿及白淫也。白淫，谓白物淫衍如精之状，男则溺溲而下，女则阴器中绵绵而下。故《下经》曰：筋痿者，生于肝，使内也。〔续〕《下经》，古经名；使内谓劳役筋力，费竭精气也。有渐于湿，以水为事，若有所留，居处相湿，肌肉濡渍①，痹而不仁，发为肉痿。〔续〕业惟近湿，居处泽下，皆水为事也。平者久而犹殆，感之者尤甚矣。肉属于脾，脾气恶湿，湿著于内则卫气不荣，故为肉痿。滑注：以脾则有热，复渐于湿，因发动而为痿也。故《下经》曰：肉痿者，得之湿地也。〔续〕经曰：地之湿气，感则害皮肉筋脉，此则谓害肉也。有所远行劳倦，逢大热而渴，渴则阳气内伐。谓伐腹中之阴气也。内伐则热舍于肾，肾者水藏也，今水不胜火，则骨枯而髓虚，故足不任身，发为骨痿。以热舍于肾中。故《下经》曰：骨痿者，生于大热也。曰：何以别之？曰：肺热者，色白而毛败；心热者，色赤而络脉溢；肝热者，色苍而爪枯；脾热者，色黄而肉蠕动；肾热者，色黑而齿槁。曰：如夫子言可矣，论言治痿者独取阳明，何也？曰：阳明者，五藏六府之海，〔续〕阳明，胃脉也，胃为水谷之海。主润宗筋，宗筋主束骨而利机关也。〔续〕宗筋谓阴毛中横骨上下脐两旁之竖筋也，上络胸膈，下贯髋尻，又经背腹上头项，故云宗筋主束骨、利机关。然腰者，肾之大关节，所以司屈伸，故曰机关。冲脉者，

---

① 渍：顾本作"渍"。

经脉之海也，〔续〕十二经之海。主渗灌溪谷，与阳明合于宗筋，〔续〕冲脉循腹挟脐旁五分而上，阳明脉亦挟脐旁一寸五分而上，宗筋脉于中，故曰与阳明合于宗筋也，以为十二经海。故主渗灌溪谷也。肉之大会为谷，小会为溪。阴阳总宗筋之会，会于气街而阳明为之长，皆属于带脉，而络于督脉。〔续〕宗筋会聚于横骨之中，从上而下，故曰阴阳总宗筋之会。宗筋挟脐下合于横骨，阳明辅其外，冲脉居其中，故云会于气街而阳明为之长。气街则阴毛两旁脉动处也。带脉起于季胁，回身一周而络于督脉也。愚谓：阴阳总宗筋之会，此即厥论。前阴者，宗筋之所聚，太阴阳明之所合之义也。故阳明虚则宗筋纵，带脉不引，故足痿不用也。〔续〕引谓牵引。曰：治之奈何？曰：各补其荣而通其俞，调其虚实，和其逆顺，筋脉骨肉各以其时受月，则病已矣。时受月谓受气时月，如肝旺甲乙，心旺丙丁之类也。〔痿论〕

帝曰：厥之寒热者，何也？〔续〕厥谓气逆上也。愚谓：厥者冷也、逆也，非特气逆上也，或热或寒，从下逆上皆是也。岐伯曰：阳气衰于下，则为寒厥，阴气衰于下，则为热厥。阳谓足之三阳脉，阴谓足之三阴脉，下谓足也。曰：热厥之为热也，必起于足下者，何也？〔续〕阳主外，厥在内，故问之。曰：阳气起一作"走"。于足五趾之表，阴脉者集于足下而聚于足心，故阳气胜则足下热也。〔续〕足三阳脉并出足五趾之端，俱循足阳而上，肝脾肾脉集于足下，聚于足心，阴弱故足下热。曰：寒厥之为寒也，必从五趾而上于膝者，何也？〔续〕阴主内，厥在外，故问之。曰：阴气起于五趾之里，集于膝下而聚于膝上，故阴气胜则从五趾至膝上寒，其寒也，不从外，皆从内也。〔续〕足三阴之脉俱出足五趾之里，并循足阴而上，循股阴入腹，故云集膝下聚膝上也。曰：寒厥何失而然也？曰：前阴者，宗筋之所聚，太阴阳明之所合也。〔续〕宗筋挟脐下合于阴器，故云前阴者，宗筋之所聚。太阴者，

脾脉。阳明者，胃脉。脾胃之脉皆辅近宗筋，故云太阴阳明之所合。春夏则阳气多而阴气少，秋冬则阴气盛而阳气衰。〔续〕此乃天之常道。此人者质壮，以秋冬夺于所用，下气上争，不能复，精气溢下，邪气因从之而上也，〔续〕质谓形质也。夺于所用，谓多欲而夺其精气也。气因于一作"所"。中，阳气衰，不能渗营其经络，阳气日损，阴气独在，故手足为之寒也。愚按：张子和曰：秋冬阴壮阳衰，人或时赖壮勇纵情嗜欲于秋冬之时，则阳夺于内，阴气下溢，邪气上行，阳气既衰，真精又竭，阳不荣养，阴气独行，故手足寒，发为寒厥也。曰：热厥何如而然也？曰：酒入于胃，则络脉满而经脉虚，脾主为胃行其津液者也，阴气虚则阳气入，阳气入则胃不和，胃不和则精气竭，精气竭则不营其四肢也。〔续〕前阴谓太阳之所合，故胃不和则精气竭也。内精不足，故四肢无气以营之。此人必数醉若饱以入房，气聚于脾中不得散，酒气与谷气相薄，热盛于中，故热遍于身，内热而溺赤也。夫酒气盛而慓悍，肾气日衰，阳气独胜，故手足为之热也。〔续〕醉饱入房，内亡精气，中虚热入，由是肾衰，阳盛阴虚，故热生于手足也。愚按：人或醉饱而房，气聚于脾，胃主行津液，阴气虚阳气入，则胃不和，胃不和则精气竭，精气竭则四肢不荣，酒气与谷气相薄，则内热而溺赤，气壮而慓悍。肾气既衰，阳气独胜，故手足热发而为热厥也。曰：厥或令人腹满，或令人暴不知人，或至半日远至一日乃知人者，何也？〔续〕暴犹卒也，言卒然冒闷不醒觉也；不知人谓闷甚不知识人也，或谓乃厥。曰：阴气盛于上则下虚，下虚则腹胀满，阳气盛于上，阳气盛于上五字当作"腹满"二字。则下气重上而邪气逆，逆则阳气乱，阳气乱则不知人也。〔续〕《甲乙经》云：阳脉下坠，阴脉上争，发尸厥。张仲景云：少阴脉不至，肾气微，少精血，奔气促迫，上入胸膈，宗筋反聚，血结心下，阳气退下，热归阴股，与阴相动，令身不仁，此为

尸厥。又王注：阴谓足太阴。按："缪刺论"云：邪客于手足少阴、太阴、足阳明之络，此五络皆会于耳中，上络左角。五络俱竭，令人身脉皆动而形无知，其状若尸，或曰尸厥。安得专解，阴为太阴也。曰：愿闻六经脉之厥状病能也。曰：巨阳之厥，则肿首头重，足不能行，发为眴仆。〔续〕巨阳，太阳也，足太阳脉起目内眦，上额交巅上，其支别者，循髀外后廉，下合腘中，以下贯腨内，出外踝后，循京骨至小趾端外侧，由是厥逆外形斯症也。愚按：此后诸病各随脉络所生病形而言也。张子和曰：厥者或寒或热，皆从下起。阳明之厥，则癫疾欲走呼，腹满不得卧，面赤而热，妄见而妄言。少阳之厥，则暴聋颊肿而热，胁痛，胻不可以运。太阴之厥，则腹满䐜胀，后不利，不欲食，食则呕，不得卧。少阴之厥，则口干溺赤，腹满心痛。厥阴之厥，则少腹肿痛，腹胀泾溲不利，好卧屈膝，阴缩肿，胻内热。一本作"胫外热"。盛则泻之，虚则补之。不盛不虚，以经取之。〔续〕不盛不虚，谓邪气未盛，真气未虚，如是则以穴俞经法留呼多而取之。太阴厥逆，胻急挛，心痛引腹，治主病者。〔续〕太阴之脉，行有左右，候其有过者当发取之，故言治主病者。少阴厥逆，虚满呕变，下泄清，治主病者。厥阴厥逆，挛腰痛，虚满前闭谵音评。言，〔续〕谵言者，气虚独言也。治主病者。三阴俱逆，不得前后，使人手足寒，三日死。〔续〕三阴绝，故三日死。太阳厥逆，僵仆呕血善衄，治主病者。少阳厥逆，机关不利。机关不利者，腰不可以行，项不可以顾，发肠痈不可治，惊者死。〔续〕发肠痈则经气绝，故不可治。惊者死也。阳明厥逆，喘咳身热，善惊衄呕血。手太阴厥逆，虚满而咳，善呕沫，治主病者。手心主少阴厥逆，心痛引喉，身热，死，不可治。手太阳厥逆，耳聋泣出，项不可以顾，腰不可以俯仰，治主病者。〔续〕手太阳脉不属

于腰，《经》言腰不可俯仰，恐古错简文。手阳明少阳厥逆，发喉痹，嗌肿，痓，治主病者。〔厥论〕

卧出而风吹之，血凝于肤者为痹，〔续〕谓痛，痹也。凝于脉者为泣，〔续〕血行不利。凝于足者为厥，〔续〕足逆冷。此三者，血行而不得反其空，空，血流之道，大经隧也。故为痹厥也。〔五藏生成论〕

帝曰：有病身热汗出，烦满不为汗解，此为何病？岐伯曰：汗出而身热者，风也，汗出而烦满不解者，厥也，病名曰风厥。巨阳主气，故先受邪，少阴与其为表里，得热则上从之，从之则厥也。〔续〕上从之谓少阴随太阳而上。治之奈何？曰：表里刺之，饮之服汤。〔续〕谓泻太阳补少阴也。饮之汤者，谓止逆上之肾气也。〔评热论〕

帝曰：今夫①热病者，皆伤寒之类也，或愈或死，其死皆以六、七日之间，其愈皆以十日以上者，何也？〔续〕其伤于四时之气皆能为病，以伤寒为毒者，最乘杀厉之气，中而即病，名曰伤寒，不即病者，寒毒藏于肌肤，至夏至前变为温病，夏至后变为热病，然皆原于伤寒所致，故曰：热病者，皆伤寒之类也。《校正》按：《伤寒论》变温变暑与王注异。王注本《素问》为说，仲景本《阴阳大论》为说。岐伯曰：人之伤于寒也，则为病热，热虽甚不死；〔续〕寒毒薄于肌肤，阳气不得散发而内怫结，故伤寒反病热。其两感于寒而病者，必不免于死。曰：愿闻其状。曰：伤寒一日，巨阳受之，巨阳者，诸阳之属也，巨，大也。太阳之气经络气血荣卫于身，故诸阳气皆所宗属。其脉连于风府，穴名。故为诸阳主气也。足太阳脉浮，气在于头，凡五行，故统主诸阳之气。故头项痛，腰脊强。二日阳明受之，阳明主肉，其脉挟鼻络于目，故身热目疼而鼻干，不得卧

---

① 夫：原作"大"，从顾本改。

也。〔续〕身热者，以肉受邪，胃中热烦，故不得卧也。三日少阳受之，少阳主胆，其脉循胁络于耳，故胸胁痛而耳聋。三阳经络皆受其病，而未入于藏者，故可汗而已。四日太阴受之，太阴脉布胃中，络于嗌，故腹满而嗌干。五日少阴受之，少阴脉贯肾络于肺，系舌本，故口燥舌干而渴。六日厥阴受之，厥阴脉循阴器而络于肝，故烦满而囊缩。曰：治之奈何？曰：治之各通其藏脉，病日衰已矣。其未满三日，可汗而已。其满三日，可泄而已。其病两感于寒，一日则巨阳与少阴俱病，则头痛口干而烦满。二日则阳明与太阴俱病，则腹满身热，不欲食，谵言。〔续〕谓谬妄不次，一云多言。三日则少阳与厥阴俱病，则耳聋囊缩而厥，水浆不入，不知人，六日死。六日当作"三日"，下文可见。三阴三阳，五藏六府，皆受病，荣卫不行，五藏不通，则死矣。曰：五藏已伤，六府不通，荣卫不行，如是之后，三日乃死，何也？曰：阳明者，十二经脉之长也，〔续〕为十二经血气之海。其血气盛，故不知人，三日其气乃尽，故死矣。其不两感于寒者，七日巨阳病衰，头痛少愈；八日阳明病衰，此以下就再经而言。身热少愈；九日少阳病衰，耳聋微闻；十日太阴病衰，腹减如故，则思饮食；十一日少阴病衰，渴止不满，舌干已而嚏；十二日厥阴病衰，囊纵少腹微下，大气大邪之气。皆去，病日已矣。凡病伤寒而成温者，先夏至日者为病温，后夏至日者为病暑，暑当与汗皆出，勿止。此病暑与病暍不同。病暑即热病也，宜发汗；病暍则不宜汗矣。帝曰：热病已愈，时有所遗者，何也？〔续〕邪气衰去不尽。曰：诸遗者，热甚而强食之，故有所遗也。若此者，皆病已衰而热有所藏，因其谷气相薄，两热相合，故有此遗也。曰：治遗奈何？曰：视其虚实，调其逆从，可使必已。〔续〕审其虚实而补泻之，则必已。曰：病热当何禁之？曰：病热少愈，食肉则复，复，复旧病也。多食则遗，此其禁也。〔续〕此谓戒食劳也。热虽少愈，犹未尽除，脾胃气虚，故未能消化；肉坚食驻，故热复生。〔热论〕

帝曰：有病温者，汗出辄复热而脉躁，疾不为汗衰，狂言不能食，病名为何？岐伯曰：病名阴阳交，交者死也。交谓交错也，交合阴阳之气不分别也。人所以汗出者，皆生于谷，〔续〕言谷气化为精，精气胜乃为汗。谷生于精，今邪气交争于骨肉而得汗者，是邪却而精胜也，〔续〕言初汗也。精胜则当能食而不复热。复热者，邪气也；汗者，精气也。今汗出而辄复热者，是邪胜也，不能食者，精无俾也，〔续〕谷不化则精不生，故无可使为汗。愚谓：谷气化为精，今不能食则精无所俾益。病而留者，其寿可立而倾也。〔续〕《甲乙经》作"而热留者"。王注：病当作"疾"。言汗出疾速，留著而不去，则必立致倾危。且夫《热论》曰：上古篇名。汗出而脉尚躁盛者死。〔续〕凡汗后脉当迟静，而反躁急盛满者，是真气竭而邪胜，故知必死。今脉不与汗相应，此不胜其病也，愚谓：正气不胜其邪气。其死明矣。狂言者是失志，失志者死。〔续〕志合于精，今精无俾益，是志无所居，故谓失志。今见三死，不见一生，虽愈必死也。〔续〕汗出脉躁盛，一死；不胜其病，二死；狂言失志，三死。〔评热论〕

帝曰：夫痎疟皆生于风，其蓄作有时者，何也？〔续〕痎犹老也，亦瘦也。岐伯曰：疟之始发也，先起于毫毛，伸欠乃作，寒慄鼓颔，〔续〕慄，战慄；鼓，振动。愚谓：此节论疟之形状。腰脊俱痛，寒去则内外皆热，头痛如破，渴欲冷饮。曰：何气使然？曰：阴阳上下交争，虚实更作，阴阳相移也。〔续〕阳气者，下行极而上；阴气者，上行极而下。故曰阴阳上下交争也。阳虚则外寒，阴虚则内热，阳盛则外热，阴盛则内寒。由此寒去热生则虚实更作，阴阳之气相移易也。愚谓：此节论疟之所以发寒热也，又为一章之大旨，下皆发明此节也。阳并于阴，阳兼疟邪而言，谓疟邪随阳气而入于阴分。则阴实而阳虚，盖荣气所在为实，不在为虚是也。阳明虚则寒慄鼓颔也。阳明胃脉循颐后下廉出大迎，故气不足则恶寒战慄而颐颔振动也。巨阳虚则腰背头项痛；此下当有少阳虚一节。三阳俱虚则阴气阴邪。胜，阴气胜则骨寒而痛；寒生于内，故中外皆寒；阳盛则外热，阴虚则内热，阳盛亦兼指疟邪而言，谓疟邪随阳气而出于外，则外之阴虚而阳盛，故外热也，此应阳气下极而上也。随阴气而入于内，则内之阴虚而阳盛，故内热，此应阴气上行极而下也。外内皆热则喘而渴，故欲冷饮也。〔续〕热伤气则喘而渴，故欲冷饮也。此皆得之夏伤于暑，热气盛，藏于皮肤之内，肠胃之外，此荣气之所舍也。〔续〕舍犹居也，肠胃之外，荣气所主，故曰舍也。此令人汗空疏，腠理开，因得秋气，汗出遇风，及得之以浴，水气舍于皮肤之内，与卫气并居。言卫气与荣气相并合也。愚谓：此荣中之卫气也。从夏伤于暑至此，原所以致疟之故也。卫气者，此乃慓悍之卫气，不与风寒暑湿合，与荣中之卫不同。昼日行于阳，夜行于阴，此气指疟。得阳而外出①，愚谓：指荣中之阳。盖疟气舍皮肤之内，与卫气并居，故随此卫气而出于外，与慓悍之卫遇，故发之早也。得阴而内薄，愚谓：指荣言。盖疟气藏于皮肤，内与荣气并居，故随此荣而薄于内，则内与慓利之卫遇，故发之晚。内外相薄，是以日作。曰：其间日而作者，何也？其气指疟。之舍深，内薄于阴，阳气独发，指慓悍之阳也，独发言其不与疟气遇也。阴邪疟邪。内著，阴与指疟邪。阳争指悍卫。不得出，是以间日而作也。〔续〕不与卫气相逢会，故隔日发也。愚谓：邪之盛衰随人之气血消长，气血旺则邪因之而旺，气血衰则邪因之而衰，久则藏气虚，疟气亦虚，

不能与悍卫争，故曰阳气独发，必须积养二、三日，待气血旺则疟邪亦旺，故悍卫内入又复与之相抗，而疟又作也。夫疟气者，并于阳乃荣中之阳。则阳胜，兼疟言。并于阴指荣言。则阴胜，兼疟言。阴胜则寒，阳胜则热。疟者，风寒之气不常也，病极则复。复谓复旧也，言其气发至极还复如旧。愚谓：从卫气者昼行阳起至此，言疟之所发早晏也。曰：疟先寒而后热者，何也？曰：夏伤于大暑，其汗大出，腠理开发，因遇夏气凄沧之水一作"小"寒，藏于腠理皮肤之中，秋伤于风，则病成矣。〔续〕暑为阳气，中风者，阳气受之，故秋伤于风则病成矣。夫寒者阴气也，风者阳气也，先伤于寒而后伤于风，故先寒而后热也，病以时作，名曰寒疟。曰：先热而后寒者，何也？曰：此先伤于风而后伤于寒，故先热而后寒也，亦以时作，名曰温疟。〔续〕以其先热，故谓之温。其但热而不寒者，阴气先绝，阳气独发，愚谓：疟气更盛更虚，或寒水之阴邪先以消绝，惟风暑之阳邪独在，故曰阳气独发。与前阳气独发不同，前阳气指慓悍卫气也。则少气烦冤，手足热而欲呕，名曰瘅疟。〔续〕瘅者，热也，极热为之也。愚谓：从疟先寒而后热者何也至此，乃言疟有数种也。曰：夫疟之寒，汤火不能温也，及其热，冰水不能寒也，此皆有余不足之类。当此之时，良工不能止，必须其自衰乃刺之，其故何也？曰：《经》言无刺熇熇之热，〔续〕盛热也。无刺浑浑之脉，〔续〕无端绪也。无刺漉漉之汗，〔续〕汗大出。故为其病逆，未可治也。故经曰：方其盛时必毁，〔续〕《太素》云：勿敢必毁。因其衰也，事必大昌。此之谓也。夫疟之始发也，阳气兼邪。并于阴，当是之时，阳虚而阴盛，兼邪。外无气，故先寒慄也，阴气逆极则复出之阳，阳与阴复并于外，则阴虚而阳

① 出：原作"山"，从顾本改。

实，故先热而渴。〔续〕阴盛则胃寒，故此寒战慄；阳盛则胃热，故先热欲饮也。夫疟之未发也，阴未并阳，阳未并阴，因而调之，真气得安，邪气乃亡，故工不能治其已发，为其气逆也。〔续〕真气寝息，邪气大行，真气不胜邪，是为逆也。曰：攻之奈何？曰：疟之且发也，阴阳之且移也，必从四末始也，阳已伤，阴从之，故先其时坚束其处，令邪气不得入，阴气不得出，审候见之在孙络盛坚而血者皆取之，此真《太素》作"直"。往而未得并者。〔续〕言牢缚四肢，令气各在其处，则邪所居处必自见之，既见之则刺出其血尔。往，犹去也。曰：疟不发，其应何如？曰：疟气者，必更盛更虚，当气之所在也。病在阳愚谓：犹言病属阳，阳乃风暑邪也。则热而脉躁，在阴则寒而脉静，极则阴阳俱衰。〔续〕相薄至极，物极则反，故极则阴阳俱衰。卫气相离，故病得休；愚谓：阴阳相离，盖言疟乃阴阳之邪，阴阳既已俱衰，无能抵慓悍之卫，故疟之阴阳之邪与卫气相离不相争，故疟得休也。卫气集，则复病也。集谓与邪会。疟者，阴阳更胜也，或甚或不甚，故或渴或不渴。〔续〕阳胜阴甚则渴，阳胜阴不甚则不渴也。胜谓强盛于彼之气。曰：《论》言夏伤于暑，秋必病疟，今疟不必应者，何也？〔续〕言不必皆然。曰：此应四时者也。其病异形者，反四时也。其以秋病者寒甚，〔续〕秋气清凉，阳气下降，热藏肌肉，故寒甚也。以冬病者寒不甚，〔续〕冬气严冽，阳气伏藏不与寒争，故寒不甚。以春病者恶风，〔续〕春气温和，阳气外泄，内腠开发，故恶于风。以夏病者多汗。〔续〕夏气暑热，津液充溢，外泄皮肤，故多汗也。曰：夫病温疟与寒疟①而皆安舍？舍于何藏？曰：温疟者②，得之冬中于风，寒气藏于骨髓之中，至春则阳气大发，邪气不能自出，因遇大暑，脑髓烁，肌肉消，腠理发泄，或有所用力，邪气与汗皆出，此病藏于肾，其气先从内

出之于外也。〔续〕肾主冬，冬主骨髓，脑为髓海，上下相应，厥热上熏，故脑髓消烁则热气外薄，故肌肉减削而病藏于肾也。愚谓：春虽阳气大发，尚未尽至于表；至夏大暑，则阳气尽出于表，腠理开泄，故肾藏之疟始得从内而出之于外也。如是者③，阴虚而阳盛，阳盛则热矣，〔续〕阴虚谓肾藏气虚，阳盛谓巨阳气盛。衰则气复反入，入则阳虚，阳虚则寒矣，愚谓：阳盛极则阴必虚，疟则乘虚复入于里，而里之阳已被疟害而虚矣，阳虚则阴实，故复寒也。此可见疟气更盛更虚之验也。此条阴阳指经气言也。〔续〕衰谓病衰退也，复反入谓入肾阴脉中。故先热而后寒，名曰温疟。曰：瘅疟何如？曰：瘅疟者，肺素有热，气盛于身，厥逆上冲，中气实而不外泄，愚谓：言肺中之气实，故腠理密而肺热不能外泄。因有所用力，腠理开，风寒舍于皮肤之内、分肉之间而发，发则阳气独盛，兼疟言。阳气盛④而不衰则病矣。其气不及于阴，故但热而不寒，气内藏于心，而外舍于分肉之间，令人消烁肌肉，故命曰瘅疟。〔疟论〕

　　帝曰：火热复，恶寒发热，有如疟状，或一日发或间数日发，其故何也？曰：胜复之气，会遇之时，有多少也。阴气多而阳气少，则其发日远；阳气多而阴气少，则其发日近。此胜复相薄，盛衰之节，疟亦同法。〔续〕阴阳齐等则一日之中寒热相半，阳多阴少则一日之发，但热不寒；阳少阴多则隔日发，先寒后热。虽胜复之气，若气微则一发后六、七日乃发，故云愈而复发，或频三日发而六、七日止，或隔十日发而四五日止者，皆由气之多少，会遇与不会遇也。俗语鬼神暴疾而从祈祷避匿者，病势已过，旋至于毙，自谓其分，宁不伤楚，习俗既久，卒难

---

① 与寒疟：原脱，据顾本补。
② 者：原脱，据顾本补。
③ 如是者：原脱，据顾本补。
④ 阳气盛：原脱，据石本补。

厘革，悲哉！奈何？〔至真要大论〕

帝曰：肺之令人咳，何也？岐伯曰：五藏六府皆令人咳，非独肺也。曰：愿闻其状。曰：皮毛者，肺之合也，皮毛先受邪气，邪气以从其合也。〔续〕邪，寒邪。其寒饮食入胃，从肺脉上至于肺则肺寒，肺寒则外内合邪，因而客之，则为肺咳。五藏各以其时受病，非其时各传以与之。〔续〕时谓王月也，非王月则不受邪，故各传以与之。人与天地相参，故五藏各以治时。感于寒则受病，微则为咳，甚者为泄为痛。〔续〕寒气微，则外应皮毛内通肺，故咳；寒气甚，则入于内，内裂则痛，入于肠胃则泄利。乘秋则肺先受邪，乘春则肝先受之，乘夏则心先受之，乘至阴则脾先受之，乘冬则肾先受之。〔续〕以当用事之时，故先受邪气。曰：何以异之？异，分别也。曰：肺咳之状，咳而喘息有音，甚则唾血。〔续〕肺藏气而应息，故咳则喘息而喉中有声，甚则肺络逆，故唾血也。心咳之状，咳则心痛，喉中介介如梗状，甚则咽肿喉痹。〔续〕少阴脉从心系上挟咽喉，故病如是。肝咳之状，咳则两胁下痛，甚则不可以转，转则两胠下满。胠亦胁也。脾咳之状，咳则右胠下痛阴阴引肩背，甚则不可以动，动则咳剧。〔续〕脾气连肺，故痛引肩背也；脾气主右，故右胠下阴阴然深慢痛也。肾咳之状，咳则腰背相引而痛，甚则咳涎。曰：六府之咳奈何？曰：五藏之久咳，乃移于六府。脾咳不已，则胃受之，胃咳之状，咳而呕，呕甚则长虫出。〔续〕脾与胃合，故脾咳不已胃受之也。胃寒则呕，呕甚则肠气逆上，故蛔出。肝咳不已，则胆受之，胆咳之状，咳呕胆汁。〔续〕胆气好逆，故呕温苦汁也。肺咳不已，则大肠受之，大肠咳状，咳而遗失。"失"，当作"矢"，如"一饭三遗矢"。大肠为传送之府，故寒入则气不禁。心咳不已，则小肠受之，小肠咳状，咳而失气，气与咳俱失。〔续〕小肠脉络心，故病如是。又小肠寒盛，气入大肠，咳则小肠气下奔，故失气也。肾咳不已，则膀胱受之，膀胱咳状，咳而遗溺。〔续〕膀胱为津液之府，故遗溺。久咳不已，则三焦受之，三焦咳状，咳而腹满，不欲食饮，此皆聚于胃、关于肺，使人多涕唾而面浮肿，气逆也。通结上文。三焦非谓手少阳也，谓上焦、中焦尔。上焦出胃上口并咽以上贯膈，布胸中走腋，中焦亦至于胃口，出上焦之后，此所受气者，泌糟粕，蒸津液，化其精微，上注于肺脉乃化而为血，故言皆聚于胃、关于肺也。两焦受病则邪气熏肺而肺气满，故使人多涕唾，面浮肿，气逆也。腹满不欲食者，胃寒故也。不谓下焦者，下焦别于回肠，注于膀胱，故水谷者常并居于胃，中盛糟粕而俱下于大肠，泌别汁循下焦而渗入膀胱，寻此行化乃与胃口悬远，故不谓此也。曰：治之奈何？曰：治藏者治其输，治府者治其合，浮肿治其经。此总结一篇之义也。脉之所注为输，所行为经，所入为合。〔咳论〕

帝曰：余闻善言天者，必有验于人；善言古者，必有合于今；善言人者，必有厌于己。发问甚大，而下只及五藏卒痛，甚不可晓。如此，则道不惑而要数极，所谓明明也。〔续〕知彼浮形不能坚久，静虑于己亦与彼同，故曰心有厌于己也。夫如此者，是知道要数之极，悉无疑惑，深明至理而乃能然矣。今余问于夫子，令言而可知，视而可见，扪而可得，令验于己如发蒙解惑，可得而闻乎？岐伯曰：何道之问也？帝曰：愿闻人之五藏卒痛，何气使然？岐伯曰：经脉流行不止，环周不休，寒气入经而稽迟，泣而不行，客于脉外则血少，客于脉中则气不通，故卒然而痛。曰：其痛或卒然而止者，或痛甚不休者，或痛甚不可按者，或按之而痛止者，或按之无益者，或喘动应手者，或心与背相引而痛者，或胁肋与少腹相引痛者，或腹痛引阴股者，或痛夙昔而成积者，或卒然痛死不知人，少间复生者，或痛而呕者，或腹痛而后泄者，或痛而闷① 不通者，凡此诸痛，各不同形，别之奈何？曰：寒气客于脉外则脉寒，脉寒则缩踡，缩踡则脉绌急，绌急则外引小络，故卒然而痛，得热则痛立止，〔续〕脉左右环，故得寒则缩踡绌急，缩踡绌急则卫气不得流通，故外引于小络脉也。卫气不入，寒气薄之，脉急不纵，故痛生也。得热则卫气复行，寒气退辟，故痛止。因重中于寒，则痛久矣。〔续〕重寒难释，故痛久不止。寒气客于经脉之中，与暑气相薄则脉满，满则痛而不可按也，此当作"痛甚不休也"。寒气稽留，热气从上，则脉充② 大而血气乱，故痛甚不可按也。〔续〕脉既满大，血气复乱，按之则邪气攻内，故不可按也。寒气客于肠胃之间，膜原之下，血不得散，小络急引故痛，按之则血气散，故按之痛止。〔续〕膜，膈间之膜原，膈，肓之原，血不得散，谓膈膜之中小络脉肉血也。络满则急，故牵引而痛生也。按之则寒气散，小络缓，故痛止。寒气客于挟脊之脉，则深按之不能及，故按之无益也。〔续〕挟脊当中，督脉也，次两旁足太阳脉也。督脉循脊里，太阳脉贯膂筋，故深按之不能及也，若按当中则脊曲，按两旁则膂筋瘈，节曲筋瘈则卫气不得行过，寒气益聚而内蓄，故按之无益。寒气客于冲脉，冲脉起于关元，随腹直上，寒气客则脉不通，脉不通则气因之，故喘动应手矣。〔续〕关元，穴名，在脐下三寸，冲脉起自此穴，即随腹而上行，会咽喉。冲脉不通，足少阴气因之上满，冲脉与少阴并行，故喘动应手也。盖以冲脉虽起关元，其本生出乃起于肾下也。寒气客于背俞之脉则血脉泣，脉泣则血虚，血虚则痛，其俞注于心，故相引而痛。〔续〕背俞谓心俞脉，亦足太阳脉。夫俞者，皆内通于藏，故曰其俞注于心，相引而生痛也。按之则热气至，热气至则痛止矣。此上十三字不知何所指。寒气客于厥阴之脉，厥阴之脉者，络阴器系于肝，寒气客于脉中，则血泣脉急，故胁肋与少腹相引痛矣。厥气客于阴股，〔续〕亦厥阴肝脉之

气也。寒气上及少腹，血泣在下相引，故腹痛引阴股。寒气客于小肠膜原之间，络血之中，血泣不得注于大经，血气稽留不得行，故夙昔而成积矣。〔续〕言血为寒气之所凝结而乃成积。寒气客于五藏，厥逆上泄，阴气竭，阳气未入，故卒然痛死不知人，气复反则生矣。〔续〕藏气被寒，拥冒而不行，气复得通则已也。寒气客于肠胃，厥逆上出，故痛而呕也。〔续〕肠胃客寒留止则阳气不得下流而反上行，寒不去则痛生，阳上行则呕逆。寒气客于小肠，小肠不得成聚，故后泄腹痛矣。〔续〕小肠为受盛之府，中满则寒邪不居，故不得结聚而传下入于回肠，回肠为传导之府，物不得停留，故后泄而痛。热气留于小肠，肠中痛，瘅热焦渴则坚干不得出，故痛而闭不通矣。曰：所谓言而可知者也，视而可见奈何？曰：五藏六府固尽有部，〔续〕面上之分部。视其五色，黄赤为热，白为寒，青黑为痛，〔续〕中热则色黄赤，阳气少，血不上荣于色，故白，血凝泣则色青黑而痛。此所谓视而可见者也。曰：扪而可得奈何？〔续〕以手循摸也。曰：视其主病之脉，脉络也。坚而血及陷下者，皆可扪而得也。〔举痛论〕"举"当作"卒"。

因于寒，体若燔炭，汗出而散。因于暑，汗，烦则喘喝，静则多言，〔续〕此言伤于寒毒，至夏而变暑病也。烦，烦躁；静，安静；喝，大呵出声也。言病因于暑则当汗泄，不为发表邪热内攻，中外俱热，故烦躁喘数大呵而出其声也。若不烦躁，内热外凉，瘀热攻中，故多言而不次也。因于湿，首如裹，湿热不攘，大筋绠短，小筋弛长，绠短为拘，弛长为痿。因于气，为肿，四维相代，阳气乃竭，愚按：丹溪云：湿者，土之浊气，首为诸阳之会，其位高，其气清，其体虚，故聪明系焉。浊气熏蒸，清道不通，沉重

---

① 闷：顾本作"闭"。

② 充：原作"克"，据顾本改。

不利，似乎有物蒙之。失而不治，湿郁为热，蒸留不去，大筋缑短者，热伤血不能养筋，故为拘挛；小筋弛长者，湿伤筋不能束骨，故为痿弱。第四章"因于气，为肿"，下文不叙，恐有脱简。王注曰：素常气疾，湿热加之，气湿热争，故为肿也。然邪气渐盛，正气浸微，阳气衰少致邪代正气，不宣通，故四维发肿。诸阳受气于四肢也，今人见膝间关节肿疼，全以为风治者，误矣。因于露风，乃生寒热。阳气者，烦劳则张，精绝辟积，于夏使人煎厥。滑注：煎迫而成厥逆之病。目盲不可以视，耳闭不可以闻，溃溃乎若坏都，汩汩乎不可止。愚按：王安道曰：阳气者，人身和平之气也，烦劳者，凡过于动作者皆是也。张，主也，谓亢极也。精，阴气也。辟积犹积叠，谓怫郁也。积水之奔散曰溃。都，犹堤防也。汩汩，水流而不止也。夫充于身者二气而已，本无异类也，即其所用所病而言之，于是乎始有异名耳。故平则为正，亢则为邪，阳气则因其和以养人而名之，及其过动而张亦即阳气亢极而成火耳。阳盛则阴衰，故精绝，水不制火，故亢火郁积之甚，又当夏月火旺之时，故使人烦热之极，若煎迫然而气逆上也，火炎气逆，故目盲耳闭而无所用。此阳极欲绝，故其精败神去不可复生，若堤防之崩坏而所储之水奔散，滂流莫能以遏之矣。夫病至此是坏之极矣。王氏不晓都字之义，遂略。去此字而谓之若坏，其可乎哉！又以此病纯为房患，以张为筋脉按胀，以汩汩为烦闷，皆非是。王注：此戒起居辛暴烦扰阳和也。阳气者，大怒则形气绝，而血菀于上，使人薄厥。〔续〕此戒喜怒不节过用病生也。然怒则伤肾，甚则气绝，大怒则气逆而阳不下行，阳逆故血积于心胸之内矣。然阴阳相薄，气血奔并，内薄厥生，故曰薄厥。经曰：怒则气逆，甚则呕血是也。菀，积也；薄，迫也。有伤于筋，纵，其若不容，〔续〕怒而过用气，或迫筋，筋络内伤，机关纵缓，形容痿废若不维持。汗出偏沮，使人偏枯。〔续〕身常偏汗出而润湿者，久久偏枯。半身不遂，汗出见湿，乃生痤痱。〔续〕阳气发泄，寒水制之，热怫内余，郁于皮里，甚为痤蜉，微作痱疮。痱，风瘾也，不忍之人，汗出淋洗，则结为痤痱。膏粱之变，足生大丁，〔续〕膏粱之人，内多滞热，皮厚肉疏，故内变为丁矣。足，饶也，多也。劳汗当风，寒薄为皶，郁乃痤。〔续〕时月寒凉，形劳汗发，凄风外薄。肤腠居寒，脂液凝蓄，玄府依空，渗涸皶刺，长于皮中，形如米，或如针，久者上黑，长分余，色黄白而瘾于玄府中，俗曰粉刺。解表已，痤谓色赤䐈膹，内蕴血脓，形小而大如酸枣。此皆阳气内郁所为，待软攻之，大甚病出之。阳气者，精则养神，柔则养筋。〔续〕此又明阳气之运养也。阳气者，内化精微以养神，外为柔和以养筋。动静失宜则生诸疾。开阖不得，寒气从之，乃生大偻。〔续〕开阖失宜，为寒所袭，则筋络拘挛，形容偻俯矣。《灵枢》曰：寒则筋急，此其类也。陷脉为瘘，留连肉腠。因上文言，若寒气下陷于脉中则为疡瘘，肉腠相连。营气不从，逆于肉理，乃生痈肿。〔续〕营逆则血郁，血郁则热聚为脓，故为痈肿。《正理论》云：热之所过则为痈肿。魄汗未尽，形弱而气烁，穴俞以闭，发为风疟。〔续〕汗出未止，形弱气消，风寒薄之，穴俞随闭，热藏不出以至于秋，秋阳复收，两热相合，故令振慄。寒热相移，以所起为风，故为风疟。故下文云：风者，百病之始也，清静则肉腠闭拒，虽有大风苛毒，弗之能害。〔续〕目无嗜欲，心无淫邪，起居有度，不妄作劳，是为清静。故肉腠闭，皮肤密，真气内固，虚邪不侵，虽大风苛毒，弗能害之也。病久则传化，上下不并，良医弗为。〔续〕不并，不交通也。病之深久，变化相传，上下不通，阴阳否隔，虽良医妙法莫能为也。《经》曰：善针者从阴引阳，从阳引阴，若气相格拒，良医莫为。阳蓄积病死，而阳气当隔，隔者当泻，〔续〕言三阳蓄积怫结不通，不急泻之亦病而死，何者？蓄积不已，亦上下不并矣。何以验之？隔塞不便则其症也，若不急泻，必见败亡。《经》曰：三阳结谓之格是也。风客淫气，精乃亡，邪伤肝也。淫气者，阴阳之乱气也，因其乱而风客之则伤精，伤精则邪入于肝，风喜伤肝也。王注：

经曰：风气通于肝，风薄则热起，热盛则水干，水干则肾气不营，故精乃亡也。亡①，无也。**因而饱食，筋脉横解，肠澼为痔。**〔续〕甚饱则肠胃横满，肠胃满则筋脉解而不属，故肠澼而为痔。经曰：饮食自倍，肠胃乃伤，此伤之信也。**因而大饮，则气逆。**〔续〕饮多则肺布叶举，故气逆而上奔。**因而强力，肾气乃伤，高骨乃坏。**〔续〕强力入房则精耗，精耗则肾伤，肾伤则髓气内枯，故高骨坏而不用也。谓腰之高骨。**春伤于风，邪气留连，乃为洞泄。夏伤于暑，秋为痎疟。秋伤于湿，上逆为咳，发为痿厥。冬伤于寒，春必病温。四时之气，更伤五藏。**"阴阳应象"曰：春伤于风，夏生飧泄；夏伤于暑，秋必痎疟；秋伤于湿，冬生咳嗽；冬伤于寒，春必病温。与上论大同小异。王安道曰：按此四章诸家注释多失经旨。盖由推求太过也。夫风暑湿寒四气之伤人，人岂能于未发病之前，预知其客于何经络、何藏府、何部分而成何病乎？及其既发病，然后可以诊候，始知其客于某经络、某藏府、某部分、成某病耳。洞泄也，痎疟也，咳与痿厥也，温病也，皆是因其发动之时，形诊昭著，乃逆推之而知其昔者致病之原，为伤风、伤暑、伤湿、伤寒耳。非是初受伤时能预定其必为此病也。且伤四气，有当时发病者，有过时发病者，有久而后发病者，有过时之久自消散不成病者。何哉？盖由邪气之传变聚散不常，及正气之虚实不等故也。且以伤风言之，其当时而发则为恶风、发热、头疼、自汗、咳嗽喘促等病，其过时与久而发则为厉风、热中、寒中、偏枯、五藏之风等病。是则洞泄、飧泄者，乃过时而发之中之一病耳。因洞泄、飧泄之病生，以形诊推之，则知其为春伤风，藏蓄不散而致此也。苟洞泄、飧泄之病未生，孰能知其已伤风于前，将发病于后耶？假如过时之久自消散而不成病者，人亦能知之乎？夏伤暑为痎疟，冬伤寒为温病，意亦类此。但湿长夏之令，何于秋言之？盖春夏冬各有三月，故其令亦各就本时而行也。若长夏则寄旺于六月之一月耳。秋虽亦有三月，然长夏之湿令每侵过于秋而行，故曰秋伤于湿。且四气所伤所病之义，盖风者春之令也，春感之偶不即发，而至夏邪既不散则必为疾。其所以为洞泄者，风盖天地浩荡之气，飞扬鼓舞，神速不常，人身有此，则肠胃之职其能从容传化泌别而得其常乎？故为水谷不及分别而并趋下以泄出也。暑者，夏之令也，夏感之偶不即发，而至秋又伤于风与寒，故为痎疟。寒者冬之令也，冬感之偶不即发，而至春其身中之阳虽始为寒邪所郁，不得顺其渐升之性，然亦必欲应时而出，故发温病也。秋伤湿，前篇所谓上逆而咳，发为痿厥，不言过时，似是当时即发者。但既与风暑寒三者并言，则此岂得独为即发者乎？然经无明文，终亦不敢比同后篇，便断然以为冬发病也。虽然湿本长夏之令，侵过于秋耳，纵使即发，亦近于过时而发者矣。此当只以秋发病为论，湿从下受，故肝肺为咳，谓之上逆。夫肺为诸气之主，今既有病则气不外运，又湿滞经络，故四肢痿弱无力而或厥冷也。后篇所谓冬生咳嗽，既言过时则与前篇之义颇不同矣。夫湿气久客不散，至冬而寒气大行，肺恶寒而或受伤，故湿气得以乘虚上侵于肺，发为咳嗽也。或者见《素问》于病温痎疟等，以必言之，遂视为一定不易之辞，殊不知经中每有似乎一定不易之论，而却不可以为一定不易者。如曰：热厥因醉饱入房而得，热中、消中皆富贵人，新沐中风则为首风，如此之类，岂一一皆然哉！读者当活法，勿拘执也。王启玄注虽未免泥于必字及未得经旨，却不至太远也。成无己注似太远矣，然犹未至于甚也。若王海藏推求过极，乖悖经旨，有不可胜言者。秋令为燥，然秋之三月，前近于长夏，其不及则为湿所胜，其太过则同于火化，其平气则又不伤人，此经所以于伤人止言风暑湿寒而不言燥也。或曰：五运、六气、七篇叙燥之为病甚多，何哉？曰：运气七篇与《素问》诸篇自是两书，作于二人之手，其立意各有所主，不可混言。王冰以为《七篇》参入《素问》之中，本非《素问》原文也。予今所推之义，乃是《素问》本旨，当自作一意看。〔生气通天论〕

---

① 亡：原作"毋"，据石本改。

风成为寒热，经曰：因于露风，乃生寒热是也。瘅成为消中，〔续〕瘅谓湿热也，热积于内，故变为消中。《校正》云：多食数溲为消中。王注：善食而瘦乃食㑊也。厥成为巅疾，〔续〕厥气，逆也。气逆上而不已，则变为上巅之疾。久风为飧泄，愚谓：此即春伤风夏飧泄也。脉风成为疠。〔续〕经曰：风寒客于脉而不去，名曰疠风。〔脉要精微论〕

大骨枯槁，大肉陷下，皮肤干着，骨间肉陷也。诸附骨际及空窍处亦同其类。胸中气短①，喘息不便，〔续〕肺无主也。其气动形，期六月死，真藏脉见，乃予之期日。〔续〕肺司治节，气息由之，其气动形，为无气相接，故耸举肩背以远求报气矣。夫如是皆形藏已败，神藏亦伤。见是症者则后一百八十日内死矣。候见真藏之脉，乃与死日之期尔，此肺之藏也。大骨枯槁，大肉陷下，胸中气满，喘息不便，内痛引肩项，身热脱肉破䐃，真藏见，十月之内死。肉脱，䐃如破也，䐃肉之标，肘膝后肉如块者，阴气微弱，阳气内燔，故身热也。脾主肉，故肉如脱尽，䐃如破败也，此脾之藏也。真藏见，恐当作"未见"。若真藏见，则十月之内当作十日之内。大骨枯槁，大肉陷下，肩髓内消，缺盆深也。动作益衰，交接渐微。真藏未见，期一岁死，见其真藏，乃予之期日。此肾之藏。大骨枯槁，大肉陷下，胸中气满，喘息不便，内痛引肩项，期一月死，真藏见，乃予之期日。〔续〕火精外出，阳气上燔，金受火炎，故内痛肩背，此心之藏也。大骨枯槁，大肉陷下，胸中气满，腹内痛，心中不便，肩项，前后②"喘息不便内痛引肩项"，此段云"心中不便肩项"，不成文理，当亦欠"内痛引"三字。身热，破䐃脱肉，目眶陷，真藏见，目不见人，立死，其见人者，至其所不胜之时则死。〔续〕肝主目，故目眶陷，及不见人立死也。不胜之时，谓庚辛之月，此肝之藏。滑云：此五者，肺心脾肾肝。〔玉机真藏论〕

五藏者，中之守也，中盛藏满，中盛谓腹中气盛，藏于肺藏。气胜伤恐者，者，当作"也"。气胜谓胜于呼吸而喘息变易也。腹中气盛，肺藏充满，气胜变，善伤于恐。声如从室中言，是中气之湿也。言声不发如在室中者，腹中有湿气也。言而微，终日乃复言者，此夺气也。〔续〕言音微细，声断不续，乃夺气然也。衣被不敛，言语善恶，不避亲疏者，此神明之乱也。仓廪不藏者，是门户不要也。〔续〕仓廪谓脾胃；门户谓魄门，魄门即肛门；要谓禁要。经曰：魄门亦为五藏使，水谷不得久藏也。水泉不止者，是膀胱不藏也。〔续〕水泉谓前阴之流注也。得守者生，失守者死。五藏者，身之强也。头者，精明之府，头倾视深，精神将夺矣。背者，胸之府，背曲肩垂，府将坏矣。腰者，肾之府，转摇不能，肾将惫矣。膝者，筋之府，屈伸不能，行则偻附，一作"俯"。筋将惫矣。骨者，髓之府，不能久立，行则振掉，骨将惫矣。〔续〕皆以所居所由而为之府也。得强则生，失强则死。五藏者，中之守。谓五藏之气，为人身中之守。得守则生，失守则死，若今所言皆失守者也。五藏者，身之强也。谓五藏之气，为人身中之强。得强则生，失强则死。若今所言皆失强者也。盖五藏之气，内属本藏，外循各经，故为守为强有如是者。〔脉要精微论〕

帝曰：愿闻虚实以决死生。岐伯曰：五实死，五虚死。实谓五藏邪气盛实，虚谓五藏真气不足。脉盛，心也。皮热，肺也。腹胀，脾也。前后不通，肾也。闷瞀，肝也。此谓五实。脉细，心也。皮寒，肺也。气少，肝也。泄利前后，肾也。饮食不下，脾也。此谓五虚。曰：其时有生者，何也？曰：浆粥入胃，泄注止，则虚者活；身汗得后利，则实者活。此其候也。〔玉机真藏论〕

---

① 短：顾本作"满"。
② 后：疑误。

头痛巅疾，下虚上实，过在足少阴、巨阳，甚则入肾。〔续〕膀胱脉从巅络脑，挟脊抵腰中，循膂，络肾属膀胱，然肾虚不能引巨阳之气，故头痛而为上巅之疾也。经病甚已则入于藏。徇蒙招尤，当作眴蒙招摇。眴蒙谓目瞬动而蒙昧，下文目冥是也；招摇谓头振掉而不定也。徇、眴声相近，摇、繇古通用，故误眴为徇、繇为尤也。目冥耳聋，下实上虚，过在足少阳、厥阴，甚则入肝。腹满䐜胀，支膈胠胁，胠，胁上也。愚谓：支，执持也，谓胸胠胁皆执持不利也。下厥上冒，谓气从下逆上而冒于目也。过在足太阴、阳明。咳嗽上气，厥在胸中，过在手阳明、太阴。愚谓：厥者，逆也。咳嗽上气乃厥逆之病，在胸中也。心烦头痛，病在膈中，过在手巨阳、少阴。已上论手足阴阳者五，而无手少阳、厥阴，岂君相火为病同耶？雪斋云：此言五决为纪，故不及手少阳、厥阴。〔五藏生成论〕

帝曰：足阳明之脉病，恶人与火，闻木音则惕然而惊，钟鼓不为动，闻木音而惊，何也？岐伯曰：阳明者，胃脉也，胃者，土也，故闻木音而惊者，土恶木也。曰：其恶火何也？曰：阳明主肉，其脉血气盛，邪客之则热，热则恶火。曰：其恶人何也？曰：阳明厥则喘而惋，惋则恶人。惋，热郁内也，阳明之气厥逆则为喘而惋，惋热内郁，故恶人烦。曰：或喘而死者，或喘而生者，何也？曰：厥逆连藏则死，连经则生。〔续〕经谓经脉，藏谓五神藏，若喘逆肝连于藏者死，神去故也。曰：病甚则弃衣而走，登高而歌，或至不食数日，踰垣上屋，所上之处，皆非其素所①能也，病反能者何也？曰：四肢者，诸阳之本也，〔续〕阳受气于四肢，故四肢为诸阳之本也。阳盛则四肢实，实则能登高也。曰：其弃衣而走者，何也？〔续〕阴阳争而外并于阳，故热盛于身。故弃衣而欲走也。曰：其妄言骂詈，不避亲疏而歌者，何也？曰：阳盛则使人妄言骂詈，不避亲疏而不欲食，不欲食故妄走也。此处疑有缺误。〔阳明脉解篇〕

二阳之病发心脾，有不得隐曲，隐蔽委曲之事。女子不月，王安道曰：释者谓男子则脾受之而味不化，故少精；女子则心受之而血不流，故不月。分心脾为男女各受立说，殊不知二阳阳明也，胃与大肠之脉也。脾胃有病，心脾受之，发心脾犹言延及于心脾也，脾胃为合，胃病而及脾，理固宜矣。大肠与心本非合也，今大肠病而及心，何哉？盖胃为受纳之府，大肠为传化之府，食入于胃，浊气归心，饮入于胃，输精于脾者，以胃能纳、大肠能化耳。肠胃既病则不能受、不能化，心脾何所资乎？心脾既无所资，则无运化而生精血矣。故肠胃有病，心脾受之，则男为少精，女为不月矣。心脾当总言，男女不当分说，至隐曲不月方可分说耳。盖男女之精血皆由五藏六府之相养而后成，其可谓男精资于脾，女血资于心乎？经本谓男女皆有心脾之病，但在男则隐曲不利，在女则月事不来耳。"心脾"，青田老人谓当作"肺脾"，引证下文风消者脾病，息贲者肺病，深为有理。王注亦云：胃传脾则为风热而消削，大肠传肺则为喘息而上贲是也。有不得隐曲者，肺受之则气不化。然气化则精生，今气不化则精不生矣。脾受之则味不化，味不化则精无所畁②，是以男子有不得隐曲也。女子不月者，肺受之则血不流。经曰：月事不来者，胞脉闭也。胞脉者，属于心而络于胞中，今气上迫肺，心气不得下通故也。脾受之则味不化，味不化则血无所资，所以女子不月。其传为风消，其传为息贲者，死不治。〔续〕胃病深久，传入于脾，故为风热以消削；大肠病甚，传入于肺，为喘息而上贲。然肠胃脾肺兼及于心，二藏二府互相克薄，故死。三阳为病发寒热，下为痈肿，及为痿厥腨痛；〔续〕三阳谓太阳、小肠、膀胱脉也。小肠之脉从手上头，膀

---

① 所：原脱，据顾本补。
② 畁：给，予。《左传·僖公二十八年》："执曹伯，分曹卫之田以畁宋人。"

胱之脉从头下足。故在上为病则发寒热，在下为病则为痛肿。痛，痿厥也；痛，痿疼也；痿，无力也。厥足冷即气逆也。其传为索泽，谓润泽之气消索也。其传为㿉疝，〔续〕热甚则精血枯涸，故皮肤润泽之气索然矣。然阳气下坠，阴脉上争，上争则寒多，下坠则筋缓，故睾垂纵缓，内作㿉疝。一阳发病，少气善咳善泄；〔续〕一阳谓少阳、胆、三焦脉也。胆气乘胃，故善泄；三焦内病，故少气；阳上熏肺，故善咳。何故？心火内应而然。其传为心掣，其传为膈。〔续〕膈气乘心，心热故阳气内掣；三焦内结，中热故膈塞不便。二阳阳明。一阴厥阴心主。发病，主惊骇背痛，善噫善欠，名曰风厥。〔续〕王注：一阴谓厥阴心主及肝脉也。经云：心病膺背肩胛①间痛，又在气为噫，故背痛善噫；心气不足则肾气乘之，肝主惊骇，故惊骇善欠。夫肝气为风，肾气陵逆，既风又厥，故名风厥。按此背阴发病，不叙二阳，恐缺误也。二阴少阴心肾。一阳少阳。发病，善胀心满善气。〔续〕肾胆同逆，三焦不行，气蓄于上，故心满；下虚上盛，故气泄出。三阳太阳。三阴太阴。发病，为偏枯痿易，四肢不举。三阴不足则发偏枯，三阳有余则为痿易。易，变易、常用，痿弱无力也。结阴者，便血一升，阴生血故。再结二盛。二升，三结三盛。三升。阴阳结斜，多阴少阳曰石水，少②腹肿。二阳结谓之消，二阳谓胃与大肠俱热结也。肠胃藏热，故善消水谷。三阳结谓之隔，谓小肠膀胱热结也。小肠热则血脉燥，膀胱热则津液涸，故隔塞而不便泻。三阴结谓之水，〔续〕谓脾肺俱寒结也。脾肺寒结则气化为水。一阴一阳结谓之喉痹。〔续〕三焦心主脉并络喉，气热内结故为喉痹。阴搏阳别谓之有子。尺脉搏击，与寸口殊别则为有妊。滑云：尺脉搏手以阴中别有阳也。阴阳虚肠辟死。〔续〕辟，利也。胃气不普，肠开勿禁，阴中不禀，是阳气竭绝，故死。阳加于阴谓之汗。〔续〕阳在下，阴在上，阳气上搏，阴能同之则蒸而为汗。阴虚阳搏谓之崩。〔续〕阴脉不足，阳脉盛搏则内崩而血流下。〔阴阳别论〕

帝曰：人之居处动静勇怯，脉亦为之变乎？岐伯曰：凡人之惊恐恚劳动静，皆为变也。〔续〕变易常候。是以夜行则喘出于肾，〔续〕肾主于夜，气合齿冥，故夜行则喘息，内从肾出也。淫气病肺。〔续〕夜行肾劳，因而喘息，气淫不次则病肺也。有所堕恐，喘出于肝，淫气害脾。〔续〕恐生于肝，堕损筋血，因而奔喘，故出于肝。肝木妄淫，害脾土也。有所惊恐，喘出于肺，淫气伤心。惊则心无所依，神无所归，气乱胸中，故喘出于肺；惊则神越，故气淫反伤心也。度水跌仆，喘出于肾与骨，〔续〕湿气通肾，骨肾主之，故度水跌仆③，喘出肾骨矣。跌，足跌；仆，身倒也。当是之时，勇者气行则已，怯者则著而为病也。故曰：诊病之道，观人勇怯骨肉皮肤，能知其情，以为诊法也。故饮食饱甚，汗出于胃。〔续〕惊夺心精，神气浮越，阳内薄之，故汗出于心。持重远行，汗出于肾。〔续〕骨劳气越，肾复过疲，故持重远行，汗出于肾。疾走恐惧，汗出于肝。〔续〕暴役于筋，肝气罢极，故汗出于肝。摇体劳苦，汗出于脾。〔续〕动作用力则谷精四布，脾化水谷，故汗出于脾也。故春秋冬夏，四时阴阳，生病起于过用，此为常也。〔续〕不适其性而强用④为过则病生，此其常理。五藏受气，盖有常分，用而过耗，是以病生。〔经脉别论〕

百病之始生也，必先于皮毛，邪中之则腠理开，开则入客于络脉，留而不去，传入于经；留而不去，传入于府，禀积聚。于肠胃。邪之始入于皮也，泝然起毫毛，开腠理；〔续〕泝然，恶寒也；起毛，起，竖也；腠理谓皮空及纹理也。其入于络也，则络脉盛色变；〔续〕盛谓盛满，变谓易其常

---

① 胛：原作"脾"，据文义改。
② 少：原脱，据顾本补。
③ 仆：原作"小"，据正文改。
④ 用：原作"云"，据正文改。

也。其入客于经也，则感虚乃陷下；〔续〕经虚邪入，故曰感虚；脉虚气少，故陷下也。其留于筋骨之间，寒多则筋挛骨痛，热多则筋弛骨消，肉烁䐃破，毛直而败。〔续〕《经》曰：寒则筋急，热则筋缓，寒胜为痛，热胜为气消。䐃者肉之标，故肉消则䐃破，毛直而败也。〔皮部论〕

帝曰：人有逆气不得卧而息有音者，有不得卧而息无音者，有起如故而息有音者，有得卧行而喘者，有不得卧不滑云多一"不"字。能行而喘者，有不得卧，卧而喘者，皆何藏使然？以上六问而下但三答，亦脱简也。岐伯曰：不得卧而息有音者，是阳明之逆也，足三阳者下行，今逆而上行，故息有音也。阳明者，胃脉也，胃者，六府之海，水谷海也。其气亦下行，阳明逆，不得从其道，故不得卧也。《下经》曰：上古经也。胃不和则卧不安，此之谓也。夫起居如故而息有音者，此肺之络脉逆也，络脉不得随经上下，故留经而不行，络脉之病人也微，故起居如故而息有音者也。夫不得卧，卧则喘者，是水气之客也，夫水者循津液而流也，肾者水藏，主津液，主卧与喘也。不得卧而息无音，有得卧行而喘，有不得卧能行而喘，三义俱无所答。〔逆调论〕

帝曰：人之不得偃仰也。卧者，何也？岐伯曰：肺者，藏之盖也，肺气盛则脉大，脉谓脉隧也。脉大则不得偃卧，〔续〕肺气盛满，仰卧则气促喘奔故也。帝曰：人有卧而有所不能安者，何也？岐伯曰：藏有所伤及，精有所之寄则安，《甲乙经》作"情有所倚则不安"。故人不能悬其病也。〔续〕五藏有所伤损，及之水谷精气有所之寄，扶其下则卧安；以伤及于藏，故人不能悬其病，处于空中也。〔病能论〕

帝曰：有病肾风者，面胕痝然壅，害于言，可刺不？〔续〕痝然，肿起貌；壅谓目下壅如卧蚕形。肾脉入肺中，循喉咙，挟舌本，故妨害于言语。岐伯曰：虚不当刺，不当刺而刺，后五日其气必至。〔续〕至谓病气来至也。然一藏配一日，五日至肾，肾已不足，风内薄之，谓肿为实，以针大泻，反伤藏气，真气不足不可复，故刺后五日其气必至也。曰：其至何如？曰：至必少气时热，时热从胸背上于头，汗出手热，口干善渴，小便黄，目下肿，腹中鸣，身重难以行，月事不来，烦而不能食①，不能正偃，正偃则咳，病名曰风水。始为肝风，因不当刺亦为风水。肝当作肾，亦当作变。帝曰：愿闻其说。岐伯曰：邪之所凑，其气必虚。阴虚者，阳必凑之，故少气时热而汗出也。小便黄者，少腹中有热也。不能正偃者，胃中不和也。正偃则咳甚，上迫肺也。诸有水气者，微肿先见于目下也。其气上逆，故口苦舌干，卧不得正偃，正偃则咳出清水也。诸水病者，故不得卧，卧则惊，惊则咳甚也。腹中鸣者，病本于胃也。薄脾则烦不能食，食则不能下者，胃脘膈也。身重难以行者，胃脉在足也。月事不来者，胞脉闭也。胞脉者，属心而络于胞中，今气上迫肺，心气不得下通，故月事不来也。〔续〕考上文所释之义，未解热从胸背上至头，汗出、手热、口干、苦渴之义，应古论简脱而此差谬之耳。如是者何？肾脉从肾上贯肝膈，入肺，循喉咙挟舌本；膀胱脉从巅络脑，还出别下项，循肩膊内挟脊抵腰循中膂。今阴不足而阳有余，故热从胸背上至头而汗出，口干，苦渴也。然心者阳藏也，其脉行于臂手；肾者阴藏也，其脉循于胸足。肾不足则心气有余，故手热矣。又心肾之脉俱少阴也。〔评热论〕

帝曰：少阴何以主肾？肾何以主水？岐伯曰：肾者至阴也，至阴者盛水也，肺者太阴也，少阴者冬脉也，故其本在肾，其末在肺，皆积水也。〔续〕阴者谓寒也。

---

① 不能食：原脱，据顾本补。

冬月至寒，肾气合应，故云肾者至阴也。水旺于冬，故云至阴者盛水也。肾少阴脉从肾上贯肝膈，入肺中，故云其本在肾，其末在肺也。肾气上逆则水气客于肺中，故云皆积水也。曰：肾何以能聚水而生病？曰：肾者，胃之关也，关门不利，故聚水而从其类也。〔续〕关者所以司出入也。肾主下焦，膀胱为府，主其分注关窍二阴，故肾气化则二阴通，二阴闭则胃膜满，故云：肾者，胃之关也。关闭则水积，水积则气停，气停则水生，水生积则气溢，气水同类，故云关闭不利，聚水而从其类也。《经》曰：下焦溢为水，此之谓也。上下溢于皮肤，故为胕肿。胕肿者，聚水而生病也。〔续〕上谓肺，下谓肾，肺肾俱溢，故聚水于腹中而生病也。曰：诸水皆生于肾乎？曰：肾者，牝藏也，〔续〕牝，阴也，亦主阴位，故云牝藏。地气上者属于肾，而生水液也，故曰至阴。勇而劳甚则肾汗出，肾汗出逢于风，内不得入于藏府，外不得越于皮肤，客于玄府，行于皮里，传于胕肿，本之于肾，名曰风水。〔续〕勇劳汗出谓力房，汗出则玄府开，汗出逢风则玄府复闭，玄府闭已则余汗未出，内伏皮肤，传化为水，从风而水，故名风水。所谓玄府者，汗空也。〔续〕汗液色玄，从空而出，以汗聚于里，故谓之府。府，聚也。故水病下为胕肿大腹，上为喘呼，〔续〕水下居于肾则腹至足而胕肿，上入行肺则喘息奔急而大呼也。不得卧者，标本俱病，〔续〕肺为标，肾为本，如此者是肺肾俱水为病也。故肺为喘呼，肾为水肿，肺为逆不得卧，〔续〕肺为喘呼，气逆不得卧者，以其主呼吸故也；肾为水肿，以其主水故也。分为相输，俱受者水气之所留也。〔续〕分其居处以名之则是气相输应，本其俱受病气则皆是水所留也。〔水热穴论〕

颈脉动喘疾咳，曰水。〔续〕颈脉谓耳下及结喉旁人迎脉也。水气上溢，则肺被热熏，阳气上逆，故颈脉盛鼓而咳喘也。目裹微肿如卧蚕起之状，曰水。溺黄赤，安卧者，黄疸。〔续〕肾劳胞热，故溺黄赤。《正理论》曰：

谓之劳疸，以女劳得之也。已食如饥者，胃疸。〔续〕胃热则消谷，故食已如饥。面肿曰风。〔续〕加之面肿则胃风之诊也，胃阳明之脉行于面故尔。足胫肿曰水。〔续〕少阴肾脉出足心，上循胫，过阴股，故下焦有水，足胫肿也。目黄曰黄疸。〔续〕阳怫于上，热积胸中，阳热上燔，故目黄也。《灵枢》曰：目黄者病在胸。〔平人气象论〕

帝曰：人身非常温也，非常热也，为之热〔续〕异于常候，故曰非常。《甲乙经》无"为之热"三字。而烦满者何也？岐伯曰：阴气少而阳气胜，故热而烦满也。曰：人身非衣寒也，中非有寒气也，寒从中出者何？曰：是人多痹气也，阳气少，阴气多，故身寒如从水中出。〔续〕言自由形气阴阳之为是，非衣寒而中有寒也。曰：人有四肢热，逢寒气如炙如炎者何也？〔续〕《太素》作"如炙于火"。曰：是人者阴气虚，阳气盛，四肢者阳也，两阳相得而阴气虚少，少水不能灭盛火，而阳独治，独治者不能生长也，独胜而止耳，〔续〕水为阴，火为阳，今阳气有余，阴气不足，故云少水不能灭盛火也。治者，王也；胜者，盛也，故云独胜而止。逢风而如炙如火者，是人当肉烁也。〔续〕烁言消也，言久久，此人当肉消削也。曰：人有身寒，汤火不能热，厚衣不能温，然不冻栗，是为何病？曰：是人者，素肾气胜，以水为事，言盛欲也。太阳气衰，肾脂枯不长，一水不能胜两火，肾者水也，而生于骨，肾不生则髓不能满，故寒甚于骨也。所以不能冻栗者，肝一阳也，心二阳也，肾孤藏也，一水不能胜二火，故不能冻栗，病名曰骨痹，是人当挛节也。〔续〕肾不生则髓不满，髓不满则筋干缩，故节挛拘。〔逆调论〕

帝曰：肠澼便血何如？岐伯曰：身热则死，寒则生。〔续〕热为血败，故死；寒为荣气在，故生。曰：肠澼下白沫何如？曰：脉沉则生，脉浮则死。〔续〕阴病见阳脉，与症相反，故死。曰：**肠澼下脓血何如？曰：脉悬绝则死，滑大则生。曰：肠澼之属身不热，脉不悬绝何如？曰：滑大者曰生，悬涩者曰死，以藏期之。**〔续〕肝见庚辛死，心见壬癸死之类，是谓以藏期之。曰：**癫疾何如？曰：脉搏大滑久自已，脉小坚急死不治。**〔续〕脉小坚急为阴，癫为阳，病见阴脉，故死。巢氏云：脉沉小急实死，小牢急亦不治。曰：**癫疾之脉，虚实何如？曰：虚则可治，实则死。**〔续〕以反症故。愚按：上文云脉搏大滑久自已，夫搏大滑似属实也。下文云：虚则可治实则死。上下文义似相反庚，意恐搏大滑中兼有虚豁状耶？曰：**消瘅虚实何如？曰：脉实大，病久可治；脉悬小坚，病久不可治。**愚按：消者，瘦也；瘅，劳热也。经言脉实大病久可治，注意谓久病血气衰，脉不当实，以为不可治。又巢氏曰：脉数大者生，细小浮者死。又云：沉小者生，实牢大者死。前后所论甚相矛盾。可见，脉难尽凭，必须参之以症，方可以决其死生也。**凡治消瘅**，消谓内消，瘅谓伏热。**仆击偏枯痿厥，气满发逆，甘**①**肥贵人，则高梁之疾也。隔则闭绝，上下不通，则暴忧之病也。暴厥而聋，偏闭塞不通，内气暴薄也。不从内外中风之病，故瘦留著也。**滑注：高梁之疾，暴忧之病，内气暴薄，此三者不从内外中风之病，谓非外伤也。以非外伤，故为病留瘦住著，不若风家之善行数变也。瘦当作"廋"，如"人焉廋哉"之"廋"。廋，匿也。故下文云：蹠跛，寒风湿之病也。此则从外伤而言。厥谓气逆；高，膏；梁，粱也。夫肥者令人热中，甘者令人中满，故热气内薄发为消渴、偏枯。气满逆也，逆谓违悖常候，与平人异也。然忧愁者，气闭塞而不行，故膈塞否闭，气脉断绝而上下不通也。藏府之气不化，禁固于内而不得宣散，故大小便道偏不通泄也。膏梁、暴忧及内气暴薄，此三者非风之中于内，亦非风之伤于外，故廋匿住著而不去也。**蹠跛，寒风湿之病也。**蹠，足也。湿胜则筋不利，寒胜则筋挛急，风湿寒胜则卫气结聚，结

聚则内痛，故足跛不可履。**黄疸暴忧**②**，癫疾厥强**③**，久逆之所生也。**足之三阳从头走足，然久厥逆而不下行，则气怫积于上焦，故为黄疸、暴病、癫狂、气逆矣。**五藏不平，六府闭塞之所生也。头痛耳鸣，九窍不利，肠胃之所生也。**〔通评虚实论〕

帝曰：**有病心腹满，旦食则不能暮食，此为何病？岐伯曰：名为鼓胀。曰：治之奈何？曰：治之以鸡矢醴，微寒，大利小便，汤渍服之。一剂知，二剂已。曰：其时有复发者，何也？曰：此饮食不节，故时有病也。虽然其病且已，时故当病，气聚于腹也。**〔续〕饮食不节，使病气聚于腹中。曰：**有病胸胁支满者，妨于食，病至则先闻腥臊臭，出清液，先唾血，四肢清，目眩，时时前后血，病名为何？何以得之？**〔续〕支谓坚固，支持不利而胀满。清液，清水也，亦谓之清涕，谓从窍漏中漫液而下清水也。曰：**病名血枯，此得之年少时，有所大脱血，若醉入房中，气竭肝伤，故月事衰少不来也。**〔续〕醉则血脉盛而内热，因而入房，髓液皆下，故肾气竭也。肝藏血，以少失血，故肝伤也。男则精液衰乏，女则月事衰少不来。曰：**治之奈何？曰：以四乌鲗骨**④**、一藘茹二物并合之，丸以雀卵，大如小豆，以五丸为后饭**，饭后食先谓之后饭。**饮以鲍鱼汁，利肠**别本作"伤"。**中及伤肝也。**〔续〕乌鲗鱼骨、藘茹等并不治血枯，恐是，其所生所起尔。月事衰少不至，则中有瘀血淹留；精气耗竭，则阴痿不起而无精。故先兹四者，乌鲗鱼主女子血闭，藘茹主散恶血，雀卵主阴痿不起，强之令热生精有子，鲍鱼主瘀血血痹在四肢不散，寻文会意，方义如此。《甲乙经》"藘茹"作"芦茹"。曰：**病有少腹**

---

① 甘：原脱，据顾本补。
② 忧：原脱，据石本补。顾本作"痛"。
③ 强：顾本作"狂"。
④ 鲗骨：原作"鲫骨"，据顾本改。

盛，上下左右皆有根，此为何病？可治否①？曰：病名伏梁。详此伏梁与心积之伏梁大异，病有名同而实异者不一，如此之类是也。曰：何因而得之？曰：裹大脓血，居肠胃之外，当冲、带二脉之分。不可治，治之每切按之致死。曰：何以然？曰：此下则因阴，薄于阴气也。必下脓血，上则迫胃脘，上膈挟胃脘内痈，〔续〕带脉者，横络于脐下；冲脉者，上行出脐下关元之分，故病当其分则少腹盛，上下左右皆有根也，以其上下坚盛如有潜梁，故名伏梁。不可治也。以裹大脓血居肠胃之外，按之痛闷不堪，故每切按之致死，以冲脉下行络阴，上行循腹故也。上则迫近于胃脘，下则因薄于阴者。若因薄于阴则便下脓血，若迫近于胃则病气上出于膈，复挟胃脘内长其痈也。所以然者，以本有大脓血在肠胃之外故也。"生"当作"出"，"挟胃"当作"使胃"。此久病也，难治。居脐上为逆，居脐下为从，勿动亟夺。〔续〕若裹大脓血，居脐上则渐伤心藏，故为逆；居脐下则去心稍远，犹得渐攻，故为从。亟，数也；夺，去也。言不可移动，但数数去之则可矣。曰：人有身体髀股䯒皆肿，环脐而痛，是为何病？曰：病名伏梁，〔续〕此冲脉病也。冲脉与足少阴络，起肾下，出气街，循阴股，入腘中，循胻骨下内踝，其上行者，出脐下关元之分，挟脐直上，循腹各行，故病如是。环谓圆绕如环也。此风根也。〔续〕此四字疑衍，或郁而不已，气化为风，故曰风根。其气溢于大肠而著于肓，肓之原在脐下，故环脐而痛也。〔续〕大肠，广肠也。《经》说大肠当言回肠也。回肠当脐右环回周，叶积而下广肠，附脊以受回肠左环。然大肠回肠俱与肺合，从合而命，故通曰大肠也。肓之原名"脖胦"，在脐下寸半。不可动之，动之为水溺涩之病。〔续〕以冲脉起于肾下，出气街，上行者起胞中，上出脐下关元之分，故动之则为水而溺涩也。动谓齐其毒药而击动之，使其大下也。〔腹中论〕

帝曰：人病胃脘痈者，诊当何如？岐伯曰：诊此者当候胃脉，候胃脉即《脉要精微》附上右外以候胃也。其脉当沉细，沉细者气逆，〔续〕胃为水谷之海，气盛血壮，今反脉沉细者，是逆常平也。逆者人迎甚盛，盛则热，〔续〕沉细为寒，寒气格阳，故人迎脉盛，盛则热也。人迎结喉②旁动脉也。人迎者胃脉也，逆而盛则热聚于胃口而不行，故胃脘为痈也。〔续〕血气壮盛而热内薄之，两气合热，故结为痈也。曰：有病颈痈者，或石治之，或针灸治之，而皆已，其真安在？〔续〕真，真法也。曰：此名同异等者也。〔续〕言虽同曰颈痈，然其皮中别异不一等也。夫痈气之息者，宜以针开除去之；夫气盛血聚者，宜石而泻之，此所谓同病异治也。〔续〕息，瘜，死肉也。石，砭石可以破痈出脓，今以镵针代之。曰：有病怒狂者，此病安生？曰：生于阳也。曰：阳何以使人狂？〔续〕怒不虑祸，故曰狂。曰：阳气者，因暴折而难决，故善怒也，病名曰阳厥。〔续〕言阳气被折郁不散也，此人多怒，亦曾因暴折而心不疏畅故尔。如是者皆阳逆躁极所生，故病名阳厥。曰：何以知之？曰：阳明者常动，巨阳、少阳不动，不动而动大疾，此其候也。〔续〕阳明常动不止者，动于结喉旁人迎分也；若少阳之动，曲颊下天窗分位也；巨阳之动，项两旁大筋前陷中天容分位也。不应常动而反动甚，动当病也。《甲乙经》：天窗乃太阳脉气所发，天容乃少阳脉气所发。二位交互，当从《甲乙》。曰：治之奈何？曰：夺其食则已，夫食入于阴，长气于阳，故夺其食则已。〔续〕食少则气衰，故节去其食则病自止。使之服以生铁洛为饮，〔续〕《甲乙经》"铁洛"作"铁落"；"为饮"作"为后饭"一作"铁浆"。夫生铁洛者，下气疾也。曰：有病身热解堕，汗出如浴，恶风少气，此为何病？曰：病名曰酒风。

---

① 否：顾本作"不"。
② 喉：原作"候"，据文义改。

〔续〕饮酒中风者也。夫极饮者，阳气盛，腠理疏，玄府开发。阳盛则筋痿弱，故身体解堕。腠理疏则风内攻，玄府发则气外泄，故汗出如浴也。风气外薄肤，腠理开，汗多内虚，痹热熏肺，故恶风少气也。因酒而病，故曰酒风。曰：治之奈何？曰：以泽泻、术各十分，麋衔五分，合以三指撮为后饭。〔续〕术治大风止汗；麋衔治风湿筋痿；泽泻治风湿益气。饭后药先谓之后饭。〔病能论〕

帝曰：病胁下满气逆，二、三岁不已，是为何病？岐伯曰：病名曰息积，此不妨于食，不可灸刺，积为导引服药，药不能独治也。〔续〕腹中无形，胁下逆满，频岁不愈。息积谓气逆息难，故曰息积。气不在胃，故不妨于食。灸则火热内烁，气化为风，刺则泻其经，转成虚败，故不灸刺，惟宜积为导引，使气流行，久以药攻，内消癥蓄则可矣。若独凭药而不积为导引，则药亦不能独治也。

曰：人有病头痛以数岁不已，此安得之？名为何病？岐伯曰：当有所犯大寒，内至骨髓，髓者以脑为主，脑逆故令头痛，齿亦痛。①〔续〕脑为髓主，齿是骨余，脑逆反寒骨亦寒，故令头痛齿亦痛。一说人先生脑，缘有脑则有骨髓，齿者骨之本。病名曰厥逆。

曰：有病口甘者，病名为何？何以得之？曰：此五气之溢也，名曰脾瘅。〔续〕瘅，热也。脾热则四藏同禀，故五气上溢也。生因脾热，故曰脾瘅。夫五味入口，藏于胃，脾为之行其精气，津液在脾，故令人口甘也。〔续〕脾热内渗，精液在脾，胃谷化余，精气随溢，口通脾气，故口甘。津液在脾，是脾之湿。此肥美之所发也，此人必数食甘美而多肥也，肥者令人内热，甘者令人中满，故其气上溢，转为消渴。〔续〕肥则腠理密，阳气不得外泄，故内热。甘者，性气和缓而发散迟，故中满。内热则阳气炎上，炎上则欲饮而溢干。中满则陈气有余，有余则脾气上溢，故曰其气上溢转为消渴也。治之以兰，除陈气也。〔续〕兰，兰草；陈谓久也。言兰除陈久甘肥不化之气者，以辛能发散故也。曰：有病口苦者，病名为何？何以得之？曰：病名胆瘅。〔续〕瘅，热也。胆汁味苦，故口苦。夫肝者，中之将也，取决于胆，咽为之使，〔续〕肝者，将军之官，谋虑出焉。胆者，中正之官，决断出焉。肝与胆合，气性相通，故诸谋虑取决于胆，咽胆相应，故咽为使焉。《甲乙经》：胆者中精之府，五藏取决于胆，咽为之使，疑此文误。此人者，数谋虑不决，故胆虚气上溢而口为之苦，治之以胆募俞。〔续〕胸腹曰募，背脊曰俞。胆募期门下五分，俞在脊第十椎下两旁各寸半。〔奇病论〕

---

① 岐伯曰……齿亦痛：原无，据顾本补。

卷中之一

摄 生

天地能生人，人能养人，全真导气，人自为养也，天地弗与焉，具摄生钞。

帝曰：余闻上古之人，春秋皆度百岁，而动作不衰；今时之人，年半百而动作皆衰者，时世异耶？人将失之耶？岐伯曰：上古之人，其知道者，法于阴阳，和于术数，〔续〕知道谓知修养之道。阴阳者，天地之常道；术数者，保生之大伦。故修养者必谨先之。经曰：阴阳四时者，万物之终始，逆之则灾害生，从之则苛疾不起，是谓得道。食饮有节，起居有常，不妄作劳，〔续〕以理而取声色芳味，不妄视听也；循理而动不为分外之事，《老子》曰：必清必静，无劳尔形，无摇尔精，乃可长生。故能形与神俱，而尽终其天年，度百岁乃去。〔续〕形不妄劳，则神内守而与形俱；苟或妄动，则五藏神气离去而形骸独居，莫能以尽其天年也。今时之人不然也，以酒为浆，以妄为常，醉以入房，以欲竭其精，以耗散其真，〔续〕乐色不节则精竭，轻用不止则真散。故圣人爱精重施，髓满骨坚。不知持满，不时御神，〔续〕言爱精保神如持盈满之器，不慎而动则倾竭天真。时，一作"解"，御神，谓保御神气也。务快其心，逆于生乐，〔续〕快于心之所欲，逆害养生之乐。起居无节，故半百而衰也。夫上古圣人之教下也，皆谓之虚邪贼风，避之有时，〔续〕邪乘虚入，是谓虚邪，窃害中和，谓之贼风，避之有时，谓八节之日及太乙入从中宫朝八风之日也。义具《天元玉册》中。恬淡虚无，真气从之，精神内守，病安从来？〔续〕法道清静，精神内守，故虚邪不能为害。〔上古天真论〕

春三月，此谓发陈，〔续〕春气发生，庶物陈其姿容。天地俱生，万物以荣，〔续〕天气温，地气发，温发相合，故万物滋荣。夜卧早起，广步于庭，温气生，寒气散。故夜卧早起，广步于庭。被发缓形，以使志生，〔续〕春气发生于万物之首，故被发缓形，以使志意发生也。生而勿杀，予而勿夺，赏而勿罚，〔续〕春气发生，故养生者必顺于时。此春气之应，养生之道也。〔续〕春阳布发生之令，在人必谨奉天时，所谓因时之序也。逆之则伤肝，夏为寒变，奉长者少。〔续〕逆谓反行秋令，则肝气伤矣。夏火王而木废，故病生于夏也。四时之气，春生夏长，逆春伤肝，故少气以奉夏长之令也。夏三月，此谓蕃秀，〔续〕蕃，茂也，盛也；秀，华也，美也。物生以长，故蕃秀也。天地气交，万物华实，〔续〕夏至四十五日，阴气微上，阳气微下，由是则天地气交也。阳化气，阴成形，故万物华实。夜卧早起，无厌于日，愚谓：无嗜卧怠情，以厌弃于日也。使志无怒，使华英成秀，使气得泄，若无爱在外，〔续〕缓阳气则物化，志意宽则气泄。物化则华英成秀，气泄则肤腠宣通，时令发扬，故所爱亦顺阳而在外。此夏气之应，养长之道也。〔续〕夏气扬蕃秀之令，在人必敬天时也。逆之则伤心，秋为痎疟，奉收者少，冬至重病。〔续〕冬水胜火，故重病于冬至之时也。秋三月，此谓容平，〔续〕万物容状，至秋平而定也。天气以急，〔续〕风声切。地气以明，〔续〕物色变。早卧早起，与鸡俱兴，〔续〕早卧避寒露，早起欲安宁。使志安宁，以缓秋刑。〔续〕志气躁则不慎，其动助秋刑，急顺杀伐生，故使志安宁缓秋刑也。收敛神气，使秋气平，〔续〕神荡则欲炽，欲炽则伤和气，而秋气不平调也，故收敛神气，使秋气平也。无外其志，使秋气清，〔续〕亦顺秋气之收敛。此秋气之应，养收之道也。逆之则伤肺，冬为飧泄，奉藏者少。冬三月，此谓闭藏，〔续〕地户闭塞，阳气伏藏。水冰地坼①，无扰乎阳，〔续〕阳气下沉，故宜周密，不欲烦劳。早卧晚起，必待日光，避寒也。使志若伏若匿，若有私意，若已有得，〔续〕愚按：若有私意，妄求于外也，若已有得虽未得，若已得不欲扰乎阳，触冒寒气也。去寒就温，无泄汗也。皮肤，使气亟夺，泄皮肤扰乎阳也。扰乎阳则上文四者伏匿之类，皆不遂其所若矣。此夺其气也。此冬气之应，养藏之道也。逆之则伤肾，春为痿厥，奉生者少。逆春气则少阳不生，肝气内变。〔续〕生谓动出也，阳气不出内郁于肝，则肝气混揉变而伤矣。逆夏气，则太阳不长，心气内洞。〔续〕洞谓中空也。阳不外茂，内薄于心，燠热内消，故心中空也。逆秋气，则太阴不收，肺气焦满。〔续〕太阴行气，主化上焦，故肺气不收，上焦壅满。《太素》作"焦满"。逆冬气，则少阴不藏，肾气独沉。〔续〕独沉《太素》作"浊沉"。愚谓：沉痼而病也。夫四时阴阳者，万物之根本也，〔续〕时序运行，阴阳变化，生育万物，故为万物之根本也。所以圣人春夏养阳，秋冬养阴，以从其根，春夏养阳，即上文养生养长之谓；秋冬养阴，即上文养收养藏之谓。是故四时阴阳者，万物之根本也，惟圣人善养之以从其根也。故与万物沉浮于生长之门。愚谓：沉浮犹出入也。逆其根，则伐其本，坏其真矣。〔续〕是失四时阴阳之道也。故阴阳四时者，万物之终始也，死生之本也。逆之则灾害生，从之则苛重也。疾不起，是谓得道。〔续〕得养生之道。道者，圣人行之，愚者佩当作"悖"。之。从阴阳则生，逆之则死；从之则治，逆之则乱。反顺为逆，是

谓内格。愚谓：格者，扞格也，谓身内所为与阴阳相扞格也。〔四气调神论〕

阴之所生，本在五味，阴之五宫，伤在五味。阴者，五神藏也；宫者，五神之舍也。言五神所生，本资于五味，五味宣化，各凑于本宫，虽因五味以生，亦因五味以损，盖为好而过节乃见伤也。故味过于酸，肝气以津，脾气乃绝。酸收也。王注：多食酸令人小便不利，则肝多津液，津液内溢则肝叶举，脾气绝而不行。何者？木制土也。味过于咸，大骨气劳，短肌心气抑。咸，聚也。王注：多食咸令人肌肤缩短，又令心气抑滞不行。何者？咸走血归肾，故大骨如劳乏也。味过于甘，心气喘满，色黑，肾气不衡。甘，缓也。王注：多食甘，甘性滞缓，令人心闷喘满而肾不平。何者？土抑水也。味过于苦，脾气不濡，胃气乃厚。苦，坚也。愚谓：苦性坚燥，脾被苦燥而不濡润，胃为苦坚而不柔虚，故曰厚也。厚者，敦厚也，壅满也。经云：土太过曰敦阜是也。味过于辛，筋脉沮弛，精神乃央。辛，润也。愚谓：沮，消沮也；弛，废弛也；央，殃也，病也。是故谨和五味，骨正筋柔，血气以流，腠理以密，如是则气骨以精，精，精强也。谨道如法，长有天命。〔生气通天论〕

帝曰：法阴阳奈何？岐伯曰：阳胜则身热，腠理闭，喘粗为之俯仰，汗不出而热，齿干，以烦冤腹满死，能冬不能夏。〔续〕阳胜故能冬，热甚故不能夏。能，奴代反。阴胜则身寒汗出，身常清，数栗而寒，寒则厥，厥则腹满死，〔续〕厥，气逆也。能夏不能冬。此阴阳更胜之变，病之形能也。曰：调此二者奈何？曰：能知七损八益，则二者可调，不知用此，则早衰之节也。此二者，首问法阴阳，答不言阴阳之所法，而言阴阳更胜之变；次问调此二者，然后言七损八益之道。七、八谓女子二七而天癸

---

① 坼：原作"拆"，据顾本改。

至,七七而天癸绝;男子二八而天癸至,八八而天癸终。损益阴阳,海满而去血,女子之常也,满而不去则有壅遏之虞。月事以时下则不失其常,故七欲其损。阳应合而泻精,男子之常也,佚而无节,则有耗惫之患。持盈守成,不妄作劳,所以益之之道也,故八欲其益。是故知七损八益,则二者可调;不知用此,则早衰其节也。此所谓法阴阳也。年四十,而阴气自半也,起居衰矣。年五十,体重耳目不聪明矣。年六十,阴痿,气大衰,九窍不利,下虚上实,涕泣俱出矣。故曰:知之则强,知谓知七损八益。不知则老,故同出而名异耳。智者察同,愚者察异,同出谓人之生自幼至壮、壮而老,皆由乎阴阳天癸之始终,自然消长之道也。名异谓知之者谨于节养,以顺受其正,不知者滔滔循欲,以伐其真。智者察同,愚者察异,此之谓也。愚者不足,不足于知。智者有余,知之有余。则耳目聪明,身体强壮,老者复壮,壮者益治。是以圣人为无为之事,乐恬憺之能,从欲决志于虚无之守,故寿命无穷,与天地终,此圣人之治身也。〔阴阳应象论〕

卷中之二

论 治

干戈甲胄以治乱也，礼乐教化以治治也，醴醪御治人疾也，具治钞。

帝曰：医之治病也，一病而治各不同，〔续〕谓针石、灸焫、毒药、导引、按跷也。皆愈何也？岐伯曰：地势使然也。〔续〕谓法天地生长收藏及高下燥湿之势。故东方之域，天地之所始生也，鱼盐之地，海滨傍水，其民食鱼而嗜咸，皆安其处，美其食，鱼者使人热中，盐者胜血，〔续〕鱼发疮，热中之信，盐发渴，胜血之徵。故其民皆黑色疏理，其病皆为痈疡，〔续〕血弱而热，故病痈疡。其治宜砭石，以石为针。故砭石者，亦从东方来。西方者，金玉之域，沙石之处，天地之所收引也。〔续〕引谓牵引，使收敛。其民陵居而多风，水土刚强，其民不衣而褐荐，华食而脂肥，〔续〕褐，毛布；荐，细草。华谓鲜美酥酪之类。故邪不能伤其形体，其病生于内，〔续〕水土刚强，饮食脂肥，肤腠闭封，血气充实，故邪不能伤也。内谓喜、怒、忧、思、恐及饮食男女之过甚也。其治宜毒药，〔续〕药谓草木虫鱼鸟兽之类，以能攻病，故皆谓之毒。故毒药者，亦从西方来。北方者，天地所闭藏之域也，其地高陵居，风寒冰冽，其民乐野处而乳食，藏寒生满病，中满者泻之于内，其此之谓欤？其治宜灸焫，〔续〕水寒冰冽故病藏寒，火艾烧灼谓之灸焫。故灸焫者，亦从北方来。南方者，天地所长养，阳之所盛处也，其地下，水土弱，雾露之所聚也。〔续〕地下水多，故土弱而雾露聚。其民嗜酸而食胕，〔续〕胕，不芳香也。一作"食鱼"。故其民皆致理而赤色，其病挛痹。〔续〕酸味收敛，故人肉理密致，阳盛之处，故色赤，湿气内满，热气外薄，故病挛痹。愚谓：亦因酸味收敛而病是也。其治宜微针，小针。故九针者亦从南方来。中央者，其地平以湿，天地所以生万物也。〔续〕法土德之用，故生物众。其民食杂而不劳，〔续〕四方辐辏，万物交归，故人食纷杂而不劳也。故其病多痿厥寒热，〔续〕湿气在下，故多病痿弱、气逆及寒热也。经曰：地之湿气，感则害人皮肉筋脉是也。其治宜导引按跷，导引谓摇筋骨，动支节；按谓抑按皮肉；跷谓捷举手足。故导引按跷者，亦从中央出也。故圣人杂合以治，各得其所宜，〔续〕随方而用，各得其宜。故治所以异而病皆愈者，得病之情，知治之大体也。〔异法方宜论〕

善治者治皮毛，止于始萌。其次治肌肤，救其已生。其次治筋脉，攻其已病。其次治六府，治其已甚。其次治五藏。治五藏者，半死半生也。〔续〕治其已成，可得半愈。滑注：非谓医者，谓病家也。病之始起也，可刺而已；〔续〕轻微也。其盛，可待衰而已。〔续〕病盛取之，毁伤真气。故因其轻而扬之，〔续〕邪轻者发扬去之。因其重而减之，〔续〕重者即减去之。因其衰而彰之。因邪气之衰而明，正其恶以攻之也。形不足者，温之以气；精不足者，补之以味。温，存也。气味谓药饵饮食之气味也。其高者，因而越之；其下者，引而竭之；〔续〕谓泄引也。中满者，泻之于内；内谓腹内，泻谓分消也。其有邪者，渍形以为汗；其在皮者，汗而发之；二汗只是一义，然渍字轻，发字重也。其慓悍者，按而收之；慓疾悍利，按之使收敛也。其实者，散而泻之。〔续〕阳实则发散，阴实则宣泄，故下文云：审其阴阳，以别柔刚，阳病治阴，阴①病治阳，从阴引阳，从阳引阴，以右治左，以左治右亦同。定其血气，各守其乡，血实宜决之，破决去也。气虚宜掣引之。掣，读为导，导引则气行调畅。〔阴阳应象论〕

岐伯曰：夫上古作汤液，故为而弗服也。〔续〕但为备而不服。中古之世，道德稍衰，邪气时至，服之万全。〔续〕心犹近道，故服用万全。当今之世，必齐毒药攻其中，镵石针艾治其外也。帝曰：形弊血尽而功不立者何？曰：神不使也。曰：何谓神不使？曰：针石道也。精神不进，志意不治，故病不可愈。愚谓：服药至于形弊，针艾至于血尽，而医之功尚不立。盖以病人神气已衰，虽有毒药镵针莫能为之运用而驱遣也，故曰：神不使也。以药非正气不能运行，针非正气不能驱使，故曰：针石之道，精神进，志意治，则病可愈；若精神越，志意散，虽用针石，病亦不愈。今精坏神去，荣卫不可复收，何者？嗜欲无穷，而忧患不止，精气弛坏，荣泣卫除，故神去之而病不愈也。〔续〕精神者，生之源；荣卫者，气之主。气主不辅生源，复消神不内居，病何能愈？此可见神不使也。〔汤液醪醴论〕

岐伯曰：中古之治病，至而治之，汤液十日，以去八风五痹之病，八风，八方之风。东方来曰婴儿风，伤人外在筋络，内舍于肝。南方来曰大弱风，伤人外在脉，内舍于心。东南曰弱风，伤人外在肌，内舍于胃。西南曰谋风，伤人外在肉，内舍于脾。西方来曰别风，伤人外在皮，内舍于肺。西北曰折风，伤人外在手太阳脉，内舍于小肠。北方来曰大刚风，伤人外在骨，内舍于肾。东北方曰凶风，伤人外在腋胁，内舍于大肠。五痹者，风寒湿三气杂至合而为痹。以冬遇此为骨痹，春遇此为筋痹，夏遇此为脉痹，至阴遇此为肌痹，秋遇此为皮痹。十日不已，治以草苏草荄之枝，本末为助，指用药而言也。草苏谓药煎，荄谓草根，枝谓茎也。凡药有用根者，有用苗者，有用枝者，有用华实者，有用根、茎、枝、华、实者。汤液不去，则尽用之。合成其煎。俾相佐助以服之，故云本末为助也。标本已得，邪气乃服。病为本，工为标。标本不得，邪气不服。此之谓主疗不相应也。若标本已得，则主疗相应，邪气率服矣。《新校正》云：得其标本，邪气乃散。盖谓得其病之标本而治之，则邪气乃服矣。愚谓：当从《校正》。暮世之治病也则不然，治不本四时，不知日月，不审逆从，〔续〕四时之气各有所在，如春气在经脉之类，工当各随所在而搏伏其邪尔。不知日月者，谓日有寒温明暗，月有空满亏盈也，详见《八正神明论》中，今具针刺钞。不审逆从者，谓不审量其病可治与不可治也。愚谓：逆从如升降浮沉，当顺寒热温凉，当逆之类亦是也。病形已成，乃欲微针治其外，汤液治其内，粗工凶凶，以为可攻，故病未已，新病复起。〔续〕粗，粗略也；凶凶，谓不料事宜之可否也。〔移精变气论〕

帝曰：合人形以法四时五行而治，何如而从？何如而逆？岐伯曰：五行者，金木水火土也，更贵更贱，〔续〕当时贵，失时贱。以知死生，以决成败，而定五藏之气，间甚之时，〔续〕歇则为间，旺则为甚。死生之期也。肝主春，足厥阴少阳主治，其日甲乙，肝苦急，气有余也。急食甘以缓之。心主夏，手少阴太阳主治，其日丙丁，心苦缓，心气虚也。急食酸以收之。脾主长夏，足太阴阳明主治，其日戊己，脾苦湿，急食苦以燥之。肺主秋，手太阴阳明主治，其日庚辛，肺苦气上逆，急食苦以泄之。肾主冬，足少阴太阳主治，其日壬癸，肾苦燥，急食辛以润之，开腠

---

① 阴：原作"阳"，据石本及医理改。

理，致津液，通气也①。此一句九字，疑原是注文。病在肝，愈于夏，〔续〕子制其鬼也。夏不愈，甚于秋，〔续〕子休鬼复王。秋不死，持于冬，〔续〕子休而母养，故气执持于父母之乡。愚谓：执持，坚定也，犹言无加无减而平定也。起于春，〔续〕自得其位，当起而差也。禁当风。肝病者，平旦慧，平旦木慧爽也。下晡甚，金王。夜半静。水王。肝欲散，急食辛以散之，〔续〕以藏气当散。用辛补之，酸泻之。酸味收，故泻宜当咸泻之。然肝欲散，不当又以酸收、咸软为补之、为泻之也。病在心，愈在长夏，长夏不愈，甚于冬，冬不死，持于春，起于夏，禁温食热衣。心病者，日中慧，夜半甚，平旦静。心欲软，〔续〕以藏气好软。急食咸以软之，取其柔软。用咸补之，甘泻之。取其舒缓。病在脾，愈于秋，秋不愈，甚于春，春不死，持于夏，起于长夏，禁温食、饱食、湿地、濡衣。温湿及饱并伤脾气。脾病者，日昳昳②也慧，日出甚，下晡静。脾欲缓，急食甘以缓之，用苦泄之，取其泄满也。甘补之。病在肺，愈于冬，冬不愈，甚于夏，夏不死，持于长夏，起于秋，禁寒饮食寒衣。肺病者，下晡慧，日中甚，夜半静。肺欲收，急食酸以收之，用酸补之，酸收故补。辛泻之。辛散故泻。病在肾，愈于春，春不愈，甚于长夏，〔续〕六月也，夏为土母，土长于中，以长而治，故曰长夏也。长夏不死，持于秋，起于冬，禁犯焠烷〔续〕烦热也。热食、温灸衣。肾恶燥也。肾病者，夜半慧，四季甚，下晡静。肾欲坚，急食苦以坚之，用苦补之，咸泻之。咸软故也。夫邪气之客于身也，〔续〕邪者，不正之名，风寒暑湿饥饱劳逸皆是邪也，非惟鬼毒疫疠也。以胜相加，愚谓：如肝木之病，则肝金以胜而加之之类也。至其所生而愈，谓至己所生也。至其所不胜而甚，谓至克己之气。至于所生而持，谓至生己之气。自得其位而起。谓己自

得旺处。必先定五藏之脉，〔续〕谓肝弦、心钩、肺浮、肾营、脾代之类。经曰：必先知经脉，然后知病脉。乃可言间甚之时，死生之期也。〔并藏气法时论〕

形乐志苦，病生于脉，治之以灸刺。〔续〕形，身形；志，心志。形乐谓不甚劳役，志苦谓结虑深思。结虑深思则荣卫乖否，气血不顺，故病生于脉。夫盛泻虚补，是灸刺之道也。形乐志乐，病生于肉，治之以针石。〔续〕筋骨不劳，心神悦怿，则肉理相比。气道满填，卫气怫结，故病生于肉。夫卫气留满，以针泻之，结聚脓血，石而破之。石，砭石，今以铍针代之。形苦志乐，病生于筋，治之以熨引。〔续〕形苦谓修业就役也，一过其用则致劳伤，故病生于筋。熨谓药熨，引谓导引。形苦志苦，病生于咽嗌，治之以百药。咽嗌，《甲乙经》作"困竭"；百药作"甘药"。愚谓：内外俱劳，则血气两耗，血伤气耗，故咽嗌为之不利也。形数惊恐，经络不通，病生于不仁，治之以按摩醪药。愚谓：惊伤心，心主脉；恐伤肾，肾主血。心肾有伤，血脉凝涩，故经络不通，病生不仁，不仁谓不应，其用则瘖痹矣。按摩所以开通闭塞，导引阴阳。醪药者，酒药也，所以养正祛邪，调中理气。〔血气形志论〕

帝曰：其有不从毫毛生，而五藏阳以竭也，津液充郭，其魄独居，孤精于内，气耗于外，形不可与衣相保，此四极急而动中，是气拒于内，而形施于外，治之奈何？不从毫毛言生于内也。阴气内盛，阳气竭绝，不得入于腹中，故言五藏阳以竭也。津液者，水也，充满也。郭，皮也，阴蓄于中，水气胀满，上攻于肺，肺气孤危。魄者肺神，肾为水害，子不救母，故云其魄独居也。夫阴精损

---

① 开腠理……通气也：此九字底本原作阴文。

② 日昳：昳，太阳偏西。《集韵·屑韵》："昳，日侧"。昳，指日光兼覆，《说文·日部》："昳，兼昳也。"徐锴系专："日之光兼覆也。"

削于内，阳气耗减于外，则三焦闭溢，水道不通，水满皮肤，身体否肿，故云形不可与衣相保也。凡此之类，皆四肢脉数，急而内鼓动于肺中也。肺动者，谓气急而咳也。言如是者，皆水气格拒于腹膜之内，浮肿施张于身形之外。四极言四末，则四肢也。岐伯曰：平治于权衡，去宛陈莝，是以微动四极，温衣，温衣当作"温之"。微动四肢，令阳气渐次宣行，乃所以温之也。或云作"温表"，谓微动四肢，令阳气渐次宣行而温于表也。缪刺其处，以复其形。开鬼门，鬼门者，以水气所居而言也。阳为火，阴为水；阳为神，阴为鬼。今水气居表，为人之祟①，故为鬼门。洁净府，盖以陈莝之宛为不净，或下泄，或利小水。去其陈莝是为洁净府，净对陈莝而言。精以时服，五阳已布，疏涤五藏，故精自生，形自盛，骨肉相保，巨气乃平。平治权衡谓察脉浮沉，浮为在表，沉为在里，在里者泄之，在表者汗之。故下文云开鬼门、洁净府。去宛陈莝谓去陈久之水物，犹如草莝不可久留于身中也。微动四极，谓微动四肢，人阳气渐以宣行，故又曰温衣也。经脉满则络脉溢，络脉溢则缪刺之，以调其络脉，使形容如旧而不肿。故云：缪刺其处，以复其形也。开鬼门是启玄府，遣气也。五阳是五藏之阳气也。洁净府谓泻膀胱去水也。脉和则五精之气以时宾服②于肾藏也。然五藏之阳渐而宣布，五藏之外气秽复除也。如是故精髓自生，形肉自盛。藏府既和，则骨肉之气更相保抱，大经脉气乃平复尔。

〔汤液醪醴论〕

帝曰：凡治病，察其形气色泽，脉之盛衰，病之新故，曰③治之无后其时，形气相得，谓之可治；〔续〕气盛形盛，气虚形虚，是相得所。色泽以浮，谓之易已；〔续〕气色浮润，血气相营，故易已也。脉从四时，谓之可治；〔续〕如春弦之类。脉弱以滑，是有胃气，命曰易治，取之以时。〔续〕候可取之时而取之，则万举万全，当以四时血气所在而为疗尔。愚谓：如春气在经脉之类。《甲乙经》作治之趋也，无后其时。与王注两通。形气相失，谓之难治；〔续〕形盛气

虚，气盛形虚，皆相失也。色夭不泽，谓之难已；〔续〕夭谓不明而恶，不泽，枯燥也。脉实以坚，谓之益甚；〔续〕脉实坚是邪气盛，故益甚也。脉逆四时，为不可治。必察四难上四句是谓四难。而明告之。所谓逆四时者，春得肺脉，夏得肾脉，秋得心脉，冬得脾脉，其至皆悬绝沉涩者，命曰逆四时。〔续〕悬绝谓如悬物之绝去也。未有藏形，于春夏而脉沉涩，〔续〕谓未有藏脉之形状也。秋冬而脉浮大，命曰逆四时也。风者，百病之长也，〔续〕言先百病而有之。今风寒客于人，使人毫毛毕直，皮肤闭而为热，〔续〕客谓客止于人形也。风击皮肤，寒胜腠理，故毫毛毕直，玄府闭密而热生也。当是之时，可汗而发也；或痹不仁肿痛，〔续〕病生而变，故如是也。热中血气则痹痹不仁，寒气伤形，故为肿痛。当是之时，可汤熨及火灸刺而去之。弗治，病入舍于肺，名曰肺痹，发咳上气，〔续〕邪入阳则狂，邪入阴则痹，故入于肺名曰痹焉，肺变动为咳，咳则上气也。弗治，肺则传而行之肝，病名曰肝痹，一名曰厥，胁痛出食，〔续〕肺金伐木，气下入肝，故曰行之肝也。肝主怒，怒则气逆，故一名厥也。肝脉从少腹属肝络胆布胁肋循喉咙，故胁痛而食入腹则出也。当是之时，可按若刺耳。弗治，肝传之脾，病名曰脾风，发瘅，腹中热，烦心出黄，〔续〕肝应风木胜土，土受风气，故曰脾风。脾病善发黄瘅。又脾脉入腹属脾络胃，上膈注心中，故腹中热而烦心，出黄色于便泄之所也。当此之时，可按、可药、可浴。弗治，脾传之肾，命名曰疝瘕，少腹冤热而痛，出白，一名曰蛊。〔续〕肾脉自股内后廉，贯脊属肾络膀胱，故少腹冤热而痛，溲出白液也。冤热内结，消烁脂肉，如虫之食，日加损削，

---

① 祟：原作"崇"，据文义改。
② 宾服：归顺，服从。《汉书·食货志上》"匈奴称藩，南蛮宾服。"
③ 曰：顾本作"乃"。

故一名曰蛊。愚按：冤者屈滞也，病非本经，为他经冤抑而成此疾也。冤一作"客"，客犹寄也，遗客热于少腹，久不去，从金化而为白。当此之时，可按可药。弗治，肾传之心，病筋脉相引而急，病名曰瘛，〔续〕肾水不足则筋燥急，故相引也。阴气内弱，阳气外燔，筋脉受热而自跳掣，故名曰瘛。当此之时，可灸可药。弗治，满十日，法当死。至心而气极，当如是矣。若复传行，当如下说。肾因传之心，心则复反传而行之肺，发寒热，〔续〕肺以再伤，故寒热也。法当三岁死，"三岁"当作"三日"。夫以肺病而来，各传所胜，至肾传心，法当十日死，及肾传之心，心复传肺，正所谓一藏不复受再伤者也，又可延之三岁乎！然期浅深，又不可刻舟求剑也。此病之次也。〔续〕传胜之次第。然其卒发者，不必以①于传，〔续〕不必依传之次，故不必以传治之。或其传化有不以次。不以次入者，忧恐悲喜怒。令不得以其次，故令人有大病矣。〔续〕忧恐悲喜怒触遇即发，故令病亦不次而生。因而喜大虚则肾气乘矣，〔续〕喜则心气移于肺，心气不守，故肾气乘矣。怒则肝气乘矣，〔续〕怒则气逆，故肝气乘脾。悲则肺气乘矣，〔续〕悲则肺气移于肝，肝气受邪，故肺气乘矣。恐则脾气乘矣，〔续〕恐则肾气移于心，肾气不守，故脾气乘矣。忧则心气乘矣，〔续〕忧则肝气移于脾，肝气不守，故心气乘矣。雪斋云：此论喜与恐是本志动而虚，故所不胜来乘。怒与悲是本志乘，不知乘何藏，忧是脾志而心乘之，尤不可晓。原注全非。此其道也。〔续〕此其不次之常道。故病有五，五五二十五变，反②其传化。〔续〕五藏相并而各五之五，而乘之则二十五变也。然其变化以胜相传，传而不次，变化多端。愚谓：一藏之中有虚邪、实邪、微邪、甚邪、贼邪，故云五五二十五变。传，乘之名也。〔续〕传者，相乘之异名耳。雪斋云：得病传之至于胜时而死者为常，中生喜怒令病次传者为奇。〔玉机真藏论〕

肝病者，两胁下痛引少腹，令人善怒，〔续〕肝脉环阴器、抵少腹、布胁肋，故病如是，其气实则善怒。虚则目䀮䀮无所见，耳无所闻，善恐如人将捕之，〔续〕肝脉入项颃，连目系，胆脉从耳后入耳中，故病如是。恐，恐惧魂不安也。取其经，厥阴与少阳，〔续〕非其络病，故取其经。取厥阴以治肝气，取少阳以调气逆也。气逆，则头痛，耳聋不聪，颊肿，〔续〕肝脉自目系上出额，与督脉会于巅，故头痛；胆脉从耳中出耳前，其支别者，从目系下颊里，故耳聋不聪、颊肿也。是以上文兼取少阳。取血者。〔续〕胁中血满，独异于常，乃气逆之，诊随其左右，有则刺之。**心病者**，胸中痛，胁支满，胁下痛，膺背肩胛间痛，两臂内痛，〔续〕少阴心脉，支别者循胸出胁，直行者上肺入腋下，下循臑内后廉，循臂内抵掌后锐骨之端。又厥阴心主脉，循胸出胁抵腋下，下循臑内入肘中，循臂行两筋之间。又太阳小肠脉，自臂臑上绕肩胛交肩上，故病如是。支者，持也，谓坚持急满也。虚则胸腹大，胁下与腰相引而痛，〔续〕厥阴心主历络三焦，少阴心脉下膈络小肠，故病如是。取其经，少阴太阳舌下血者。〔续〕少阴脉从心系挟咽喉，故取舌本下及经脉血也。其变病，刺郄中血者。〔续〕其或呕变，则刺少阴之郄，在掌后脉中去腕半寸。**脾病者**，身重善肌一作"饥"。肉痿，足不收行，善瘛，脚下痛，〔续〕脾象土而主肉，故身重肉痿，痿谓无力也。太阴脾脉起足大指上臑内，少阴肾脉起足小指斜趋足心，故病生于足而下，并取少阴血也。虚则腹满肠鸣，飧泄，食不化，〔续〕《灵枢经》曰：中气不足，则腹为之善满，肠为之善鸣也。取其经，太阴阳明少阴血者。〔续〕以前病行善瘛脚下痛，故取之出血也。**肺病者**，喘咳逆气，肩背痛，汗出，尻阴股膝髀腨足胻③皆痛，〔续〕肺藏气主喘息，在变动为咳，故病则喘咳逆气

---

① 以：顾本作"治"。
② 反：顾本作"及"。
③ 胻：原脱，据顾本补。

也。背为胸中之府，肩接近之，故肩背痛也。肺养皮毛，邪盛则心液外泄，故汗出也。肺病则肾脉受邪，故尻至足皆痛。虚则少气不能报息，耳聋嗌干，〔续〕气虚少，故不足以报入息也。太阴肺络会于耳中，故耳聋。少阴肾脉入肺中循喉咙挟舌本，今肺虚则肾气不足以上润于嗌，故嗌干也。是以下文兼取少阴也。取其经，太阴足太阳之外厥阴内血者。〔续〕足太阳之外，厥阴之内，则少阴脉也。视左右足脉少阴部分有血满异于常者，即取之。肾病者，腹大胫肿，喘咳身重，寝汗出，憎风，愚按：肾脉起于足上腨，挟脐循腹里上入肺，故腹大胫肿喘咳。肾病则骨不能用，故身重。肾水病则心火旺，故热蒸心液为汗。汗多亡阳，故憎风。憎，深恶之也。虚则胸中痛，大腹小腹痛，清厥意不乐，〔续〕肾脉络心注胸中，肾气既虚，心无所制，心气熏肺，故痛聚胸中。太阳脉下行至足，肾虚则太阳之气不能盛行于足，故足冷而气逆也。足冷气逆，故大小腹痛。志不足则神躁扰，故不乐。取其经，少阴太阳血者。〔续〕凡刺之道，虚则补，实则泻。不盛不虚以经取之，是谓得道。经络有血刺而去之，是谓守法。犹当揣形定气，先去血脉，而后乃调有余不足焉。〔藏气法时论〕

帝曰：夫子数言热中消中，不可服膏粱①芳草石药，石药发癫，芳草发狂。〔续〕多饮数溲，谓之热中；多食数溲，谓之消中。多喜曰癫，多怒曰狂。夫热中消中者，皆富贵人也，今禁膏粱，是不合其心；禁芳草石药，是病不愈，愿闻其说。〔续〕热中消中者，脾气上溢，甘肥之所致，故禁食膏粱芳草之美。《经》曰：五味入口藏于胃，脾为行其精气，津液在脾，故令人口甘，此肥美之所发也。此人必数食甘美而多肥。肥者令皮肉热，甘者令人中满，故气上溢转为消渴，此之谓也。膏肉，粱米也；石药，英乳也；芳草，浓美也。岐伯曰：夫芳草之气美，石药之气悍，二者其气急疾坚劲，故非缓心和人，不可以服此二者。〔续〕脾气溢而生病，躁疾气悍则又滋其热。若性和心缓不与物争，则神不躁迫，无惧内伤，故可服此二者。悍，利也；坚，定也，固也；劲，刚也。言芳草石药之气，坚定固久刚烈而卒不歇灭也。曰：不可以服此者，何以然？曰：夫热气慓疾也。悍，药气亦然，二者相遇，恐内伤脾，脾者土也，而恶木。服此药者，至甲乙日更论。〔续〕热气慓盛则木气内余，故心非和缓则躁怒数起。躁怒数起则热气因木以伤脾，故至甲乙日更论脾②病之增减。〔腹中论〕

帝曰：天不足西北，左寒而右凉；地不满东南，右热而左温，其故何也？〔续〕君面巽而言，臣面乾而对。岐伯曰：阴阳之气，高下之理，大小之异也。大小当作"太少"，下文可见，谓阴阳之气，盛衰之异。今中原地形，西北方高，东南方下，西方凉，北方寒，东方温，南方热。气化犹然矣。东南方，阳也，阳者其精降于下，故右热而左温。〔续〕阳精下降，故地气以温而知之于下矣。阳气生于东而盛于南，故东方温而南方热，气之多少明矣。西北方，阴也，阴者其精奉于上，故左寒而右凉。〔续〕阴精奉上，故地以寒而知之于上矣。阴气生于西而盛于北，故西方凉而北方寒。是以地有高下，气有温凉，高者气寒，下者气热，〔续〕至高之地冬气常在，至下之地春气常在。故适居也。寒凉者胀，之温热者疮，下之则胀已，汗之则疮已，此腠理开闭之常，大小之异耳。西北东南言其大也。析而言之，一方之中皆有西北东南，且如中原地形亦有高下。人所居高则寒，处下则热。常试观之，高山多雪，平川多雨，高山多寒，平川多热，则高下寒热可征见矣。寒凉之地，腠理开少闭多，阳气不散，故适寒凉腹必胀；温热之地，腠理开多闭少，阳气发泄，故住温热皮必疮。下之中气不余，故胀已；汗之阳气外泄，故疮已。曰：其于寿夭何如？曰：阴精所奉其人寿，阳精所降

---

① 膏粱：原作"高粱"，据注文改。下同。
② 脾：原误为"啤"，据上、下文义改。

其人夭。阴精所奉，高之地也；阳精所降，下之地也。阴方之地，阳不妄泄，寒气外持，邪不数中而正气坚守，故寿延；阳方之地，阳气耗散，发泄无度，风湿数中，真气倾竭，故夭折。即事验之，今中原之境，西北方众人寿，东南方众人夭，其中犹各有微甚耳。此寿夭之大异也。异方者审之乎！曰：其病治之奈何？曰：西北之气散而寒之，东南之气收而温之，所谓同病异治也。〔续〕西北人皮肤闭，腠理密，人皆食热，故宜散宜寒。东南方人，皮肤腠理开，人皆食冷，故宜收宜温。散谓温浴，中外畅达；收谓温中，不解表也。今上俗皆反之，依而疗之则反甚矣。分方为治亦具。〔异法方宜论〕故曰：气寒气凉，治以寒凉，行水渍之；气温气热，治以温热，强其内守。必同其气，可使平也，假者反之。〔续〕寒方以寒，热方以热，温方以温，凉方以凉，是正法也，是同气也。行水渍之，谓汤浸渍也。平，谓平调也。假者反之，如西方北方有冷病，假热方温方以除之；东方南方有热疾，须凉方寒方以疗者，则反上正法以取之。滑注：许多说话，只是"假者反之"一句上。岐伯曰：补上下者从之，治上下者逆之，〔续〕上者天气，下者地气，不及则顺而和之，太过则逆而治之。以所在寒热盛衰而调之。愚谓：或寒、或热、或盛、或衰，各随其所在部分而治之，使其平调也，即下文"上取下取"之类。故曰：上取下取，内取外取，以求其过。上取谓吐也，下取谓泻也，内取谓利小便，外取以汗泄也。王注：上取谓以药制有过之气，制而不顺则吐之；下取谓以迅疾之药除下病，攻之不去则下之；内取谓食及以药内之，审其寒热而调之；外取谓药熨，令所病气调适也。又如当寒反热，以冷调之；当热反寒，以温和之；上盛不已，吐而脱之；下盛不已，下而夺之，谓求得气过之道也。愚谓：求者治也，过者，谓气之过于常候而为病者也。以上诸法，皆治其气之为病者。能毒者以厚药，不胜毒者以薄药。此之谓也。〔续〕药厚薄，谓气味厚薄者也。《甲乙经》云：胃厚、色黑、大骨、肉肥者皆胜毒，其瘦而胃薄者，皆不胜毒。气反者，病在上，取之下；病在下，取之上；反，谓反其常也。气反其常，治亦如之。王注：下取，谓寒逆于下而热攻于上，不利于下，气盈于上则温下以调之；上取谓寒积于下，温之不去，阳藏不足则补其阳。病在中，旁取之。以左引右，以右引左也。王注谓：气并于左则药熨其右，并于右则药熨其左以和之，必随寒热为适。治热以寒，温而行之；治寒以热，凉而行之；治温以清，冷而行之；治清以温，热而行之。〔续〕气性有刚柔，形症有轻重，方用有大小，调制有寒温，盛大则顺气性以取之，小衰则逆气性以伐之，气殊则主必不容，力倍则攻之必胜，是则谓汤饮调气之制也。故消之削之，吐之下之，补之泻之，久新同法。〔续〕量气盛虚而行其法，病之久新，无异道也。曰：病在中而不实不坚，且聚且散，奈何？曰：无积者求其藏，虚则补之，〔续〕随病所在，命某藏以补之。药以祛之，食以随之，〔续〕祛，迫逐也；随之，谓随用汤丸也。行水渍之，和其中外，可使毕已。曰：有毒无毒，服有约乎？曰：病有久新，方有大小，有毒无毒，固宜常制矣。愚谓：下文即常制也，即有约也。大毒治病，十去其六；常毒治病，十去其七；小毒治病，十去其八；无毒治病，十去其九。谷肉果菜，食养尽之，无使过之，伤其正也。愚谓：约，节约也。假如无毒治病，病已十去其九，须以此为节约再勿药也，须以谷肉果菜，随五藏所宜者，食之养之，以尽其余病也。无毒之药，性虽平和，久而多之，则气有偏胜，藏气亦偏弱矣。大毒性烈为伤也多，小毒性和为伤也少，常毒之性减大毒一等，加小毒一等，所伤可知，故至约必止也。不尽，行复如法。〔续〕法，谓前四约也，余病不尽，然再行之，毒之大小至约而止，必无过也。〔五常政大论①〕

帝曰：论言热无犯热，寒无犯寒。予

———————
① 五常政大论：原作"五常正论"，据目录改、补。

欲不远寒、不远热奈何？上之寒热二字，所用之寒热也；下之寒热二字，因气之寒热也。远，犹避也，犹远之则怨之，远韵同，远离也。岐伯曰：发表不远热，攻里不远寒。〔续〕出汗宜热药，故不避热；下利宜寒药，故不避寒。如是则夏亦可用热，冬亦可用寒，皆谓不获已而用之也差，秋冬亦同法。曰：不发不攻而犯寒犯热何如？曰：寒热内贼，其病益甚。以水济水，以火济火，适足以更病，非但本病之益甚。曰：愿闻无病者①何如？曰：无者生之，有者甚之。〔续〕无病者犯禁犹能生病，况有病耶？曰：生者何如？曰：不远热则热至，不远寒则寒至，寒至则坚否腹满痛急，下利之病生矣。热至则身热，至则身热②吐下霍乱，痈疽疮疡，瞀郁注下，瞤瘈肿胀，呕，鼽衄，头痛，骨节变肉痛，血溢血泄，淋闭之病生矣。曰：治之奈何？曰：时必顺之，犯者治以胜也。春宜凉，夏宜寒，秋宜温，冬宜热，此时之宜，不可不顺。犯热治以咸寒，犯寒治以甘热，犯凉治以苦温，犯温治以辛凉，所谓胜也。曰：郁之甚者治之奈何？曰：木郁达之，火郁发之，土郁夺之，金郁泄之，水郁折之，〔续〕达谓吐之，令其条达；发谓汗之，令其疏散；夺谓下之，令无壅碍；泄谓渗泄，解表利小便也；折谓抑之，制其冲逆也。然调其气，过者折之，以其畏也，所谓泻之。〔续〕通是五法，则气可平调矣。过，太过也。太过者以其味泻之，如咸泻肾，酸泻肝之类。过者畏泻，故谓泻为畏也。滑注：木本性条达，火本性发扬，土本性冲和，金本性肃清，水本性流通，五者一有所郁，斯失其性矣。达发夺泄，折将以治，其郁而遂其性也。治之之法，抑必有道焉。下文调其气，过者折之，以其畏治郁之法也，谓欲调其气，当即其过者而折之以其所畏。盖以郁之为郁也，或内或外，或在气或在血，必各有因，治之之法，或汗或下，或吐或利，当各求其所因而折之。夫如是，郁岂有不畏乎？故下文又总之曰：所谓泻之义可见矣，不必执以达之为吐，发之为汗云云也。

王安道曰：此段十三句通为一章，当分三节。自"帝曰"至"水郁折之"九句为一节，治郁法之问答也。然"调其气"一句为一节，治郁之余法也，过者折之，以其畏也。所谓泻之三句为一节，调气之余法也。凡病之起，多由乎郁，郁者滞而不通之义，或因所乘而为郁，或不因所乘而本气自郁，皆郁也，岂惟五运之变能使然哉！郁既非五运之变可拘，则达之、发之、夺之、泄之、折之之法，固可扩而充之矣。可扩而充③其应变不穷之理也欤！且夫达者，通畅之也，如肝性急怒，气逆胠胁，或胀火时上炎，治以苦寒辛散而不愈者，则用升发之药加以厥阴报使而从治之。又如久风入中为飧泄，及不因外风之入，而清气在下为飧泄，则以轻扬之剂举而散之。凡此之类，皆达之之法也。王氏以吐训"达"，不能使人无疑。以为肺金盛而抑制肝木欤，则泻肺气举肝气可矣，不必吐也；以为脾胃浊气下流而少阳清气不升欤，则益胃升阳可矣，不必吐也。虽然木郁固有吐之之理，今以"吐"字总该"达"字，则凡木郁皆当用吐矣，其可乎哉！至于东垣所谓食塞肺分，为金与土旺于上而克木。夫金之克木，五行之常道，固不待夫物伤而后能也；且为物所伤，岂有反旺之理？若曰吐去其物以伸木气，乃是反为木郁而施治，非为食伤而施治矣。夫食塞胸中而用吐，正《内经》所谓"其高者，因而越之"之义耳，不劳引木郁之说以汩之也。火郁发之，发者汗之也，升举之也。如腠理外闭，邪热怫郁，则解表取汗以散之。又如龙火郁甚于内，非苦寒降沉之剂可治，则用升浮之药佐以甘温，顺其性而从治之，使势衰则止，如东垣"升阳散火汤"是也。凡此之类，皆发之之法也。土郁夺之，夺者攻下也，劫而衰之也。如邪热入胃，用咸寒之剂以攻去。又如中满腹胀，湿热内甚，其人壮气实者，则攻下之；或势盛不能顿除者，则劫夺其势而使之衰。又如

---

① 者：原脱，据顾本补。

② 至则身热：顾本无此四字，疑涉上文衍。

③ 充：原误作"克"，据前文改。

湿热为痢，非力轻之剂可治者，则或攻或劫以致其平。凡此之类，皆夺之之法也。金郁泄之，泄者渗泄而利小便也，疏通其气也。如肺金为肾水上源，金受火烁，其令不行，源郁而渗道闭矣，宜肃清金化滋以利之。又如肺气膹满，以凭仰息，非利肺气之剂不足以疏通之。凡此之类，皆泄之之法也。王氏谓渗泄解表利小便。夫渗泄利小便固为泄金郁矣，其“解表”二字得非以人之皮毛属肺，其受邪为金郁，而解表为泄之乎？窃谓如此则凡筋病，便是木郁肉病，便是土郁耶？此二字未当，今删去。且解表间于渗泄利小便之中，是渗泄利小便为三治矣。故易之曰：渗泄而利小便也。水郁折之，折者制御也，伐而挫之也，渐杀其盛也。如肿胀之病，水气淫溢而渗道以塞。夫水之所不胜者土也。今土气衰弱不能制之，故反受其侮，治当实其脾土，资其运化，俾可以制水而不敢犯，则渗道达而后愈。或病势既旺，非上法所能遽制，则用泄水之剂伐而剉之，或去宛陈莝、开鬼门、洁净府三法备举，迭用以渐平之。王氏所谓抑之制其冲逆，正欲折挫其泛滥之势也。夫实土者，守也；泄水者，攻也；兼三治者，广略而决胜也。守也，攻也，广略也，虽俱为治水之法，然不审病之虚实，久近浅深，杂焉妄施，其不倾踣者寡矣！夫五郁之病，固有法以治之，然邪气久客，正气必损。今邪气虽去，正气岂能遽平哉！苟不平调正气，使各安其位，复其常于治郁之余，则犹未足以尽治法之妙。故又曰：然调其气。苟调之而其气犹或过而未服，则当益其所不胜以制之。如木过者当益金，金能制木则木斯服矣。所不胜者，所畏者也。故曰：过者折之，以其畏也。夫制物者，物之所欲也；制于物者，物之所不欲也。顺其欲则喜，逆其欲则恶。今逆之以所恶，故曰：所谓泻之。王氏谓咸泻肾、酸泻肝之类，未尽厥旨。虽然自调其气以下，盖经之本旨，故余推其义如此。若扩充为应变之用，则不必尽然也。帝曰：假者何如？岐伯曰：有假其气，则无禁也。假，借也。正气不足，客气胜之，故借寒热温凉以资夫正气，即胜气可犯之谓也。王注：假寒热温凉以资正气，则可以热犯热，以寒犯寒，以温犯温，以凉犯凉也。所谓主气不足，客气胜也。〔续〕客气，谓六气更临之气，主气谓五藏应四时正王，春夏秋冬也。〔并六元正纪论〕

气味有厚薄，性用有躁静，治保有多少，力化有浅深。愚谓：此指药之气味功用言。上淫于下，所胜平之；外淫于内，所胜治之。〔续〕淫，谓行所不胜己者也。上淫于下，天之气也；外淫于内，地之气也。随所制胜而以平治之也。制胜谓五味寒热温凉随胜用之，下文备矣。下文云：司天之气，风淫所胜，平以辛凉，佐以苦甘，以甘缓之，以酸泻之之类。诸气在泉，风淫于内，治以辛凉，佐以苦，以甘缓之，以辛散之之类。王注：风性喜温而恶清，故治之凉，是以胜气治之也，佐以苦，随其所利也。木苦急，则以甘缓之，若抑，则以辛散之。《新校正》云：天气主岁，虽有淫胜，但当平调之，故不曰治而曰平，故在泉曰治，司天曰平，即此义也。谨察阴阳所在而调之，以平为期，正者正治，反者反治。阴病阳不病，阳病阴不病，正也。以寒治热，以热治寒，治之正也。阳位已见阴脉，阴位又见阳脉，反也。以寒治寒，以热治热，治之反也。夫气之胜也，微者随之，甚者制之。气之复也，和者平之，暴者夺之。皆随胜气，安其屈伏，无问其数，以平为期，此其道也。〔续〕随谓随之，制谓制止，平谓平调，夺谓夺其胜气也，安谓顺胜气以和之也。治此者，不以数之多少，但以气平和为准度尔。高者抑之，制其胜也。下者举之，济其弱也。有余者折之，屈其锐也。不足者补之，全其气也。佐以所利，和以所宜，愚谓：如辛利于散，酸利于收之类。和以所宜，如肝宜散、肺宜收之类。必安其主客，通其寒温，同者逆之，异者从之。〔续〕虽制胜扶弱而客主须安，一气失所，则矛盾更作，各伺其便。内淫外并而危败之由作矣。同谓寒热温清气相比和者，异谓金木水火土不比和者。气相得者则逆，所胜之气以治之；不相得者则顺，所不胜气以治之。帝曰：气有多少，病有盛衰，治有缓急，方有大小，愿闻其约？约，度，准则也。岐伯曰：气有高下，病有远近，症有中外，治有轻重，适其至所为故也。〔续〕藏位有高下，府气有远近，病症有表里，药用有轻重，调其多少，和其紧慢，令药气至病所为，故勿太过与不及也。《大要》曰：君一臣二，奇之制也；君三臣四，偶之制也；君二臣三，奇之制也；君三臣六，偶之制也。愚按：奇，古之单方，独用一物是也。又有数合阳数之奇方，谓一、三、五、七、九，皆阳数也，以药味之数皆单也，君一臣三，君三臣五亦合阳数也。病在上而近者宜奇方。偶，古之复方也，有两味相配之偶方，有二方相合之偶方，有数合阴数之偶方，谓二、四、六、八、十，皆阴数也，以药味之数皆偶也。君二臣四，君四臣六亦合阴数也。病在下而远者宜偶方。制者，有因时制宜之义，以病有远近，治有轻重所宜，故云制也。故曰：近者奇之，远者偶之，汗者不以奇，下者不以偶，愚按：王注，汗药如不以偶则气不足以外发，下药如不以奇则药毒攻而致过。是奇则单行，偶则并行，单则力孤而微，并则力齐而大，意者下本易行，故用单汗或难出，故宜并及。观仲景之制方，桂枝汤汗药也，反以三味为奇；大承气汤下药也，反以四味为偶，何也？此又可见古人因时制宜，而难以偶奇拘之也。补上治上制以缓，补上治下制以急，急则气味厚，缓则气味薄，适其至所，此之谓也。愚按：急方有五，有急病急攻之急方，有汤散荡涤之急方，有药性有毒之急方，有气味厚药之急方。王注：治下补下方若缓慢，则滋道路而力又微，制急方而气味薄则力与缓等。缓方有五，有甘以缓之之缓方，有丸以缓之之缓方，有品件群众之缓方，有无毒治病之缓方，有气味薄药之缓方。王注：补上治上，方若迅急，则上不住而迫走于下，制缓方而气味厚则势与急同。适者，宜也。谓凡制方须宜，至其病所，无太过不及也。病所远而中道气味之者，食而过之，无越其制度也。〔续〕假如病在肾而心之气味，食而令足，仍急过之，不饲以气味，肾药凌心，心复益衰。

余上下远近不同。是故平气之道，近而奇偶，制小其服也。远而奇偶，制大其服也。大则数少，小则数多。多则九之，少则二之。王注：或识见高远，权以合宜。方奇而分两偶，方偶而分两奇。如是者，近而偶制，多数服之；远而奇制，少数服之。愚按：大方有二：有君一臣三佐九之大方，有分两大而顿服之大方。盖治肾肝及在下而远者，宜顿服而数少之大方，病有兼症而邪不专，不可以一、二味治者，宜君一臣三佐九之大方。王太仆以人之身三折之，近为心肺，远为肾肝，中为脾胃。故肝之三服可并心之七服，肾之二服可并肺之七服也。小方有二：有君一臣二之小方，有分两微而频服之小方。盖治心肺及在上而近者，宜分两微少而频服之小方，徐徐呷之是也。病无兼症而邪气专，可一、二味而治者，宜君一臣二之小方。故肾之二服可分为肺之九服及肝之三服也。奇之不去则偶之，是谓重方。偶之不去则反佐以取之，所谓寒热温凉，反从其病也。〔续〕方与其重也宁轻，与其毒也宁善，与其大也宁小。是以奇方不去，偶方主。偶方病在则反其一，佐以同病之气而取之也。盖细小寒热可以正治而折消之，甚大寒热则必与违性者争雄，与异气者相格，是以反其佐以同其气，则药可入而病可愈矣。所谓始同终异是也。愚谓：《经》云：偶是谓重方，而七方中又有复方，复即重也，岂非偶方者二方相合之谓？复方者二方四方相合之方欤？一说复字非重复，乃反复之复。何也？既言奇之不去则偶之，又云偶之不去则反佐以取之，是反复以取之也。故以复为反复，亦不远《内经》之意，且复方有分两均齐之复方，如胃风汤各等分是也，有本方之外别加余味者为复方，如承气汤外参以连翘、薄荷、黄芩、栀子，以为凉膈散是也。帝曰：五味阴阳①之用何如？岐伯曰：辛甘发散为阳，酸苦涌泄为阴，咸味涌泄为阴，淡味渗泄为阳。六者或收或散，或缓或急，或燥或润，或软或

---

① 阴阳：原脱，据顾本补。

坚，以所利而行之，调其气使其平也。
〔续〕涌，吐也，泄利也，渗泄小便也。言水液自回肠泌别汁渗入膀胱，胞气化之而为溺以出也。《经》曰：五味各有所利，或散，或收，或缓，或急，或坚，或软，四时五藏病，随五味所宜也。帝曰：非调气而得者，不因于气也。治之奈何？有毒无毒，何先何后？愿闻其道。病生之类有四。一者始因气动而内有所成，二者因气动而外有所成，三者不因气动而病生于内，四者不因气动而病生于外。夫因气动而内成者，谓积聚、癥瘕、瘤瘿、结核、癫痫之类；外成者，谓痈肿、疮疡、痂疥、疽痔、掉瘛、浮肿、目赤、瘭疹、胕肿、痛痒之类；不因气动而病生于内者，谓留饮、癖食、饥饱、劳损、宿食、霍乱、悲、恐、喜、想、慕、忧结之类；生于外者，谓瘴气、贼魅、虫蛇、蛊毒、飞尸、鬼击、冲薄、坠堕、风寒暑湿、斫射、刺割、捶仆之类。如是四类，有独治内而愈者，有兼治内而愈者，有独治外而愈者，有兼治外而愈者，有先治内而后治外而愈者，有先治外而后治内而愈者，有须毒剂而攻击者，有须无毒而调引者。凡此之类，方法所施，或重或轻，或缓或急，或收或散，或润或燥，或软或坚，方士之用，见解不同，各擅己心，好用非素，故复问之。岐伯曰：有毒无毒，所治为主，适大小为制也。〔续〕言但能破积愈疾，则为良方，非必要言以先ربعa为是，后毒为非，无毒为非，有毒为是，必量病轻重大小制之也。曰：请言其制。曰：君一臣二，制之小也；君一臣三佐五，制之中也；君一臣三佐九，制之大也。热者寒之，寒者热之，微者逆之，甚者从之，〔续〕病之微小者，犹人火也，遇草而焚，得木而燔，可以湿伏，可以水灭，故逆其性气以折之、攻之。病之大甚者，犹龙火也，得湿而焰，遇水而燔。不知其性，以水湿折之，适足以光焰诣天物穷方正矣。识其性者，以火逐之则燔灼自消，焰火扑灭。逆，谓以寒攻热，以热攻寒。从之，谓以寒治寒，以热治热，是以下文曰：逆者正治云云。坚者削之，客者除之，劳者温之，结者散之，留者攻之，燥

者濡之，急者缓之，散者收之，损者益之，逸者行之，惊者平之，愚谓：卒见异物，暴闻异声，以致惊也，须使其习见异物，熟闻异声，则平常习熟不以为异，而惊去矣，故曰平之。或谓镇静其心，安定其神，亦所以平之也。上之下之，摩之浴之，薄之劫之，开之发之，适事为故。〔续〕量病证候，适事用之。曰：何谓逆从？曰：逆者正治，从者反治，从少从多，观其事也。〔续〕逆者正治，逆病气而正治也；从者反治，须从顺病气乃反治法也。从少谓一同而二异；从多谓二同而三异。言尽同者是奇制也。曰：反治何如？曰：热因寒用，寒因热用，塞因塞用，通因通用，必伏其所主，而先其所因，其始则同，其终则异，可使破积，可使溃坚，可使气和，可使必已。夫大寒内结，蓄聚疝瘕，以热攻除，寒格热反纵，反纵之则痛发尤甚，攻之则热不得，前方以蜜煎乌头佐之，以热蜜多，其药服已便消，此谓热因寒用也。有火气动，服冷已过，热为寒格而身冷呕哕，嗌干、口苦、恶热、好寒，众议为热，冷治则甚，其如之何？则热物冷服，下嗌之后，冷体既消，热性便发，由是病气随愈，呕哕皆除，醇酒冷饮，则其类矣。此谓热因寒用也。又病热者，寒攻之则不入，以豆豉诸冷药酒渍，或温而服之，酒热气同，固无违忤，酒热既尽，寒药已行，从其服食，热便随散，此则寒因热用也。或以诸冷物热剂和之，如热食猪肉及粉蓂乳，以椒姜橘热剂和之，是亦寒因热用也。又热在下焦治亦然。假如下气虚乏，中焦气壅，肢胁满甚，食已转增，今欲散满则恐虚其下，补下则满甚于中，或谓不救其虚，且攻其满，药入则减，药过依然。故中满下虚，其病常在，乃不知疏启其中，峻补于下，少服则资壅，多服则宣通，由是而疗，中满自除，下虚斯实，此则塞因塞用也。又大热内结，注泄不止，热宜寒疗，结复不除，以寒下之，结散利止，此则通因通用也。又大寒凝内，久利溏泄，愈而复作，绵历数年，以热下之，寒去利止，亦其类也。投寒以热，凉而行之；投热以寒，温而行之。始同终异，斯之谓也。《经》云：治热以

寒，温而行之；治寒以热，凉而行之。亦热因寒用，寒因热用之义也。曰：气调而得者何如？因于气也。曰：逆之从之，逆而从之，从而逆之，疏气令调，则其道也。〔续〕逆谓逆病气以正治，从谓从病气以反治，逆其气以正治，使其从顺，从其气以反取，令彼和调。故曰：逆从也，不疏其气，令道路开通，则气感寒热而为变，始生化多端也。曰：病之中外何如？曰：从内之外者，调其内；从外之内者，治其外；各绝其源。从内之外而盛于外者，先调其内而后治其外；从外之内而盛于内者，先治其外而后调其内；〔续〕皆谓先除其根，后削其枝条。中外不相及，则治其主病。中外不相及，自各一病也。曰：论言治寒以热，治热以寒，而方士不能废绳墨而更其道也。有病热者寒之而热，有病寒者热之而寒，二者皆在，新病复起，奈何治？〔续〕谓治之而病不衰退，反因药寒热而随生寒热，病之新者也。曰：诸寒之而热者取之阴，壮水之主以制阳光。热之而寒者取之阳，益火之源以消阴翳。所谓求其属也。〔续〕粗工以热攻寒，以寒疗热，治热未已而冷疾已生，攻寒日深而热病更起，愚谓：此即上文新病复起也。热起而中寒尚在，寒生而外热不除，愚谓：此即上文二者皆在也。欲攻寒则惧热不前，欲疗热则思寒又止，岂知藏府之源有寒热温凉之主哉！夫取心者不必济以热，取肾者不必济以寒。但益心之阳，寒亦通行；强肾之阴，热之犹可。观斯之故，或治热以热，治寒以寒，万举万全，孰知其意！曰：服寒而反热，服热而反寒，其故何也？曰：治其王气，是以反也。当其王时须是，甚则从之之法也。王注：春以清治肝而反温，夏以冷治心而反热，秋以温治肺而反清，冬以热治肾而反寒。盖由补益王气太甚也。补王太甚，则藏之寒热而气自多矣。曰：不治王而然者何也？曰：不味王味属也。愚谓：上"味"字谓深味，下"味"字谓食味，犹云不深味、食味，各有所属也。夫五味入胃，各归所喜，攻酸先入肝，苦先入心，甘先入脾，辛先入肺，咸先入肾。久而增气，物化之常也。气增而久，夭之由也。物盛则衰，理当然也。王注：入肝为温，入心为热，入肺为清，入肾为寒，入脾为至阴而四气兼之，皆为增其味而益其气，故各从本藏之气用耳。故久服黄连、苦参而反热者，此其类也，余味皆然，但人意疏忽不能精候耳。故曰：久而增气，物化之常也。气增不已，益以岁年，则藏气偏胜。气有偏胜则有偏绝，藏有偏绝则有暴夭者，故曰：气增而久，夭之由也。何者？药不具五味，不备四气，而久服之，虽且获胜益，久必至暴夭，此之谓也。绝粒服饵则不暴亡，何哉？无五谷物味资助故也。复令食谷，其亦夭焉。曰：方制君臣何谓也？曰：主病之谓君，佐君之谓臣，应臣之谓使，非上中下三品之谓也。曰：三品何谓？曰：所以明善恶之殊贯也。〔续〕上中下三品，此明药善恶，不同性用也。曰：病之中外何如？〔续〕前问病中外，谓调气之法，今此未尽，故复问之。此对当次前求其属也，之下应古之错简也。曰：调气之方，必别阴阳，定其中外，各守其乡，内者内治，外者外治，微者调之，其次平之，盛者夺之，汗之下之，寒热温凉，衰之以属，随其攸利。〔续〕病有中外，治有表里。在内者以内治法和之，在外者以外治法和之，其次大者以平气法平之，盛甚不已则夺其气，令其衰也。假如小寒之气，温以和之；大寒之气，热以取之；甚寒之气，则下夺之，夺之不已，则逆折之，折之不尽，则求其属以衰之。小热之气，凉以和之；大热之气，寒以取之；甚热之气，则汗发之，发之不尽，则逆制之，制之不尽，则求其属以衰之。故曰：汗之，下之，寒热温凉衰之以属，随其攸利。攸，所也。〔至真要大论①〕

必先岁气，无伐天和，《难经》云：春夏各致一阴，秋冬各致一阳。朱肱云：桂枝汤、麻黄汤春夏各有所加，如东垣之用冷药，义本

---

① 至真要大论：原作"至真要论"，据目录补。

诸此。无盛盛，无虚虚，而遗人夭殃；无致邪，无失正，绝人长命。〔续〕不察虚实，但思攻击，而盛者转盛，虚者转虚，致邪失正，苦夭莫逃。悲夫！帝曰：其久病者，有气从顺也。不康，病去而瘠，奈何？岐伯曰：化不可代，时不可违。〔续〕夫生长收藏，各应四时之化，虽智巧者，亦无能先时以致之明，非人力所能代也。由是观之，生长收藏化必待其时，物之成败理乱亦待其时也。或言力能代造化违四时者，妄也。夫经络以通，血气以从，复其不足，与众齐同。养之和之，静以待时，谨守其气，无使倾移，其形乃彰，生气以长，命曰圣王。故《大要》曰：无代化，无违时，必养必和，待其来复。此之谓也。〔续〕《大要》，上古经法也。〔五常政论〕

圣人不治已病治未病，不治已乱治未乱。夫病已成而后药之，乱已成而后治之，譬犹渴而穿井，斗而铸兵，不亦晚乎！〔四气调神论〕

拘于鬼神者，不可与言至德。〔续〕志意邪则好祈祷，故不可与言至德。恶于针石者，不可与言至巧。〔续〕恶针石则巧不得施。病不许治者，病必不治，治之无功矣。〔五藏别论〕

卷中之三

色 诊

绲绲缊缊，迎渊瞻云，吉凶之徵，机存乎人。具色诊钞。

岐伯曰：色脉者，上帝之所贵也，先师之所传也。先师，僦贷季也。上古使僦贷季，理色脉而通神明，合之金木水火土四时八风六合，不离其常，〔续〕先师以色白、脉毛而合金应秋，以色青、脉弦而合木应春，以色黑、脉石而合水应冬，以色赤、脉洪而合火应夏，以色黄、脉代而合土应长夏及四季然。以是色脉下合五行之休王，上副四时之往来，故六合之间，八风鼓折，不离常候，尽可与期。何者？以见其变化而知之也，故下文曰：变化相移，以观其妙，以知其要，欲知其要，则色脉是矣。〔续〕言所以知四时五行之气变化相移之要妙者，以色脉也。色以应日，脉以应月，常求其要，则其要也。〔续〕言脉应月，色应日者，占候之期准也。常求色脉之差忒，是则常人之诊要也。夫色之变化，以应四时之脉，此上帝之所贵，以合于神明也，所以远死近生。〔续〕观色脉之臧否①，晓死生之征兆，故能常远于死，而近于生也。〔移精变气论〕

夫精明五色者，谓人之精彩神明也。气之华也，〔续〕五气之精华者，上见于五色也。愚谓：人之精彩神明与夫五色，乃五气之精华发见也。故下文言五色欲其隐隐然见于内，神明欲其能别黑白，审长短。赤欲如白当作"帛"。裹朱，不欲如赭；白欲如鹅羽，不欲如盐；〔续〕《甲乙》作白欲如白璧之泽，不欲如垩。青欲如苍璧之泽，不欲如蓝；黄欲如罗裹雄黄，不欲如黄土；黑欲如重漆色，不欲如地苍。《甲乙》作"炭色"。五色精微象见矣，其寿不久也。五色精微谓朱色、鹅羽、苍璧、雄黄、漆色，象见谓赭色、盐色、蓝色、黄土色、地苍色。言五色贵乎精彩微妙，若败象见则寿不久也。夫精明者，所以视万物，别黑白，审长短。以长为短，以黑为白，如是则精衰矣。夫人之精彩神明，贵乎能视万物、别白黑、审长短也；反是则精明衰可知矣。〔脉要精微论〕

色见青如草兹滋也。者死，〔续〕如草初生之青色。黄如枳实者死，色青黄也。黑如炲煤也。者死，赤如衃血者死，败恶凝聚之血色，赤黑也。白如枯骨者死，此五色之见死也。〔续〕藏败故见死色。青如翠羽者生，赤如鸡冠者生，黄如蟹腹者生，白如豕膏者生，黑如乌羽者生，此五色之见生也。〔续〕皆谓润泽也。色虽可爱，若见朦胧尤善。故下文曰：生于心，如以缟白色。裹朱；生于肺，如以缟裹红；生于肝，如以缟裹绀；薄青色。生于脾，如以缟裹瓜蒌实；生于肾，如以缟裹紫。此五藏所生之外荣也。〔续〕荣，美色。〔五藏生成论〕

容色见上下左右，各在其要。容色，他气也。如肝木部内见赤黄白黑色，皆谓他气也，余藏率如此例所见，皆在明堂上下左右要察候处。故云各在其要，全元起"容"作"客"。视色之法具在《甲乙经》。上为逆，下为从。〔续〕色见于下，病生之气，故从色见于上，伤

---

① 臧否：好坏，善恶。诸葛亮《出师表》："宫中府中，俱为一体，陟罚臧否，不宜异同。"

神之兆，故逆。女子右为逆，左为从；男子左为逆，右为从。〔续〕左为阳，故男右为从，左为逆；右为阴，故女右为逆，左为从。易，重阳死，重阴死。〔续〕女子色见于左，男子色见于右，是变易也。男子色见于左是曰重阳，女子色见于右是曰重阴。气极则反，故皆死也。阴阳反他，《阴阳应象论》作"反作"。治在权衡相夺，奇恒事也，揆度事也。权衡相夺，言阴阳二气不得高下之宜，是奇于寻常之事，当揆度其气，随宜而处疗之。〔玉版要论〕

帝曰：夫络脉之见也，其五色各异，青黄赤白黑不同，其故何也？岐伯曰：经有常色而络无常变也。经行气，故色见常应于时；络主血，故受邪则变而不一矣。曰：经之常色何如？曰：心赤，肺白，肝青，脾黄，肾黑，皆亦应其经脉之色。曰：络之阴阳，亦应其经乎？曰：阴络之色应其经，阳络之色变无常，随四时而行也。〔续〕顺四时气化之行止。寒多则凝泣，凝泣则青黑；热多则淖泽，〔续〕淖，湿也；泽，润液也，谓微湿润也。淖泽则黄赤。此皆常色，谓之无病。五色俱见者，谓之寒热。〔经络论〕

岐伯曰：五藏六府固尽有部，〔续〕面上之分部。视其五色，黄赤为热，白为寒，〔续〕阳气少，血不上荣于色，故白。青黑为痛。〔续〕血凝泣则变恶，故色青黑则痛。〔举痛论〕

善诊者，察色按脉，先别阴阳，审清浊①而知部分；视喘息，〔续〕候呼吸长短。听音声而知所苦；观权衡规矩而知病所主。〔续〕权谓秤锤，衡谓星衡，规圆形，矩方象。然权所以察中外，衡所以定高卑，规所以表柔虚，矩所以明强盛，故善诊之用必备见焉。所主谓应四时之气，所主生病之在高下中外也。按尺寸，观浮沉滑涩，而知病所主以治；无过以诊，则不失矣。〔续〕《甲乙经》作"知病所在以治则无过"。愚谓：审色之清浊，别脉之阴阳，而知病生于何部，似指藏

府言也。视喘息之长短，听音声之高卑，而知病生于何症，似指虚实言也。又须观其时之升降浮沉，则可以验夫气之高下中外，似指外感言也。又须参其脉之浮沉滑涩，则可以知病之所生之由而施治焉，似指内伤言也。如此兼备详尽，以治则不差，以诊则无误，岂非善诊者耶！诊，诊候也；失，失误也。〔阴阳应象论〕

太阳之脉，其终也戴眼反折，瘛疭，其色白，绝汗乃出，出则死矣。〔续〕戴眼，谓睛不转而仰视也。绝汗，谓汗暴出如珠而流旋复干也。太阳极则汗出，故出则死。足太阳脉起目内眦，上额交巅络脑，下项，循肩髆，挟脊抵腰，其支循足至小指。手太阳脉起手小指，循臂上肩，其支上颊至目内眦，故病有如是。少阳终者，耳聋，百节皆纵②，目睘绝系，一日半死，其死也，色先青白，乃死矣。〔续〕此手足少阳经分病也。少阳主骨，故气终则百节纵缓。色青白者，金木相薄也，故见死矣。睘，谓直视如惊貌。阳明终者，口目动作，善惊妄言，色黄，其上下经盛，不仁则终矣。〔续〕此手足阳明经分病也。口目动作，谓目睒睒③而鼓颔也。胃病闻木音则惊，又骂詈不避亲疏，故善惊妄言也，上手经，下足经，皆躁盛而动。不仁，谓不知善恶也。少阴终者，面黑齿长而垢，腹胀闭，上下不通而终矣。〔续〕手少阴气绝则血不流，足少阴气绝则骨不软。骨硬则龈上宣，故齿长而积垢。汗血坏则皮色死，故面色如漆而不赤。太阴终者，腹胀闭不得息，善噫善呕，呕则逆，逆则面赤；不逆则上下不通，不通则面黑皮毛焦而终矣。〔续〕此手足太阴经分病也。呕则气逆而上通，故但面赤。不呕则下已闭，上复不通，心气外燔，故皮毛焦而终矣。脾脉支别者上膈注心中，故皮毛焦，乃心气外燔而然。厥阴终者，中热

---

① 审清浊：原脱，据顾本补。
② 纵：原作"绝"，从顾本改。
③ 睒睒：闪烁。《元包经·仲阳》："电炬炬，其光睒睒也。"

嗌干，善溺心烦，其则舌卷囊上缩而终矣。〔续〕足厥阴络循胫上睾结于茎，其正经环阴器抵少腹，挟胃，上循咽喉。手厥阴脉起胸中，出属心包。《灵枢》曰：肝者筋之合，筋聚于阴器而脉络于舌本，故病如是。此十二经之所败也。〔诊要经终论〕

年长则求之于府，年少则求之于经，年壮则求之于藏。年长者甚于味则伤府，年少者劳于使则经中风邪，年壮者过于内则伤精。〔示从容论〕

帝曰：有故病五藏发动，因伤脉色，各何以知其久暴至之病乎？〔续〕有自病、故病及因伤候也。岐伯曰：征其脉小，色不夺者，新病也。〔续〕气之神犹强。征其脉不夺，其色夺者，此久病也。〔续〕神持而邪凌其气也。征其脉与五色俱夺者，此久病也。〔续〕神与气俱衰也。征其脉与五色俱不夺者，新病也。〔续〕神与气俱强。〔脉要精微论〕

帝曰：愿闻要道。岐伯曰：治之要极，无失色脉，用之不惑，治之大则。〔续〕惑，谓惑乱。则，谓法则。言色脉之应昭然不欺，但顺用而不乱纪纲，则治病审当之大法也。逆从倒①行，标本不得，亡神失国。〔续〕逆从倒行，谓反顺为逆，标本不得，谓工病失宜。夫以反理倒行，所为非顺，岂惟治人而神气受害，若使辅佐君主亦令国祚不保矣。去故就新，乃得真人。〔续〕工病失宜则当去，故逆理之人就新，明悟之士乃得，至真精晓之人以存己也。曰：余闻其要于夫子矣，夫子言不离色脉，此余之所未知也。

曰：治之极于一。曰：何谓一？曰：一者因而得之。因问而得。曰：奈何？曰：闭户塞牖，系之病者，数问其情，以从其意。〔续〕问其所欲以察是非。愚谓：系，系属，犹亲近也。得神者昌，失神者亡。雪斋云：此则所谓祝由。〔移精变气论〕

帝曰：吾得脉之大要，天下至数，愚按：经中凡言至数者不一，所主俱不同。五色脉变，揆度奇恒，道在于一，愚按：《玉版论》曰：揆度者，度病之浅深也；奇恒者，言奇病也。王注：一者谓色脉之应也。知色脉之应，则可以揆度奇恒矣。神转不回，回则不转，乃失其机。脉之大要，天下至数，五色脉变，揆度奇恒，皆在于一也。一者，纯一、无杂之谓，纯一不杂，天下之理得矣。况于术数乎！若夫神气流转而不止，又遏生物之机关也。王注：血气者，人之神，不可不谨养。夫血气应顺四时，递迁因王，循环五气，无相夺伦，是则神转不回也。回谓却行也，却行则反常，反常则回而不转也，回而不转，乃失生气之机矣。何以明之？夫木衰则火旺，火衰则土旺，土衰则金旺，金衰则水旺，水衰则木旺。终而复始循环，此之谓神转不回也。若木衰水旺，水衰金旺，金衰土旺，土衰火旺，火衰木旺，此之谓回而不转也。此反天常轨，何以得生？愚谓：脉之大要，有神而为治，天下之数，有神而莫测。五色脉变，有神而可生；揆度异常之病，有神而可保。故曰：道在于一，一者神也。凡此数者，皆贵有神。若神日去而不回，则失生气之机矣，何以得生！又数者理之寓。故不曰理而曰数，且兼术数之义焉。〔玉机真藏论〕

---

① 倒：原作"到"，据注文"逆从倒行"、"反理倒行"改。

卷中之四

针刺

九针法星，利人九藏，决凝疏滞，渊乎哉针。具针刺钞。

岐伯曰：善用针者，从阴引阳，从阳引阴，以右治左，以左治右，以我知彼，以表知里，以观过与不及之理，见微则过，用之不殆。愚谓："从阴引阳"二句，乃阳病治阴，阴病治阳也。"以右治左"二句，乃以左引右，以右引左也。"五常政大论"云：气反者，病在上取之下，病在下取之上，病在中旁取之，即此义也。以我知彼，欲体察也。以表知里，达内外也。过与不及，总结上文，观夫阴阳左右表里之过与不及也。是以善针者，不待病形已具方知过与不及，若微见征兆便知藏府之过差矣。深明如此，用针岂至于危殆哉！〔阴阳应象论〕①

岐伯曰：天温日明，则人血淖液而卫气浮，故血易泻，气易行；天寒日阴，则人血凝泣而卫气沉。月始生，则血气始精，卫气始行；月郭满，则血气实，肌肉坚；月郭空，则肌肉减，经络虚，卫气去，形独居。是以因天时而调血气也。是以天寒无刺，天温无凝。月生无泻，月满无补，月郭空无治，攻也。故月生而泻，是谓藏一作"减"。虚。月满而补，血气扬溢，络有留血，命曰重实。月郭空而治，是谓乱经。阴阳相错，真邪不别，沉以留止，外虚内乱，愚谓：内气是以沉而留止而内乱，外气被其所泻而外虚。淫邪乃起。〔八正神明〕②

岐伯曰：凡刺之真，必先治神，〔续〕专其精神寂无动乱，刺之真要其在兹焉。五藏已定，九候已备，后乃存针，〔续〕先定五藏之脉，备循九候之诊，而有太过不及者，然后乃存意于用针之法。众脉不见，众凶弗闻，外内相得，无以形先，〔续〕众脉谓七诊之脉，众凶谓五藏相乘。外内相得，言形气相得也。无以形先，言不以己形之衰盛寒温料病人之形气，使同于己也。故下文云。愚谓：不可徒观其外形而遗其内气之相得否。可玩往来，乃施于人。愚谓：玩谓玩味，往来谓翻来覆去。玩味，言精熟也。《经》曰：谨熟阴阳，无与众谋。此其类也。人有虚实，五虚勿近，五实勿远，至其当发，间不容瞚。〔续〕人之虚实，非其远近而有之，盖由血气一时之盈缩耳。然其未发，则如云垂而视之可久；至其发也，则如电灭而指所不及，迟速之殊有如此矣。瞚，音瞬，一作"眴"。手动若务，针耀而匀，〔续〕手动用针，心如专务于一事也。针耀而匀，谓针形光净、上下匀平也。静意视义，观适之变，是谓冥冥，莫知其形，〔续〕冥冥，言血气变化之不可见也。故静意视息，以义斟酌，观其调适经脉之变易尔。虽且针下用意精微而测量之，犹不知变易形容，谁为其象也。《经》云：观其冥冥者，言形气荣卫之不形于外，而工独知之，以日之寒温，月之虚盛，四时气之浮沉参互相合而调之。工常先见之，然而不形于外，故曰：观于冥冥焉。见其乌乌，见其稷稷，从见其飞，不知其

---

① 岐伯曰……阴阳应象论：此节原脱，据石本补。

② 岐伯曰……八正神明论：此节原脱，据石本补。

谁，〔续〕乌乌，叹其气至，稷稷，嗟其已应。言所针得失，如从空中见飞鸟之往来，岂复知其所使之元主耶！是但见经脉盈虚而为信，亦不知其谁之所召遣尔。**伏如横弩，起如发机。**〔续〕血气之未应针，则伏如横弩之安静；其应针也，则起如机发之迅疾。帝曰：何如而虚？何如而实？虚实之形，何如而约之？岂留呼而可为准定耶？岐伯曰：**刺虚者须其实，刺实者须其虚，**〔续〕言要以气至有效而为约，不必守息数而为定法也。《针解论》云：刺实须其虚，留针阴气隆至，乃去针也。刺虚须其实，阳气隆至，针下热，乃去针也。**经气已至，慎守勿失，**《针解论》云：慎守勿失，勿变更也，变更谓变法而失经意也，言得气至，必宜慎守，无变其法，反招损也。**浅深在志，远近若一，**言精心专一也。所针经脉虽浅深不同，然其补泻皆如一俞之专意。《针解论》云：浅深在志者，知病之内外也；远近如一者，浅深其候等也。注云：气虽近远不同，然其测候皆以气至而有效也。**如临深渊，手如握虎，神①无营于众物。**《针解论》曰：如临深渊，不敢堕也，言不敢堕慢。失补泻之法也。手如握虎，欲其壮也，壮谓持针坚定也。《经》曰：持针之道，坚定为宝是也。神无营于众物者，静志观病人，无左右视也。言目绝妄视，心专一务，则用之必中，无惑误也。〔宝命全形论〕②

岐伯曰：天地温和，则经水安静；天寒地冻，则经水凝泣；天暑地热，则经水沸溢；卒风暴起，则经水波涌而陇起。夫邪之入于脉也，寒则血凝泣，暑则气淖泽，虚邪因而入客，亦如经水之得风也，经之动脉，其至也亦时陇起，其行于脉中循循然，〔续〕循循然，顺动貌。言随顺经脉之动息，因循呼吸之往来，但形状或异耳。其至寸口中手也，时大时小，大则邪至，小则平，其行无常处，〔续〕大，谓大常，平之形诊。小者，非纯小之谓也，以其比大，则谓之小，若无大以比，则自是平常之经气耳。然邪气者，因其阴气则入阴经，因其阳气则入阳

脉，故其行无常处也。在阴与阳，不可为度，〔续〕以随经脉之流运也。从而察之，三部九候，卒然逢之，早遏其路。〔续〕逢，谓逢遇。遏，谓遏绝。三部之中、九候之位，卒然逢遇，当按而止之，即而泻之。逐路既绝，则大邪之气无能为也。曰：候气奈何？曰：夫邪去络入于经也，〔续〕邪入舍于络脉，留而不去，则入舍于经。舍于血脉之中，其寒温未相得，如涌波之起也，时来时去，故不常在。〔续〕周流于十六丈二尺经脉之分，故不常在于所候之处。故曰：方其来也，必按而止之，止而取之，无逢其冲而泻之。〔续〕冲，谓应水刻数之平气也。《灵枢经》曰：水下一刻，人气在太阳；水下二刻，人气在少阳；水下三刻，人气在阳明；水下四刻，人气在阴分。然气在太阳，则太阳独盛；气在少阳，则少阳独盛。夫见独盛者，便谓邪来，以针泻之，则反伤真气。故下文曰：真气者，经气也，经气大虚，故曰其来不可逢，此之谓也。〔续〕经气应刻，乃谓为邪，工若泻之，则深误也，故曰其来不可逢。故曰：候邪不审，大气已过，泻之则真气脱，脱则不复，邪气复至，而病益蓄，故曰其往不可追，此之谓也。〔续〕已随经脉之流去，不可复追召使还。不可挂以发者，〔续〕言轻微而有，尚且知之，况若涌波，不知其至也。愚谓，邪至之时，不可毫发差误，即当泻而去之。待邪之至时而发针泻矣，若先若后者，血气已尽，尽，当作"虚"，其病不可下，〔续〕言不可取而取，失时也。故曰：知其可取如发机，愚谓：喻迅疾也，应前不可挂以发句。不知其取如扣椎，愚谓：喻冥顽也，即下文所云也。故曰：知机道者不可挂以发，不知机者扣之不发，此之谓也。〔续〕机者，动

---

① 神：原脱，据顾本补。
② 岐伯曰：凡刺之真……宝命全形论：此节原脱，据石本补。

之微，言贵知其微也。〔离合真邪论〕①

帝曰：余闻补泻，未得其意。岐伯曰：泻必用方。方者，以气方盛也，以月方满也，以日方温也，以身方定也，以息方吸而内针，乃复候其方吸而转针，乃复候其方呼而徐引针，故曰泻必用方，其气而行焉。〔续〕方犹正也，泻邪气出，则真气流矣。补必用圆，圆者行也，行者移也，〔续〕行谓宣不行之气，令其必行；移谓移未复之脉，俾其平复。刺必中荣，复以吸排针也。〔续〕针入②至血液之中荣。吸则内针，无令气忤；静以久留，无令邪布；吸则转针，以得气为故；候呼引针，呼尽乃去；大气皆出，故命曰泻。愚按：补则久留。今泻而曰静，以久留而先补者，若真气不足，针乃泻之，则经脉不满，邪气无所排遣，故先补真气，令足后乃泻出其邪矣。引，谓引出。去，谓离穴。候呼而引至其门，呼尽乃离穴户，则经气审以平定，邪气无所拘留，故大邪之气随针而出也。呼，谓气出。吸，谓气入。转，谓转动。大气，大邪之气，错乱阴阳者。扪而循之，切而散之，推而按之，弹而怒之，抓而下之，通而取之，外引其门，以闭其神，〔续〕扪循，谓手摸。切，谓指按。扪而循之，欲气舒缓。切而散之，使经脉宣散。推而按之，排蹙其皮也。弹而怒之，使脉气按满也。抓而下之，置针准也。通而取之，以常法也。愚谓：通而取之，总结上文。盖言针刺通用此法而取之。外引其门，以闭其神，则推而按之者也，谓蹙按穴外之皮。盖其所刺之穴，门户不开则神气内守，故云以闭其神。下文曰推阖其门，令神气存，此之谓也。呼尽内针，静以久留，以气至为故。〔续〕言必以气至而为去针之故，不以息之多数而便去针也。如待所贵，不知日暮，愚谓：专于候气也。其气已至，适而自护，〔续〕适，调适也。护，慎守也。言气已平调，当慎守勿令改变，使疾更生也。《针解论》曰：经气已至，慎守勿失是也。愚谓：适者，宜也，宜自慎守也。候吸引针，气不得出，各在其处，推阖其门，令

神气存，大气留止，故命曰补。〔续〕候吸引针，大气不泄，补之为义，断可知矣。愚按：推阖其门，以下乃详解上文三句义也。大气谓大经之气，流行荣卫者也。岐伯曰：泻实者气盛乃内针，针与气俱内，以开其门如如读曰"而"。利其户，针与气俱出，精气不伤，邪气乃下，外门不闭，以出其疾，摇大其道如如读曰"而"。利其路，是谓大泻，必切而出，大气乃屈。〔续〕言欲开其穴而泻其气也。切，谓急也，急出其针也。疾，出而徐按之也。大气，谓大邪。气屈，谓退屈也。补虚者，持针勿置，以定其意，候呼内针，气出针入，针孔四塞，精无从去，方实而疾出针，气入针出，热不得还，闭塞③其门，邪气布散，精气乃得存，动气候时，近气不失，远气乃来，是谓追之。〔续〕言但密闭穴俞，勿令其气散泄也。近气，谓已至之气。远气，谓未至之气也。欲动经气而为补者，必候水刻气之所在而刺之，是谓得时而调之。追，言补也。《针经》曰：追而济之，安得无补是也。〔调经论〕④

帝曰：补泻奈何？岐伯曰：此攻邪也，疾出以去盛血，〔续〕视有血者取之。而复其真气，此邪新客，溶溶未有定处也，〔续〕言邪之新客，未有定居，推针补之，则随补而前进，若引针致之，则随补而留止也。逆而利之，逆，迎也。刺出其血，其病立已。⑤〔离合真邪论〕

岐伯曰：刺虚则实之者，针下热也，气实乃热也。满而泄之者，针下寒也，气虚乃寒也。菀陈则除之者，出恶血也。

---

① 岐伯曰：天地温和……离合真邪论：此节原脱，据石本补。
② 入：原误作"人"，据文义改。
③ 塞：原误作"寒"，据文义、顾本改。
④ 岐伯曰：泻实者气盛乃内针……调经论：此段原脱，据石本补。
⑤ 帝曰：补泻奈何……其病立已：此段原脱，据石本补。

〔续〕菀，积也。陈，久也。言络脉之中，血积而久者，刺而去之也。邪盛则虚之者，出针勿按。〔续〕邪者，不正之目，非本经气也。出针勿按，穴俞且开，故得经虚，邪气发泄也。徐而疾则实者，徐出针而疾按之。疾而徐则虚者，疾出针而徐按之。刺实须其虚者，留针，阴气隆至，乃去针也。刺虚须其实者，阳气隆至，针下热乃去针也。〔续〕言要以气至而有效。经气已至，慎守勿失者，勿变更也。浅深在志者，知病之内外也。远近如一者，浅深其候等也。①〔针解论〕

夫实者，气入也。虚者，气出也。〔续〕入为阳，出为阴。阴生于内，故出；阳生于外，故入。愚谓：入者，言皮肤致密，其气固闭于内也。出者，皮肤疏豁，其气发泄于外也。气实者，热也；气虚者，寒也。〔续〕阳盛则阴内拒，故热；阴盛则阳外微，故寒。入实者，右②手开针空也。入虚者，左手闭针空也。〔续〕言用针补泻也。右手持针，左手捻穴，故实者右手开针空以泻之，虚者左手闭针空以补之。〔刺志论〕

经病者治其经，孙络病者治其孙络血，〔续〕有血留止，刺而去之。《灵枢》曰：经脉为里，支而横者为络，络之别者为孙络，是知孙络则络之别支而横者。血病身有痛者治其经络。其病在奇邪，奇邪之脉则缪刺之。〔续〕奇，谓奇缪不偶③之气，而与经脉缪处也，故缪刺之。缪刺者，刺络脉左取右，右取左也。留瘦不移，节而刺之。〔续〕病气淹留，形容减瘦，证不移易，则消息节级，养而刺之。上实下虚，切而从之，愚谓：④按切，随其病之所在而取之。索其结络脉，刺出其血，以见通之。〔续〕结谓血结于络中也。血去则经遂通矣。以见通之，一本作"以通其气"。〔三部九候论〕

刺阳明出血气，刺太阳出血恶气，刺少阳出气恶血，刺太阴出气恶血，刺少阴出气恶血，刺厥阴出血恶气。〔续〕明三阴三阳血气多少之刺约也。按《太素》云：阳明

太阴为表里，其血气俱盛，故并泻血气。前文太阴一云"多血少气"，一云"多气少血"。详《太素》血气并泻之旨，二说俱未为得。〔血气形志论〕

帝曰：春亟治经络，夏亟治经俞，秋亟治六府，冬则闭塞。闭塞者，用药而少针石也。亟，犹急也。闭塞，谓气之门户闭塞也。所谓少针石者，非痈疽之谓也，痈疽不得顷时回。〔续〕虽气门闭塞，然痈疽气烈，内作大脓，不急泻之，则烂筋腐骨，故虽冬月亦宜针以开之。盖以此病顷时回转之间，过而不泻，则穿通藏府。〔通评虚实论〕

凡刺胸腹，必避五藏。〔续〕心肺在膈上，肾肝在膈下，脾居中，故刺胸腹必避之，损之则五神去而死矣。中心环死，谓气周身一日死也。其动为噫。〔续〕心在气为噫。中肝五日死，其动为语。〔续〕肝在气为语。中脾十⑤日死，一本作"十五日"。其动为吞。〔续〕脾在气为吞。中肾六⑥日死，其动为嚏。〔续〕肾在气为嚏。中肺三⑦日死，其动为咳。〔续〕肺在气为咳。中胆一日半死，其动为呕。〔续〕胆气勇，故为呕。中膈者，皆为伤中，其病虽愈，不过一岁必死。〔续〕五藏之气，同主一年，膈伤则五藏之气互相克伐，故不过一岁必死。按《诊要经终论》云：中脾五日死，注云：土数五也。中肾七日死，注云：水成数六，水数毕至七日死。中肺五日死，注云：金成数四，金数毕至五日死。中肝缺而不言。按：《刺禁论》、《四时刺逆从论》、《诊要经终论》文相重复，皆岐伯之言而死日变动不同，传之误也。刺避五藏者，

---

① 岐伯曰：刺虚则实之者……浅深其候等也：此段原脱，据石本补。
② 右：顾本作"左"。
③ 偶：原误作"隅"，据文义改。
④ 愚谓：原作阴文。
⑤ 十：顾本作"五"。
⑥ 六：顾本作"七"。
⑦ 三：顾本作"五"。

知逆从也。所谓从者，膈与脾肾之处，不知者反之。〔续〕肾著脊，脾居中，膈连胁际，知者为顺，不知者反伤其藏。刺胸腹者，必以布憿著之，憿，如缠缴也。乃从单布上刺，〔续〕形定则不误中五藏。刺之不愈复刺，〔续〕要以气至为故。《针经》曰：刺之气不至，无问其数；刺之气至，去之勿复针是也。刺针必肃，〔续〕谓肃静所以候气之存亡。刺肿摇针，〔续〕以出脓血故也。经刺勿摇。经气不欲泄故。〔诊要经终论〕

岐伯曰：藏有要害，不可不察，肝生于左，肺藏于右，心部于表，〔续〕阳气主外，心象火也。肾治于里，〔续〕阴气主内，肾象水也。脾为之使，〔续〕营动不已，糟粕水谷，故使者也。胃为之市，〔续〕水谷所归，五味皆入，如市杂也。杨上善云：肝为少阳，阳长之始，故曰生。肺为太阴，阴藏之初，故曰藏。心为五藏部主，故称部。肾间动气，内治五藏，故曰治。膈肓之上，中有父母，〔续〕杨上善云：心下膈上为肓，心为阳，父也；肺为阴，母也。肺主气，心主血，共荣卫于身，故为父母。七节之旁，中有小心，〔续〕小心谓真心神灵宫室。杨上善云：小心作志心，脊有三七廿一节，肾在下七节之旁，肾神曰志。从之有福，逆之有咎。〔续〕八者人之所以生，形之所以成，故随顺之则福延，逆害至则咎至。〔刺禁论〕

刺跗上中大脉，血出不止死。〔续〕跗为足跗，大脉动而不止者，胃之大经。刺面中溜脉，不幸为盲。〔续〕溜脉，手太阳任脉之交会。手太阳脉，自颧斜行至目内眦。任脉自鼻䪼两旁上行，至瞳子下。故刺面中之为盲。刺头中脑户，入脑立死。刺舌下中脉太过，血出不止为瘖。〔续〕脾脉连舌本，散舌下挟咽。血出不止，脾气不能营运于舌，故瘖不能言也。刺足下布络中脉，血不出为肿。〔续〕布络，当内踝前足下空处布散之络，正当然谷穴分也。刺郄委中也。中大脉，令人仆脱色。〔续〕令人仆倒而面色如脱去也。刺气街中脉，血不出，为肿鼠仆。〔续〕内结为肿，如伏鼠之形。气街之中，胆胃脉也。穴在腹下挟脐两旁相去四寸，鼠仆上一寸，动脉应手。刺脊间〔续〕脊骨节间也。中髓，为伛。〔续〕偻伛，身踡曲也。刺乳上，中乳房，为肿根蚀。〔续〕根蚀，刺中乳房，则为大肿，中有脓根，内蚀肌肤，化为脓。刺缺盆中内陷，气泄令人喘咳逆。〔续〕五藏，肺为之盖，缺盆为之道。肺藏气而主息，又在气为咳，刺缺盆中内陷，则肺气外泄，故喘咳逆也。刺手鱼腹内中陷，为肿。无刺大醉，令人气乱。无刺大怒，令人气逆。无刺大劳人，无刺新饱人，〔续〕气盛满也。无刺大饥人，〔续〕气不足也。无刺大渴人，〔续〕血脉干也。无刺大惊人。〔续〕神荡越而气不治。《灵枢经》云：新内无刺，已刺无内。大怒无刺，已刺无怒。大劳无刺，已刺勿劳。大醉无刺，已刺勿醉。大饱无刺，已刺勿饱。大饥勿刺，已刺勿饥。大渴无刺，已刺无渴。大惊大恐，必定其气，乃刺之也。刺阴股中大脉，〔续〕脾之脉也。血出不止死。刺客主人内陷，中脉，为内漏为聋。客主人，今名上关。手足少阳、足阳明三脉交会。陷脉，言刺太深也。刺膝膑出液，为跛。刺臂太阴脉，肺脉也。出血多立死。刺足少阴脉，重虚出血，为舌难以言。刺膺中陷中肺，为喘逆仰息。刺肘中内陷，气归之，为不屈伸。〔续〕谓肘屈折之中，尺泽穴也。刺过陷脉，恶气归之。刺阴股下三寸内陷，令人遗溺。〔续〕股下三寸，肾之络也。与冲脉皆起肾下，出气街，并循阴股。其上行者，出胞中。故刺陷脉，令遗溺。刺腋下胁间内陷，令人咳。〔续〕腋下，肺脉也。心脉直行者，从心系却上腋下。刺陷脉，心肺俱动，故咳。刺少腹脐下。中膀胱，溺出，令人少腹满。刺腨肠内陷，为肿。刺眶目眶。上陷骨中脉，为漏为盲。〔续〕骨中，谓目眶骨中也。眶骨中脉，目之系，肝之脉也。刺关节中液出，不得屈伸。〔续〕诸筋皆属于节，液谓渗润，津液出则筋膜干，故不得屈伸。〔刺禁论〕

帝曰：夫子言虚实者有十，生于五藏

五脉耳。夫十二经脉皆生其病，今夫子独言五藏。夫十二经脉者，皆络三百六十五节，节有病必被经脉，经脉之病皆有虚实，何以合之？岐伯曰：五藏者，故得六府与为表里，经络支节，各生虚实，其病所居，随而调之。〔续〕从其左右经气支节而调之。病在脉，调之血；〔续〕脉者，血之府，脉实血实，脉虚血虚，由此脉病而调之血也。病在血，调之络；〔续〕血病则络脉易，故调之于络。愚谓：易乃变易其常也。病在气，调之卫；〔续〕卫主气，故气病而调之卫。病在肉，调之分肉；〔续〕候寒热而取之。病在筋，调之筋；〔续〕适缓急而刺熨之。病在骨，调之骨。察轻重而调之。燔针劫刺其下及与急者；〔续〕调筋法也。筋急则烧针而劫刺之。病在骨，焠针药熨；〔续〕调骨法也。焠针，火针也。病不知所痛，两跷为上；〔续〕两跷谓阴阳跷脉。阴跷出照海，阳跷出申脉。身形有痛，九候莫病，无病也。则缪刺之；〔续〕缪刺者，刺络脉，左痛刺右，右痛刺左。痛在于左而右脉病者，巨刺之。〔续〕巨刺，刺经脉也。左痛刺右，右痛刺左。必谨察其九候，针道备矣。〔调经论〕

帝曰：真邪以合，波陇不起，候之奈何？岐伯曰：审扪循三部九候之盛虚而调之，〔续〕调谓盛者泻之，虚者补之，不盛不虚以经取之。察其左右上下相失〔续〕失，谓气候不相类。及相减者，审其病藏以期之。〔续〕期谓气之在阴，则候其气之在于阴分而刺之；气之在阳，则候其气之在于阳分而刺之，是谓逢时。经曰：水下一刻，人气在太阳；水下四刻，人气在阴分，积刻不已，气亦随在，周而复始，故审其病藏以期其气而刺之。不知三部者，阴阳不别，天地不分。地以候地，天以候天，人以候人，调之中府，以定三部，愚谓：调，度也。度其中府位分以定上下也。故曰：刺不知三部九候病脉之处，虽有太过且至，工不能禁也。〔续〕禁，禁止也。然候邪之处尚未能知，复能禁止其候气耶！愚谓：虽有太过之邪至于其经，工亦不能用针以禁绝也。诛伐无过，命曰大惑，反乱大经，真不可复，用实为虚，以邪为真，用针无义，反为气贼，夺人正气，以从为逆，荣卫散乱，真气已失，邪独内著，绝人长命，予人夭殃。不知三部九候，故不能久长。愚按：三部，言身之上中下部，三部之内，经隧由之，故察候存亡，悉由于是。部各有三候。上部天，两额之动脉，在额两旁，动应手也，足少阳脉气所行。上部地，两颊之动脉，在鼻孔下两旁，动脉应手，近巨髎之分，足阳明脉气所行。上部人，耳前动脉，在耳前陷中，动脉应手，少阳脉气所行。中部天，手太阴在掌后寸口中，经渠穴，动应手也。中部地，手阳明合谷之分，动应手也。中部人，手少阴神门之分，动应手也。下部天，足厥阴羊矢下一寸半五里之分，卧而取之，动应于手。女子取太冲，在足大趾本节后二寸。下部地，足少阴太溪之分，动应于手。下部人，足太阴在鱼腹上越筋间直五里下箕门之分，罩足单衣，沉取乃得。候胃气者，当取足跗上，冲阳之分，动脉应手。〔离合真邪论〕

卷下之一

阴 阳

阴阳者，造化之权，舆物各有阴阳，人云乎哉，具阴阳钞。

帝曰：阴阳者，天地之道也，〔续〕谓变化生成之道。《易》曰：一阴一阳之谓道是也。万物之纲纪，〔续〕谓生长化收藏之纲纪也。又云：阳与之，正气以生；阴为之，主持以立。故为万物之纲纪也。变化之父母，愚按：化，施化也。变，散易也。气之施化，故曰生气之散易，故曰极。经云：物之生从乎化，物之极由乎变，是知万物无能逃乎阴阳，故曰父母。王注：异类之用也，如鹰化为鸠，腐草化萤之类，皆异类因变化而成者也。生杀之本始，〔续〕寒暑之用也。万物感阳气温而生，因阴气寒而死，故知生杀本始，是阴阳之所运为也。神明之府也，〔续〕府，官府。言所以生杀变化之多端者，何哉？以神明居其中也。《易》曰：阴阳不测之谓神，亦谓居其中也。又云：合散不测，生化无穷，非神明运为无能尔也。详此与《天元纪论》同，注颇异。治病必求其本。愚谓：本指阴阳。故积阳为天，积阴为地。〔续〕言阴阳为天地之道者，以此。阴静阳躁，〔续〕言应物类运用之标格也。阳生阴长，阳杀阴藏。〔续〕明前天地生杀之殊用也。或疑阴长阳杀之义，按《周易》八卦布四方坤者，阴也，位西南隅，时在六七月之交，万物所盛长也，安谓阴无长之理。乾者，位成亥之分，时在九月、十月之交，万物所收杀也，孰谓阳无杀之理。此语又见"天元纪论"，其说自异矣。阳化气，阴成形。天地者，万物之上下也。〔续〕观其覆载而万物之上下可知。雪斋云：上下指覆载。阴阳者，血气之男女也；〔续〕阴主血，阳主气，阴生女，阳生男。左右者，阴阳之道路也；〔续〕阴阳间气，左右循环，故左右为阴阳之道路。杨上善云：阴气右行，阳气左行，谓此也。间气之说，具"六微旨论"中。水火者，阴阳之征兆也；〔续〕征，信也，验也。兆，先也。以水火之寒热，彰信阴阳之先兆也。又云：观水火之气，则阴阳征兆可明之也。阴阳者，万物之能始也。〔续〕谓能为变化生成之元始也。详天地至能始，与"天元纪论"相出入，但注颇异。故曰：阴在内，阳之守也；阳在外，阴之使也。〔续〕阴静，故为阳之镇守；阳动，故为阴之役使。〔阴阳应象论〕

清阳为天，浊阴为地；地气上为云，天气下为雨；雨出地气，云出天气。阴凝上结，则合而成云；阳散下流，则注而为雨。雨从云而施化，故言雨出地。云凭气以交合，故言云出天。此天地之阴阳也。人身清浊亦如之。故清阳出上窍，浊阴出下窍；本乎天者亲上，本乎地者亲下，各从其类也。上窍，谓耳目鼻口。下窍，谓前阴后阴。清阳发腠理，此无形者。浊阴走五藏；此有质者也。腠理谓渗泄之门，故清阳于是而发施；五藏为包藏之所，故浊阴于是而走集。清阳实四肢，浊阴归六府。四肢外动，故清阳实之；六府内化，故浊阴归。水为阴，火为阳，水寒而静，故为阴；火热而躁，故为阳。阳为气，阴为味。气散布，故阳为之；味从形，故阴为之。今按阳为气，阴为味，此气味字以天地阴阳之化而言也。阳在天成象，气之谓也；阴在地成形，味之谓也。味归形，形归气，雪斋云：地之气。气归精，精归化，形食味，故味归形，气养形，故形归气，精食气，故气归精，化生精，故精归化。雪斋云：天之化。精食气，形食味，气化则精生，味和则形长，故云食之也。化生精，气生形。即气养也。王注：精微之液，惟血化而成；形质之有，资气行营立。故斯二者各奉生乎。雪斋云：化，天化气，地气，味归形，气伤精，过其节也。今按：形食味，味过则伤形；精食气，气郁气耗则伤精也。精化为气，气伤于味。精承化养则食气，精若化生则不食气，精血内结，郁为秽腐攻胃，则五味倨然不得入也。女人重身，精化百日，皆伤于味也。今按：五味入口，藏于胃，以养五藏，气过则伤之，气伤于味也。雪斋云：上文精与气为一类，形与味为一类，是分别言之。此二句乃交互言之；精化为气，见其交相益；气伤于味，见其互相损也。阴味出下窍，阳气出上窍。味有质，故下流于便泄之窍；气无形，故上出于呼吸之门。味厚者为阴，薄为阴之阳。气厚者为阳，薄为阳之阴。阳为气，气厚者为纯阳；阴为味，味厚者为纯阴。故味薄者为阴中之阳，气薄者为阳中之阴。味厚则泻，薄则通。气薄则发泄，厚则发热。阴气润下，故味厚则泄利；阳气炎上，故气厚则发热。味薄为阴少，故通泄；气薄为阳少，故汗出。发泄，谓汗出也。壮火之气衰，少火之气壮。壮火食气，气食少火。壮火散气，少火生气。气生壮火，故云壮火食气；少火滋气，故云气食少火。以壮火食气，故气得壮火则耗散；以少火益气，故气得少火则生长。人之阳气，壮少亦然。今按：少而壮，壮而衰，理则然也。气味辛甘发散为阳，酸苦涌泄为阴。〔阴阳应象大论〕

阳气者，若天与日，失其所则折寿而不彰，〔续〕论人之有阳，若天之有日。天失其所则日不明，人失其所则阳不固，日不明则天暗昧，阳不固则人夭折。故天运当以日光明。〔续〕言火之生，固宜藉其阳气也。是故阳因而上，卫外者也。〔续〕此明阳气运行之部分，辅卫人身之正用也。愚谓：人之有阳，如天之有日，天无日则暗，人无阳则夭。故天得以运行不息者，以日之阳气盛也。是以人身有阳得以上卫于外也。阳气者，一日而主外，〔续〕昼则阳气在外，周身行二十五度。平旦人气生，日中而阳气隆，日西而阳气已虚，气门乃闭。〔续〕夫气之有者，皆自少而之壮，积暖以成炎，炎极又凉，物之理也。故阳气平晓生，日中盛，日西而减虚也。气门，玄府也，所以发泄经脉荣卫之气，故曰气门。是故暮而收拒，无扰筋骨，无见雾露，反此三时，形乃困薄。〔续〕皆所以顺阳气也。阳出则出，阳藏则藏，阳气衰，内行阴分，故宜收敛以拒虚邪。扰筋骨则逆阳精耗，见雾露则寒湿俱侵，故顺此三时，乃天真久远。〔生气通天论〕

阴中有阴，阳中有阳。平旦至日中，天之阳，阳中之阳也；日中至黄昏，天之阳，阳中之阴也；〔续〕日中阳盛，故曰阳中之阳。黄昏阴盛，故曰阳中之阴。阳气主昼，故平旦至黄昏皆为天之阳，而中复有阴阳之殊。合夜至鸡鸣，天之阴，阴中之阴也；鸡鸣至平旦，天之阴，阴中之阳也。〔续〕鸡鸣阳气未出，故曰天之阴。平旦阳气已升，故曰阴中之阳。故人亦应之。夫言人之阴阳，则外为阳，内为阴。言人身之阴阳，则背为阳，腹为阴。言人身藏府中之阴阳，则藏者为阴，府者为阳。肝、心、脾、肺、肾，五藏皆为阴，胆、胃、大肠、小肠、膀胱、三焦，六府皆为阳。〔续〕《正理论》曰：三焦者，有名无形，上合于手心主，下合右肾，主谒道诸气，名为使者。又曰：足三焦者，太阳之别名。所以欲知阴中之阴，阳中之阳者，何也？为冬病在阴，夏病在阳，春病在阴，秋病在阳，皆视其所在，为施针石也。故背为阳，阳中之阳，心也；〔续〕心为阳藏，位处上焦。以阳居阳，故为阳中之阳。又曰：心为牡藏。牡，阳也。背为阳，阳中之阴，肺也；〔续〕肺为阴藏，位处上焦。以阴居阳，故为阳中之阴。又曰：肺为牝藏。牝，阴也。腹为阴，阴中之阴，肾也；〔续〕肾为阴藏，位处下焦。以阴居阴，故谓阴中之阴。又曰：肾为牝藏，牝，阴也。腹为阴，阴中之阳，肝也；〔续〕肝为阳藏，位处中焦。以阳居阴，故谓阴中之阳，又曰：肝为牡藏。牡，阳也。腹为阴，阴中之至阴，脾也。〔续〕脾为阴藏，位处中焦。以太阴居阴，故谓阴中之至阴。又曰：脾为牝藏。牝，阴也。此皆阴阳、表里、内外、雌雄相输应也，故以应天之阴阳也。〔续〕以其气象参合，故能上应于天。〔金匮真言论〕

天气通于肺，〔续〕居高故。地气通于嗌，〔续〕以下故。风气通于肝，〔续〕风生木故。雷气通于心，〔续〕雷象火之有声故。谷气通于脾，〔续〕谷空虚，脾受纳故。雨气通于肾。〔续〕肾主水故。六经为川，〔续〕流注不息故。肠胃为海，〔续〕以皆受纳也。《经》曰：胃为水谷之海是也。九窍为水注之气。九窍之气流通不滞，犹水之流注也。以天地为之阴阳，〔续〕以人事配象，则近指天地，以为阴阳，即下文所云是也。阳之汗，以天地之雨名之；〔续〕汗泄于皮肤，是阳气之发泄尔，与天地间云腾雨降而相似也，故此云然。阳之气以天地之疾风名之。〔续〕阳气发散，疾风飞扬，故以应之。暴风象雨，〔续〕暴风鼓击，鸣转有声，与雷相似。愚谓：风雷，阳也，人之暴逆之气，奔迫喘喝，亦象风雷之象也。逆气象阳。〔续〕逆气凌上，阳气亦然。寒极生热，热极生寒。寒气生浊，热气生清。〔续〕言正气也。清气① 在下，则生飧泄；火性急速，不得传化，以阳躁也。浊气在上，则生䐜胀。寒气痞塞，不能和畅，以阴静也。䐜，昌真切，肉胀起也。此阴阳反作，病之逆从也。〔续〕反，谓反复。作，谓作务。反复作务，则病如是。天不足西北，故西北方阴也，而人右耳目不如左明也。〔续〕在上故法天。地不满东南，故东南方阳也，而人左手足不如右强也。〔续〕在下故法地。曰：何以然？曰：东方阳也，阳者，其精并于上，并于上则上明而下虚，故使耳目聪明而手足不便也。西方阴也，阴者，其精并于下，并于下则下盛而上虚，故其耳目不聪明而手足便也。故俱感于邪，其在上则右甚，在下则左甚，此天地阴阳所不能全也，故邪居之。〔续〕夫阴阳之应天地，犹水之在器也。器圆则水圆，器曲则水曲，人之血气亦如是，故随不足则邪气留居之。〔阴阳应象论②〕

阴者，藏精而起亟也；阳者，卫外而为固也。〔续〕言在人之用也。亟，数也，起亟，义未详。愚谓：起者，起而应也，外有所召，则内数起以应也。如外以顺召，则心以喜起而应之；外以逆召，则肝以怒起而应之之类也。阴不胜其阳，则脉流薄疾，并乃狂。〔续〕薄疾，谓极虚而亟数也。并，谓盛实也。狂，谓狂走。阳并于四肢则狂。《经》曰：四肢者，诸阳之本，阳盛则四肢实，实则能登高而歌。热盛于身，故弃衣欲走。夫如是者，皆为阴不胜其阳也。阳不胜其阴，则五藏气争，九窍不通。〔续〕九窍者，内属于藏，外设为官，故五藏气争，则九窍不通。目为肝之官，鼻为肺之官，口为脾之官，耳为肾之官，舌为心之官，舌非通窍也。《金匮真言》曰：南方赤色，入通于心，开窍于耳。北方黑色，入通于肾，开窍于二阴故也。凡阴阳之要，阳密乃固，〔续〕阴阳交会之要，正在于阳气闭密而不妄泄耳。密不妄泄，乃生气强固而能久长。愚谓：交会恐指男女言。两者不和，若春无秋，若冬无夏，〔续〕两，谓阴阳。和，和合，即交会也。言绝阴阳和合之道者，如天四时，有春无秋，有冬无夏也。所以然者，绝废于生成也。故圣人不绝和合之道，但贵闭密，以守固天真法也。因而和之，是谓圣度。〔续〕因阳气盛发，中外相应，贾勇有余，乃相交合，则圣人交会之制度也。故阳强不能密，阴气乃绝，〔续〕阳强而不能闭密，则阴泄泻

---

① 气：原作"阳"，据顾本改。
② 阴阳应象论：原作"阴阳应象也。"原本"阴"字为黑底白字，据书中体例当为《素问》中篇名。又据此段内容可知，文中内容出自"阴阳应象大论篇。"故改为篇名。

而精气竭绝矣。阴平阳秘①，精神乃治，〔续〕阴气和平，阳气闭密，则精神之用，日益治也。阴阳离决，精气乃绝。〔续〕若阴不和平，阳不闭密，强用施泻，耗损天真，二气分离，经络决龯，则精气不化，乃绝流通也。〔生气通天论〕

---

① 秘：原作"闭"，据顾本改。

卷下之二

标 本

标本，根干之喻也。草木得根干，则生意行，阴阳遽。知标本，则治道明，具标本钞。

帝曰：病有标本，刺有逆从，奈何？岐伯曰：凡刺之方，必别阴阳，前后相应，逆从得施，标本相移，故曰有其在标而求之于标，有其在本而求之于本，有其在本而求之于标，有其在标而求之于本。故治有取标而得者，有取本而得者，有逆取而得者，有从取而得者。〔续〕得病之情，知治大体，则逆从皆可，施必中焉。故知逆与从，正行无问。知标本者，万举万当；〔续〕道不疑惑，识断深明，不必问之于人，而所行皆当。不知标本，是谓妄行。夫阴阳逆从，标本之为道也，小而大，言一而知百病之害，〔续〕著之至也。言能别阴阳，知逆顺，法明著，见精微，观其所举则小，寻其所利则大，以斯明著，故言一而知百病之害。愚谓：此节泛言标本之道，其大如此。少而多，浅而博，可以言一而知百也。〔续〕言少可以贯多，举浅可以料大者，何也？法之明也。故非圣人，孰能至于是耶！故本之者，犹可以言一而知百病也。愚谓：此节言人能知标本之道，其益如此。以浅而知深，察近而知远，言标与本，易而勿及。〔续〕虽事极深玄，人非咫尺，略以浅近，而悉贯之。然标本之道，虽易可为言，而世人识见无能及者。愚谓：此节申言标本之道，包括虽大，人若有志于此，则亦易而可知矣，但世人自画莫有能及之者。"至真要论"云：夫标本之道，要而博，小而大，可以言一而知百病之害，言标与本，易而弗损，察本与标，气可令调。与此大同小异。治反为逆，治得为从。先病而后逆者治其本，先逆而后病者治其本，先寒而后生病者治其本，先病而后生寒者治其本，先热而后生病者治其本，先热而后生中满者治其标，滑氏曰：此句当作先病而后生热者治其标。盖以下文自有先病而后生中满者治其标之句矣。此误无疑。先病而后泄者治其本，先泄而后生他病者治其本，必且调之，乃治其他病，先病而后生中满者治其标，先中满而后烦心者治其本。人有客气有同气。愚谓：客气标本不同，如少阴是也；同气标本相同，如少阳是也。大小不利治其标，大小利治其本。病发而有余，本而标之，先治其本，后治其标。病发而不足，标而本之，先治其标，后治其本。〔标本病传论〕

帝曰：病生于本，余知之矣。生于标者，治之奈何？岐伯曰：病反其本，得标之病；治反其本，得标之方。王记：言少阴、太阳之二气，余四气标本同。六气标本，所从不同，奈何？岐伯曰：气有从本者，有从标本者，有不从标本者，少阳、太阴从本，少阴、太阳从本从标，阳明、厥阴，不从标本、从乎中也。〔续〕少阳之本火，太阴之本湿，本末同，故从本也。少阴之本热，其标阴；太阳之本寒，其标阳，本末异，故从本从标。阳明之中太阴，厥阴之中少阳，本末与中不同，故不从标本从乎中也。从本、从标、从中，皆以其为化生之用也。愚谓：阳明本燥标阳中湿，厥阴本风标阴中热。惟此二经，本末与中不同，故治从中。少阴本热标阴，太阳本寒标阳，故治从本又从标。少阳本火标阳，太阴本湿标阴，本末同气，故治从本。故从本者化生于本，从标本者有标本之化，从中者以中气为化也。〔续〕化，谓气化之元主也。有病以元主气，用寒热治之。"六微旨论"云：少阳之上，火气治之，中见厥阴；阳明之上，燥气治之，中见太阴；太阳之上，寒气治之，中见少阴；厥阴之上，风气治之，中见少阳；少阴之上，热气治之，中见太阳；太阴之上，湿气治之，中见阳明。所谓本也，本之下，中之见也，见之下，气之标也。本标不同，气应异象，此之谓也。是故百病之起，有生于本者，有生于标者，有生于中气者，有取本而得者，有取标而得者，有取中气而得者，有取标本而得者，有逆取而得者，有从取而得者。〔续〕反佐取之，是为逆取；奇偶取之，是为从取。寒病治以寒，热病治以热，是为逆①取。逆，正顺也。若顺，逆也。〔续〕寒盛格阳，治热以热，热盛拒阴，治寒以寒之类，皆谓之逆，外虽用逆，中乃顺也，此逆乃正顺也。若寒格阳而治以寒，热拒寒而治以热，外则虽顺，中气乃逆，故方若顺，是逆也。故曰：知标与本，用之不殆，明知逆顺，正行无问，此之谓也。不知是者，不足以言诊，足以乱经。〔至真要论〕

---

① 逆：原作"热"，据文义改。

卷下之三

运 气

五运六气，天地之纪用也。生物芸芸，介乎两间，同纪用者斯人尔，具运气钞。

岐伯曰：天度者，所以制日月之行也；气数者，所以纪化生之用也。〔续〕制，谓准度。纪，谓纲纪。准日月之行度者，所以明日月之行迟速也。纪化生之为用者，所以彰气至而斯应也。气应无差，则生成之理不替；迟速以度，大小之月生焉。故日异长短，月移寒暑，收藏生长，无失时宜也。六六之节，天之度也。九九制会，天之数也。所谓气数者，生成之气也。愚谓：生成之气乃六气，谓之时之气，必九十日而更换，故云九九，又云数也。天为阳，地为阴；日为阳，月为阴。行有分纪，周有道理，日行一度，月行十三度而有奇焉，故大小月三百六十五日而成岁，积岁余而盈闰矣。日行迟，故昼夜行天之一度，而三百六十五日一周天，而犹有度之奇分矣。月行速①，故昼夜行天之十三度余，而二十九日一周天也。言有奇者，谓十三度外，复行十九分度之七，故云月行十三度而有奇也。《礼义》及汉《律历志》云：二十八宿及诸星，皆从东而循天西行。日月及五星，皆从西而循天东行。今太史说云：并循天而东行，从东而西转也。诸历家说：月一日至四日，月行最疾，日夜行十四五度余；自五日至八日，行次疾，日夜行十三度余；自九日至十九日，其行迟，日夜行十二度余；二十至二十三日，行又小疾，日夜行十三度余；二十四日至晦日，行又大疾，日夜行十四度余。太史说月行之率不如此矣。月行有十五日后迟者，有十五日前迟者，有十五日后疾者，有十五日前疾者，大率一月四分之，而皆有迟疾，迟速之度固无常准矣。虽尔，终以二十七日月行一周天，凡行三百六十一度。二十九日日行二十九度，月行三百八十七度，少七度而不及日也。至三十日日复迁，计率至十三分日之八，月方及日矣，此大尽之月也。大率其计率至十三分日之半者，亦大尽法也。其计率至十三分日之五之六而及日者，小尽之月也。故云：大小月三百六十五日而成岁也。正言之者，三百六十五日四分日之一乃一岁，法以奇不成日，故举六而言之。若通以大小为法，则岁止有三百五十四日，岁少十一日余矣。取月所少之辰，加岁外余之日，故从闰后三十二日而盈闰焉。《书》曰：期三百有六旬有六日，以闰月定四时成岁，则其日义也。积余盈闰者，盖以月之大小，不尽天度故也。立端于始，表正于中，推余于终，而天度毕矣。端，首也。始，初也。表，彰示也。正，斗建也。中，月半也。推，退位也。言立首气于初节之日，示斗建于月半之辰，退余闰于相望之后。是以闰之前，则气不及月；闰之后，则月不及气。故常月之制，建初立中；闰月之纪，无初无中。纵历有之，皆他节气也。故历无云某候闰某月节闰某月中也，推终之义断可知乎。故曰立端于始，表正于中，推余于终也。由斯推立成闰，故能令天度毕焉。天有十日，日六竟而周甲，甲六复而终岁，三百六十日法也。〔续〕十日谓甲乙丙丁戊己庚辛壬癸之日也。十者，天地之至数也。《易》曰天九地十是也。六十日而周甲子之数，甲子六周而复始，

---

① 速：原误作"远"，据日本内阁文库藏明刊本改。

则终一岁之日,是三百六十日之岁法,非天度之数也! 此盖十二月各三十日者,若除小月,其日又差也。帝曰:夫子言积气盈闰,愿闻何谓气?岐伯曰:五日谓之候,三候谓之气,六气谓之时,四时谓之岁,而各从其主治焉。〔续〕日行天之五度,则五日也。三候,正十五日也。六气凡九十日,正三月也,设其多之矣,故十八候为六气,六气谓之时也。四时凡三百六十日,故曰四时谓之岁也。各从主治,谓一岁之日,各归从五行之一气,而为之主以王也。故下文曰:五运相袭,而皆治之,治,主治也。终期之日,周而复始,时立气布,如环无端,候亦同法。故曰:不知年之所加,气之盛衰,虚实之所起,不可以为工矣。〔续〕五运,谓五行之气,应天之运而主化者也。袭言五行之气,父子相承,主统一周之日,常如是无已,周而复始也。时,谓立春前当至时也。气,谓当王之脉气也。春前气至,脉气亦至,故曰时立气布。谓日行五度之候。言一候之日,亦五气相生而直之,差则病矣。《新校正》云:王注似非本旨,按此正谓岁立四时,时布六气,如环之无端,故又曰候亦同法。曰:五运之始,如环无端,其太过、不及何如?曰:五气更立,各有所胜,盛虚之变,此其常也。〔续〕言盛虚之变,见此乃天之常道也。曰:平气何如?曰:无过者也。〔续〕不愆常候,则无过也。曰:太过、不及奈何?曰:在经有也。《新校正》云:"气交变论"、"五常政论"俱言五气平和,太过不及之旨。曰:何谓所胜?曰:春胜长夏,长夏胜冬,冬胜夏,夏胜秋,秋胜春,所谓得五行时之胜,各以气命其藏。〔续〕春应木,木胜土;长夏应土,土胜水。五行相胜,常如是矣。四时之中,加之长夏,故谓得五行时之胜也。所谓长夏者,六月也,土生于火,长在夏中,既长而王,故云长夏。以气命藏者,春之木,内合肝;长夏土,内合脾之类。故曰各以气命其藏也。命,名也。曰:何以知其胜?曰:求其至也,皆归始春,立春之日。未至而至,此谓太过,则薄所不胜,而乘所胜也,命曰气淫。至而不至,此谓不及,则所胜妄行,而所生受病,所不胜薄之也,命曰气迫。所谓求其至者,气至之时也。凡气之至,皆谓立春前十五日,乃候之初也。未至而至,谓所直之气,未应至而先期至也。先期而至,是气有余,故曰太过。至而不至,谓所直之气,应至不至而后期至。后期而至,是气不足,故曰不及。太过则薄所不胜而乘所胜,不及则所胜妄行而所生受病,所不胜薄之也。凡五行之气,我克者为所胜,克我者为所不胜,生我者为所生。假令肝木有余,是肺金不足,金不制木,故木太过。木气既余,则薄肺金而乘于脾土矣。此皆五藏之气内相淫并为疾,故命曰气淫也。余太过例同。又如肝木气少不能制土,土气无畏而遂妄行,木被土凌,故云所胜妄行而所生受病也。肝木之气不平,肺金之气自薄,故曰所不胜薄之。然木气不平,土金交薄,相迫为疾,故曰气迫也。余不及例同。谨候其时,气可与期,失时反候,五治不分,邪僻内生,工不能禁也。〔续〕时,谓气至时也。候其年则始于立春之日,候其气则始于四气定期,候其日则随于候日,故曰:谨候其时气可与期也。反,谓反背。五治,谓五行所治,主统一岁之气也。曰:有不袭乎?言五行之气,有不相承袭者乎?曰:苍天之气,不得无常也。气之不袭,是谓非常,非常则变矣。变,谓变易天常也。曰:非常而变奈何?曰:变至则病,所胜则微,所不胜则甚,因而重感于邪,则死矣。故非其时则微,当其时则甚也。〔续〕言苍天布气,尚不越于五行;人在气中,岂不应于天道。夫人之气乱不顺天常,故有病死之征。假令木直之年,有火气至,后二岁病矣;土气至,后三岁病矣;金气至,后四岁病矣;水气至,后五岁病矣。其气不足,复重感邪,真气内微,故重感于邪则死也。假令非正直年而气相干者,且为微病,不必内伤于神藏,故非其时而且持也。若当所直之岁,则易中邪气,故当其直时则病疾甚也。诸气当其王者皆必受邪,故云:非其时则微,当其时则甚也。《经》曰:非其时则生,当其时则死是

也。当,谓正直之年。〔六节藏象论〕

帝曰:《论》言五运相袭而皆治之,终期之日,周而复始,余已知之矣,愿闻其与三阴三阳之候奈何合之?〔续〕运,谓五行应天之五运,各周三百六十五日而为纪者也。故曰:终期之日,周而复始也。以六合五,数不参同,故问之。鬼臾区曰:夫五运阴阳者,天地之道也,〔续〕谓化生之道。万物之纲纪,变化之父母,生杀之本始,神明之府也,注:具阴阳钞中。可不通乎!故物生谓之化,物极谓之变,阴阳不测谓之神,神用无方谓之圣。〔续〕此谓化变圣神之道也。化,施化也。变,散易也。神,无期也。圣,无思也。气之施化故曰生,气之散易故曰极,无期禀候故曰神,无思测量故曰圣。由化与变,故万物无能逃五运阴阳。由圣与神,故众妙无能出幽玄之理。深乎妙用,不可得而称之。按《经》云:物之生,从于化,物之极,由乎变,变化之相薄,成败之所由也。又云:气治而生化,气散而有形,气布而蕃育,气终而象变。其致一也。夫变化之为用也,〔续〕应万化之用也。在天为玄,〔续〕天道玄远,变化无穷,《传》曰:天道远,人道迩。又曰:玄,谓玄冥,言天色高远也。在人为道,〔续〕道,谓妙用之道也。经术正化,非道不成。又曰:正理之道,生养之政化也。在地为化,〔续〕谓生化万物也。非土气孕育,则形质不成。化生五味,〔续〕金石草木,根叶华实,酸苦甘淡辛咸,皆化气所生,随时而有。道生智,智,通妙用,惟道所生。玄生神。玄冥之内,神处其中,故曰玄生神。神在天为风,〔续〕风者,教之始,天之使也,天之号令也。在地为木,〔续〕东方之化。在天为热,应火为用。在地为火,〔续〕南方之化。在天为湿,应土为用。在地为土,〔续〕中央之化。在天为燥,〔续〕应金为用。在地为金,〔续〕西方之化。在天为寒,〔续〕应水为用。在地为水,〔续〕北方之化。神之为用,如上五化,木为风所生,火为热所炽,金为燥所发,水为寒所资,土为湿所存,盖初因而成立也。

虽初因之以化成,卒因之以败散尔。岂五行之独有是哉!凡因所因而成立者,悉因所因而散落尔。按:在天为玄,至此与"阴阳应象"及"五运行论"文重,注颇异。故在天为气,〔续〕气,谓风热湿燥寒。在地成形,形,谓木火土金水。形气相感而化生万物矣。〔续〕此造化生成之大纪。然天地者,万物之上下也;〔续〕天覆地载,上下相临,万物化生,无遗略也。左右者,阴阳之道路也;〔续〕天有六气御下,地有五行奉上。当岁者为上,主司天。承岁者为下,主司地。不当岁者,二气居右,北行转之,二气居左,南行转之。金木水火运,北面正之,常左为右,右为左,则左者南行,右者北行而反也。水火者,阴阳之征兆也;左右上下水火,义具阴阳钞中。金木者,生成之终始也。〔续〕木主发生,应春,春为生化之始。金主收敛,应秋,秋为成实。终始不息,其化常行。按:此与"阴阳应象论"相出入。气有多少,形有盛衰,上下相召而损益彰矣。气有多少,谓天之阴阳气有三等,多少不同秩也。形有盛衰,谓五运之气,有太过不及也。由是少多盛衰,天地相召,而阴阳损益昭然彰著可见矣。曰:何谓气有多少,形有盛衰?曰:阴阳之气各有多少,故曰三阴三阳。〔续〕由气有多少,故随其升降,分为二① 别也。岐伯曰:气有多少异用。注云:太阴与正阴,太阳与正阳,次少者为少阴,次少者为少阳,又次为阳明,又次为厥阴。形有盛衰,谓五行之治,各有太过不及也。〔续〕太过,有余也。不及,不足也。气至不足,太过迎之;气至太过,不足随之。天地之气亏盈如此,故云形有盛衰也。故其始也,有余而往,不足随之,不足而往,有余从之,知迎知随,气可与期。〔续〕言亏盈无常,互有胜负尔。始,谓甲子岁也。"六微旨论"曰:天气始于甲,地气始于子,子甲相合,命曰岁立。此之谓也。则始甲子之岁,三百六十五日,所禀之气,当不足也。次而推之,

---

① 二:石本作"三"。

终六甲也，故有余已则不足，不足已则有余。亦有岁运非有余非不足者，盖以同天地之化也。若余已复余，少已复少，则天地之道变常，而灾害作，苛疾生矣。《新校正》云：木运临卯，火运临午，土运临四季，金运临酉，水运临子，所谓岁会，气之平也。又"五常政论"云：委和之纪，上角与正角同，上商与正商同。上宫与正宫同。伏明之纪，上商与正商同。卑监之纪，上宫与正宫同，上角与正角同。从革之纪，上商与正商同，上角与正角同。涸流之纪，上宫与正宫同。赫曦之纪，上羽与正羽同。坚成之纪，上徵与正商同。又"六元正纪论"云：不及而加同岁会。已前诸岁并为正岁，气之平也。今王注以同天之化为非有余不足者，非也。

应天为天符，承岁为岁直，三合为治。 〔续〕应天，为木运之岁上见厥阴，火运之岁上见少阳、少阴，土运之岁上见太阴，金运之岁上见阳明，水运之岁上见太阳。此五者，天气下降，如合符运，故曰应天为天符也。承岁谓木运之岁，岁当亥卯；火运之岁，岁当寅午；土运之岁，岁当辰戌丑未；金运之岁，岁当巳酉；水运之岁，岁当申子。此五者，岁之所直，故曰承岁为岁直也。三合，谓火运之岁，上见少阴，年辰临午；土运之岁，上见太阴，年辰临丑未；金运之岁，上见阳明，年辰临酉。此三者，天气、运气与年辰俱会，故云三合为治也。岁治亦曰岁位，三合亦为天符。"六微旨论"曰：天符岁会曰太乙天符，谓天运与岁相会也。详火运，上少阴，年辰临午，即戊午岁也。土运上太阴，年辰临丑未，即己丑、己未岁也。金运上阳明，年辰临酉，即乙酉岁也。

帝曰：上下相召奈何？鬼臾区曰：寒暑燥湿风火，天之阴阳也，三阳三阴上奉之。 〔续〕太阳为寒，少阳为暑，阳明为燥，太阴为湿，厥阴为风，少阴为火，皆其元在天，故曰天之阴阳也。**木火土金水火，地之阴阳也，生长化收藏下应之。** 〔续〕木，初气。火，二气。相火，三气。土，四气。金，五气。水，终气。以其在地应天，故云下应也。气在地，故曰地之阴阳也。按："六微旨论"曰："地理之应六节气位何如？岐伯曰：显明之右，君火之位。退行一步，相火治之"一段，即此木火土金水火，地之阴阳之义也。**天以阳生阴长，地以阳杀阴藏。** 〔续〕生长者天之道，藏杀者地之道。天阳主生，故以阳生阴长。地阴主杀，故以阳杀阴藏。天地虽高下不同，而各有阴阳之运用也。详此与"阴阳应象论"文重，注颇异，兹具阴阳钞。**天有阴阳，地亦有阴阳。** 〔续〕天有阴，故能下降，地有阳，故能上腾，是以各有阴阳也。阴阳交泰，故化变由之成也。**故阳中有阴，阴中有阳。** 〔续〕易之卦，离中虚，坎中满，其义象也。王注：阴阳之气，极则过亢，故各兼之。《经》曰：寒极生热，热极生寒。又曰：重阴必阳，重阳必阴是也。**所以欲知天地之阴阳者，应天之气，动而不息，故五岁而右迁，应地之气，静而守位，故六期而环会，** 〔续〕天有六气，地有五位，天以六气临地，地以五位承天，盖以天气不加君火故也。以六加五，则五岁而余一气，故迁一位。若以五承立，则常六岁乃备尽天元之气，故六岁而环会，所谓周而复始也。地气左行，往而不返，天气东转，常自火运数五岁已，其次气正当君火之上，法不加临，则右迁君火气上，以临相火之上，故曰五岁而右迁也。由斯动静，上下相临，而天地万物之情，变化之机可见矣。**动静相召，上下相临，阴阳相错，而变由生也。** 〔续〕天地之道，变化之微，其由是矣。孔子曰：天地设位，而易行乎其中。此之谓也。按："五运行论"云：上下相遘，寒暑相临，气相得则和，不相得则病。又云：上者右行，下者左行，左右周天，余而复会。曰：上下周纪，其有数乎？曰：天以六为节，地以五为制。周天气者，六期为一备；终地纪者，五岁为一周。〔续〕六节，谓六气之分。五制，谓五位之分。位应一年，气统一年，故五岁为一周，六年为一备，谓备历天气，周，谓周行地位，所以地位六而言五者，天气不临君火故也。**君火以名，相火以位。** 〔续〕君火在相火之右，但立名于君位，不立岁气，故天之以气，不偶其气以行君火之正①，守位而奉天之命，以宣行火令耳。以名奉天，故曰君火以名。守位禀命，故曰相火以位。五六相合而七百二十气为一纪，凡三十岁千四百四十气，凡六十岁而为一周，不及太过，斯皆见矣。〔续〕历法一气十五日因而乘之，积七百二十气则三十年，积千四百四十气则六十年也。《经》云：有余而往，不足从之，不足而往，有余从之。故六十年中，不及太过，斯皆见矣。"新校正"云：按"六节藏象论""五日谓之候至，不可为工矣"一节，即此义也。今已具前。鬼臾区曰：甲己之岁，土运统之；乙庚之岁金运统之；丙辛之岁，水运统之；丁壬之岁，木运统之；戊癸之岁，火运统之。〔续〕天地初分之时，阴阳析位之际，天分五气，地列五行。五行定位，布政于四方，五气分流，散支于十干。当时黄气横于甲己，白气横于乙庚，黑气横于丙辛，青气横于丁壬，赤气横于戊癸。故甲己应土运，乙庚应金运，丙辛应水运，丁壬应木运，戊癸应火运。详运有太过、不及、平气，甲庚丙壬戊主太过，乙辛丁癸己主不及，大法如此。取平气之法，其说不一，具如诸篇。帝曰：其于三阴三阳，合之奈何？曰：子午之岁，上见少阴；丑未之岁，上见太阴；寅申之岁，上见少阳；卯酉之岁，上见阳明；辰戌之岁，上见太阳；巳亥之岁，上见厥阴。少阴所谓标也，厥阴所谓终也。〔续〕标，谓上首也。终，谓当三甲六甲之终。《新校正》云：午未申酉戌亥之岁为正化，正司化令之实。子丑寅卯辰巳之岁为对化，对司化令之虚。此其大法也。厥阴之上，风气主之；少阴之上，热气主之；太阴之上，湿气主之；少阳之上，相火主之；阳明之上，燥气主之；太阳之上，寒气主之。所谓本也，是谓六元。〔续〕三阴三阳为标，寒暑燥湿风火为本，故云所谓本也。天真元气，分为六化，以统坤元生成之用，征其应相，则六化不同，本其所生，则正是真元之一气，故曰六元也。〔并天元纪论〕

丹天之气经于牛女戊分，黅天之气经于心尾己分，苍天之气经于危室柳鬼，素天之气经于亢氐昴毕，玄天之气经于张翼娄胃。所谓戊己分者，奎璧角轸，则天地之门户也。〔续〕戊土属乾，己土属巽。《遁甲经》曰：六戊为天门，六己为地户，晨暮占雨，以西北、东南，义取此也。雨为土用，湿气生之，故此占焉。〔五运行论〕

帝曰：论言天地者，万物之上下，左右者，阴阳之道路，未知其所谓也。论，谓"天元纪"及"阴阳应象论"以上。岐伯曰：所谓上下者，岁上下见阴阳之所在也。左右者，诸上见厥阴，左少阴右太阳；见少阴，左太阴右厥阴；见太阴，左少阳右少阴；见少阳，左阳明右太阴；见阳明，左太阳右少阳；见太阳，左厥阴右阳明。所谓面北而命其位，言其见也。面向北而言之也。上，南也。下，北也。左，西也。右，东也。帝曰：何谓下？岐伯曰：厥阴在上，则少阳在下，左阳明右太阴；少阴在上，则阳明在下，左太阳右少阳；太阴在上，则太阳在下，左厥阴右阳明；少阳在上，则厥阴在下，左少阴右太阳；阳明在上，则少阴在下，左太阴右厥阴；太阳在上，则太阴在下，左少阳右少阴。所谓面南而命其位，言其见也。主岁者位在南，故面北而言其左右。在下者位在北，故面南而言其左右也。上，天位也。下，地位也。面南，左东也，右西也，上下异而左右殊也。上下相遘，寒暑相临，气相得则和，不相得则病，木火相临，金水相临，水木相临，土金相临，为相得也。木土相临，土水相临，水火相临，火金相临，金木相临，为不相得也。上临下为顺，下临上为逆。逆亦抑郁而病生，土临君火、相火之类者也。曰：相得而病者，何也？曰：以下临上不当位也。以下临上，谓土临火，火临木，木临水，水临金，金临土，皆为以下临上，不当位也。父子之义，子为下，父为上，以子临

---

① 正：通"政"。《汉书·陆贾传》"夫秦失其正，诸侯豪杰并起"注："正亦政也。"

父，不亦逆乎！间气何如？岐伯曰：随气所在，期于左右。于左右尺寸四部，分位承之，以知应与不应，过与不过也。曰：期之奈何？曰：从其气则和，逆其气则病。谓当沉不沉，当浮不浮，当涩不涩，当钩不钩，当弦不弦，当大不大之类也。"至真要论"云：厥阴之至，其脉弦；少阴之至，其脉钩；太阴之至，其脉沉；太阳之至，大而浮；阳明之至，短而涩；少阳之至，大而长。至而和则平，至而甚则病，至而反则病，至而不至者病，未至而至者，病阴阳易者危。不当其位者病，见于他位也。迭移其位者病，谓左见右脉，右见左脉，气差错故尔。失守其位者危，已见于他乡，本宫见贼杀之气。尺寸反者死，子午卯酉四岁有之。反，谓岁当阴，在寸脉，而反见于尺，岁当阳，在尺脉，而反见于寸，尺寸俱反乃谓反也。若尺独然，或寸独然，是不应气，非反也。阴阳交者死。寅申巳亥丑未辰戌八年有之。交，谓岁当阴，在右脉，反见左，岁当阳，在左脉，反见右，左右交见，是谓交。若左独然，或右独然，是不应气，非交也。愚按：黄仲理曰：夫运气应时交反脉者，谓取其加临日时，以诊平人，验其病之死生于将来，非已病脉之比也。先立其年以知其气，左右应见，然后乃可以言生死之逆顺。〔续〕《经》言岁气备矣。详此见"六元正纪论"中。〔并五运行论〕

帝曰：夫子言察阴阳所在而调之，论言人迎与寸口相应，若引绳大小齐等，命曰平，〔续〕寸口主中，人迎主外，两者相应，俱往俱来，若引绳也，小大齐等，春夏人迎微大，秋冬寸口微大者，命曰平也。愚按：脉之大小与四时应者平。阴之所在，寸口何如？阴之所在，脉沉不应，引绳齐等，其候颇乖，故问以明之。岐伯曰：视岁南北，可知之矣。曰：愿卒闻之。曰：北政之岁，少阴在泉，则寸口不应；木火金水运，面北受气。凡气之在泉者，脉悉不见，惟其左右之气脉可见之。在泉之气，善则不见，恶者可见，病以气及客主淫胜名之。在天之气，其亦然矣。厥阴在泉，则右不应；〔续〕少阴在右故。太阴在泉，则左不应；〔续〕少阴在左故。南政之岁，少阴司天，则寸口不应；土运之岁，面南行令，故少阴司天，则二手寸口不应。厥阴司天，则右不应；太阴司天，则左不应。〔续〕亦左右义也。诸不应，反其诊则见矣。诸不应，反其诊则见矣，谓诸脉之不应者，岁运之当，经候之常也。今乃见者，其候变也。变则不应者，斯应矣，反变也，诊候也。王注：覆其手者非。曰：尺候何如？曰：北政之岁，三阴在下，则寸不应；三阴在上，则尺不应；〔续〕司天曰上，在泉曰下。南政之岁，三阴在天，则寸不应；三阴在泉，则尺不应；左右同。〔续〕尺不应左右，悉与寸不应义同。故曰：知其要者，一言而终；不知其要，流散无穷。此之谓也。〔续〕要，谓知阴阳所在。知则用之不惑，不知则尺寸之气，沉浮小大，常三岁一差。欲求其意，岂不流散而无穷耶！〔至真要论〕

帝曰：主岁何如？岐伯曰：气有余，则制己所胜而侮所不胜；其不及，则己所不胜侮而乘之，己所胜轻而侮之。木余则制土，轻忽于金，以金气不争，故木恃其余而欺侮也。又木少金胜，土反侮木，以木不及，故土妄凌之也。四气率同。侮，谓侮慢而凌忽也。侮反受邪，寡于畏也。受邪，谓受己所不胜之邪。然舍己宫观，适他乡邦，外强中干，邪胜真弱，寡于敬畏，由是纳邪，故曰寡于畏也。按："六节藏象论"云：未至而至，此谓太过，则薄所不胜而乘所①胜；命曰气淫。至而不至，此谓不及，则所胜妄行而所生受病，所不胜而薄之，命曰气迫，即此义也。〔五运行论〕

帝曰：愿闻天道六六之节盛衰何也？〔续〕经已启问，未敷其旨，故重问之。岐伯曰：上下有位，左右有纪。〔续〕上下，谓司天地之气二也。余左右四气，在岁之左右也。故少阳之右，阳明治之；阳明之右，太阳治之；太阳之右，厥阴治之；厥阴之右，少阴治之；少阴之右，太阴治之；太阴之

---

① 所：此字下衍"不"字，据文义删。

右，少阳治之。此所谓气之标，盖南面而待之也。〔续〕标，末也。圣人南面而立，以阅气之至也。少阳之上，火气治之，中见厥阴；〔续〕少阳南方火，故上见火气，治之与厥阴合，故中见厥阴。阳明之上，燥气治之，中见太阴；〔续〕阳明西方金，故上燥气，治之与太阴合，故燥气之下，中见太阴。太阳之上，寒气治之，中见少阴；〔续〕《经》曰：太阳所至为寒生，中为温，与此义同。厥阴之上，风气治之，中见少阳；少阴之上，火气治之，中见太阳；〔续〕少阴所至为热生，中为寒，即此义也。太阴之上，湿气治之，中见阳明。太阴，西南方土，故上湿气治之。与阳明合，故湿气之下，中见阳明。所谓本也，本之下，中之见也，见之下，气之标也。〔续〕本，谓元气也。气别为王①。本标不同，气应异象。〔续〕本者，应之元；标者，病之始。病生形用求之标，方施其用求之本，标本不同求之中，见法方全。按"至真要论"云：少阳太阴从本，少阴太阳从本从标，阳明厥阴不从标本从乎中。故从本者化生于本，从标本者有标本之化，从中者以中气为化。曰：其有至而至，有至而不至，有至而太过，何也？〔续〕皆谓天之六气也。初之气，起于立春前十五日。余二、三、四、五、终气次至，而分治六十日余八十七刻半。曰：至而至者和；至而不至，来气不及也；未至而至，来气有余也。〔续〕时至而气至，和平之应，此为平岁也。假令甲子岁气有余，于癸亥岁未当至之期，先期而至也。乙丑岁气不足，于甲子岁当至之期，后时而至也。故曰来气不及，来气有余也。言初气之至期如此，岁气有余，六气之至皆先期，岁气不及，六气之至皆后时。先时后至，后时先至，各差十三日而应也。按《金匮要略》云：有未至而至，有至而不至，有至而不去，有至而太过。冬至之后得甲子，夜半少阳起，少阴之时阳始生，天得温和。以未得甲子，天因温和，此为未至而至也。以得甲子而天未温和，此为至而不至。以得甲子而天大寒不解，此为至而不去。以得甲子而天温如盛夏时，此为至而太

过。此亦论气应之一端也。曰：至而不至，未至而至，何如？〔续〕言太过不及，岁当至早至晚之时应也。曰：应则顺，否则逆，逆则变生，变生则病。当期为应，怨期为否，天地之气生化不息，无止碍也。不应有而有，应有而不有，是造化之气失常，失常则气变，变常则气血纷挠而为病也。天地变而失常，则万物皆病。〔六微旨论〕

帝曰：愿闻地理之应，六节气位何如？岐伯曰：显明之右，君火之位也；君火之右，退行一步，相火治之；日出谓之显明，则卯地气分春也。自春分后六十日有奇，斗建卯正至于巳正，君火位也。自斗建巳正未之中，三之气分，相火治之，所谓少阳也。君火之位，所谓少阴，热之分也，天度至此，暄涉大行，居热之分，不行炎暑，君之德也。少阳居之为僭逆，大热早行，疫疠乃生。阳明居之为温凉不时。太阳居之为寒雨间热。厥阴居之为风湿，雨生羽虫。少阴居之为天下疵疫，以其得位，君令宣行故也。太阴居之为时雨。火有二位，故以君火为六气之始也。相火，则夏至日前后各三十日也，少阳之分，火之位矣，天度至此，炎热大行。少阳居之，为热暴至，草萎河干，炎亢，湿化晚布。阳明居之为凉气间发。太阳居之为寒气间至，热争冰雹。厥阴居之为风热大行，雨生羽虫。少阴居之为大暑炎亢。太阴居之为云雨雷电。退，谓南面视之，在位之右也。一步，凡六十日又八十七刻半。余气同法。复行一步，土气治之；〔续〕雨之分也，即秋分前六十日而有奇，斗建未正至酉之中，四之气也，天度至此，云雨大行，湿蒸乃作。少阳居之，为炎热沸腾，云雨雷电。阳明居之，为清雨雾露。太阳居之，为寒雨害物。厥阴居之，为暴风雨推拉，雨生倮虫。少阴居之，为寒热气反用，山泽浮云，暴雨溽蒸。太阴居之为大雨霪霪。复行一步，金气治之；〔续〕燥之分也，即秋分后六十日有奇，自斗建酉正至亥之中，五之气也，天度至此，万物皆燥。少阳居之为温清更正，万物乃荣。阳明居之为大凉燥疾。太阳居之为早寒。厥

---

① 气别为王：石本作"气必为主"。

阴居之为凉风大行,雨生介虫。少阴居之为秋湿,热病时行。太阴居之,为时雨沉阴。复行一步,水气治之;〔续〕寒之分也,即冬至日前后各三十日,自斗建亥至丑之中,六之气也,天度至此,寒气大行。少阳居之为冬温,蛰虫不藏,流水不冰。阳明居之为燥寒劲切。太阳居之为大寒凝冽。厥阴居之为寒风飘扬,雨生鳞虫。少阴居之为蛰虫出见,流水不冰。太阴居之为凝阴寒雪,地气湿也。复行一步,木气治之;〔续〕风之分也,即春分前六十日有奇也,自斗建丑正至卯之中,初之气也,天度至此,风气乃行,天地神明号令之始,天之使也。少阳居之为温疫至。阳明居之为清风,雾露朦脉。太阳居之为寒风切冽,霜雪水冰。厥阴居之为大风发荣,雨生毛虫。少阴居之为热风伤人,时气流行。太阴居之为风雨,凝阴不散。复行一步,君火治之。〔续〕热之分也,复春分始也,自斗建卯正至巳之中,二之气也。凡此六位,终统一年,六六三百六十日,六八四百八十刻,六七四十二刻,其余半刻分而为三,约终三百六十五度也,余其细分率之可也。相火之下,水气承之;〔续〕热盛水承,条蔓柔弱,凑润衍溢,水象可见。《经》云:少阳所至为火生,终为蒸溽。则水承之义可见。水位之下,土气承之;〔续〕寒甚物坚,水冰流涸,斯见,承下明矣。《经》云:太阳所至为寒雪冰雹白埃。则土气承之义可见。土位之下,风气承之;〔续〕疾风之后,时雨乃零,是则湿为风吹,化而为雨。《经》云太阴所至为湿生,终为注雨。则土位之下,风气承之而为雨也。又云:太阴所至为雷霆骤注烈风。则风气承之义也。风位之下,金气承之;〔续〕风动气清,万物皆燥,金承木下,其象昭然。《经》云:厥阴所至为风生,终为肃清。则金承之义可见。金位之下,火气承之;〔续〕锻金生热,则火流金乘火之上,理无妄也。《经》云:阳明所至为散落,温则火乘之义。君火之下,阴精承之。〔续〕君火之位,大热不行,盖为阴精制承其下也。诸以所胜之气承于下者,皆折其慓盛,此天地造化之大体耳。《经》云:少阴所至为热生,终为寒。则阴承之义可知。"六元正纪论"云:水发而雹雪,土发而飘骤,

木发而毁折,金发而清明,火发而瞳昧,何气使然?曰:气有多少,发有微甚,微者当其气,甚者兼其下,征其下气则象可见也。所谓征其下者,即此六承之气也。曰:何也?曰:亢则害,承乃制,制生则化①,外列盛衰,害则败乱,生化大病。愚按:王安道曰:自"显明之右"至"君火治之"十五句,言六节所治之位也;自"相火之下"至"阴精承之"十二句,言地理之应乎岁气也;"亢则害,承乃制"二句,言抑其过也;"制生则化"至"生化大病"四句,言有制之常与无制之变也。承犹随也,不曰随而曰承者,以下言之则有上奉之象,故曰承。虽谓之承,而有防之之义存焉。亢者,过极也。害者,害物也。制者,克胜之也。然所承也,其不亢则随之而已,故虽承而不见。既亢则克,胜以平之,承斯见矣。故后篇厥阴所至为风生,终为肃;少阴所至为热生,终为寒之类。其为风生,为热生者,亢也。其为肃为寒者,制也。又水发而为雹雪,土发而为飘骤之类。其水发土发者,亢也。其雹雪飘骤者;制也。若然者,则造化之常不能以无亢,亦不能以无制焉耳。夫前后二篇,所主虽有岁气、运气之殊,然亢则害承乃制之道,盖无往而不然也。故求之于人,则五藏更相平也。一藏不平,所不胜平之,五藏更相平,非不亢而防之乎!一藏不平,所胜平之,非既亢而克胜之乎!姑以心火而言,其不亢,则肾水虽心火之所畏,亦不过防之而已。一或有亢,则起而克胜之矣。余藏皆然。制生则化,当作制则生化。盖传写之误,读之者求之不通,遂并遗四句而弗取,殊不知上二句止言亢而害,害而制耳。此四句乃害与制之外之遗意也,苟或遗之,则无以见经旨之周悉矣。制则生化,正与下文害则败乱相对,辞理俱顺。制则生化者,言有所制,则六气不至于亢而为平,平则万物生,生而变化无穷矣。化为生之盛,故生先于化也,外列盛衰者,言六气分布主治,迭为盛衰,昭然可见,故曰外列害则败乱。生化大病者,言既亢为害而无所制,则败坏乖乱之政行矣。败坏乖乱之政行,则其变极矣,其灾甚矣,

---

① 制生则化:顾本作"制则生化",当是。

万物岂有不病者乎！生化之① 所生化者，言谓万物也，以变极而灾甚，故曰大病上生化以造化之用言，下生化以万物言，以人论之，制则生化，犹元气周流滋营一身，凡五藏六府四肢百骸九窍皆藉焉，以为动静。云：为之主生化大病，犹邪气恣横，正气耗散。凡五藏六府、四肢百骸、九窍举不能遂其运用之常也，或以害为自害，或以承为承藉，或以生为自无而有化为自有而② 无，或以二生化为一意，或以大病为喻造化之机息，此数者，皆非也。且夫人之气也，固亦有亢而自制者，苟亢而不能自制，则汤液针石导引之法以为之助。若天地之气其亢而自制者，固复于平亢而不制者，其孰助哉！虽然造化之道，苟变至于极，则亦终必自反而复其常矣。

帝曰：盛衰何如？岐伯曰：非其位则邪，当其位则正，邪则变甚，正则微。曰：何谓当位？曰：木运临卯，火运临午，土运临四季，金运临酉，水运临子，所谓岁会，气之平也。〔续〕非太过，非不及，是谓平运主岁也。平岁之气，物生脉应，皆必合期，无先后也。木运临卯，丁卯岁也。火运临午，戊午岁也。土运临四季，甲辰、甲戌、己丑、己未岁也。金运临酉，乙酉岁也。水运临子，丙子岁也。内戊午、己丑、己未岁也。金运临乙酉岁也。水运临子，丙子岁也。内戊午、己丑、己未、乙酉，又为太乙天符。曰：非位何如？曰：岁不与会也。不与本辰相逢会也。曰：土运之岁，上见太阴；火运之岁，上见少阳、少阴；少阳、少阴皆火气。金运之岁，上见阳明；木运之岁，上见厥阴；水运之岁，上见太阳，奈何？曰：天之与会也。〔续〕天气与运气相逢会也。土运之岁，上见太阴，己丑、己未也。火运之岁，上见少阳，戊寅、戊申也；上见少阴，戊子、戊午也。金运之岁，上见阳明，乙卯、乙酉也。木运之岁，上见厥阴，丁巳、丁亥也。水运之岁，上见太阳，丙辰、丙戌也。内己丑、己未、戊午、乙酉，又为太乙天符。又按"六元正纪论"云：太过而同天化者三，不及而同天化者亦三，戊子、戊午太徵上临少阴，戊寅、戊申太徵上临少阳，丙辰、丙戌太羽上临太阳，如是者三。丁巳、丁亥少角上

临厥阴，乙卯、乙酉少商上临阳明，己丑、己未少宫上临太阴，如是三。临者太过不及，皆曰天符也。故《天元册》曰天符。天符岁会何如？曰：太乙天符之会也。是谓三合，一者天会，二者岁会，三者运会。"天元纪论"曰：三合为治。此之谓也。太乙天符详，具"天元纪论"中。〔并六微旨论〕

帝曰：四时之气，至有早晏高下左右，其候何如？岐伯曰：行有逆顺，至有迟速，故太过者化先天，不及者化后天。〔续〕气有余，故化先；气不足，故化后。曰：愿闻其行何谓也？曰：春气西行，夏气北行，秋气东行，冬气南行。〔续〕观万物生长收藏，如斯言。故春气始于下，秋气始于上，夏气始于中，冬气始于标。春气始于左，秋气始于右，冬气始于后，夏气始于前。此四时正化之常。〔续〕察物以明之，可知也。故至高之地，冬气常在，至下之地，春气常在，〔续〕高山之巅，盛夏冰雪，污下川泽，严冬草生，常在之义足明矣。按"五常政论"云：高者气寒，下者气热是也。必谨察之。帝曰：天地之气，终始奈何？岐伯曰：数之始，起于上而终于下。岁半之前，天气主之；岁半之后，地气主之；〔续〕王注：岁半，立秋之日也。《新校正》云初气交司在岁前大寒日，岁半当在立秋前一气之十五日，不得云立秋之日也。上下交互，气交主之。〔续〕交互，互体也。上体下体之中，有二互体也，气交主之。愚谓：大寒前后与立秋前后也。岁纪毕矣。故曰：位明岁③ 月可知乎，所谓气也。〔续〕大凡一气，主六十日而有奇，以立位数之位，同一气则月之节气中气可知也。故言天地者以上下体，言胜复者以气交，言横逆者以上下互，皆以节气推之，候之灾眚，变复可期矣。机按：吴草庐《运气考定·序》曰：世之言运气者，率以每岁大寒节为今年六之气所

---

① 之：原作"指"，从石本改。
② 而：原脱，从石本补。
③ 岁：顾本作"气"。

终，来年一之气所始，其终始之交隔越一气，不相接续，予尝疑于是，后见杨子建《通神论》，乃知其论已先于予。郓城曹大本、彦礼甫、好邵学，予请以先天后天卦明之。夫风木冬春之交北东之维，艮，震也，君火春夏之交东南之维；震，巽也，相火正夏之时，正南之方离也，湿土夏秋之交南西之维；坤，兑也，燥金秋冬之交西北之维；兑，乾也，寒水正冬之时，正北之方坎也，此主气之定布也。地初正气子中，而丑中震也；地后间气丑中，而卯中离也。天前间气卯中，而巳中兑也；天中正气巳中，而未中乾巽也；天后间气未中，而酉中坎也。地前间气酉中，而亥中艮也；地终正气亥中，而子中坤也。此客气之加临者也。主气土居二火之后，客气土行二火之间，终艮始艮，始天卦位也。始震终坤先天卦序也。世以岁气起大寒节者，似协后天终艮始之文，然而非也。子建以岁气起冬至者，宜契先天始震终坤之义。子午岁之冬至起燥金而生丑中之寒；水丑未岁之冬至起寒水而生丑中之风木。寅申岁起风木，卯酉岁起君火，辰戌岁起湿土，巳亥岁起相火，皆肇端于子半六气相生，循环不穷，岂岁间断于传承之际哉。然则终始乎艮者，可以分主气所居之位，而非可以论客气所行之序也。彦礼甫于经传之所，已言采拾详矣。惟此说乃古今之所未发，敢为诵之，以补遗阙。予与之聚处国学获睹其书，遂为志其卷首。又曰：天地阴阳之运往往来，续木火土金水始终。终始如环，斯循六气相生之序也。岁气起于子中，尽于子中，故曰冬至子之半天心无改移，子午之岁始冬至燥金三十日，然后禅于寒水，以至相火日各六十者五，而小雪以后其日三十复终于燥金。丑未之岁始冬至寒水三十日，然后禅于风木，以至燥金日各六十五，而小雪以后其日三十复终于寒水，寅申以下皆然。如是六十年至千万年，气序相生而无间，非小寒之末无所于授大寒之初，无所于承隔越。一气不相接续而截自①大寒为次年，初气之首也。此造化之妙，《内经》秘而未发，启玄子阙而未言。近代杨子建旁②推而得之。兹说与经不合，然③极有理，谨附于此。俾学者知之。曰：余司其事，则而行之，不合其数，何也？曰：气用有多少，化治有盛衰，衰盛多少，同其化也。曰：

愿闻同化何如？曰：风温春化同，热熏昏火夏化同，胜与复同，燥清烟露秋化同，云雨昏瞑埃长夏化同，寒气霜雪冰冬化同，此天地五运六气之化，更用盛衰之常也。曰：五运行同天化者，命曰天符，予知之矣。愿闻同地化者何谓也？曰：太过而同天化者在，不及而同天化者亦三，太过而同地化者三，不及而同地化者亦三，此凡二十四岁。〔续〕六十年中，同天地之化者，凡二十四岁，余悉随已多少。曰：愿闻其所谓也。曰：甲辰甲戌太宫下加太阴，壬寅壬申大角下加厥阴，庚子庚午大商下加阳明，如是者三。癸巳癸亥少徵下加少阳，辛丑辛未少羽下加太阳，癸卯癸酉少徵下加少阴，如是者三。戊子戊午大徵上临少阴，戊寅戊申大徵上临少阳，丙辰丙戌大羽上临太阳，如是者三。丁巳丁亥少角上临厥阴，乙卯乙酉少商上临阳明，己丑己未少宫上临太阴，如是者三。除此二十四岁，则不加不临也。曰：加者何谓？曰：太过而加同天符，不及而加同岁会也。曰：临者何谓？曰：太过不及，皆曰天符，而变行有多少，病形有微甚，生死有早晏耳。帝曰：六位之气，盈虚何如？岐伯曰：太少异也，太者之至徐而常，少者暴而亡。〔续〕力强而作，不能久长，故暴而亡也。亡，无也。曰：天地之气盈虚何如？曰：天气不足，地气随之，地气不足，天气从之。运居其中，而常先也。〔续〕运，谓木火土金水各主岁者也。地气胜则岁运上升，天气胜则岁运下降，上升下降，运气常先迁降也。恶所不胜，归所同和，随运归从而生其病也。〔续〕非其位则变生，变生则病作。故上胜则天气降而下，下胜则地气迁而上，〔续〕胜，谓多也。上多则自降，下多则自迁，多少相

① 自：石本作"其"。
② 旁：原作"旿"，据文义改。
③ 然：石本"然"下有"言"字。

移，气之常也。胜①多少而差其分，〔续〕多则迁降多，少则迁降少，多少之应，有微有甚之异也。微者少差，甚者大差，甚则位易气交易，则大变生而病作矣。《大要》曰：甚纪五分，微纪七分，其差可见。此之谓也。〔续〕以其五分七分之纪②，所以知天地阴阳过差矣。〔并六元正纪论〕

帝曰：其贵贱何如？岐伯曰：天符为执法，〔续〕犹相辅。岁位为行令③，〔续〕犹方伯。太乙天符为贵人。〔续〕犹君王。曰：邪之中也奈何？曰：中执法者，其病速而危；〔续〕执法官人之绳准④，有为邪僻，故病速而危。中行令者，其病徐而持；〔续〕方伯无执法之权，故无速害，病但执持而已。中贵人者，其病暴而死。〔续〕义无移犯，故病暴而则暴而死。曰：位之易也何如？曰：君位臣则顺，臣位君则逆。逆则其病近，其害速；顺则其病远，其害微。所谓二火也。〔续〕相火居君位，是臣位居君位，故逆也。君火居相火，是君位居臣位，君临臣位，故顺也。远谓里远，近谓里近。〔六微旨论〕

帝曰：何谓太虚？曰：大气举之也。〔续〕言太虚无碍，地体何凭而山住耶？大气，调造化之气，任持太虚者也。故以太虚不屈，地久天长者，盖由造化之气任持之也。气化而变，不任持之，则太虚之器亦败坏耳。夫落叶飞空，不疾而下，为其乘气，故势不得速焉。凡之有形，处地之上者，皆有生化之气任持之也。然器有大小不同，坏有迟速之异，及至气不任持，则大小之坏一也。燥以乾之，暑以蒸之，风以动之，湿以润之，寒以坚之，火以温之。故风寒在下，燥热在上，湿气在中，火游行其间，寒、暑六入，故令虚而化生也。地体之中，凡有六入：曰燥、曰暑、曰风、曰湿、曰寒、曰火。受燥故乾性生焉，受暑故湿性生焉，受风故动性生焉，受湿故润性生焉，受寒故坚性生焉，受火故温性生焉，此谓天之六气也。今按：寒暑六入者，以其燥湿统于风，寒火统于暑与热。故燥胜则地干，暑胜则地热，风胜则地动，湿胜则地泥，寒胜则地裂，火胜则地固矣。〔续〕六气之用。〔五运行论〕

帝曰：胜复之动，时有常乎？气有必乎？岐伯曰：时有常位，而气无必也。〔续〕虽位有常，而发动有无，不必定之有也。曰：愿闻其道。曰：初气终三气，天气主之，胜之常也。四气尽终气，地气主之，复之常也。有胜则复，无胜则否。曰：复已而胜何如？曰：胜至则复，无常数也。衰乃止耳。〔续〕胜微则复微，故复已而又胜，胜甚则复甚，故复已则少有再胜者也，假有胜者，亦随微甚而复之尔。然胜复之道虽无常数，至其衰谢，则胜复皆自止⑤也。复已而胜，不复则害，此伤生也。〔续〕有胜无复，是复气已衰，衰不能复，是天真之气已伤败甚而生意尽。曰：复而反病何也？曰：居非其位，不相得也。大复其胜则主胜之，故反病也。〔续〕舍己宫观，适于他邦，己力已衰，主不相得，怨随其后，惟便是求，故力极而复，主反袭之，反自病者也。所谓火燥热也。〔续〕少阳，火也。阳明，燥也。少阴，热也。少阴少阳在泉，为火居水位。阳明司天，为金居火位。金复其胜，则火主胜之。火复其胜，则水主胜之。余气胜复，则无主胜之病气也。故又曰所谓火燥热也。曰：治之奈何？曰：夫气之胜也，微者随之，甚者制之，气之复也，和者平之，暴者夺之。皆随胜气，安其屈伏，无问其数，以平为期，此其道也。〔续〕随，谓随之。安，谓顺胜气以和之也。制，谓制止。平，谓平调。夺谓夺其盛气也。治此者，不以数之多少，但以气平和为准度尔。〔至真要论〕

帝曰：气之上下何谓也？曰：身半以上，其气三矣，天之分也，天气主之。身半以下，其气三矣，地之分也，地气主

---

① 胜：顾本无。
② 纪：原脱，据顾本王注补。
③ 令：原作"人"，据顾本改。
④ 绳准：原脱，据顾本王注补。
⑤ 止：原脱，据顾本王注补。

之。以名命气，以气命处，而言其病。半，所谓天枢也。〔续〕身之半，正谓脐中也。伸臂指天，舒足指地，以绳量之，正当脐也，故又曰半，所谓天枢也。天枢，正当脐两旁同身寸之二寸。其气三者，假如少阴司天，则上有热中有太阳兼之三也。六气皆然。司天者其气三，司地者其气三，故身半以上三气，身半以下三气也。以名言其气，以气言其处，以气处寒热，而言其病之形症也。如足厥阴气，居足及股胫内侧，上行少腹循胁。足阳明气，在足上，胻外，股前，上腹脐之旁，循胸乳上面。足太阳气，起目，上额络头，下项背过腰，横过髀枢股后，下行入腘贯腨，出外踝之后，足小指外侧。足太阴气，循足及股胫之内侧，上行腹胁之前。足少阴同之。足少阳气，循胻外侧，上行腹胁之侧，循颊耳至目锐眦，在首之侧。此足六气之部主也。手厥阴少阴太阴气，从心胸横出，循臂内侧，至中指、小指、大指之端。手阳明、太阳、少阳气，并起手表，循臂外侧，上肩及甲上头。此手六气之部主也。欲知病诊，当随气所在以言之，当阴之分，冷病归之，当阳之分，热病归之，故胜复之作，先言病生寒热者，必依此物理也。按"六微旨论"云：天枢之上，天气主之。天枢之下，地气主之。气交之分，人气从之。**故上胜而下俱病者，以地名之。下胜而上俱病者，以天名之。**〔续〕彼气既胜，此未能复，抑郁不畅而无所行，进则困于仇嫌，退则穷于拂塞，故上胜至则下与俱病，下胜至则上与俱病。上胜下病地气郁也，故从地郁以名地病。下胜上病，天气塞也，故从天塞以名天病。夫以天名者，方顺天气为制，逆地气而攻之。以地名者，方从天气为制则可。假如阳明司天，少阴在泉，上胜而下俱病者，是拂于下而生也，天气正胜，天①可逆之，故顺天之气，方同清也。少阴等司天上下胜同法。"六元正纪论"云：上胜则天气降而下，下胜则地气迁而上。此之谓也。**所谓胜至，报气屈伏而未发也。复至则不以天地异名，皆如复气为法。**〔续〕胜至未复而病生，以天地异名为式。复气已发，则所生无问上胜下胜，悉皆依复气为病，寒热之主也。〔至真要论〕

帝曰：天地之气何以候之？岐伯曰：天地之气，胜复之作，不形于诊也。言平气及胜复，皆以形症观察，不以诊知也。《脉法》曰：天地之变，无以脉诊。此之谓也。天地以气不以位，故不当以脉知。〔五运行论〕

厥阴之至，其脉弦，软虚而滑，端直以长，是谓弦。实而弦则病，不实而微亦病，不端长直亦病，不当其位亦病，位不能弦亦病。**少阴之至，其脉钩**，来盛去衰，如偃带钩，是谓钩。来不盛去反盛则病，来盛去盛亦病，来不盛去不盛亦病，不当其位亦病，位不能钩亦病。**太阴之至，其脉沉**，沉，下也。按之乃得，下诸位脉也。沉甚则病，不沉亦病，不当其位亦病，位不能沉亦病。**少阳之至大而浮**，浮，高也。大，谓稍大诸位脉也。大浮甚则病，浮而不大亦病，大而不浮亦病，不大不浮亦病，不当其位亦病，不能大浮亦病。**阳明之至短而涩**，往来不利，是谓涩。往来不远，是谓短。短甚则病，涩甚则病，不短不涩亦病，不涩亦病，不当其位亦病，位不能短涩亦病。**太阳之至大而长**。往来远是谓长。大甚则病，长甚则病，长而不大亦病，大而不长亦病，不当其位亦病，位不能长大亦病。**至而和则平**，不大甚则为平调，不弱不强是为和。**至而甚则病**，弦似张弓弦，滑如连珠，沉而附骨，浮高于皮，涩而止住，短如麻黍，大如帽簪，长如引绳，皆谓至而大甚也。**至而反者病**。应弦反涩，应大反细，应浮反沉，应沉反浮，应短涩反滑，应软虚反强实，应细反大，是皆为气反常平之候，有病乃如此见也。**至而不至者病**，气位已至，而脉气不应也。**未至而至者病**，按历古法，凡得节气，当年六位之分，当如南北之岁，脉象改易而应之。气序未移而脉先变易，是先天而至，故病。**阴阳易者危**。不应天常，气见交错，失其常位，更易见之，阴位见阳脉，阳位见阴脉，是易位而见也，二气交错，故病危。"六微旨论"云：至而至者和，至而不至，来气不及也；未至

① 天：顾本王注作"安"，于义较胜。

而至，来气有余也。曰：至而不至，未至而至，何也？曰：应则顺，否则逆，逆则变生，变生则病。曰：请言其应。曰：物生其应也，气脉其应也。所谓脉应，即此脉应也。〔至真要论〕

厥阴所至为里急，筋缩缩，故急。为支痛，为缦戾，为胁痛呕泄；利也。少阴所至为疡疹身热，火气生也。为惊惑恶寒战慄谵乱言也。妄，为悲妄衄衊，污血，亦脂也。为语笑。太阴所至为积饮痞膈，土气也。为蓄满，为中满霍乱吐下，为重胕肿。胕肿，谓肉泥，按之不起也。少阳所至为嚏呕，为疮疡，火气生也。为惊躁瞀昧暴病，为喉痹耳鸣呕涌，溢食不下。为暴注瞤瘛暴死。阳明所至为浮虚，薄肿按之复起。为尻阴股膝髀腨胻足病，为胁痛皴揭，身皮皴裂象。为鼽嚏。太阳所至为屈伸不利，为腰痛，为寝汗睡中汗发于胸，溢颈腋之间。痓，流泄禁止，病之常也。〔六元正纪〕或问：《五运》、《六气》、《内经》讲论诸方，所略其理，奥妙未易造入，愿发明焉。

丹溪曰：医学之初，宜须识病机知变化，论人形而处治。若便攻于气运，恐流于马宗素之徒，而云其生人于某日病属某经，用某药治之类也。又问：人之五藏六府，外应天地，司气司运，八风动静之变，人气应焉，岂不切当。苟不知此，为医未造其理。何以调之？曰：杨太受尝云：五运、六气须每日候之，记其风雨晦明，而有应时作病者，有伏气后时而病者，有故病冲而动者，体认纯熟，久久自能造其至极。王安道曰：运气七篇与《素问》诸篇自是两书，作于二人之手，其立意各有所主，不可混言。王冰以为七篇参入《素问》之中，本非《素问》原文也。又运气之说，褚澄尝议之矣，曰：大挠作甲子纪岁年耳，非言病也。夫天地五行，寒暑风雨，仓卒而变，人婴斯气，作疾于身，气难预期。故疾难预定，气非人为；故疾难人测，推验多乖，拯救易误。俞扁弗议，淳华弗稽，运气之书，岂非后人托名于圣哲耶！黄仲理曰：南北二政三阴，司天在泉，寸尺不应交反脉，图并图解。运气图说，出刘温舒《运气论奥》。又六气上下加临，补泻病症图并汗差棺墓图歌括，出浦云《运气精华》。又五运六气加临，转移图并图说，出刘河间《原病式》。后人采附仲景《伤寒论》中。夫温舒、浦云、守真三家之说，岂敢附于仲景之篇，特后人好事者为之耳。又曰：运气之说，仲景三百九十七法无一言及之者，非略之也，盖有所不取也。

卷下之四

汇 萃

辞不可属,事不可比,森乎众也,具汇萃钞。

帝曰:人年老而无子者,材力尽耶?〔续〕材,谓材干,可以立身者。将天数然也?愚谓:天癸之数也。岐伯曰:女子七岁,肾气盛,齿更发长。〔续〕老阳之数极于九,少阳之数次于七,女子为少阴之气,故以少阳数偶之,明阴阳气和,乃能生成其形体,故七岁肾气盛,齿更发长。二七而天癸至,任脉通,太冲脉盛,月事以时下,故有子。〔续〕癸,北方水干名也。任脉、冲脉,皆奇经脉也。肾气全盛,冲任流通,经血渐盈,应时而下,天真之气降,与之从事,故云天癸也。然冲为血海,任主胞胎,二者相资,故能有子。谓之月事者,平和之气,常以三旬而一见也,愆期谓之有病。三七,肾气平均,故真牙生而长极。〔续〕真牙,谓牙之最后生者,表牙齿为骨之余也。四七,筋骨坚,发长极,身体盛壮,〔续〕天癸七七而终,年居四七,材力之半,故身体壮盛长极于斯。五七,阳明脉衰,面始焦,发始堕。〔续〕手足阳明之脉气营于面,循发际,至额颅,故其衰也,发堕面焦。六七,三阳脉衰于上,面皆焦,发始白。〔续〕三阳之脉,尽上于头,故衰则面焦发白,所以衰者,妇人有余于气,不足于血,以其经月数泄之故。七七,任脉虚,太冲脉衰少,天癸竭,地道不通,故形坏而无子也。〔续〕经水绝止,是为地道不通。冲任衰微,故形坏无子。丈夫八岁,肾气实,发长齿更。〔续〕老阴之数极于十,少阴之数次于八,男子为少阳之气,故以少阴数合之。《易》曰:天九地十是也。二八,肾气盛,天癸至,精气溢泻,阴阳和,故能有子。〔续〕男子之质不同,精血之形亦异,阴静海满而去血,阳动应合而泄精,二者通和,故能有子。《易》曰:男女遘精,万物化生是也。三八,肾气平均,筋骨劲强,故真牙生而长极。四八,筋骨隆盛,肌肉满壮。〔续〕丈夫天癸,八八而终,年居四八,亦材力之半也。五八,肾气衰,发堕齿槁,〔续〕肾主于骨,齿为骨余,肾气既衰,精无所养,故发堕而齿干枯。六八,阳气衰竭于上,面焦,发鬓颁白。〔续〕阳气,阳明之气也。七八,肝气衰,筋不能动,天癸竭,精少,肾藏衰,形体皆极,八八,则齿发去。〔续〕肝气养筋,肝衰故筋不能动;肾气养骨,肾衰故形体疲极。天癸已竭,故精少也;阳气竭,精气衰,故齿发皆落矣。非惟材力衰谢,固亦天数使然。肾者主水,受五藏六府之精而藏之,故五藏盛,乃能泻。〔续〕五藏六府,精气淫溢而渗灌于肾,肾乃受而藏之。此乃肾为都会关司之所,非肾一藏而独有精,故曰五藏盛乃能泻也。今五藏皆衰,筋骨解堕,天癸尽矣,故发鬓白,身体重,行步不正,而无子尔。曰:其有年已老而有子者何也?〔续〕言以非天癸之数也。曰:此其天寿过度,气脉常通,而肾气有余也。〔续〕所禀天真之气,本自有余也。此虽有子,男子不过尽八八,女不过尽七七,而天地之精气皆竭矣。〔续〕老而生子,子寿不能过天癸之数。〔上古天真论〕

天食人以五气,地食人以五味。〔续〕

天以五气食人者，臊气凑肝，焦气凑心，香气凑脾，腥气凑肺，腐气凑肾也。地以五味食人者，酸味入肝，苦味入心，甘味入脾，辛味入肺，咸味入肾也。清阳化气而上为天，浊阴成味而下为地，故天食人以气，地食人以味也。《经》曰：阳为气，阴为味是也。五气入鼻，藏于心肺，上使五色修明，音声能彰。五味入口，藏于肠胃，味有所藏，以养五气，气和而生，津液相成，神乃自生。〔续〕心荣面色，肺主音声，故气藏于心肺，上使五色修洁分明，音声彰著。气为水母，故味藏于肠胃，内养五气，五气和化，津液方生，津液与气，相副化成，神气乃能生而宣化也。

〔六节① 藏象论〕

天气，清静光明者也，愚谓：天气清静，故光明不竭。人能清静，则寿亦延长。藏德不止，止，一作上。故不下也。〔续〕四时成序，七曜周行，天不形言，是藏德也，德隐则应用不屈，故不下也。言天至尊高，德犹见隐，况全生之道，不顺天乎。天明则日月不明，邪害空窍。〔续〕大明见则小明灭，故大明之德不可不藏。天若自明，则日月之明隐矣。喻人当清静法道，以保天真。苟离于道，则虚邪入于空窍。阳气者闭塞，地气者冒明，〔续〕阳谓天气，亦风热也。地气谓湿，亦云雾也。风热害人，则九窍闭塞；雾湿为病，则掩翳②晴明。取类者，在天则日月不光，在人则两目藏曜也。云雾不精，则上应白露不下。〔续〕雾者云之类，露者雨之类。夫阳盛则地不上应，阴虚则天不下交，故云雾不化精微之气，上应于天而为白露不下之咎矣。《经》曰：地气上为云，天气下为雨；明二气交合，乃成雨露。又曰：至阴虚，天气绝，至阳盛，地气不足。明气不相召，亦不能交合也。交通不表，万物命故不施，则名木多死。〔续〕表，谓表陈其状。《易》曰：天地絪缊，万物化醇。然不表交通，则为否也。名，谓名果珍木。夫云雾不化其精微，雨露不沾于原泽，是为天气不降，地气不腾。变化之道既亏，生育之源斯泯，故万物之命，无禀而生，然其死者，则名木先应。恶气不发，风雨不节，白露不下，则菀槁不荣，〔续〕恶，谓害气也。发，谓发散，节，谓节度，菀，谓蕴积，槁，谓枯槁，言常气伏藏而不散，风雨无度，折伤复多，槁物蕴积，春不荣也。岂惟其物独遇是而有之？人离于道，亦有之矣。故下文云：贼风数至，暴雨数起，天地四时不相保，与道相失，则未央绝灭。〔续〕不顺四时之和，数犯八风之害，与道相失，则天真之气未期久远，而致灭亡。央，久也，远也。惟圣人从之，故身无奇病，万物不失，生气不竭③。王注：圣人法天地，藏德，恬淡虚无，精神内守，病安从来？又云：从，犹顺也，谓顺四时之令也。然四时之令，不可逆之，逆之则五藏内伤而他疾起矣。苍天之气，清净〔续〕春为苍天发生之主。则志意治，顺之则阳气固，虽有贼邪，弗能害也，亦以天道喻诸人也。此因时之序。以因天四时之气序，故贼邪之气不能害也。故圣人传精神，服天气，而通神明。流通精神，不耗不治。王注：久服天真之气，则妙用自通于神明也。失之则内闭九窍，外壅肌肉，卫气散解，〔续〕失，谓逆苍天清净之理也。卫气者，合天之阳气也，所以温分肉而充皮肤，肥腠理而司开阖。故失其度则内闭九窍，外壅肌肉，以卫不营运，故言散解也。此谓自伤，气之削也。〔续〕夫逆苍天之气，违清静之理，使正真之气如削去者，非天降之，人自为之尔。阳气者，若天与日，失其所则折寿而不彰，〔续〕此明前阳气之用也。喻人之有阳，若天之有日，天失其所则日不明，人失其所则阳不固，日不明则天暗，阳不固则人夭。故天运当以日光明。喻人之生，固宜藉其阳气。愚谓：天之运行不息，以藏隐其气，而日月得以光明也。〔生气通天论〕

阴气者，静则神藏，躁则消亡，〔续〕

---

① 节：原作"气"，据顾本改。

② 翳：原作"醫"，据文义改。

③ 天气，清静光明者也……生气不竭：此段内容出自《素问·四气调神大论》，后文统称出《生气通天论》，有误。

阴，谓五神藏也。言人安静不涉邪气，则神气宁而内藏，人躁动触冒邪气，则神被害而离散，藏无所守，故曰消亡。饮食自倍，肠胃乃伤。〔续〕藏以躁动致伤，府以食饮气损，皆谓过用越性则受其邪也。〔痹论〕

岐伯曰：根于中者，命曰神机，神去则机息。根于外者，命曰气立，气止则化绝。诸有形之类，根于中者，生源系天，其所动浮，皆神气为机发之主，故其所为也，物莫之知，是以神舍去，则机发动用之道息矣。根于外者，生源系地，故其生长化成收藏，皆为造化之气所成立，故其所出也，物亦莫之知，是以气止息，则生化结成之道绝灭矣。其木火土金水，燥湿液坚柔，虽常性不易，及乎外物去，生气离，根化绝止，则其常体性颜色，皆必小变移其旧也。"六微旨论"云：出入废则神机化灭，升降息则气立孤危。故非出入，则无以生长壮老已；非升降，则无以生化收藏。〔五常政大论〕

帝曰：何谓三部？岐伯曰：有下部，有中部，有上部，部各有三候。三候者，有天有地有人也，必指而导之，必因师指引教导。乃以为真。上部天，两额之动脉；〔续〕在额两旁，动应于手，足少阳脉气所行。上部地，两颊之动脉；在鼻孔下两旁，近于巨髎之分，动应于手，足阳明脉气所行。上部人，耳前之动脉。在耳前陷者中，动应于手，手少阳脉气所行。中部天，手太阴也；肺脉也。在掌后寸口中，是谓经渠，动应于手。中部地，手阳明也；大肠脉也。合谷之分，动应于手。中部人，手少阴也。心脉也。在掌后锐骨之端，神门之分，动应于手也。《灵枢经》曰：少阴无输，心不病乎？曰：其外经病而藏不病，故独取其经中掌后锐骨之端，正谓此也。下部天，足厥阴也；肝脉也，在毛际外，羊矢下一寸半陷中，五里之分，卧而取之，动应于手。女子取太冲，在足大趾大节后二寸陷中是。下部地，足少阴也；肾脉也。在足内踝后跟骨上陷中，太溪之内，动应手。下部人，足太阴也。脾脉也。在鱼腹上越筋间，

直五里下，箕门之分，宽䙀足单衣，沉取乃得之，动应于手。候胃气者，当取足跗上，冲阳之分，动脉应手。故下部之天以候肝，地以候肾，人以候脾胃之气。脾与胃以膜相连，故兼候胃也。曰：中部之候奈何？曰：亦有天，亦有地，亦有人。天以候肺，地以候胸中之气，手阳明脉当其处。《经》云：肠胃同候，故以候胸中也。人以候心。曰：上部以何候之？曰：亦有天，亦有地，亦有人。天以候头角之气，地以候口齿之气，人以候耳目之气。以位当耳前，脉抵于目外眦，故以候之。三部者，各有天，各有地，各有人。三而成天，三而成地，三而成人。三而三之，合则为九，九分为九野，谓邑外为郊，郊外为甸，甸外为牧，牧外为林，林外为垌，垌外为野，言其远也。详"六节藏象论"注。九野为九藏。〔续〕以是故应天地之至数。故神藏五，形藏四，〔续〕魂魄心意神，皆五藏神也。故曰神藏所谓形藏者，皆如器，外张虚而不屈，合藏于物，故云形藏也。愚谓：徒有其器而无所藏，此与"宣明五气篇"、"生气通天论"、"六节藏象论"注重。合为九藏。五藏已败，其色必夭，夭必死矣。〔续〕夭，谓死色，异常之候。色者神之旗，藏者神之舍，故神去则藏败，藏败则色见异常之候，死也。曰：决死生奈何？曰：形盛脉细，少气不足以息者危。〔续〕形气相得，谓之可治。今脉细少气，是为气弱；体壮盛有余，是为形盛，症不相扶，故当危也。危，近死，犹有生者。形瘦脉大，胸中多气者死。〔续〕此形气不足，脉气有余，故死。凡此，皆形气不相得也。形气相得者生，参伍不调者病。〔续〕参，谓参较。伍，谓类伍。参较类伍，而有不调，谓不率其常，故病。三部九候皆相失者死。〔续〕失，谓气候不相类也。相失之候，诊凡有七，见下文。上下左右之脉相应如参舂者，病甚。上下左右相失不可数者，死。〔续〕上下左右，三部九候，凡十八诊也。如参舂者，谓大数而鼓，如参舂杵之上下也。不可数者，谓一息十至以上也。

中部之候虽独调，与众藏相失者，死。中部之候相减者，死。〔续〕上部下部已不相应，中部独调，亦知不久。若减于上下，是亦气衰，故皆死也。减，谓偏少也。目内陷者死。〔续〕太阳脉起目内眦，目内陷太阳绝。独言太阳，以其主诸阳之气。岐伯曰：九候之相应也，上下若一，〔续〕言迟速小大等也。不得相失。一候后则病，二候后则病甚，三候后则病危。所谓后者，应不俱也。俱，犹同也，一也。察其府藏以知死生之期，〔续〕夫病入府则愈，入藏则死，故死生期准，察以知之。必先知经脉，然后知病脉。〔续〕经脉，四时五藏之脉。帝曰：何以知病之所在？岐伯曰：察九候独小者病，独大者病，独疾者病，独迟者病，独热者病，独寒者病，独陷下者病。相失之候，诊凡有七者，此也。然脉见七诊，谓参伍不调，随其独异，以言其病。肉脱身不去者死。〔续〕谷气外衰，则肉如脱尽。天真内竭，故身不能行。中部乍疏乍数者死。〔续〕气之散乱也。形肉已脱，九候虽调，犹死。〔续〕亦谓形气不相得也。证前肉脱身不去者，九候虽平调，亦死。帝曰：冬阴夏阳奈何？岐伯曰：九候之脉，此九候以脉言，寸关尺三部各有浮中沉，三部合之而为九也。皆沉细悬绝者为阴，主冬，故以夜半死。盛疾喘数者为阳，主夏，故以日中死。〔续〕位无常居，物极则反，乾坤之文①，阴极则龙战于野，阳极则亢龙有悔②，是以阴阳极脉，死于夜半日中也。是故寒热病者，以平旦死。〔续〕亦物极则变也。平旦木王，木气为风，故木王之时，寒热病死。《经》曰：因于露风，乃生寒热。故知寒热乃风薄所为也。热中及热病者，以日中死。〔续〕阳之极也。病风者，以日夕死。〔续〕卯酉冲也。愚谓：寒热病者，木气实也，故木王之时死。此病风者，木气虚也，酉则金王，木虚金胜，故死于酉也。病水者，以夜半死。水王故也。其脉乍疏乍数乍迟乍疾者，日乘四季死。脾气内绝，故日乘四季死。七诊虽见，九候皆从者不死。〔续〕若九候顺四时之令，虽七诊互见亦生。所言不死者，风气之病及经月之病，似七诊之病而非也，故言不死。〔续〕风病之脉，诊大而数。经月之病，脉小以微。虽候与七诊之状略同，而死生之症乃异，故不死也。若有七诊之病，其脉候亦败者死矣。〔续〕七诊虽见，九候若从者不死，若病同七诊之状而脉应败乱，纵九候皆顺，犹不得生也。必发哕噫。〔续〕心为噫，胃为哕。胃精内竭，神不守心，故死之时，发斯哕噫。必审问其所始病，与今之所方病，〔续〕方，正也。当原始以要终。而后各切循其脉，视其经络浮沉，以上下逆从循之，其脉疾者不病，脉强盛故。脉迟者病，气不足故。脉不往来者死，精神去也。皮肤著者死。骨干枯也。〔三部九候论〕

帝曰：余知百病生于气也，〔续〕气之为用，虚实逆顺缓急皆能为病，故问之。怒则气上，喜则气缓，悲则气消，恐则气下，寒则气收，炅则气泄，惊则气乱，劳则气耗，思则气结，九气不同，何病之生？岐伯曰：怒则气逆，甚则呕血及飧泄，故气上矣。〔续〕怒则阳气逆上，肝气乘脾，故甚则呕血及飧泄。何以明之？怒则面赤，甚则色苍。《经》曰：盛怒不止则伤志。明怒则气逆上而不下。喜则志和气达，荣卫通利，故气缓矣。悲则心系急，肺布叶举，而上焦不通，荣卫不散，热气在中，故气消矣。〔续〕悲则损于心，心系急则动肺，肺气系诸经，逆故肺布而叶举。恐则精却，却则上焦闭，闭则气还，还则下焦胀，故气不行矣。〔续〕恐则阳精却上而不下流，故却则上焦闭也。上焦既闭，气不行流，下焦阴气亦还回不散，而聚为胀也。上焦固禁，下焦气还，各守一处，故气不行也。寒则腠理闭，气不行，故气收矣。〔续〕腠，谓津液渗泄之所。理，谓文理逢会之中。闭，谓密闭。气，谓卫气。行，谓流行。收，谓收敛也。身寒则卫气

---

① 文：疑为"交"之误。
② 悔：原误作"元"。

沉，故皮肤纹理及渗泄之处，皆闭密而气不流行，卫气收敛于中而不发散也。炅则腠理开，荣卫通，汗大泄，故气泄矣。〔续〕人在阳则舒，在阴则惨，故热则肤腠开发，荣卫大通，津液外渗而汗大泄。惊则心无所倚，神无所归，虑无所定，故气乱矣。〔续〕气奔越，故不调理。劳则喘息一作且，汗出，外内皆越，故气耗矣。〔续〕疲于力役则气奔速，故喘息也。气奔速则阳外发，故汗出。然喘且汗出，内外皆踰越常纪，故气耗损矣。思则心有所存，神有所归，正气留而不行，故气结矣。〔续〕系心不散，故气亦停留。〔举痛论〕

凡未诊病者，必问尝贵后贱。虽不中邪，病从内生，名曰脱营。〔续〕神屈故也。贵之尊荣，贱之屈辱，心怀眷慕，志结忧惶，而病从内生，血脉虚减，故曰脱营。尝富后贫，名曰失精，五气留连，病有所并。〔续〕富而从欲，贫则损财，内结忧煎，外悲过物。然则心随想慕，神从往计，营卫之道，闭以迟留，气血不行，积并为病。医工诊之，不在藏府，不变躯形，处①之而疑，不知病名。〔续〕言病之初也。病由想恋所为，故未居藏府。事因情念所起，故不变躯形。医不悉之，故诊而疑也。身体日减，气虚无精，〔续〕言病之次也。气血相迫，形肉消烁，故身体日减。《经》曰：气归精，精食气。今气虚不化，精无所滋故也。病深无气，洒洒然时惊，〔续〕言病之深也。病气深，谷气尽，阳气内薄，故恶寒而惊。洒洒，寒貌。病深者，以其外耗于卫，内夺于荣。〔续〕血为忧煎，气随悲减，故外耗于卫，内夺于荣。病深者何？以此耗夺故尔。良工所失，不知病情，此治之一过也。失，谓失问其所始也。凡欲诊病者，必问饮食居处，〔续〕饮食居处，五方不同，故问之也，详见"异法方宜论"，今具论治钞。愚按：丹溪云，凡治病必先问饮食起居，何如？盖主一人之身而言，与此不同，当参考之。暴乐暴苦，始乐后苦，皆伤精气，精气竭绝，形体毁沮，〔续〕喜则气缓，悲则气消。然悲哀动中者，竭绝而伤生。故精气竭绝，形体残毁，心神沮散矣。暴怒伤阴，暴喜伤阳，〔续〕怒则气逆，故伤阴。喜则气缓，故伤阳。愚按：此二句及下二句，与"阴阳应象论"文重而注异。今并具汇萃钞。厥气上行，满脉去形。〔续〕厥，气逆也。逆则气上行，满于经络，故神气荡散，去离形骸矣。愚医治之，不知补泻，不知病情，精华日脱，邪气乃并，此治之二过也。〔续〕不知喜怒哀乐之殊情，概为补泻而同贯，则五藏精华之气日脱，邪气薄蚀而乃并于正真之气矣。善为脉者，必以比类奇恒从容知之，为工而不知道，此诊之不足贵，此治之三过也。〔续〕奇恒，谓气候奇异于常之候也。从容，谓分别藏气虚实，脉见高下，几相似也。"示从容论"曰：脾虚浮似肺，肾小浮似脾，肝急沉散似肾，此皆工之所惑乱，然从容分别而得之矣。诊有三常，必问贵贱，封君败伤，及欲侯王。〔续〕封君败伤，降其君位，而贬公卿也。及欲侯王，谓情慕尊贵，而妄求不已也。故贵脱势，虽不中邪，精神内伤，身必败亡，〔续〕忧惶煎迫，怫结所为。始富后贫，虽不伤邪，皮焦筋屈，痿躄为挛。以五藏气留连，病有所并而为是也。医不能严，不能动神，外为柔弱，乱至失常，病不能移，则医事不行，此治之四过也。〔续〕严，谓禁戒其非，所以令从命也。外为柔弱，言委随以顺从也。然戒不足以禁非，动不足以从令，委随任物，乱失天常，病且不移，何医之有也。凡诊者，必知终始，有知余绪，切脉问名，当合男女。〔续〕终始，谓气色也。《经》曰：知外者终而始之。明知五色气象，终而复始也。余绪，谓病发端之余绪也。切，谓以指按脉也。问名，谓问病症之名也。男子阳气多而左脉大为顺，女子阴气多而右脉大为顺，故宜以候，当先合之也。离绝菀结，忧恐喜怒，五藏空虚，血气离守，工不能知，何术之语。〔续〕离，谓离间亲爱。绝，谓绝念所怀。菀，谓菀积思虑，结，谓结固余

---

① 处：顾本作"诊"。

怨。夫问亲爱者魂游，绝所怀者意丧，积所虑者神劳，结余怨者志苦，忧愁者闭塞而不行，恐惧者惕悍而失守，盛怒者迷惑而不治，喜乐者荡散而不藏，由是八者，故五藏空虚，血气离守，工不思晓，又何言哉！尝富大伤，斩筋绝脉，身体复行，令泽不息。〔续〕斩筋绝脉，言非分之过损也。身体虽已复旧而行，且令津液不为滋息也。何者？精气耗减也。泽，液也。故伤败结，留薄归阳，脓积寒炅。〔续〕阳，谓诸阳脉及六府也。炅，谓热也。言非分伤败筋脉之气，血气内结，留而不去，薄于阳脉，则化为脓，久积腹中，而外为寒热也。粗工治之，亟刺阴阳，身体解散，四肢转筋，死日有期。〔续〕不知寒热，为脓积所生，以为常热之疾，概施其法，数刺阴阳经脉，气夺病甚，故身体解散而不用，四肢废运而转筋，如是故死日有期，乃医之罪也。医不能明，不问所发，唯言死日，亦为粗工，此治之五过也。〔续〕诊不备三常，疗不慎五过，不求余绪，不问持身，亦足为粗略之医。凡此五者，皆受术不通，人事不明也。〔续〕言受术之徒，未通精微之理，不明人间之事也。故曰：圣人之治病也，必知天地阴阳，四时经纪，五藏六府，雌雄表里，刺灸砭石，毒药所主，从容人事，以明经道，贵贱贫富，各异品理，问年少长，勇怯之理，审于分部①，知病本始，八证九候，诊必副矣。〔续〕圣人备识知此，工当勉之。〔疏五过论〕

帝曰：夫经脉十二，络脉三百六十五，此皆人之所明知，工之所循用也。〔续〕谓循守而用。所以不十全者，精神不专，志意不理，外内相失，故时疑殆。〔续〕外，谓色。内，谓脉也。所谓粗略，揆度失常，故色脉相失而时自疑殆也。诊不知阴阳逆从之理，此治之一失矣。〔续〕"脉要精微论"曰：冬至四十五日，阳气微上，阴气微下。夏至四十五日，阴气微上，阳气微下。阴阳有时，与脉为期。故诊不知阴阳逆从之理，为一失矣。受师不卒，妄作杂②术，谬③言

为道，更名自功，妄用砭石，后遗身咎，此治之二失也。〔续〕不终师术，惟妄是为，易古变常，自功循己，遗身之咎，不亦宜乎！故为失二也。不适贫富贵贱之居，坐之薄厚，形之寒温，不适饮食之宜，不别人之勇怯，不知比类，足以自乱，不足以自明，此治之三失也。〔续〕夫勇者难感，怯者易伤，二者不同，盖以其神气有壮弱也。观其贫贱富贵之义，则坐之厚薄，形之寒温，饮食之宜，理可知矣。不知比类，用必乖衰，适足以汩乱心绪，岂通明之可望乎！故为失三也。诊病不问其始，忧患饮食之失节，起居之过度，或伤于毒，不先言此，卒持寸口，何病能中，妄言作名，为粗所穷，此治之四失也。忧，谓忧惧。患，谓患难。不先言此，愚谓：不先问其忧患，饮食起居及曾伤毒否，而卒持寸口，以言其病，何能中其病情？是以妄言作名，未免为粗工之所穷也。其意盖必先问后诊，方得十全，不可独凭乎脉也。〔征四失论〕

东风生于春，病在肝，俞在颈项；春气发荣于万物之上，故俞在颈项，历忌日甲乙不治颈是也。南风生于夏，病在心，俞在胸胁；心少阴脉，循胸出胁，故俞在焉。西风生于秋，病在肺，俞在肩背；肺处上焦，背为胸府，肩背相次，故俞在焉。北风生于冬，病在肾，俞在腰股；腰为肾府，股接次之，以气相连，故兼言也。中央为土，病在脾，俞在脊。以脊应土，言居中尔。故春气者病在头，春气，谓肝气。各随其藏气之所应。夏气者病在藏。心之应也。秋气者病在肩背，肺之应也。冬气者病在四肢。四肢气少，寒毒善伤，随所受邪，则为病处。故春善病鼽衄，〔续〕以气在头也。鼽，鼻出水。衄，鼻出血。仲夏善病胸胁，〔续〕心脉循胸胁故也。长夏善病洞泄寒中，〔续〕土主于

---

① 分部：原倒作"部分"，据顾本改。
② 杂：原误作"离"，据顾本改。
③ 谬：原误作"缪"，据顾本改。

中，是为仓廪，糟粕水谷，故为洞泄寒中也。**秋善病风疟，**〔续〕以凉折暑，乃为是病。《月令》曰：孟秋行夏令，则民多疟疾。**冬善病痹厥。**〔续〕血象于水，寒则水凝，以气薄流，故为痹厥。**故冬不按蹻，春不鼽衄，**〔续〕按，谓按摩。蹻，谓如蹻捷者之举动手足，所谓导引也。然扰动筋骨，则阳气不藏，春阳气上升，重热熏肺，肺通于鼻，病则形乏，故冬不按蹻，春不鼽衄。鼽，谓鼻流清水。衄，谓鼻中血出。**春不病颈项，仲夏不病胸胁，长夏不病洞泄寒中，秋不病风疟，冬不病痹厥。**此上五句，并为冬不按蹻之所致也。**夫精者，身之本也。故藏于精者，春不病温。**此一句因冬不按蹻而言。**夏暑汗不出者，秋成风疟。**此正谓以风凉之气折暑汗也。此论似不相蒙，与第三篇魄汗未尽云云相似。王注：冬月蛰藏之时也，冬而按蹻，扰其热伤，故有四时之变如此者，况精者身之本，可不藏乎？〔金匮真言论〕

诸脉者皆属于目，〔续〕脉者，血之府。《经》云：久视伤血。由此明诸脉皆属于目也。《校正》云：心藏脉，脉舍神。神明通体，故云属目。**诸髓者皆属于脑，**〔续〕脑为髓海，故诸髓属之。**诸筋者皆属于节，**〔续〕筋气之坚结者，皆络于骨节之间。《经》曰：久行伤筋。由此明诸筋皆属于节。**诸血者皆属于心。**〔续〕血居脉内，属于心。《经》曰：血气者，人之神。然神者心之主，由此故诸血皆属于心。**诸气者皆属于肺。**〔续〕肺藏主气故也。**人卧则血归于肝，**〔续〕肝藏血，心行之，人动则血运于诸经，人静则血归于肝藏，以肝主血海故也。**肝受血而能视，**〔续〕言其用也。目为肝之官，故肝受血而能视。**足受血而能步，掌受血而能握，**〔续〕谓把握也。**指受血而能摄。**谓收摄也。血气者，人之神，故受血者，皆能运用。〔五藏生成论〕

五味所入：酸入肝，辛入肺，苦入心，咸入肾，甘入脾，是谓五入。〔续〕肝合木而味酸，肺合金而味辛，心合火而味苦，肾合水而味咸，脾合土而味甘。"至真要论"云：五味入胃，各归所喜。故①酸先入肝，苦先入心，甘先入脾，辛先入肺，咸先入肾。**五气所病：心为噫，**〔续〕象火炎土，烟随焰出，心不受秽，故噫出之。**肺为咳，**〔续〕象金坚劲，叩之有声，邪击于肺，故为咳也。**肝为语，**〔续〕象木枝条，而形支别，语宣委曲，故出于肝。**脾为吞，**〔续〕象土包容，物归于内，翕如皆受，故为吞也。**肾为欠为嚏，**〔续〕象水下流，上生云雾，气郁于胃，故欠生焉。太阳之气和利而薄②于心，出于鼻则生嚏。**胃为气逆为哕为恐，**〔续〕胃为水谷之海，肾与为关，关闭不利，则气逆上行也。以包容水谷，性喜受寒，寒谷相薄，故为哕也。寒盛则哕起，热盛则恐生。何者？胃热则肾气微弱，故为恐也。下文曰：精气并于肾则恐也。**大肠小肠为泄，下焦溢为水，**〔续〕大肠为传导之府，小肠为受盛之府。受盛之气既虚，传导之司不禁，故为泄利也。下焦为分注之所，气室不泻，则溢而为水。**膀胱不利为癃，不约为遗溺，**〔续〕膀胱为津液之府，水注由之。然足三焦脉实，约下焦而不通，则不得小便；足三焦脉虚，不约下焦，则遗溺也。《灵枢经》曰：足三焦者，太阳之别也，并太阳之正，入络膀胱约下焦，实则闭癃，虚则遗溺。**胆为怒，**〔续〕中正决断，无私无偏，其性刚决，故为怒也。《经》曰：凡十一藏，取决于胆也。**是谓五病。五精所并：精气并于心则喜，**〔续〕精气，谓火之精气也。肺虚而心精并之，则为喜。《灵枢经》曰：喜乐无极则伤魄，魄为肺神明，心火并于肺金也。**并于肺则悲，**〔续〕肝虚而肺气并之，则为悲。《灵枢经》曰：悲哀动中则伤魂。魂为肝神，明肺金并于肝木也。**并于肝则忧，**〔续〕脾虚而肝气并之，则为忧。《灵枢经》曰：忧愁不解则伤意。意为脾③神，明肝木并于脾土。**并于脾则畏，**〔续〕肾虚而脾气并④之，则为畏。《灵枢经》曰：心惧不解则伤精。

---

① 故：原误作"攻"，据顾本王注改。
② 薄：原误作"蒲"，据医理改。
③ 脾：原误作"并"，据顾本王注改。
④ 并：原误作"脾"，据上、下文义改。

精为肾神，明脾土并于肾水也。并于肾则恐，〔续〕心虚而肾气并之，则为恐。《灵枢经》曰：怵惕思虑则伤神。神为心神，明肾水并于心火也。此皆正气不足而胜气并之，乃为是矣。故下文曰：是谓五并，虚而相并者也。五藏所恶：心恶热，〔续〕热则脉溃浊。肺恶寒，〔续〕寒则气留滞。肝恶风，〔续〕风则筋燥急。脾恶湿，〔续〕湿则肉痿肿。肾恶燥，〔续〕燥则精竭涸。是谓五恶。五藏化液：心为汗，〔续〕泄于皮腠也。肺为涕，〔续〕润于鼻窍也。肝为泪，〔续〕注于眼目也。脾为涎，〔续〕溢于唇口也。肾为唾，〔续〕生于牙齿也。是谓五液。五病所发：阴病发于骨，阳病发于血，阴病发于肉，骨肉阴静，故阴①气从之。血脉阳动，故阳②气乘之。阳病发于冬，阴病发于夏，夏阳气盛，故阴病发于夏；冬阴气盛，故阳病发于冬，各从其少也。是谓五发。五邪所乱：邪入于阳则狂，邪入于阴则痹，〔续〕邪居于阳脉之中，则四肢热盛，故为狂。邪入于阴脉之内，则六经凝泣而不通，故为痹。抟③阳则为癫疾，搏阴则为瘖，王注：邪内抟于阳则脉流薄疾，故为上巅之病。邪内抟于阴，则脉不流，故令瘖不能言。《校正》按：《难经》云：重阳者狂，重阴者癫。巢元方云：邪入于阴则为癫。《脉经》云：阴附阳则狂，阳附阴则癫。孙思邈云：邪入于阳则为狂，邪入于阴则为血痹。邪入于阳，传则为癫痉；邪入于阴，传则为痛瘖。全元起云：邪已入阴，复传于阳，邪气盛，府藏受邪，使其气不朝，荣气不复周身，邪与正气相击，发动为癫疾。邪已入阳，阳今复传于阴，藏府受邪，故不能言，是胜正也。诸家之论不同，今具载之。阳入之阴则静，阴出之阳则怒，〔续〕随所之而为疾也。之，往也。是谓五乱。五邪所见：春得秋脉，夏得冬脉，长夏得春脉，秋得夏脉，冬得长夏脉，是谓五邪，死不治。五藏所藏：心藏神，〔续〕精气之化成也。《灵枢经》曰：两精相薄谓之神。肺藏魄，〔续〕精气之匡佐也。《灵枢经》曰：并精而出入者，谓之魄。肝藏魂，〔续〕神气之辅弼也。《灵枢经》曰：随神而往来者，谓之魂。脾藏意，〔续〕记而不忘者也。《灵枢经》曰：心有所忆谓之意。肾藏志，〔续〕专意而不移者也。《灵枢经》曰：意之所存谓之志。肾受五藏六府之精，元气之本，生成之根，根为胃之关，是以志能则命通。谓五藏所藏。五藏所主：心主脉，〔续〕壅遏荣气，应息而动也。肺主皮，〔续〕包裹筋肉，闭拒诸邪也。肝主筋，〔续〕束络机关，随神而运也。脾主肉，〔续〕覆藏筋骨，通行卫气也。肾主骨，〔续〕张筋化髓，干以立身也。是谓五主。五劳所伤：久视伤血，〔续〕劳于心。久卧伤气，〔续〕劳于肺。久坐伤肉，〔续〕劳于脾。久立伤骨，〔续〕劳于肾。久行伤筋，〔续〕劳于肝。是谓五劳所伤。五脉应象：肝脉弦，〔续〕软虚而滑，端直以长也。心脉钩，〔续〕如钩之偃，来盛去衰也。脾脉代，〔续〕软而弱。肺脉毛，〔续〕轻浮而虚，如毛羽也。肾脉石，〔续〕沉坚而抟，如石之投也。是谓五藏之脉。〔宣明五气论〕

肝色青，宜食甘，粳米牛肉枣葵皆甘。心色赤，宜食酸，小豆犬肉李韭皆酸。肺色白，宜食苦，麦羊肉杏薤皆苦。脾色黄，宜食咸，大豆豕肉栗藿皆咸。肾色黑，宜食辛，黄黍鸡肉桃葱皆辛。〔续〕肝性喜急，故食甘物取其宽缓也。心性喜缓，故食酸物取其收敛也。肺喜气逆，故食苦物取其宣泄也。肾性取燥，故食辛物取其津润也。究斯宜食，乃调利机关之义也。肾为胃关，脾与胃合，故假咸柔软以利其关。关利而胃气乃行，胃行而脾气方化，故脾宜味与众不同。《校正》按上文云：脾苦湿，急食苦以燥之，况肝心肺肾食宜皆与前文合，独脾食咸不用苦，故王氏特注其意。辛散，酸收，甘缓，苦坚，咸软。〔续〕皆自然之气也。然辛味非惟能散，而亦能润，故曰：肾苦燥，急食辛以润之。苦味非惟能坚，而亦能燥能泄，故曰：脾苦湿，

---

① 阴：顾本王注作"阳"。
② 阳：顾本王注作"阴"。
③ 抟：凝聚，集结义。

急食苦以燥之。肺苦气上逆，急食苦以泄之。**毒药攻邪，五谷为养，五果为助，五畜为益，五菜为充**①，〔续〕毒药，谓金玉土石草木菜果虫鱼鸟兽之类。然辟邪安正，惟毒乃能，故通谓之毒药也。五谷，粳米小豆大豆麦黄黍；五果，桃李杏栗枣；五菜，葵藿薤葱韭。愚谓：充，足也，以五菜疏通肠胃，令食气足也。**气味合而服之，以补精益气**。〔续〕气谓阳化，味曰阴施，气味合和，则补益精气矣。《经》曰：形不足者温之以气，精不足者补之以味。孙思邈曰：精以食气，气养精以荣色；形以食味，味养色以生力。精顺五气以为灵也，若食气相恶则伤精也。形受味以成也，若食味不调则损形也。是以圣人先用食禁以存性，后制药以防命，气味温补以存精形。此谓气味合而服之，以补精益气也。**此五者，有辛酸甘苦咸，各有所利，或散或收，或缓或急，或坚或软，四时五藏，病随五味所宜也。**〔藏气法时论〕

五味所禁：辛走气，气病〔续〕病，谓力少不自胜也。**无多食辛；咸走血，血病无多食咸；**血者，水类，故咸走之。**苦走骨，骨病无多食苦；**〔续〕皇甫士安云：咸先走肾，此云走血者，肾合三焦，血脉虽属肝心，而为中焦之道，故咸入②而走血也。苦走心，此云走骨者，水火相济，骨气通于心也。**甘走肉，肉病无多食甘；酸走筋，筋病无多食酸。**〔续〕皆为行其气速，故不欲多食，多食则病甚也。**是谓五禁，无令多食。**〔续〕口食而欲食之，无令多也。〔宣明五气论〕

多食咸，则脉凝泣而变色；〔续〕心合脉，其荣色，咸益肾而胜心，故脉凝泣而颜色变易。**多食苦，则皮槁而毛拔；**〔续〕肺合皮，其荣毛，苦益心胜肺，故皮枯槁而毛拔去也。**多食辛，则筋急而爪枯；**〔续〕肝合筋，其荣爪，辛益肺胜肝，故筋急而爪干枯也。**多食酸，则肉胝䐢**③**而唇揭；**〔续〕脾合肉，其荣唇，酸益肝胜脾，故肉胝䐢而唇皮揭举也。**多食甘，则骨痛而发落，**〔续〕肾合骨，其荣发，甘益脾胜肾，故骨痛而发堕落也。**此五**

味之所伤也。五味入口，输于肠胃而内养五藏，各有所养，有所欲，欲则互有所伤，故下文曰：**故心欲苦，肺欲辛，肝欲酸，脾欲甘，肾欲咸，此五味之所合，五藏之气也。**〔续〕各随其欲而归凑之也。全元起云：五味合五藏气，二句相连。**色味当五藏：白当肺、辛，赤当心、苦，青当肝、酸，黄当脾、甘，黑当肾、咸。**〔续〕各当其所应而为色味也。**故白当皮，赤当脉，青当筋，黄当肉，黑当骨。**〔续〕各当其所养之藏气也。〔五藏生成篇〕

帝曰：愿闻虚实之要。岐伯曰：**气实形实，气虚形虚，此其常也，反此者病。**〔续〕气谓脉气。形谓身形。反，谓不相合应，失常平之候也。形气相反，故病生。**谷盛气盛，谷虚气虚，此其常也，反此者病。**〔续〕《灵枢经》曰：荣气之道，内谷为实，谷入于胃，气传于肺，精专者上行经隧。由是，谷气虚实，占必同焉。候不相应，则为病也。**脉实血实，脉虚血虚，此其常也，反此者病。**〔续〕脉者血之府，故虚实同焉。反不相应，则为病也。曰：何如而反？曰：**气虚身热，此谓反也。**〔续〕气虚为阳气不足，阳气不足当身寒，反身热者，脉气当盛，脉不盛而身热，症不相符，故谓反也。按《甲乙经》云：气盛身寒，气虚身热，此谓反也。当补此四字。**谷入多而气少，此谓反也。**胃之所出者谷气，而布于经脉也。谷入于胃，脉道乃散，今谷入多而气少者，是谓气不能散，故谓反也。**谷不入而气多，此谓反也。**〔续〕胃气外散，肺并之也。**脉盛血少，此谓反也。脉小**④**血多，此谓反也。**〔续〕经脉行气，络脉受血，经气入络，络受经气，候不相合，故皆反常也。**气盛身寒，得之伤寒；气虚身热，**

---

① 充：原误作"克"，据顾本改。
② 入：原误作"人"，据文义、顾本王注改。
③ 䐢（zhù）：皱缩义。
④ 小：原作"少"，从顾本改。

得之伤暑。〔续〕寒伤形，故气盛身寒。热伤气，故气虚身热。谷入多而气少者，得之有所脱血，湿居下也。〔续〕脱血则血虚，血虚则气盛内郁，化成津液，流入下焦，故云湿居下也。谷入少而气多者，邪在胃及与肺也。〔续〕胃气不足，肺气下流于胃中，故邪在胃。然肺气入胃，则肺气不自守，而邪气亦从之，故云邪在胃及与肺也。脉小血多者，饮中热也。〔续〕饮，谓留饮也。饮留脾胃之中则脾气溢，脾气溢则发热中。脉大血少者，脉有风气，水浆不入，此之谓也。〔续〕风气盛满，则水浆不入于脉。〔刺志论〕

天之邪气，感则害人五藏；〔续〕四时之气，八正之风，皆天邪也。八风发邪，经脉受之，则循经而触于五藏。水谷之寒热，感则害于六府；〔续〕热伤胃及膀胱，寒伤肠及胆。地之湿气，感则害皮肉筋脉。湿气胜，则荣卫脉不行，故感则害于皮肉筋脉。〔阴阳应象〕

岐伯曰：阳者，天气也，主外；阴者，地气也，主内。故阳道实，阴道虚。故犯贼风虚邪者，阳受之；食饮不节、起居不时者，阴受之。阳受之则入六府，阴受之则入五藏。入六府则身热不时卧，上为喘呼；入五藏则䐜满闭塞，下为飧泄，久为肠澼。愚按："阴阳应象论"曰：天之邪气，感则害五藏；水谷寒热，感则害六府。"太阴阳明论"曰：犯贼风虚邪，阳受之；食饮起居，阴受之。阳受则入六府，阴受则入五藏。两说相反。何也？此所谓似反而不反也。夫天之邪气贼风，虚邪外伤，有余之病也；水谷寒热，食饮起居内伤，不足之病也。二者之伤，藏府皆当受之。但随其所从所发之处而为病尔。不可以此两说之异而致疑，盖并行不相悖也。天之邪气，固伤五藏，亦未必不伤六府。水谷寒热，固伤六府，亦未必不伤五藏。至于地之湿气，亦未必专害皮肉筋脉，而不能害藏府。邪气水谷，亦未必专害藏府，而不能害皮肉筋脉也。但以邪气无形，藏主藏精气，故以类相从而多伤藏。水谷有形，府主传化物，故因其所由而多伤府。湿气浸润，其性缓慢，其入人也以渐，其始也自足，故从下而上，从浅而深，而多伤于皮肉筋脉耳，孰谓湿气全无及于藏府之理哉！故喉主天气，咽主地气。故阳受风气，阴受湿气。〔续〕同气相求耳。故阴气从足上行至头，而下行循臂至指端；阳气从手上行至头，而下行至足。〔续〕《灵枢经》曰：手之三阴，从藏走手；手之三阳，从手走头。足之三阳①，从头走足；足之三阴，从足走腹。所行而异，故更逆更从。故曰：阳病者，上行极而下；阴病者，下行极而上。〔续〕此言其大凡耳。然足少阴下行，则不同诸阴之气也。故伤于风者，上先受之；伤于湿者，下先受之。〔续〕阳气炎上故受风，阴气润下故受湿，盖同气相合故耳。〔太阴阳明篇〕

五藏受气于其所生，传之于其所胜。气舍于其所生，死于其所不胜。病之且死，必先传行至其所不胜，病乃死。〔续〕受气所生者，谓受病气于己之所生也。传所胜者，谓传于己之所克也。气舍所生者，谓舍于生己者也。死所不胜者，谓死于克己者之分位也。所传不顺，故必死焉。此言气之逆行也，故死。〔续〕所为逆者，次如下说。肝受气于心，木生火也。传之于脾，气舍于肾，至肺而死。心受气于脾，传之于肺，气舍于肝，至肾而死。脾受气于肺，传之于肾，气舍于心，至肝而死。肺受气于肾，传之于肝，气舍于脾，至心而死。肾受气于肝，传之于心，气舍于肺，至脾而死。此皆逆死也。一日一夜五分之，此所以占死生之早暮也。〔续〕肝死于肺，位秋庚辛，余四仿此。然朝主甲乙，昼主丙丁，四季土主戊己，晡主庚辛，夜主壬癸，由此则死生之早暮可知矣。《校正》云：占死生当作占死者。〔玉机真藏论〕

天有四时五行，"天元纪论"作"天有五

---

① 阳：原脱，从顾本王注补。

行以御五位"。**以生长收藏，以生寒暑燥湿风。**〔续〕春生夏长，秋收冬藏，谓四时之生长收藏。冬水寒，夏火暑，秋金燥，春木风，长夏土湿，谓五行之寒暑燥湿风也。然四时之气，土虽寄旺，原其所主，则湿属中央，故云五行以生寒暑燥湿风五气也。**人有五藏化五气，以生喜、怒、悲、思、恐。**〔续〕五气，谓喜、怒、悲、思、恐。然是五气更伤五藏之和气矣。"校正"按："天元纪论""悲"作"思"。盖言悲者，以悲能胜恐①，取五志迭相胜而言也。举思者，以思为脾之志也。各举一，则义俱不足；两见之，则互相成义也。**喜怒伤气，寒暑伤形。**〔续〕喜怒皆生于气，故云喜怒伤气。寒暑皆胜于形，故云寒暑伤形。近取诸身，则如斯矣；细而言之，则热伤于气，寒伤于形也。**暴怒伤阴，暴喜伤阳。**〔续〕怒则气上，喜则气下。故暴卒气上则伤阴，暴卒气下则伤阳。**厥气上行，满脉去形。**〔续〕厥，气逆也。逆气上行，满于经络，则神气浮越，去离形骸也。**喜怒不节，寒暑过度，生乃不固。**《灵枢经》曰：智者之养生也，必顺四时而适寒暑，和喜怒而安居处。然喜怒不常，寒暑过度，天真之气，何可久长？**故重阴必阳，重阳必阴。**〔续〕言伤寒、伤暑亦如是。〔阴阳应象论〕

风胜则动，〔续〕不宁也。风胜则庶物皆摇，故为动。《左传》曰：风摇末疾是也。《校正》：详"风胜则动"至"湿胜则濡泄"五句，与《阴阳应象论》文重而注不同。**热胜则肿，**〔续〕热胜则阳气内郁，故红②肿暴作，甚则荣气逆于肉理，聚为痈肿。又云：热胜气为丹燥，胜血为痈脓，胜骨肉为胕肿，按之不起。**燥胜则干。**〔续〕干于外则皮肤皴揭，干于内则精血枯涸，干于气及津液则肉干而皮著骨。**寒胜则浮，**〔续〕浮，谓浮起按之起见也。又云：寒胜则阴气结于玄府，玄府闭密，阳气内攻，故为浮。**湿胜则濡泄，甚则水闭胕肿。**〔续〕湿胜则内攻脾胃，脾胃受湿则水谷不分，故大肠传道而注泄也。以湿内盛而泄，故谓之濡泄。《左传》曰：雨淫腹疾是也。濡泄，水利也。胕肿，肉泥按之陷而不起。水闭，则溢于皮中也。〔六元正纪论〕

帝曰：脾病而四肢不用，何也？岐伯曰：四肢皆禀气于胃，而不得至经，〔续〕"至经"，《太素》作"径至"。杨上善云：胃以水谷资四肢，不能径至于四肢，要因于脾布化水谷精液，四肢乃可以禀受也。必因于脾，乃得禀也。今脾病不能为胃行其精液，四肢不得禀水谷，气日以衰，脉道不利，筋骨肌肉，皆无气以生，故不用焉。曰：脾不主时何也？曰：脾者土也，治中央，常以四时长四藏，各十八日寄治，不得独主于时也。脾藏者，常著胃土之精也，土者，生万物而法天地，故上下至头足，不得主时也。〔续〕治，主也。著，谓常约著于胃也。土气于四时之中，各于季终寄王十八日，则五行之气各王七十二日，以终一岁之日矣。外主四季，则在人内应于手足也。曰：脾与胃以膜相连耳，而能为之行其津液，何也？曰：足太阴者，三阴也，其脉贯胃属脾络嗌，故太阴为之行气于三阴。阳明者表也，〔续〕胃是脾之表。五藏六府之海也，亦为之行气于三阳。藏府各因其经而受气于阳明。〔太阴阳明论〕

形弱气虚，死；〔续〕中外俱不足。**形气有余，脉气不足，死；**〔续〕藏衰，故脉不足也。**脉气有余，形气不足，生。**〔续〕藏盛，故脉气有余。〔方盛衰论〕

岐伯曰：夫盐之味咸者，其气令器津泄；弦绝者，其音嘶败；木敷者，其叶发；病深者，其声哕。人有此三者，是谓坏府，毒药无治，短针无取，此皆绝皮伤肉，血气争黑。此段有缺误。"木敷者，其叶发"，《太素》作"木陈者，其叶落"。"争黑"当作"争异"。坏府，谓三者之病，犹云崩坏之处也。详此文义若曰：夫弦绝者，其音嘶败；木陈者，其叶落；盐之味咸者，其气令器津液泄；病深者，其声哕。绝皮伤肉，血气争异。人有

---

① 恐：顾本王注作"怒"。
② 红：原作"洪"，据石本改。

此三者，是谓坏府，毒药无治，短针无取。盖以弦绝，况声哕木落，况绝伤津泄，况血气争异也庶通。杨上善云：言欲知病征者，须知其候。盐之在于器中，津液泄于外，见津而知盐之有咸也。声嘶，知琴瑟之弦将绝；叶落，知陈木之已尽。举此三物衰坏之征，以比声哕识病深之候。人有声哕同三譬者，是为府坏之候。中府坏者，病之深也。其病既深，故针药不能取，以其皮肉血气各不相得故也。愚按：杨注虽与问答义相贯穿，终不若滑注之密也。岐伯曰：木得金而伐，火得水而灭，土得木而达，金得火而缺，水得土而绝，万物尽然，不可胜竭。〔续〕达，通也。言物类虽不可竭尽而数，要之皆如五行之气，而有胜负之性分耳。〔宝命全形篇〕

阴盛则梦涉大水恐惧，〔续〕阴为水，故梦涉水而恐惧也。阳盛则梦大火燔灼①，〔续〕阳为火，故梦火而燔灼也。阴阳俱盛则梦相杀毁伤；〔续〕亦类交争之象也。上盛则梦飞，〔续〕气上则梦上故飞。下盛则梦堕；〔续〕气下则梦下，故堕。甚饱则梦与，〔续〕内有余。甚饥则梦取；〔续〕内不足。肝气盛则梦怒，〔续〕肝在志为怒。肺气盛则梦哭；〔续〕肺声哀故梦哭。仍少心脾肾气所梦，今具《甲乙经》中。短虫多则梦聚众，长虫多则相击毁伤。〔续〕长虫动则内不安，内不安则神躁扰，故梦是矣。〔脉要精微论〕

补 遗

藏象钞。注曰：膀胱位当孤府。言他府皆无所待而自能出，惟膀胱必待气化而后能出，与他府不同，故曰孤府。同则为类，异则为孤。

脉候钞。从阴阳始。按：阴阳即仲景所谓浮洪长滑为阳，沉细短涩为阴之类欤。

和柔相离者，缓也，若接续不离则数矣。故病脾，脉来实而益数也。

厌厌，和调不变乱也。摄摄，连属不止代也。榆荚，轻浮和软也，借之以形容秋脉之轻浮和适而相属也。

来如弹石。弹石，强硬也。平则沉软，病则强硬，与沉软反也，与前弹石不同。前弹石兼促，此则只强硬也。

脾为孤藏。言他藏各主一时，惟脾不正主四时，与他藏异，故曰孤。

长夏胃微软弱，曰平。按：前二条皆言胃而毛，胃而石。此言软弱，软弱即胃也，下仿此。

弱多胃少，曰脾病。但代无胃，曰死。软弱有石曰冬病。弱甚曰今病。按：此节与前条夏胃微钩曰平之旨同。

毛而有弦曰春病。弦甚曰今病。按：前条春兼秋脉，知秋乃病。此条秋兼春脉，知春乃病。不过对举互言，别无他意，后条仿此。

如水之流，浮盛也。如鸟之啄，细小也。浮盛太过，细小不及。

浊气归心，浊气，阴气也。淫精于脉，精者，阳精也。脉非动脉，乃经脉也，即前阴气阳精也。

毛脉合精一节。言皮毛之精与脉气流经之精相合，而行气于气海，气海则流布于四藏，由是中外上下各得其所而平均也。"留"，当作"流"，后节揆度，即此权衡之义。

不间藏。《传》曰：藏②已间藏传，如心病传肝之类。不间藏传，如心病传肺之类。然间藏虽传所生，至于七传，则一经不能再受邪矣。

凡阳有五。盖五者土数也。五藏皆以胃气为主，故曰五五二十五阳。

不能极于天地之精气。盖极者中也，不适中乎精气也。

诸阳皆然。谓诸阴在内，格拒其阳于外，故病似阳而诚属阴，不可作阳病治，下仿此。

阳气有余，身热无汗。汗者阴气也。阳胜阴虚，故热无汗。

病能钞。"秋冬夺于所用"，至"手足为之寒也"一节。用，用力也。争者，不和也。邪气，阴邪也。气因于中四字，疑衍。从之上者，阴邪从逆上之阳而上也。秋冬，阳衰阴盛，人

---

① 燔灼：原脱，据顾本改。
② 藏：原作"难"，据石本改。

于秋冬，耗夺其阳精之气，则下焦阳气愈衰，为盛阴迫之而上不和矣。阳既上而不下，则下焦愈见阳虚而阴愈盛，阴盛充溢为阴邪矣。阴邪而从微阳逆上，是寒自下逆上而厥也。手足寒者，四肢诸阳之本，阳衰阴旺，故手足寒也。

气聚于脾中。谷气聚也。

疟皆生于风。后言疟因于暑，盖疟皆先伤暑，后感风寒而发也。

注曰：阳气下行极而上，阴气上行极而下。故曰：阴阳上下交争。此指外邪所伤言。《汇粹钞》：阳病者，上行极而下；阴病者，下行极而上，此指本气自病言。按：风暑阳邪，喜伤于阳，阳经而受阳邪，则阳极矣。和则阳气下降，极则反上与阴争。水寒阴邪，喜伤于阴，阴经而受阴邪，则阴极矣。和则阴气上升，极则反下与阳争，此亦各经之阴阳，如某经气血多少之谓，非荣行脉中，卫行脉外之阴阳也。

皮肤之内，肠胃之外，此荣气所舍，暑热藏于皮肤之内，乃舍于荣气中也。后言皮肤之内，卫气所舍，风水客于皮肤，乃客于卫气中也。可见，皮肤之内，乃荣卫并居，此亦各经之荣卫，其气和柔，故能受邪。向之暑热伤荣，今之风寒伤卫，荣卫俱受邪而并居，故因卫气外出而入于阳分，则与阳争。阳虚而寒，因卫气内行而入于阴分，则与阴争。阴虚而热，此指昼行阳，夜行阴之卫气也。后段并于阳，则阳胜，并于阴，则阴胜，又与前"阴阳上下交争"互相发明。

病极则复者，物极则衰，故阳中之邪极则寒止，阴中之邪极则热止。且卫气越其受邪之经，而行于他经，则邪正相离而寒热亦止。

疟但热不寒。盖因只感暑与风之阳邪，不感水邪之阴寒，故如是也。

寒而鼓颔，颔乃胃脉所经；热而多渴，乃胃热所致，故知疟属于胃者多。

胜复之气，盖言或胜气为病，或复气为病，非先胜后复之谓，如阳邪胜阴邪复也。

"徇蒙招尤"至"甚则入肝"。许学士云：上虚者，肝虚也，肝虚则头晕。徇蒙者，如以物蒙其首，招摇不定，目眩耳聋，皆晕之状也，名曰：肝厥头晕。

结阴者，便血。《宝鉴》曰：阴气内结，不得外行，无所禀渗入肠间，故便血也。

论治钞。按而收之，谓按摩以收摄之。假者何如？谓冬月用寒药，不以冬寒为禁也。高者抑之一节，总解上文制之夺之之义。

夫"气之胜也"一节，与后运气钞"夫气之胜也"文同。必安其主客，即六气加临之主客。同者逆之，指六气言；异者从之，指五运言。

"病所远而中道气味之者"一节。中道者，气味薄之药也。病在肾肝其道远，或用气味薄药治之，必须大剂顿服，亦合急方之制。注曰：食而令足，剂大而多也。然急过之，乃顿服也。

以所利行之。如辛利于散之类。

惊者平之。或使其平心易气，以先之而后药，此因外惊而治也。若内气动其神者，又当以药平其阴阳之盛衰，则神可安，志可定矣。

"必伏其所主"一节。伏，潜伏也。今欲潜伏其邪，使之不为害，当先知热因寒用等法。始同，谓以热治寒始皆同也；终异，谓热药寒服则异矣。热药寒服而无格拒之患，必破积溃坚而伏其病矣。

随其攸利。利者，宜也，或内治或外治或衰之以属，各随其所宜也。

色诊钞。合于神明。谓合于天地神明之变化也。

针刺钞。观适之变。谓须静意视义而观察之，以调适其病变也。

无逢其冲而泻之。谓水下一刻、三刻、五刻、七刻，人气在三阳；二刻、四刻、六刻、八刻，人气在阴分。气在三阳，则阳分独盛；气在阴分，则阴分独盛。见其独盛，指以为邪，以针泻之，反伤真气，故下文云：王注言水下一刻，人气在太阳；二刻，在少阳；三刻，在阳明；四刻，在阴分。若然则气一昼一夜，只行得二十五周于身，与《灵枢》篇首人气一昼一夜五十度周于身之说不合，其误可知。且阴分者乃三阳之阴分，非内藏阴分。午时水下一刻，人气在三阴；二刻在阳分，亦三阴之阳分，非外府阳分。故曰府有阴阳，藏亦有阴阳，此专指卫气言也。

七节之旁，中有小心。按《经度篇·心经》

注曰：心系有二：其一上与肺相连，入肺两大叶间；其一由肺系而下，曲折向后，并脊赘细络相连，贯脊髓与肾相通，正当七节之间，经之所云，其指此欤！

从阴引阳，从阳引阴。谓头阳足阴，热阳寒阴。头有病下取之，足有病上取之。阳病热引之阴使凉，阴病寒引之阳使温，皆是也。此与《论治钞》阳病气反者，病在上取之下，病在下取之上，病在中旁①取之义并同。

阴阳钞。万物之能始。谓万物生之初固由之，死之初亦由之。

味归形，形食味；气生形，形食气。言不特味生形，气亦生形。

气归精，精归化，化生精，精食气。此言气不特生形，又能生精。

味伤形，气伤精。此言味虽生形，而亦伤形；气虽生精，而亦伤精。

精化为气。此言气不特生精，生化，而精化亦能生气，故曰交相益也。

气伤于味。此言不特形伤味，而气亦伤味，故曰互相损也。

天运当以日光明。谓天之运行不息者，由日光明而阳气盛也。如人固守其阳则寿，若伤耗其阳则夭。

"暮而收拒"一节，示人以养阳也。

脉流薄疾并乃狂。薄疾，阴气虚也。并者，阳气盛实也。

标本钞。治，得为从。得者，顺也，如以热治热，为顺其病也。

运气钞。气数者。气指阴阳气言，数指三阴三阳言。注曰：气数者，生成之气，谓天一地六之九数也。

所胜则微，所不胜则甚。盖直②年之气，胜气也。胜气为邪所干，则直年之气为胜而邪不胜，故病微。直年之年不胜，不胜，不足也，为邪所干则甚。

非其时则微者。如木年而火气至，是直年木气胜，故火气虽至，乃非其时，故后二年乃病者微也。

当其时则甚。如木直之年，木气胜也，今为邪中，是木气虚而受邪，故曰：所不胜则甚。

不胜者，木气虚也。又曰：当其时则甚，谓木直之年，而木为邪所病，其病为甚，故曰：当其时则甚。

安其屈复。如胜气和则平之，胜气甚则夺之，谓随胜气之微甚，或平或夺以安静之，使其屈伏耳。

汇萃钞。"故圣人传精神"一节。谓身中精神传而承袭之。不毁天之真气，服而顺从之，不逆则神明流通，而无内壅外壅之失。

其色必夭。前言察脉，此言亦当察色。

如参春者病。参春，谓轻重疾徐不等也。中部之候独调，谓中部虽不大不数，然上下二部皆大数者亦死，或上下二部大数，独中部脉小者亦死。

一候后则病。后者，谓脉有大小迟数，谓大者前，小者后，数者前，迟者后也。

独小者病。独者，于凡候中举一候言也，如前一候后则病之义。

岐伯曰：肾移寒于脾，痈肿少气。肾伤于寒而传于脾，胃主肉，寒生于肉，则结为坚，坚化为脓，故为痈也。血伤气少，故曰少气。**脾移寒于肝，痈肿筋挛**。脾主肉，肝主筋，肉温则筋舒，肉冷则筋急，故筋挛也。肉寒则卫气结聚，故为肿痈。**肝移寒于心，狂隔中**。心为阳藏，神处其中，寒薄之则神乱离，故狂也。阳气寒相薄，故隔塞而中不通。**心移寒于肺，肺消。肺消者，饮一溲二，死不治**。心为阳藏，反受诸寒，寒气不消，郁而为热，内烁于金，金受火邪，故中消也。肺藏消烁，气无所持，故饮一溲二，金火相贼，死不可治。**肺移寒于肾，为涌水。涌水者，按腹不坚，水气客于大肠，疾行则鸣，濯濯如囊裹浆，水之病也**。夫肺寒入肾，肾气有余则上奔于肺，故云涌水。大肠为肺之府，故水客于大肠也。肾受凝寒，不能化液，大肠积水而不流通，故病行则肠鸣云。**脾移热于肝，则为惊衄**。肝藏血，主惊，故热薄之则惊而鼻

---

① 旁：原作"瑢"，据文义改。

② 直：通"值"。《正韵》："直，音治，与值通。"

血。肝移热于心，则死。夫两阳和合，火木相燔，故肝热入心，则当死也已。心移热于肺，传为鬲消。心肺两间，中有斜膈膜，膈膜下际，内连于横膈膜。故心热入肺，久久传化，内为膈热消渴而多饮也。肺移热于肾，传为柔痓。柔谓筋柔，痓谓骨强。气骨皆热，髓不内充，故骨痓强而不举，筋柔缓而无力也。肾移热于脾，传为虚肠澼，死不可治。脾土制水，肾反移热以与之，是土不能制水而受病，故久久传为虚损也。肠澼死者，肾主下焦，象水而冷，今乃移热，是精气内消，下焦无主以守持，故肠澼除而气不禁止也。胞移热于膀胱，则癃溺血。膀胱为津液之府，胞为受纳之司。胞移热于膀胱，则阴络内溢，故不得小便而溺血。膀胱移热于小肠，膈肠不便，上而口糜。小肠脉，络心循咽下膈抵胃属小肠，故热则下令肠隔塞而不便，上则令口生疮而糜烂也。小肠移热于大肠，为虙瘕为沉。小肠移热大肠，两热相藏则血溢，而为伏瘕也。血满不利，则月事沉滞不行，故云：为伏瘕，为沉也。虙与伏同。大肠移热于胃，善食而瘦，又谓之食亦。胃为水谷之海，其气外养肌肉，热消水谷，又烁肌肉，故善食而瘦。食亦者，谓食入移易而过，不生肌肤也。亦，易也。胃移热于胆，亦曰食亦。义同上。胆移热于脑，则辛頞①鼻渊。鼻渊者，浊涕下不止也，传为衄蔑瞑目。脑液下渗，则为浊涕，涕下不止，如彼水泉，故曰鼻渊。頞，谓鼻頞。足太阳脉，起目内眦上额交巅络脑；阳明脉，起于鼻交頞中旁约太②阳之脉。今脑热则足太阳逆，与阳明之脉俱盛，薄于頞中，故鼻頞辛。辛，谓酸痛也。热盛则阳络溢，阳络溢，则衄出汗血也。蔑谓汗血。血出甚，阳明太阳脉衰，不能荣养于目，故目瞑。瞑，暗也。故得之气厥也。厥者，气逆也，皆由气逆而得之。出"气厥论"。

帝曰：始生有病癫者，病名为何？曰：病名胎病，此得之在母腹中时，其母有所大惊，气上而不下，精气并居，故令子发癫疾。精气，谓阳之精气。出"奇病论"。

岐伯曰：阳虚则外寒者，阳受气于上焦，以温皮肤分肉之间，今寒气在外则上焦不通，上焦不通则寒气独留于外，故寒慄。慄，战慄也。阴虚生内热者，有所劳倦，形气衰少，谷气不盛，上焦不行，下脘不通，胃气热，热气熏胸中，故内热。王安道曰：此阴字，指人身之阴与水谷之味也。夫有所劳倦者，过动属火也。形气衰少者，壮火食气也。谷气不盛者，劳伤元气则少食而气衰也。上焦不行者，清阳不升也。下脘不通者，浊阴不降也。夫胃受水谷则清阳升而浊阴降，以传化出入，滋养一身也。今胃不能纳而谷气衰少，则清无升，浊无降矣。故曰：上不行，下不通，非绝不行不通，但比无病时谓之不行不通耳。上不行下不通则郁矣，郁则少火皆成壮火。胃居上焦下脘之间，故胃气热，热则上炎，熏胸中为内热也。斯东垣所谓劳伤形体，饮食失节而致热者乎！内伤之说，盖原于此。阳盛生外热者，上焦不通，则皮肤致密，腠理闭塞，玄府不通，卫气不得泄越，故外热。外伤寒毒，内薄诸阳，寒外盛则皮肤收，皮肤收则腠理密，故卫气蓄聚，无所流行矣。寒气外薄，阳气内争，积火内燔，故生外热。阴盛生内寒者，厥气上逆，寒气积于胸中而不泻，不泻则温气去，寒独留，则血凝泣，凝则脉不通，其脉盛大以涩，故中寒。温气，阳气也。阴逆内满，则阳气去于皮外也。出"调经论"

《灵枢·病传篇》曰：七传当作次传，谓传其所胜，如心传肺，肺传肝之类。间传，谓间藏传所不胜，如心传肝，肝传肾之类。《根结篇》曰：形气不足，病气有余，急泻之。形，谓皮肉筋骨血脉也。气，谓口鼻中喘息也。形胜者，为有余；消瘦者，为不足。审口鼻中气劳役如故，为气有余；若喘息气促气短，或不足以息者，为不足。当补当泻，全不在此。但病来潮作之时，病气精神增添者，是病气有余，

---

① 頞：原作"頯"，据石本改。
② 太：原误作"大"，据文义改。

乃邪气胜也，急泻以寒凉酸苦之剂；如潮作之时，精神困弱，语言无力及懒语者，为病气不足，乃真气不足也，急补以辛甘温热之剂；若病人形气不足，病来之时病气亦不足，此阴俱不足，禁用针，针宜补，以甘药，不可尽剂，不已，取脐下气海穴。

有病头痛数岁不已者，当有所犯大寒，内至骨髓，髓者以脑为主，脑逆故令头痛，齿亦痛。出"奇病论"

有癃者，一日数十溲，后条脉细微如发。此不足也；身热如炭，颈膺如格，人迎躁盛，喘息气逆，此有余也，太阴脉细如发，此不足也。外有余者五，内不足者二。名为何病？岐伯曰：病在太阴，其盛在胃，颇在肺，病名曰厥，死不治。外有余者五。皆手足太阴脉当洪大而数，今微细如发，是脉与证相反也。以肺气逆凌于胃，故上使人迎躁盛也，故曰其病在太阴，其盛在胃也。以喘息气逆，又云颇在于肺。病相气逆，症不相应，故死不治。何也？谓其病在表，则内有二不足，谓其病在里，则外有五有余。表里既不可凭，补泻固难为用，其死明矣。有病庞然如水状，切其脉大紧，身无痛，形不瘦，不能食，食少，何病也？曰：病生在肾，名曰肾风。脉如弓弦，大而且紧，大则为气，紧则为寒，寒气内薄，而反无痛，故问之。盖以劳气内蓄，寒复内争，劳气薄寒，故化为风，风胜于肾，故曰肾风。肾风而不能食，善惊，惊已心气痿者死。肾水受风，心火痿弱，水火俱困，故死。出"奇病论"

尸厥邪客手足少阴太阴、足阳明之络，此五络皆会于耳中，上络左角，额角。五络俱竭，令人身脉皆动，而形无知也，其状若尸，故曰尸厥。其卒冒闷而如死尸，身脉如常人而动也。然阴气盛于上，则下气重上而邪气逆，邪气逆则阳气乱，阳气乱则五络闭结而不通，故其状若尸。刺隐白、厉兑、涌泉，于少商、中冲、神门各一痏。出"缪刺论"

病有身重，九月而瘖，何也？岐伯曰：胞之络脉绝也。绝，谓断而不通流，非天真之气断绝也。胞脉者，系于少阴之脉，贯肾，系舌本，故不能言。少阴，肾脉。气不营养，故不能言。无治也，当十月复。十月胎去，胞络复通，肾脉上营，故复言也。"刺法"曰：无损不足益有余，以成其疹。疹，久病也。所谓无损不足者，身羸瘦，无用镵石也。无益有余者，腹中有形而泻之，泻之则精出而病独擅中，故曰疹成也。出"奇病论"

人有大谷十二分，大经所会，曰大谷。十二分者，十二经脉之部分。小溪三百五十三名，少十二俞，小络所会，曰小溪。小络三百六十五，除十二俞外，则当三百五十三名。此皆卫气之所留止，邪气之所客也，卫气满填以行，邪气不得居止，卫气亏缺留止，则为邪气所客。针石缘而去之。言邪气所客，卫气留止，针其溪谷，则邪气寅缘随脉而行去也。诊病之始，五决为纪，谓以五藏之脉，为决生死之纲纪也。欲知其始，先建其母。母，谓应时王气也。先立应时王气，然后乃求邪之气。所谓五决者，五藏之脉也。出"五藏生成篇"

五味入口，藏于胃，以养五藏气。五气入鼻，藏于心肺，心肺有病，而鼻为之不利也。凡治病必察其下，适其脉候，观其志意，与其病也。下，谓目下所见可否也。调适脉之盈虚，观量志意之邪正，及病深浅成败之宜，乃守法以治之也。出"五藏别论"

诸痈肿、筋挛、骨痛，此寒气之肿，八风之变也，此四时之病，以其胜治之愈也。如金胜木之类。出"脉要精微"

道之至数。言五色脉应，乃道之至数。出"玉版论要"①

天下至数。言五色脉变，乃天下至数。出"玉机真藏论"

天地至数，始于一，终于九。一者

---

① 论要：原作"要论"，据顾本改。

天，二者地，三者人。三三者九，以应九野为九藏，故神藏五，形藏四，合为九藏。故人有三部，部有三候，以决死生。三候者，有天有地有人也，三而成天，三而成地，三而成人，非惟人独，由此三气而生，天地之道亦如是矣。故易乾坤诸卦，皆必三矣。又曰：三气乃天气、地气、运气也。其气九州九窍皆通乎天气。先言其气者，谓天真之气常系属于中也。天气不绝，真灵内属行藏，动静悉与天通，故曰皆通乎天气也。"阴阳离合论"曰：阴阳者，数之可十，推之可百，数之可千，推之可万，万之大不可胜数，然其要一也。一，谓离合也。虽不胜数，然其要妙，以离合推步，悉可知之也矣。

虚邪者，八正之虚邪气也。谓八正之虚邪，从虚乡而来，袭虚而入为病。正邪者，身形若用力汗出，腠理开，逢虚风，其中人也微，故莫知其情，莫见其形。正邪者，不从虚之乡来也。以中人微，故莫知其情意，莫知其形状也。上工救其萌芽，必先见三部九候之气，尽调不败而救之，故曰上工。不败，病未至于败也。出"八正神明论"

八正者，所以候八风之虚邪，以时至者也。应时而至为八正，非时而至者为虚。四时，所以分春夏秋冬之气所在，以时调之也。四时之气所直①者，谓春气在经络脉，夏气在孙络，秋气在皮肤，冬气在骨髓也。八正之虚邪，而避之勿犯也。触冒虚邪，动伤真气，避而勿犯，乃不病邪。以身之虚，而逢天之虚，两虚相感，其气至骨，入则伤五藏，故曰：天忌不可不知也。八风正邪，其伤人也微；八风虚邪，其伤人也深。此人忌于天，故曰天忌。"八正神明论"

诸气在泉，风淫于内，风变淫邪而胜于内也。治以辛凉，佐以苦，以甘缓之，以辛散之。风性喜温恶清，故治以凉，是以胜气治之也。佐以苦，随其所利也。肝木苦急，则以甘缓之。又肝散，若抑，则以辛散之，如仲景桂枝汤是也。盖发散风邪，以辛为主，故桂枝三两为君，芍药味苦酸微寒，三两为臣，甘

草味甘平，二两为佐者，《内经》所谓平以辛、佐以辛、以甘缓、以酸收也。生姜味辛温，三两，大枣味甘温，十二枚，为使者，《内经》所谓风淫于内，以甘缓以辛散之意也。热淫于内，治以酸②寒，佐以甘苦，以酸收之，以苦发之。热性恶寒，故治以寒也。热之大盛甚于表者，以苦发之，不尽复寒制之，寒制不尽，复苦发之，以酸收之。甚者再方，微者一方，时发时止，亦以酸收之，如麻黄汤是也。《本草》曰：轻可去实。又曰：腠密邪胜表实者，轻剂所以扬之，故用麻黄之轻剂，味甘苦，三两，为君也。风邪在表，缓而肤腠疏者，故用桂枝二两解肌，为臣。《内经》曰：寒淫于内，治以甘热，佐以辛苦者是也。甘草味甘平，一两，为佐，杏仁味甘苦温，七十枚，为使者，经曰：肝苦急，急食甘以缓之。肝者，荣之主也，伤寒伤荣，荣血为之不利，故用甘草、杏仁为佐使也。又谓气之所并为血虚，血之所并为气虚，故麻黄佐以杏仁，用利气也。湿淫于内，治以苦热，佐以酸淡，以苦燥之，以淡渗之。湿与燥反，燥除湿，故以苦燥其湿也。淡利窍，故以淡渗泄也。火淫于内，治以咸冷，佐以苦辛，以酸收之，以苦发之。火气大行，心怒之所生也。心欲软，故以咸治之。又心苦缓，故以酸治之。大法须汗者，以辛佐之，令其汗也，不必资以苦。燥淫于内，治以苦温，佐以甘辛，以苦下之。肺苦气上逆，急食苦以泻之，以辛泻之，酸补之。甘辛当作酸辛。寒淫于内，治以甘热，佐以苦辛，以咸泻之，以辛润之，以苦坚之。以热治寒，以胜折其气也。肾苦燥，急食辛以润之，肾欲坚，急食苦以坚之，用苦补之，咸泻之。又曰：司天之气，风淫所胜，风变淫邪，所胜则淫邪胜也。平以辛凉，佐以苦甘，以甘缓之，以酸泻之。在泉外淫于内，所胜治之。司天上淫于下，所胜平之。热淫所胜，平以咸寒，佐以苦甘，以酸收

---

① 直：顾本王注作"在"。
② 酸：顾本作"咸"。

之。湿淫所胜，平以苦热，佐以酸辛，以苦燥之，以淡泄之。按：湿淫于内，佐以酸淡，此酸辛当作淡。湿上甚而热，治以苦温，佐以甘辛，以汗为故而止。火淫所胜，平以咸冷，佐以甘苦，以酸收之，以苦发之，以酸复之，热淫同。寒淫所胜，平以辛热，佐以苦甘，以咸泻之。按：寒淫于内，治以甘热，佐以甘苦，此文恐误也。邪气反胜者，不能淫胜于地气，反为不胜之气为邪以胜之。风司于地，清反胜之，治以酸温，佐以苦甘，以辛平之。在泉之气胜盛，故以酸泻，佐以苦甘。邪退则正虚，故以补养而平之。热司于地，寒反胜之，治以甘热，佐以苦辛，以咸平之。湿司于地，热反胜之，治以苦冷，佐以咸甘，以苦平之。火司于地，寒反胜之，治以甘热，佐以苦辛，以咸平之。燥司于地，热反胜之，治以平寒，佐以苦甘，以酸① 平之，以和为利。寒司于地，热反胜之，治之咸冷，佐以甘辛，以苦平之。此六气方治，与前所胜法殊。曰治者，泻客邪之胜气也。佐者，皆所利所宜。平者，补已弱之正气也。厥阴之胜，治以甘清，佐以苦辛，以酸泻之。少阴之胜，治以辛寒，佐以苦咸，以甘泻之。太阴之胜，治以咸热，佐以辛甘，以苦泻之。少阳之胜，治以辛寒，佐以甘咸，以甘泻之。阳明之胜，治以酸温，佐以辛甘，以苦泄之。太阳之胜，治以甘当作苦。热，佐以辛酸，以咸泻之。六胜之至，皆先归其不胜己者，故不胜者当先泻之，以通其道矣。泻所胜之气，令其退释也。厥阴之复，肝乘脾土，始因土胜水，水之子木，木乃复土仇。治以酸寒，佐以甘辛，以酸泻之，以甘缓之。少阴之复，治以咸寒，佐以苦辛，以甘泻之，以酸收之，以苦发之，以咸软之。太阴之复，治以苦热，佐以酸辛，以苦泻之，燥之，泄之。少阳之复，治以咸冷，佐以苦平，以咸软之，以酸收之，以苦发之。发不远热，无犯温凉，少阴同法。阳明之复，治以辛温，佐以苦甘，以苦泄之，以苦下之，以酸补之。太阳之复，治以咸热，佐以甘辛，以苦坚之。治诸胜复，寒者热之，热者寒之，温者清之，清者温之，散者收之，抑者散之，燥者润之，急者缓之，坚者软之，脆者坚之，衰者补之，强者泻之，各安其气，必清必静，则病气衰去，归其所宗，此治之大体也。有胜负，则各倍其气以调之，故可使平也。宗，属也。调不失理，则余气自归其所属。胜复衰已，则各补养而平定之，必清必静，无妄挠之，则运气之寒热，亦各归同天地气也。出"至真要大论"②

揆度者，度病之浅深也。奇恒者，言奇病也。揆度者，切度之也，言切求其脉理也。度者，得其高下以四时度之也。又曰：凡揆度奇恒之法，先以气口太阴之脉定四时之正气，然后度量奇恒之气者。出"玉版论要"

---

① 酸：顾本作"咸"。
② 出"至真要大论"：原无此六字，据上文内容补。

跋

医之有《素问》，犹吾儒之有《四书》。不读《素问》不知病源，不读《四书》，不知道理。时医只知检方疗疾，不知病源，误人多矣。许昌滑伯仁氏《读素问钞》九卷，其删取之精，编辑之审，其功犹程朱二夫子之于《四书》也。但微辞奥旨，未易即晓。祁门汪君省之，复取王氏注参补其间，注之而未尽者，用己意补之，其继往开来之功甚伟。吾鄜[1]好事者为之刻梓以公于天下后世，其亦仁者之心哉！仍有末卷未完，爰命工以终之。因忘其固陋而僭识岁月如此。

嘉靖乙酉春二月朔旦休宁湖山程文杰识

读素问钞终

---

[1] 鄜：同"党"。

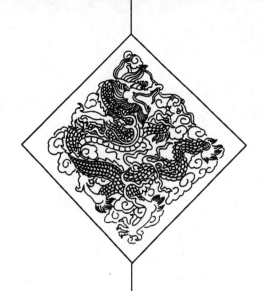

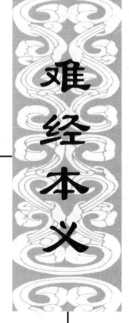

难经本义

卢国秦越人 著
许昌滑 寿 注

难经本义序

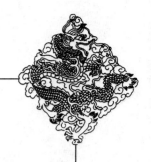

难经本义序

　　《素问》、《灵枢》，医之大经大法在焉，后世诸方书皆本于此。然其言简古渊涵，未易通晓，故秦越人发为《八十一难》，所以推明其义也。然越人去古未远，其言亦深，一文一字，意周旨密，故为之注释者，亦数十家。但各以臆见，而卒无归一之论。或得此而失彼，或举前而遗后，非惟自误，又以误人，识者病焉。许昌滑君伯仁，笃实详敏，博极群书，工于医者三十四年，起废愈痼，不可胜纪。遂昼惟夕思，旁推远索，作《难经本义》二卷，析其精微，探其隐赜，钩其玄要，疑者辨之，误者正之，诸家之善者取之。于是《难经》之书，辞达理明，条分缕解，而《素问》、《灵枢》之奥，亦由是而得矣。夫人之生死系于医，医之本原出于经，经之旨不明，其害可胜言哉！然则伯仁之功，岂小补者耶！

至正二十六年二月工部郎中揭汯序

难经本义序

　　医之为道圣矣！自神农氏，凡草木金石，可济夫夭死札瘥，悉列诸经。而《八十一难》，自秦越人推本轩岐、鬼臾区之书，发难析疑，论辨精诣，鬼神无遁情，为万世法，其道与天地并立，功岂小补也哉！且夫人以七尺之躯，五藏百骸受病，六气之沴①，乃系于三指点按之下，一呼一吸之间，无有形影。特切其洪、细、濡、伏，若一发苟或谬误，则脉生而药死之矣！而可轻以谈医，而可易以习医邪？寓鄞滑伯仁，故家许，许去东垣近，早为李氏之学，遂名于医。予雅闻之，未识也。今年秋来，遗所撰《难经本义》，阅之使人起敬。有是哉！君之精意于医也。条释图陈，脉络尺寸，部候虚实，简而通，决而明。予虽未尝学，而思亦过半矣。呜呼！医之道，生道也。道行则生意充宇宙，泽流无穷，人以寿死，是则往圣之心也。世之学者，能各置一通于侧，而深求力讨之，不为良医也者几希。呜呼！越人我师也，伯仁不为我而刊诸梓，与天下之人共之，是则伯仁之心也，故举其大指为序。

至正二十五年龙集②甲辰十月既望翰林学士承旨荣禄大夫知制诰兼修国史张翥序

---

①　沴：因气不和而生的灾害。
②　龙集：犹言岁次。龙，指岁星。集，次于。

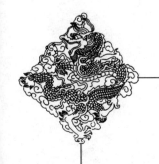

难经本义序

粤自神农咀百药，而寒温辛酸甘苦品制之宜，君臣佐使之用，具诸本草，治药者于焉依据。曰黄帝作《素问》、《内经》，凡受病根源俞府，皆切脉而知。故秦越人因之，设为八十一难问答，究竟精微，尽医师之道焉。世之医者，率熟诊而察脉①，而审证，而治药。若《难经》一书，诚大本领，苟不由《难经》而出，其亦庸医乎？余观注本草者，若今东阳朱彦修氏所著，已无余蕴。而解《难经》者，不知其几家，求诸精诣，十无一二。许昌滑君伯仁甫，挟岐黄之术，学仿于东垣李先生，精于诊而审于剂者也，愈疴起痼，活人居多。余坐足疾，人人治而弗痊。有言伯仁善治法，余致之，听其议论，皆自《难经》而来，迥异于世之言医者。岂异哉！究理义之精微，众人固弗识也。因出示所述《难经本义》二卷，发前人所未发之旨，首列诸图，后疏本义。盖其儒者积学二十余年，凡医之书，无不参考，而折衷己意，各条问答之下。吁嘻，其用心亦仁矣！得之者可以趋黄帝、岐伯之庭，而问崆峒②寿域也。虽然，吾闻之，望而知其病者谓之神，闻而知者谓之圣，又问而知之谓之工，至于诊脉浅深，呼吸至数，而后能疗治者，得巧之道焉。神圣工讵得见矣，今所求者巧耳。于巧之中，又不可以言语。文字传者，若扁之起虢，缓之视膏肓，于《难经》乎何有？然与否也，吾其审于伯仁甫云。

　　至正二十有一年重光赤奋若之岁腊月既望奉直大夫温州路总管管内劝农兼防御事天台刘仁本叙

---

①脉：原作"腓"，据文义改。
②崆峒：指广成子。传说广成子居崆峒山，黄帝曾往问道，故称。见《庄子·在宥》。

凡例

一、《难经》正文，周仲立、李子野辈擅加笔削，今并不从。

一、纪齐卿于经中，盛字多改作甚字，岂国讳或家讳有所避耶？盖昧于临文不讳之义也，今不从。

一、经中错简、衍文，辨见各篇之下，仍为阙误总类，以见其概。

一、《八十一难经》，隋、唐书《经籍》、《艺文志》俱云二卷。后人或厘而为三，或分而为五。今仍为二卷，以复书志之旧。杨玄操复为十三类以统之，今亦不从。说见后汇考中。

一、《本义》中引诸书者，具诸书之名。引诸家者，具诸家之名。其无所引，具及愚按、愚谓者，则区区之臆见也。其设为或问，亦同。

一、《本义》引诸家之说，有以文义相须为先后者，有以论说高下为先后者。无是二者，则以说者之世次为先后云。

一、《难经》八十一篇，盖越人取《内经》、《灵枢》之言，设为问答。前此注家，皆不考所出，今并一一考之。其无可考者，于七难内发其例。

阙误总类

七难三阴三阳次第，《脉经》与此不同。《脉经》于三阳则少阳、太阳、阳明，三阴则少阴、太阴、厥阴。

十二难，冯氏谓此篇合入用针补泻之类，当在六十难之后，以类相从也。

十四难"反此者至于收病也"，当作"至脉之病也"，"于收"二字误。

十六难问三部九候以下共六件，而篇中并不答所问，似有缺误。

十七难所问者三、所答者一，疑有缺漏。

十八难第三节，谢氏谓当是十六难中答辞。第四节，或谓当是十七难中"或连年月不已"答辞。

二十难"重阳者狂，重阴者癫。脱阳者见鬼，脱阴者目盲"，当是五十九难结句之文，错简在此。

二十一难，谢氏曰：按本经所答，辞意不属，似有脱误。

二十三难，"经云明知终始"云云一节，谢氏谓合在下篇之前，不必然也。只参看。

二十八难"溢蓄不能环流灌溉诸经者也"十二字，当在"十二经亦不能拘之"之下。"其受邪气，蓄则肿热，砭射之也"十二字，谢氏直以为衍文。或云当在三十七难关格"不得尽其命而死矣"之下，因邪在六府而言也。

二十九难"阳维为病苦寒热，阴维为病苦心痛"，诸本皆在"腰溶溶若坐水中"下，谢氏移置"溶溶不能自收持"下，文理顺从，必有所考而然，今从之。

三十一难"其府在气街"一句，疑错简，或衍文。三焦自属诸府，与手心主配各有治所，不应又有府也。

四十八难"诊之虚实"下，"濡者为虚，牢者为实"八字，《脉经》无之，谢氏以为衍文。杨氏谓按之皮肉柔濡为虚，牢强者为实，然则有亦无害。

四十九难第五节，"虚为不欲食，实为欲食"二句，于上下文无所关，疑错简或衍。

阙误总类

六十难"其真心痛者","真"字下当有一"头"字,盖总结上两节也。

六十九难"当先补之,然后泻之"八字,疑衍。

七十四难篇中,文义似有缺误,今且依此解之,俟后之知者。

七十五难"金不得平木","不"字疑衍。详见本篇。

八十一难"是病"二字,非误即衍。

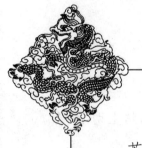

汇考引用诸家姓名

苏氏东坡先生
朱子晦菴先生
项氏平菴先生
柳氏贯，字道传
欧阳氏玄，字厚巧，庐陵人，谥文公。
虞氏集，字伯生，蜀人。

本义引用诸家姓名

张氏机，字仲景，南阳人，东汉长沙太守，著《伤寒卒病论》。

王氏字叔和，西晋太仆令，著《脉经》。

孙氏思邈，唐京兆人，著《千金》等方。

王氏焘，唐人，著《外台秘要》。

刘氏温舒，宋人，著《气运论奥》。

庞氏安时，字安常，宋绍圣间蕲州蕲水人，著《补伤寒书》。

刘氏开，字立之，著《方脉举要》。

李氏杲，字明之，金明昌、大定间东垣人，著《内外伤寒辨》等书。

王氏好古，字从之，东垣高弟，著《此事难知》。

吕氏广，吴太医令，《难经注解》。

杨氏玄操，吴歙县尉，《难经注释》。

丁氏德用，宋嘉祐间济阳人，《难经补注》。

虞氏庶，宋治平间陵阳人，《难经注》。

周氏与权，字仲立，宋临川人，《难经辨正释疑》。

王氏宗正，字诚叔，宋绍兴人，将仕郎试将，作《难经注义》。

纪氏天锡，字齐卿。金大定间岱麓人，《难经注》。

张氏元素，金明昌、大定间易水人，号洁古，《药注难经》。

袁氏坤厚，字淳甫，本朝古益人，成都医学官，《难经本旨》。

谢氏缙孙，字坚白，庐陵人，《难经说》。元统间医侯郎，辽阳路官医提举。

陈氏瑞孙，字廷芝，本朝庆元人，温州路医学正，与其子宅之同著《难经辨疑》。

难经本义目录

难经汇考 ……………………（123）
难经图 ………………………（126）
 经脉始从中焦流注图 …………（126）
 关格覆溢之图 …………………（126）
 色脉相胜相生图 ………………（127）
 藏府阴阳寒热图 ………………（127）
 五行子母相生图 ………………（127）
 男女生于寅申图 ………………（127）
 荣卫清浊升降图 ………………（127）
 肝肺色象浮沉图 ………………（128）
 五藏声色臭味液之图 …………（128）
 五邪举心为例图 ………………（128）
 七传间藏之图 …………………（128）
 手足阴阳图 ……………………（129）
 荣俞刚柔图 ……………………（130）
上卷 …………………………（131）
下卷 …………………………（149）

难经汇考

《史记·越人传》载赵简子、虢太子、齐桓侯三疾之治，而无著《难经》之说。《隋书·经籍志》、《唐书·艺文志》俱有秦越人《黄帝八十一难经》二卷之目。又唐诸王侍读张守节作《史记正义》，于《扁鹊仓公传》，则全引《难经》文以释其义，传后全载四十二难与第一难、三十七难全文。由此则知古传以为秦越人所作者，不诬也。详其设问之辞，称经言者，出于《素问》、《灵枢》二经之文，在《灵枢》者尤多，亦有二经无所见者，岂越人别有撰于古经，或自设为问答也耶？

邵菴虞先生尝曰：《史记》不载越人著《难经》，而隋、唐书《经籍》、《艺文志》，定著越人《难经》之目，作《史记正义》者，直载《难经》数章，愚意以为古人因经设难，或与门人弟子答问，偶得此八十一章耳，未必经之当难者止此八十一条。难由经发，不特立言。且古人不求托名于书，故传之者唯专门名家而已。其后流传寖①广，官府得以录而著其目，注家得以引而成文耳。

圭斋欧阳公曰：切脉于手之寸口，其法自秦越人始，盖为医者之祖也。《难经》先秦古文，汉以来答客难等作，皆出其后。又文字相质，难之祖也。

杨玄操序谓，黄帝有《内经》二帙，其义幽赜，殆难究览。越人乃采摘二部经内精要，凡八十一章，伸演其道，名《八十一难经》，以其理趣深远，非卒易了故也。

纪天锡云：秦越人将《黄帝素问》疑难之义，八十一篇重而明之，故曰《八十一难经》。

宋治平间，京兆黎泰辰序虞庶《难经注》云：世传《黄帝八十一难经》，谓之难者，得非以人之五藏六府隐于内，为邪所干，不可测知，唯以脉理究其仿佛邪？若脉有重十二菽者，又有如按车盖，而若循鸡羽者，复考内外之证以参校之，不其难乎！按欧、虞说，则"难"字当为去声，余皆奴丹切。

丁德用《补注》题云：《难经》历代传之一人。至魏华佗，乃烬其文于狱下。于晋宋之间，虽有仲景、叔和之书，然各示其文，而滥觞其说。及吴太医令吕广，重编此经，而尚文义差迭。按此则《难经》为烬余之文，其编次复重经吕广之手，固不能无缺失也。

谢氏谓：《难经》王宗正《注义》图解，大概以诊脉之法，心肺俱浮，肾肝俱沉，脾在中州为正而已。至于他注家，所引寸关尺而分两手部位，及五藏六府之脉，并时分见于尺寸，皆以为王氏《脉经》之非。殊不知脉之所以分两手者，出于《素问·脉要精微论》，其文甚明，越人复推明之。于十难中言一脉变为十，以五藏六府相配而言，非始于叔和也。且三部之说有二：一则四难所谓心肺俱浮，肾肝俱沉，脾者中州，与第五难菽法轻重同，

---

① 寖：逐渐。

而三部之中，又各自分上中下云；一则"脉要精微论"之五藏部位，即二难之分寸关尺，十难之一脉变为十者也。若止以心肺俱浮，肾肝俱沉，脾为中州一法言之，则亦不必分寸关尺。而十难所谓一脉十变者，何从而推之？

蕲水庞安常有《难经解》数万言，惜乎无传。

诸家经解，冯氏、丁氏伤于凿，虞氏伤于巧，李氏、周氏伤于任，王、吕晦而舛，杨氏、纪氏大醇而小疵。唯近世谢氏说，殊有理致源委。及袁氏者，古益人，著《难经本旨》，佳处甚多。然其因袭处，未免踵前人之非，且失之冗尔。

洁古氏《药注》，疑其草稿，姑立章指义例，未及成书也。今所见者，往往言论于经不相涉，且无文理。洁古平日著述极醇正，此绝不相似，不知何自。遂乃板行，反为先生之累，岂好事者为之，而托为先生之名邪？要之，后来东垣、海藏、罗谦甫辈，皆不及见；若见，必当与足成其说；不然，亦回护之，不使轻易流传也。

《难经》八十一篇，辞若甚简，然而荣卫度数，尺寸位置，阴阳王相，藏府内外，脉法病能，与夫经络流注，针刺俞穴，莫不该尽。昔人有以十三类统之者，吁呼！此经之义，大无不包，细无不举，十三类果足以尽之与？八十一篇果不出于十三类与？学者求之篇章之间，则其义自见矣。此书固有类例。但当如《大学》朱子分章，以见记者之意则可，不当以己之立类，统经之篇章也。今观一难至二十一难，皆言脉。二十二难至二十九难，论经络流注始终，长短度数，奇经之行，及病之吉凶也。其间有云脉者，非谓尺寸之脉，乃经隧之脉也。三十难至四十三难，言荣卫、三焦、藏府、肠胃之详。四十四、五难，言七冲门，乃人身资生之用，八会为热病在内之气穴也。四十六、七难，言老幼寐寤，以明气血之盛衰，言人面耐寒，以见阴阳之走会。四十八难至六十一难，言诊候病能，藏府积聚、泄利，伤寒、杂病之别，而继之以望闻问切，医之能事毕矣。六十二难至八十一难，言藏府荣俞，用针补泻之法，又全体之学所不可无者。此记者以类相从，始终之意备矣。

十一难云：肝有两叶。四十一难云：肝左三叶，右四叶，凡七叶。言两叶者，举其大。言七叶，尽其详。左三右四，亦自相阴阳之义。肝属木，木为少阳，故其数七。肺属金，金为少阴，故六叶两耳，其数八。心色赤而中虚，离之象也。脾形象马蹄而居中，土之义也。肾有两枚，习坎之谓也。此五藏配合阴阳，皆天地自然之理，非人之所能为者，若马之无胆，兔之无脾，物固不得其全矣。周子云木阳稚、金阴稚是也。

东坡先生《楞伽经·跋》云：如医之有《难经》，句句皆理，字字皆法。后世达者，神而明之，如盘走珠，如珠走盘，无不可者。若出新意而弃旧学，以为无用，非愚无知，则狂而已。譬如俚俗医师，不由经论，直授药方，以之疗病，非不或中；至于遇病辄应，悬断死生，则与知经学古者，不可同日语矣。世人徒见其有一至之功，或捷于古人，因谓《难经》不学而可，岂不误哉！

晦菴先生跋郭长阳医书云：予尝谓古人之于脉，其察之固非一道矣。然今世通行，惟寸关尺之法为最要，且其说具于《难经》之首篇，则亦非不俚俗说也。故郭公此书，备载其语，而并取丁德用密排三指之法以释之。夫《难经》则至矣！至于德用之法，则予窃意诊者之指有肥瘠，病者之臂有长短，以是相求，或未得为定论也。盖尝细考经之所以分寸尺者，皆自关而前却，以距手鱼际、尺泽。是则所谓关者，必有一定之处，亦若鱼际、尺泽之可以外见而先识也。然今诸书，皆无的然之论，惟《千金》以为寸口之处，其骨自高，而关尺皆由是而却取焉。则其言之先后，位之进退，若与经文不合。独俗间所传《脉诀》五、七言韵语者，词最鄙浅，非叔和本书明甚。乃能直指高骨为关，而分其前后，以为尺寸阴阳之位，似得《难经》本旨。然世之高医以其赝也，遂委弃而羞言之。予非精于道者，不能有以正也。姑附见其说于此，以俟明者而折中焉。

庐陵谢坚白曰：泰定四年丁卯，愚教授龙兴，建言宪司，请刻叔和《脉经》本书十卷。时儒学提举东阳柳公道传序其端曰：朱文公云俗传《脉诀》，辞最鄙浅，而取其直指高骨为关之说，为合于《难经》。虽文公亦似未知其正出《脉经》，正谓此跋也。然文公虽未见《脉经》，而其言与《脉经》吻合。《脉诀》虽非叔和书，其人亦必知读《脉经》者。但不当自立七表、八里、九道之目，遂与《脉经》所载二十四种脉之名义，大有牴牾，故使后人疑焉。

项氏《家说》曰：凡经络之所出为井，所留为荥，所注为输，所过为原，所行为经，所入为合。井象水之泉，荥象水之陂，输象水之窦，窦即窬字也，经象水之流，合象水之归，皆取水之义也。下同

藏五而府六，藏穴五而府穴六，犹干五而支六，声五而律六，皆阴阳之数，自然之理。虽增手厥阴一藏，其实心之包络，不异于心，即一藏而二经也。经之必为十二，犹十二支、十二辰、十二月、十二律，不可使为十一，亦自然之理也。寅卯为木，巳午为火，申酉为金，亥子为水，四行皆二支耳，而土行独当辰戌丑未四支，以成十二，肺肝脾肾四藏皆二经，而心与包络共当四经，以成十二，此岂人之所能为哉？

难 经 图

经脉始从中焦流注图

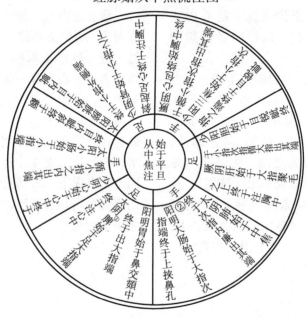

关格覆溢之图

寸　也动之阳前之关　以后阴之动也尺
　　　　脉见九分而浮平　脉见一寸而沉平
　　　过曰太过减曰不及病　过曰太过减曰不及病
　上鱼为溢外关内格死　入尺为覆内关外格死

---

① 脾：原作"肺"，据医理改。
② 阳：原作："故"，据医理改。

色脉相胜相生图　藏府阴阳寒热图

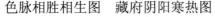

五行子母相生图

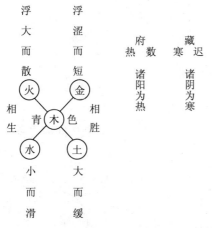

右寸手太阴阳明金，生左尺足太阳少阴水。太阳少阴水，生左关足厥阴少阳木。厥阴少阳木，生左寸手太阳少阴火。太阳少阴火，通右尺手心主少阳火。手心主少阳火，生右关足太阴阳明土。足太阴阳明土，复生右寸手太阴阳明金。此皆五行子母更相生养者也。

男女生于寅申图

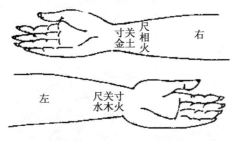

虞氏曰：经言男子生于寅，女子生于申。谓其父母之年会合于巳上，男左行十月，至寅而生；女右行十月，至申而生也。故推命家言，男一岁起丙寅，女一岁起壬申。《难经》不言起而言生，谓生下已为一岁矣。壬丙二干，水火也，水火为万物之父母。寅申二支，金木也，为生物成实之终始。木饱在申，金饱在寅，二气自饱相配，故用寅申也。金生于巳，巳与申合，故女子取申。木生于亥，亥与寅合，故男子取寅。所以男年十岁，顺行在亥；女年七岁，逆行在亥。男子十六天癸至，左行至巳，巳者申之生气；女年十四天癸至，右行亦在巳，与男年同在本宫生气之位。阴阳相配，成夫妇之道，故有男女也。"上古天真论"曰：男子二八而天癸至，精气溢泻，阴阳和，故能有子。女子二七天癸至，任脉通，太冲脉盛，故能有子。此之谓也。

荣卫清浊升降图

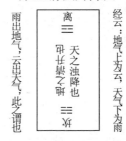

经云：地气上为云，天气下为雨。清者，体之上也，阳也，火也。离中之一阴降，故午后一阴生，即心之生血也。故曰清气为荣。天之清不降，天之浊能降，为六阴驱而使之下也。云清气者，总离之体而言之。浊者，体之下也，阴也，水也。坎中之一阳升，故子后一阳生，即肾之生气也。故曰浊气为卫。地之浊不升，地之清能升，为六阳举使之上也。浊气者，总坎之体而言之。

肝肺色象浮沉图

木得水而浮
　象
　　乙角也，释其微阴，其意乐金
青
　庚之柔，吸其微阴，行阴道多
肝得水而沉

金得水而沉
　象
　　辛商也，释其微阴，其意乐火
白
　丙之柔，婚而就火，行阳道多
肺得水而浮

五藏声色臭味液之图

肾　呻　黑　腐　咸　唾
肺　哭　白　腥　辛　涕
脾　歌　黄　香　甘　涎
心　言　赤　焦　苦　汗
肝　呼　青　臊　酸　泣
　　声　色　臭　味　液

肺主声，肝主色，心主臭，脾主味，肾主液，是五藏各有所主也。然而一藏之中，又各有声、色、臭、味、液，五五二十有五，五行错综之道也。

五邪举心为例图

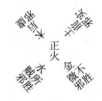

七传间藏之图

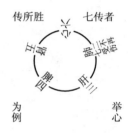

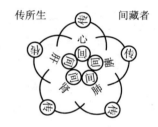

手足阴阳图

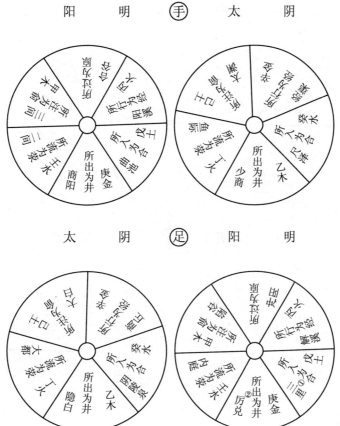

---

①里：原作"甲"，据医理改。
②厉：原作"厥"，据医理改。

荥输刚柔图

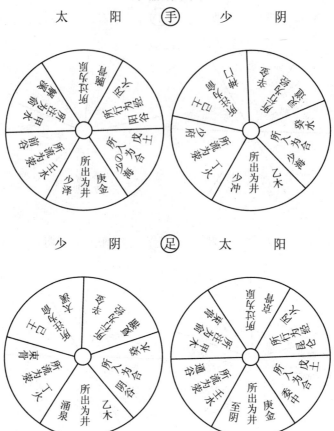

---

① 少：原作"小"，据医理改。

上 卷

一难曰：十二经皆有动脉，独取寸口，以决五藏六府死生吉凶之法，何谓也？

十二经，谓手足三阴三阳，合为十二经也。手经则太阴肺、阳明大肠、少阴心、太阳小肠、厥阴心包、少阳三焦也。足经则太阴脾、阳明胃、少阴肾、太阳膀胱、厥阴肝、少阳胆也。皆有动脉者，如手太阴脉动中府、云门、天府、侠白，手阳明脉动合谷、阳溪，手少阴脉动极泉，手太阳脉动天窗，手厥阴脉动劳宫，手少阳脉动禾髎，足太阴脉动箕门、冲门，足阳明脉动冲阳、大迎、人迎、气冲，足少阴脉动太溪、阴谷，足太阳脉动委中，足厥阴脉动太冲、五里、阴廉，足少阳脉动下关、听会之类也。谓之经者，以荣卫之流行，经常不息者而言；谓之脉者，以血理之分衺行体者而言也。故经者径也，脉者陌也。越人之意，盖谓凡此十二经，经皆有动脉，如上文所云者。今置不取，乃独取寸口，以决藏府死生吉凶，何耶？

然，寸口者，脉之大会，手太阴之脉动也。然者答辞，诸篇仿此。

此一篇之大指，下文乃详言之。寸口，谓气口也，居手太阴鱼际，却行一寸之分，气口之下曰关、曰尺云者，皆手太阴所历之处。而手太阴又为百脉流注朝会之始也。"五藏别论"：帝曰：气口何以独为五藏主？岐伯曰：胃者，水谷之海，六府之大源也。五味入口，藏于胃，以养五藏气，而变见于气口也。《灵枢》第一篇云：脉会太渊。"玉版论"云：行奇恒之法，自太阴始。注谓先以气口太阴之脉，定四时之正气，然后度量奇恒之气也。"经脉别论"云：肺朝百脉。又云：气口成寸，以决死生。合数论而观之，信知寸口当手太阴之部，而为脉之大会明矣。此越人立问之意，所以独取夫寸口，而后世宗之，为不易之法。著之篇首，乃开卷第一义也。学者详之。

人一呼脉行三寸，一吸脉行三寸，呼吸定息，脉行六寸。人一日一夜，凡一万三千五百息，脉行五十度，周于身，漏水下百刻，荣卫行阳二十五度，行阴亦二十五度，为一周也。故五十度复会于手太阴。寸口者，五藏六府之所终始，故法取于寸口也。

承上文言，人谓平人，不病而息数匀者也；呼者，气之出，阳也；吸者，气之入，阴也。《内经·平人气象论》云：人一呼脉再动，一吸脉再动，呼吸定息脉五动，闰以太息，命曰平人。故平人一呼脉行三寸，一吸闰行三寸，呼吸定息脉行六寸，以呼吸之数言之，一日一夜凡一万三千五百息。以脉行之数言之，则五十度周于身，而荣卫之行于阳者二十五度，行于阴者亦二十五度。出入阴阳，参考互注，无少间断。五十度毕，适当漏下百刻，为一晬① 时。又明日之平旦矣，乃复会于手太阴。此寸口所以为五藏六府之所终

---

① 晬时：周时。

始，辐法有取于是焉。盖以荣卫始于中焦，注手太阴、阳明，阳明注足阳明、太阴，太阴注手少阴、太阳，太阳注足太阳、少阴，少阴注手心主、少阳，少阳注足少阳、厥阴，计呼吸二百七十息，脉行一十六丈二尺，漏下二刻，为一周身，于是复还注手太阴。积而盈之，人一呼一吸为一息，每刻一百三十五息。每时八刻，计一千八十息。十二时九十六刻，计一万二千九百六十息。刻之余分，得五百四十息，合一万三千五百息也。一息脉行六寸，每二刻二百七十息。脉行一十六丈二尺，每时八刻，脉行六十四丈八尺，荣卫四周于身。十二时，计九十六刻，脉行七百七十七丈六尺，为四十八周身。刻之余分，行二周身，得三十二丈四尺。总之为五十度周身，脉得八百一十丈也。此呼吸之息，脉行之数。周身之度，合昼夜百刻之详也。行阳行阴，谓行昼行夜也。

二难曰：脉有尺寸，何谓也？然，尺寸者，脉之大要会也。

尺，《说文》云：尺，度名，十寸也。人手部十分动脉为寸口，十寸为尺，规矩事也。古者寸、尺、咫、寻、常、仞诸度量，皆以人之体为法，故从尸从乙，象布指之状。寸，十分也，人手却一寸动脉，谓之寸口，从又从一。

按如《说文》所纪，尤可见人体中脉之尺寸也。尺阴分，寸阳分也。人之一身，经络荣卫，五藏六府，莫不由于阴阳，而或过与不及，于尺寸见焉，故为脉之大要会也。一难言寸口为脉之大会，以肺朝百脉而言也。此言尺寸为脉之大要会，以阴阳对待而言也。大抵手太阴之脉，由中焦出行，一路直至两手大指之端，其鱼际却行一寸九分，通谓之寸口，于一寸九分之中，曰尺曰寸，而关在其中矣。

从关至尺，是尺内，阴之所治也；从关至鱼际，是寸口内，阳之所治也。

关者，掌后高骨之分，寸后尺前，两境之间，阴阳之界限也。从关至尺泽谓之尺，尺之内，阴所治也；从关至鱼际是寸口，寸口之内，阳所治也。故孙思邈云：从肘腕中横纹至掌鱼际后纹，却而十分之，而入取九分，是为尺。此九分者，自肘腕入至鱼际为一尺，十分之为十寸，取第九分之一寸，中为脉之尺位也。从鱼际后纹，却还度取十分之一，则是寸。此"寸"字，非寸关尺之寸，乃从肘腕横纹至鱼际，却而取十分中之一，是一寸也，以此一寸之中，取九分为脉之寸口，故下文云：寸十分之而入取九分之中，则寸口也。

故分寸为尺，分尺为寸。

寸为阳，尺为阴。阳上而阴下，寸之下尺也，尺之上寸也，关居其中，以为限也。分寸为尺，分尺为寸，此之谓欤。分犹别也。

故阴得尺内一寸，阳得寸内九分。

老阴之数终于十，故阴得尺内之一寸。此"尺"字指鱼际至尺泽，通计十寸者而言。老阳之数极于九，故阳得寸内之九分。此"寸"字，指人手却寸而言。

尺寸终始，一寸九分，故曰尺寸也。

寸为尺之始，尺者寸之终。云尺寸者，以终始对待而言。其实则寸得九分，尺得一寸，皆阴阳之盈数也。庞安常云：越人取手太阴行度，鱼际后一寸九分，以配阴阳之数，盖谓此也。

三难曰：脉有太过，有不及，有阴阳相乘，有覆有溢，有关有格，何谓也？有图

太过不及，病脉也。关格覆溢，死脉也。关格之说，《素问·六节藏象论》及《灵枢》第九篇、第四十九篇，皆主气口

人迎，以阳经取决于人迎，阴经取决于气口也。今越人乃以关前关后言者，以寸为阳而尺为阴也。

然，关之前者，阳之动也，脉当见九分而浮，过者法曰太过，减者法曰不及。

关前为阳，寸脉所动之位。脉见九分而浮，九阳数，寸之位浮，阳脉是其常也。过，谓过于本位，过于常脉；不及，谓不及本位，不及常脉。是皆病脉也。

遂上鱼为溢，为外关内格，此阴乘之脉也。

遂者，遂也，径行而直前也。谢氏谓遂者，直上直下，殊无回于之生意，有旨哉！经曰：阴气太盛，则阳气不得相营也。以阳气不得营于阴，阴遂上出而溢于鱼际之分，为外关内格也。外关内格，谓阳外闭而不下，阴从而外出以格拒之，此阴乘阳位之脉也。

关以后者，阴之动也，脉当见一寸而沉，过者法曰太过，减者法曰不及。

关后为阴，尺脉所动之位。脉见一寸而沉，一寸阴数，尺之位沉，阴脉是其常也。过，谓过于本位，过于常脉；不及，谓不及本位，不及常脉。皆病脉也。

遂入尺为覆，为内关外格，此阳乘之脉也。

经曰：阳气太盛，则阴气不得相营也，以阴不得营于阳，阳遂下陷而覆于尺之分，为内关外格也。内关外格，谓阴内闭而不上，阳从而外入以格拒之，此阳乘阴位之脉也。

故曰覆溢。

覆，如物之覆，由上而倾于下也。溢，如水之溢，由内而出乎外也。

是其真藏之脉，人不病而死也。

覆溢之脉，乃孤阴独阳－上下相离之诊，故曰真藏之脉，谓无胃气以和之也。凡人得此脉，虽不病犹死也。

此篇言阴阳之太过不及，虽为病脉，犹未至危殆。若遂上鱼入尺，而为覆溢，则死脉也。此"遂"字最为切紧，盖承上起下之要言。不然，则太过不及，阴阳相乘，关格覆溢，浑为一意，漫无轻重矣。或问：此篇之阴阳相乘，与二十篇之说同异？曰：此篇乃阴阳相乘之极而为覆溢，二十篇则阴阳更相乘而伏匿也。"更"之一字，与此篇"遂"字，大有径庭。更者，更互之更。遂者，直遂之遂。而覆溢与伏匿，又不能无辨。盖覆溢为死脉，伏匿为病脉，故不可同日语也。

此书首三篇，乃越人开卷第一义也。一难言寸口，统阴阳关尺而言；二难言尺寸，以阴阳始终对待而言，关亦在其中矣；三难之覆溢，以阴阳关格而言，尤见关为津要之所。合而观之，三部之义备矣。一、二难言阴阳之常，三难言阴阳之变。

四难曰：脉有阴阳之法，何谓也？然，呼出心与肺，吸入肾与肝，呼吸之间，脾受谷味也，其脉在中。

呼出为阳，吸入为阴。心肺为阳，肾肝为阴，各以部位之高下而应之也。一呼再动，心肺主之；一吸再动，肾肝主之。呼吸定息，脉五动，闰以太息，脾之候也。故曰：呼吸之间，脾受谷味也，其脉在中。在中者，在阴阳呼吸之中。何则？以脾受谷味，灌溉诸藏，诸藏皆受气于脾土，主中宫之义也。

浮者阳也，沉者阴也，故曰阴阳也。

浮为阳，沉为阴，此承上文而起下文之义。

心肺俱浮，何以别之？然，浮而大散者，心也；浮而短涩者，肺也。肾肝俱沉，何以别之？然，牢而长者，肝也；按之濡，举指来实者，肾也。脾者中州，故其脉在中。是阴阳之法也。

心肺俱浮，而有别也。心为阳中之阳，故其脉浮而大散；肺为阳中之阴，其脉浮而短涩。肝肾俱沉，而有别也。肝为阴中之阳，其脉牢而长；肾为阴中之阴，其脉按之濡，举指来实。古益袁氏谓肾属水，脉按之濡，举指来实，外柔内刚，水之象也。脾说见前。

脉有一阴一阳，一阴二阳，一阴三阳；有一阳一阴，一阳二阴，一阳三阴。如此之言，寸口有六脉俱动邪？然，此言者，非有六脉俱动也，谓浮、沉、长、短、滑、涩也。浮者阳也，滑者阳也，长者阳也；沉者阴也，短者阴也，涩者阴也。所言一阴一阳者，谓脉来沉而滑也；一阴二阳者，谓脉来沉滑而长也；一阴三阳者，谓脉来浮滑而长，时一沉也。所言一阳一阴者，谓脉来浮而涩也；一阳二阴者，谓脉来长而沉涩也；一阳三阴者，谓脉来沉涩而短，时一浮也。各以其经所在，名病逆顺也。

又设问答，以明阴阳。脉见于三部者，不单至也。惟其不单至，故有此六脉相兼而见。浮者轻手得之，长者通度本位，滑者往来流利，皆阳脉也。沉者重手得之，短者不及本位，涩者往来凝滞，皆阴脉也。惟其相兼，故有一阴一阳，又一阳一阴，如是之不一也。夫脉之所至，病之所在也。以脉与病及经络藏府参之，某为宜，某为不宜，四时相应不相应，以名病之逆顺也。

五难曰：脉有轻重，何谓也？然，初持脉，如三菽之重，与皮毛相得者，肺部也；如六菽之重，与血脉相得者，心部也；如九菽之重，与肌肉相得者，脾部也；如十二菽之重，与筋平者，肝部也；按之至骨，举指来疾者，肾部也。故曰轻重也。

肺最居上，主候皮毛，故其脉如三菽之重；心在肺下，主血脉，故其脉如六菽之重；脾在心下，主肌肉，故其脉如九菽之重；肝在脾下，主筋，故其脉如十二菽之重；肾在肝下，主骨，故其脉按之至骨，举指来实，肾不言菽，以类推之，当如十五菽之重。今按此法以轻重言之，即浮、中、沉之意也。然于《枢》、《素》无所见，将古脉法而有所授受邪？抑越人自得之见邪？庐陵谢氏曰：此寸、关、尺所主藏府，各有分位。而一部之中，脉又自有轻重。因举陵阳虞氏说云：假令左手寸口如三菽之重，得之乃知肺气之至；如六菽之重，得之知本经之至。余以类求之。夫如是，乃知五藏之气，更相溉灌，六脉因兹亦有准绳，可以定吉凶、言疾病矣。关、尺皆然。如十难中十变脉例而消息之也。

六难曰：脉有阴盛阳虚，阳盛阴虚，何谓也？然，浮之损小，沉之实大，故曰阴盛阳虚。沉之损小，浮之实大，故曰阳盛阴虚。是阴阳虚实之意也。

浮沉以下指轻重言，盛虚以阴阳盈亏言。轻手取之而见减小，重手取之而见实大，知其为阴盛阳虚也。重手取之而见损小，轻手取之而见实大，知其为阳盛阴虚也。大抵轻手取之阳之分，重手取之阴之分，不拘何部，率以是推之。

七难曰：经言少阳之至，乍大乍小，乍短乍长；阳明之至，浮大而短；太阳之至，洪大而长；太阴之至，紧大而长；少阴之至，紧细而微；厥明之至，沉短而敦。此六者，是平脉邪？将病脉耶？然，皆王脉也。六者之王说，见下文。其气以何月，各王几日？然，冬至之后，得甲子少阳王，复得甲子阳明王，复得甲子太阳王，复得甲子太阴王，复得甲子少阴王，复得甲子厥阴王。王各六十日，六六三百六十日，以成一岁。此三阳三阴之旺时日大要也。

上文言三阳三阴之王脉，此言三阳三阴之王时，当其时则见其脉也。历家之说，以上古十一月甲子，合朔冬至为历元，盖取夫气朔之分齐也。然天度之运，与日月之行，迟速不一。岁各有差，越人所谓冬至之后得甲子，亦以此欤？是故气朔之不齐，节候之早晚，不能常也。故丁氏注谓：冬至之后得甲子，或在小寒之初，或在大寒之后，少阳之至始于此，余经各以次继之。纪氏亦谓：自冬至之日，一阳始生，于冬至之后得甲子，少阳脉王也。若原其本始，以十一月甲子合朔冬至常例推之，则少阳之王，便当从此日始，至正月中，余经各以次继之。少阳之至，阳气尚微，故其脉乍大乍小，乍短乍长。阳明之至，犹有阴也，故其脉浮大而短。太阳之至，阳盛而极也，故其脉洪大而长。阳盛极则变而之阴矣，故夏至后为三阴用事之始。而太阴之至，阴气上①微，故其脉紧大而长。少阴之至，阴渐盛也，故其脉紧细而微。厥阴之至，阴盛而极也，故其脉沉短以敦。阴盛极则变而之阳，仍三阳用事之始也。此则三阳三阴之王脉，所以周六甲而循四时，率皆从微以至乎著，自渐而趋于极，各有其序也。袁氏曰：春温②而夏暑，秋凉而冬寒，故人六经之脉，亦随四时阴阳消长迭运而至也。

刘温舒曰："至真要论"云：厥阴之至，其脉弦；少阴之至，其脉钩；太阴之至，其脉沉；少阳之至，大而浮；阳明之至，短而涩；太阳之至，大而长。亦随天地之气卷舒也，如春弦、夏洪、秋毛、冬石之类。则五运六气四时，亦皆应之，而见于脉尔。若"平人气象论"：太阳脉至，洪大而长；少阳脉至，乍数乍疏，乍短乍长；阳明脉至，浮大而短。《难经》引之以论三阴三阳之脉者，以阴阳始生之浅深而言之也。

篇首称"经言"二字，考之《枢》、《素》无所见，"平人气象论"虽略有其说而不详。岂越人之时，别有所谓上古文字耶？将《内经》有之，而后世脱简耶？是不可知也。后凡言经言而无所考者，义皆仿此。

八难曰：寸口脉平而死者，何谓也？然，诸十二经脉者，皆系于生气之原。所谓生气之原者，谓十二经之根本也，谓肾间动气也。此五藏六府之本，十二经脉之根，呼吸之门，三焦之原，一名守邪之神。故气者，人之根本也，根绝则茎叶枯矣。寸口脉平而死者，生气独绝于内也。

肾间动气，人所得于天以生之气也。肾为子水，位乎坎，北方卦也，乃天一之数，而火木金土之先也。所以为生气之原，诸经之根本，又为守邪之神也。原气胜则邪不能侵，原气绝则死，如木根绝而茎叶枯矣。故寸口脉平而死者，以生气独绝于内也。

此篇与第一难之说，义若相悖，然各有所指也。一难以寸口决生死者，谓寸口为脉之大会，而谷气之变见也。此篇以原气言也，人之原气盛则生，原气绝则寸口脉虽平犹死也。原气言其体，谷气言其用也。

九难曰：何以别知藏府之病耶？然，数者府也，迟者藏也。数则为热，迟则为寒。诸阳为热，诸阴为寒。故以别知藏府之病也。有图

凡人之脉，一呼一吸为一息。一息之间脉四至，闰以太息，脉五至，命曰平

---

① 上：通"尚"。医统本及周氏医学丛书本作"尚"。

② 温：原作"瘟"，据句义及医统本改。

人。平人者，不病之脉也。其有增减，则为病焉。故一息三至曰迟，不足之脉也；一息六至曰数，大过之脉也。藏为阴，府为阳。脉数者属府，为阳为热；脉迟者属藏，为阴为寒。不特是也，诸阳脉皆为热，诸阴脉皆为寒，藏府之病，由是别之。

十难曰：一脉为十变者，何谓也？然，五邪刚柔相逢之意也。假令心脉急甚者，肝邪干心也；心脉微急者，胆邪干小肠也；心脉大甚者，心邪自干心也；心脉微大者，小肠邪自干小肠也。心脉缓甚者，脾邪干心也；心脉微缓者，胃邪干小肠也；心脉涩甚者，肺邪干心也；心脉微涩者，大肠邪干小肠也。心脉沉甚者，肾邪干心也；心脉微沉者，膀胱邪干小肠也。五藏各有刚柔邪，故令一脉辄变为十也。

五邪者，谓五藏五府之气，失其正而为邪者也。刚柔者，阳为刚，阴为柔也。刚柔相逢，谓藏逢藏，府逢府也。五藏五府，各有五邪，以脉之来甚者属藏，微者属府。特以心藏发其例，余可类推。故云一脉辄变为十也。

十一难曰：经言脉不满五十动而一止，一藏无气者，何藏也？然，人吸者随阴入，呼者因阳出。今吸不能至肾，至肝而还，故一藏无气者，肾气先尽也。

《灵枢》第五篇曰：人一日一夜五十营，以营五藏之精。不应数者，名曰狂生。所谓五十营者，五藏皆受气，持其脉口，数其至也。五十动不一代者，五藏皆受气；四十动一代者，一藏无气；三十动一代者，二藏无气；二十动一代者，三藏无气；十动一代者，四藏无气；不满十动一代者，五藏无气，予之短期。按五藏肾最在下，吸气①远，若五十动不满而一止者，知肾无所资，气当先尽，尽犹衰

竭也，衰竭则不能随诸藏气而上矣。

十二难曰：经言五藏脉已绝于内，用针者反实其外。五藏脉已绝于外，用针者反实其内。内外之绝，何以别之？然，五藏脉已绝于内者，肾肝气已绝于内也，而医反补其心肺；五藏脉已绝于外者，其心肺脉已绝外也，而医反补其肾肝。阳绝补阴，阴绝补阳，是谓实实虚虚，损不足益有余，如此死者，医杀之耳。

《灵枢》第一篇曰：凡将用针，必先诊脉，视气之剧易，乃可以治也。又第三篇曰：所谓五藏之气已绝于内者，脉口气内绝不至，反取其外之病处，与阳经之合，又②留针以致阳气，阳气至则内重竭，重竭则死矣。其死也，无气以动，故静。所谓五藏之气已绝于外者，脉口气外绝不至，反取其四末之输，有留针以致其阴气，阴气至则阳气反入，入则逆，逆则死矣。其死也，阴气有余，故躁。此《灵枢》以脉口内外言阴阳也。越人以心肺肾肝内外别阴阳，其理亦由是也。

纪氏谓此篇言针法，冯氏玠谓此篇合入用针补泻之类，当在六十难之后，以例相从也。

十三难曰：经言见其色而不得其脉，反得相胜之脉者即死，得相生之脉者病即自已。色之与脉，当参相应，为之奈何？

《灵枢》第四篇曰：见其色，知其病，命曰明。按其脉，知其病，命曰神。问其病，知其处，命曰工。色脉形肉不得相失也。色青者其脉弦，赤者其脉钩，黄者其脉代，白者其脉毛，黑者其脉石。见其色而不得其脉，谓色脉之不相得也。色脉既不相得，看得何脉，得相胜之脉即死，得相生之脉病即自已。已，愈也。参，合

---

① 最：原作"是"，据医统本改。
② 又：原作"有"，据医统本改。

也。

然，五藏有五色，皆见于面，亦当与寸口、尺内相应。假令色青，其脉当弦而急；色赤，其脉浮大而散；色黄，其脉中缓而大；色白，其脉浮涩而短；色黑，其脉沉濡而滑。此所谓五色之与脉，当参相应也。

色脉当参相应。夫如是则见其色，得其脉矣。

脉数，尺之皮肤亦数；脉急，尺之皮肤亦急；脉缓，尺之皮肤亦缓；脉涩，尺之皮肤亦涩；脉滑，尺之皮肤亦滑。

《灵枢》第四篇，黄帝曰：色脉已定，别之奈何？岐伯曰：调其脉之缓急、大小、滑涩，肉之坚脆，而病变定矣。黄帝曰：调之奈何？岐伯答曰：脉急，尺之皮肤亦急；脉缓，尺之皮肤亦缓；脉小，尺之皮肤亦减而少气；脉大，尺之皮肤亦贲而起；脉滑，尺之皮肤亦滑；脉涩，尺之皮肤亦涩。凡此变者，有微有甚。故善调尺者，不待于寸；善调脉者，不待于色。能参合而行之者，可以为上工，上工十全九；行二者为中工，中工十全八；行一者为下工，下工十全六。此通上文所谓色脉形肉不相失也。

五藏各有声色臭味，当与寸口、尺内相应，其不应者，病也。假令色青，其脉浮涩而短，若大而缓，为相胜；浮大而散，若小而滑，为相生也。

若之为言或也。举色青为例，以明相胜相生也。青者肝之色，浮涩而短，肺脉也，为金克木；大而缓，脾脉也，为木克土，此相胜也。浮大而散，心脉也，为木生火；小而滑，肾脉也，为水生木，此相生也。此所谓得相胜之脉即死，得相生之脉病即自已也。

经言：知一为下工，知二为中工，知三为上工。上工者十全九，中工者十全八，下工者十全六，此之谓也。

说见前。三，谓色、脉、皮肤三者也。

此篇问答凡五节。第一节为问辞，第二、第三节言色脉形肉不得相失，第四节言五藏各有声色臭味，当与寸尺相应。然假令以下，但言色脉相参，不言声臭味，殆阙文欤？抑色之著于外者，将切之参验欤？第五节则以所知之多寡，为工之上下也。

十四难曰：脉有损至，何谓也？然，至之脉，一呼再至曰平，三至曰离经，四至曰夺精，五至曰死，六至曰命绝，此至之脉也。何谓损？一呼一至曰离经，再呼一至曰夺精，三呼一至曰死，四呼一至曰命绝，此损之脉也。至脉从下上，损脉从上下也。

平人之脉，一呼再至，一吸再至，呼吸定息，脉四至，加之则为过，减之则不及，过与不及，所以为至为损焉。离经者，离其经常之度也。夺精，精气衰夺也。至脉从下而逆上，由肾而之肺也。损脉从上而行下，由肺而之肾也。谢氏曰：平人一呼再至，脉行三寸。今一呼三至，则脉行四寸半，一息之间行①九寸。二十息之间，一百八十丈，比平人行速过六十丈，此至脉之离经也。平人一呼脉再至，行二寸。今一呼一至，只得一寸半，二十息之间，脉迟行六十丈，此损脉之离经也。若夫至脉之夺精，一呼四至，则一息之间行一尺二寸。损脉之夺精，二呼一至，则一息之间行三寸，其病又甚矣，过此者死而命绝也。

损脉之为病奈何？然，一损损于皮毛，皮聚而毛落；二损损于血脉，血脉虚

---

① 行：原作"订"，据周氏医学丛书本及文义改。

少，不能荣于五藏六府；三损损于肌肉，肌肉消瘦，饮食不能为肌肤；四损损于筋，筋缓不能自收持；五损损于骨，骨痿不能起于床。反此者，至于收病也。从上下者，骨痿不能起于床者死；从下上者，皮聚而毛落者死。

"至于收病也"，当作"至脉之病也"，"于收"二字误。肺主皮毛，心主血脉，脾主肌肉，肝主筋，肾主骨，各以所主而见其所损也。反此至脉之病者，损脉从上下，至脉则从下上也。

治损之法奈何？然，损其肺者，益其气；损其心者，调其荣卫；损其脾者，调其饮食，适其寒温；损其肝者，缓其中；损其肾者，益其精。此治损之法也。

肺主气，心主血脉，肾主精，各以其所损而调治之。荣卫者，血脉之所资也。脾主受谷味，故损其脾者，调其饮食，适其寒温，如春夏食凉食冷，秋冬食温食热，及衣服起居，各当其时是也。肝主血，血虚则中不足。一云肝主怒，怒能伤肝，故损其肝者缓其中。经曰：肝苦急，急食甘以缓之。缓者，和也。

脉有一呼再至，一吸再至；有一呼三至，一吸三至；有一呼四至，一吸四至；有一呼五至，一吸五至；有一呼六至，一吸六至；有一呼一至，一吸一至；有再呼一至，再吸一至；有呼吸再至。脉来如此，何以别知其病也？

此再举损至之脉为问答也。盖前之损至，以五藏自病，得之于内者而言，此则以经络血气为邪所中之微甚，自外得之者而言也。其曰呼吸再至，即一呼一至，一吸一至之谓。疑衍文也。

然，脉来一呼再至，一吸再至，不大不小曰平。一呼三至，一吸三至，为适得病，前大后小，即头痛目眩；前小后大，即胸满短气。一呼四至，一吸四至，病欲甚，脉洪大者，苦烦满；沉细者，腹中痛；滑者伤热；涩者中雾露。一呼五至，一吸五至，其人当困，沉细，夜加，浮大，昼加，不大不小，虽困可治，其有小大者为难治。一呼六至，一吸六至，为死脉也，沉细夜死，浮大昼死。一呼一至，一吸一至，名曰损，人虽能行，犹当着床，所以然者，血气皆不足故也。再呼一至，再吸一至，呼吸再至此四字即前衍文，名曰无魂，无魂者，当死也，人虽能行，名曰行尸。

一息四至，是为平脉。一呼三至，一吸三至，是一息之间，脉六至，比之平人多二至，故曰适得病，未甚也，然又以前大后小，前小后大而言病能也。前后非言寸、尺，犹十五难前曲后居之前后，以始末言也。一呼四至，一吸四至，病欲甚矣，故脉洪大者，苦烦满，病在高也；沉细者，腹中痛，病在下也。各以其脉言之。滑为伤热者，热伤气而不伤血，血自有余，故脉滑也；涩为中雾露者，雾露之寒，伤人荣血，血受寒，故脉涩也。一呼五至，一吸五至，其人困矣，若脉更见浮大沉细，则各随昼夜而加剧，以浮大顺昼，阳也，沉细顺夜，阴也。若不见二者之脉，人虽困犹可治。小大即沉细浮大也。一呼六至，一吸六至，增之极也，故为死脉，沉细夜死，浮大昼死，阴遇阴，阳遇阳也。一呼一至，一吸一至，名曰损，以血气皆不足也。再呼一至，再吸一至，谓两息之间脉再动，减之极也，经曰：形气有余，脉气不足者死。故曰无魂而当死也。

上部有脉，下部无脉，其人当吐，不吐者死。上部无脉，下部有脉，虽困无能为害。所以然者，譬如人之有尺，树之有根，枝叶虽枯槁，根本将自生。脉有根本，人有元气，故知不死。

"譬如"二字，当在"人之有尺"下。此又以脉之有无，明上下部之病也。纪氏曰：上部有脉，下部无脉，是邪实并于上，即当吐也，若无吐证，为上无邪而下气竭，故云当死。东垣李氏曰：下部无脉，此木郁也。饮食过饱，填塞于胸中太阴之分，而春阳之令不得上行故也，是为木郁。木郁则达之，谓吐之是也。谢氏曰：上部无脉，下部有脉者，阴气盛而阳气微，故虽困无能为害。上部无脉，如树枝之槁，下部有脉，如树之有根。惟其有根，可以望其生也。

四明陈氏曰：至，进也，阳独盛而至数多也。损，减也，阴独盛而至数少也。至脉从下上，谓无阴而阳独行至于上，则阳亦绝而死矣。损脉从上下，谓无阳而阴独行至于下，则阴亦尽而死矣。一难言寸口以决藏府死生吉凶，谓气口为五藏主也。四难言脾受谷味，其脉在中，是五藏皆以胃为主，其脉则主关上也。此难言人之有尺，譬如树之有根，脉有根本，人有元气，故知不死，则以尺为主也。此越人所以错综其义，散见诸篇，以见寸、关、尺各有所归重云。

十五难曰：经言春脉弦，夏脉钩，秋脉毛，冬脉石，是王脉耶？将病脉也？然，弦、钩、毛、石者，四时之脉也。春脉弦者，肝东方木也，万物始生，未有枝叶，故其脉之来，濡弱而长，故曰弦。夏脉钩者，心南方火也，万物之所茂，垂枝布叶，皆下曲如钩，故其脉之来疾去迟，故曰钩。秋脉毛者，肺西方金也，万物之所终，草木华叶，皆秋而落，其枝独在，若毫毛也，故其脉之来，轻虚以浮，故曰毛。冬脉石者，肾北方水也，万物之所藏也，盛冬之时，水凝如石，故其脉之来，沉濡而滑，故曰石。此四时之脉也。

此《内经》"平人气象"、"玉机真藏论"，参错其文而为篇也。春脉弦者，肝主筋，应筋之象。夏脉钩者，心主血脉，应血脉来去之象。秋脉毛者，肺主皮毛。冬脉石者，肾主骨。各应其象，兼以时物之象取义也。来疾去迟，刘立之曰：来者，自骨肉之分，而出于皮肤之际，气之升而上也；去者，自皮肤之际，而还于骨肉之分，气之降而下也。

如有变奈何？

脉逆四时之谓变。

然，春脉弦，反者为病。何谓反？然，其气来实强，是谓太过，病在外；气来虚微，是谓不及，病在内。气来厌厌聂聂，如循榆叶曰平；益实而滑，如循长竿曰病；急而劲益强，如新张弓弦曰死。春脉微弦曰平，弦多胃气少曰病，但弦无胃气曰死。春以胃气为本。夏脉钩，反者为病。何谓反？然，其气来实强，是谓太过，病在外；气来虚微，是谓不及，病在内。其脉来累累如环，如循琅玕① 曰平；来而益数，如鸡举足者曰病；前曲后居，如操带钩曰死。夏脉微钩曰平，钩多胃气少曰病，但钩无胃气曰死。夏以胃气为本。秋脉毛，反者为病。何谓反？然，其气来实强，是谓太过，病在外；气来虚微，是谓不及，病在内。其脉来蔼蔼如车盖，按之益大曰平；不上不下，如循鸡羽曰病；按之萧索②，如风吹毛曰死。秋脉微毛曰平，毛多胃气少曰病，但毛无胃气曰死。秋以胃气为本。冬脉石，反者为病。何谓反？然，其气来实强，是谓太过，病在外；气来虚微，是谓不及，病在内。脉来上大下兑，濡滑如雀之啄曰平；啄啄连属，其中微曲曰病；来如解索，去如弹石曰死。冬脉微石曰平，石多胃气少

---

① 琅玕：形状像珠状的美玉或美石。
② 萧索：形容脉象有飘忽浮散之象。

曰病，但石无胃气曰死。冬以胃气为本。

春脉太过，则令人善忘，忽忽眩冒巅疾；不及，则令人胸痛引背，下则两胁胠满。夏脉太过，则令人身热而肤痛，为浸淫；不及，则令人烦心，上见咳唾，下为气泄。秋脉太过，则令人逆气而背痛，愠愠然；不及，则令人喘，呼吸少气而咳，上气见血，下闻病音。冬脉太过，则令人上解㑊，脊脉痛而少气，不欲言；不及，则令人心悬如饥，眇中清，脊中痛，少腹满，小便变。此岐伯之言也。越人之意，盖本诸此。变脉，言气者，脉不自动，气使之然，且主胃气而言也。循，抚也，按也。春脉厌厌聂聂，如循榆叶，弦而和也；益实而滑，如循长竿，弦多也；急而劲益强，如新张弓弦，但弦也。夏脉累累如环，如循琅玕，钩而和也；如鸡举足，钩多而有力也；前曲后居，谓按之坚而搏，寻之实而据，但钩也。秋脉蔼蔼如车盖，按之益大，微毛也；不上不下，如循鸡羽，毛多也；按之萧索，如风吹毛，但毛也。冬脉上大下兑，大小适均，石而和也。上下与来去同义，见前篇；啄啄连属，其中微曲，石多也；来如解索，去如弹石，但石也。大抵四时之脉，皆以胃气为本，故有胃气则生，胃气少则病，无胃气则死。于弦、钩、毛、石中，每有和缓之体，为胃气也。此篇与《内经》中互有异同。冯氏曰：越人欲使脉之易晓，重立其义尔。按《内经》第二卷，"平人气象论篇"云：平肝脉来，软弱招招，如揭长竿末稍；平肺脉来，厌厌聂聂，如落榆荚。平肾脉来，喘喘累累如钩，按之而坚。病肾脉来，如引葛之益坚。死肾脉如发夺索，辟辟如弹石。此为异也。

胃者，水谷之海，主禀四时，皆以胃气为本。是谓四时之变，病、死、生之要会也。

胃属土，土之数五也，万物归之，故云水谷之海。而水、火、金、木无不待是以生，故云主禀四时。禀，供也，给也。

脾者，中州也，其平和不可得见，衰乃见耳。来如雀之啄，如水之下漏，是脾之衰见也。

脾者中州，谓呼吸之间，脾受谷味，其脉在中也。其平和不得见，盖脾寄主于四季，不得独主于四时，四藏之脉平和，则脾脉在中矣。衰乃见者，雀啄屋漏，异乎常也。雀啄者，脉至坚锐而断续不定也。屋漏者，脉至缓散动而复止也。

十六难曰：脉有三部九候，有阴阳，有轻重，有六十首①，一脉变为四时。离圣久远，各自是其法，何以别之？

谢氏曰：此篇问三部九候以下共六件，而本经并不答所问，似有缺文。今详三部九候，则十八难中第三章言之，当属此篇，错简在彼。阴阳见四难，轻重见五难。一脉变为四时，即十五难春弦、夏钩、秋毛、冬石也。六十首，按《内经·方盛衰篇》曰：圣人持诊之道，先后阴阳而持之，奇恒之势，乃六十首。王注谓：奇恒六十首，今世不存。则失其传者，由来远矣。

然，是其病有内外证。

此盖答辞，然与前问不相蒙，当别有问辞也。

其病为之奈何？

问内外证之详也。

然，假令得肝脉，其外证善洁，面青，善怒；其内证脐左有动气，按之牢若痛，其病四肢满闭，淋溲，便难，转筋。有是者肝也，无是者非也。

得肝脉，诊得弦脉也。肝与胆合为清净之府，故善洁。肝为将军之官，故善

---

① 六十首：盖古代诊法，今已失传。

怒。善，犹喜好也。面青，肝之色也。此外证之色脉，情好也。脐左，肝之部也。按之牢者，若谓其动气，按之坚牢而不移，或痛也。冯氏曰：肝气膹郁，则四肢满闭，《传》曰：风淫末疾是也。厥阴脉循阴器，肝病故溲便难。转筋者，肝主筋也。此内证之部属及所主病也。

假令得心脉，其外证面赤，口干，喜笑；其内证脐上有动气，按之牢若痛，其病烦心，心痛，掌中热而哕。有是者心也，无是者非也。

掌中，手心主脉所过之处。盖真心不受邪，受邪者手心主尔。哕，干呕也。心病则火盛，故哕。经曰：诸逆冲上，皆属于火；诸呕吐酸，皆属于热。

假令得脾脉，其外证面黄，善噫，善思，善味；其内证当脐有动气，按之牢若痛，其病腹胀满，食不消，体重节痛，怠堕嗜卧，四肢不收。有是者脾也，无是者非也。

《灵枢·口问篇》曰：噫者，寒气客于胃，厥逆从下上散，复出于胃，故为噫。经曰：脾主四肢。

假令得肺脉，其外证面白，善嚏，悲愁不乐，欲哭；其内证脐右有动气，按之牢若痛，其病喘咳，洒淅寒热。有是者肺也，无是者非也。

岐伯曰：阳气和利，满于心，出于鼻，故为嚏。洒淅寒热，肺主皮毛也。

假令得肾脉，其外证面黑，善恐、欠；其内证脐下有动气，按之牢若痛，其病逆气，小腹急痛，泄如下重，足胫寒而逆。有是者肾也，无是者非也。

肾气不足则为恐，阴阳相引则为欠。泄而下重，少阴泄也。如读为而。

十七难曰：经言病或有死，或有不治自愈，或连年月不已，其死生存亡，可切脉而知之耶？然，可尽知也。

此篇所问者三，答云可尽知也，而止答病之死证，余无所见，当有阙漏。

诊病若闭目不欲见人者，脉当得肝脉强急而长，而反得肺脉浮短而涩者，死也。

肝开窍于目，闭目不欲见人，肝病也。肝病见肺脉，金克木也。

病若开目而渴，心下牢者，脉当得紧实而数，反得沉涩而微者，死也。

病实而脉虚也。

病若吐血，复鼽衄血者，脉当沉细，而反浮大而牢者，死也。

脱血脉实，相反也。

病若谵言妄语，身当有热，脉当洪大，而反手足厥逆，脉沉细而微者，死也。

阳病见阴脉，相反也。

病若大腹而泄者，脉当微细而涩，反紧大而滑者，死也。

泄而脉大，相反也。大腹，腹胀也。

十八难曰：脉有三部，部有四经。手有太阴、阳明，足有太阳、少阴，为上下部，何谓也？有图

此篇立问之意，谓人十二经脉凡有三部，每部之中有四经。今手有太阴、阳明，足有太阳、少阴，为上下部。何也？盖三部者，以寸关尺分上中下也。四经者，寸关尺两两相比，则每部各有四经矣。手之太阴、阳明，足之太阳、少阴，为上下部者，肺居右寸，肾居左尺，循环相资，肺高肾下，母子之相望也。经云：藏真高于肺，藏真下于肾是也。

然，手太阴、阳明金也，足少阴、太阳水也，金生水，水流下行而不能上，故在下部也。足厥阴、少阳木也，生手太阳、少阴火也，火炎上行而不能下，故为上部。手心主少阳火，生足太阴、阳明土，土主中宫，故在中部。此皆五行子母更

相生养者也。

手太阴、阳明金，下生足太阳、少阴水，水性下，故居下部。足少阴、太阳水，生足厥阴、少阳木，木生手少阴、太阳火，及手心主火，火炎上行，是为上部。火生足太阴、阳明土，土居中部，复生肺金。此五行子母更相生养者也。此盖因手太阴、阳明，足太阳、少阴，为上下部道，推广五行相生之义，越人亦以五藏生成之后，因其部分之高下而推言之，非谓未生之前，必待如是而后生成也。而又演为三部之说，即四难所谓心肺俱浮，肝肾俱沉，脾者中州之意。但彼直以藏言，此以经言，而藏府兼之。以上问答明经，此下二节，俱不相蒙，疑他经错简。

脉有三部九候，各何主之？然，三部者，寸关尺也；九候者，浮中沉也。上部法天，主胸以上至头之有疾也；中部法人，主膈以下至脐之有疾也；下部法地，主脐以下至足之有疾也。审而刺之者也。

谢氏曰：此一节，当是十六难中答辞，错简在此，而剩出"脉有三部九候，各何主之"十字。审而刺之，纪氏云：欲诊脉动而中病，不可不审，故曰审而刺之。刺者，言其动而中也。陈万年传曰：刺候谓中其候。与此义同。或曰：刺，针刺也。谓审其部而针刺之。

人病有沉滞久积聚，可切脉而知之耶？

此下问答，亦未详所属。或曰：当是十七难中"或连年月不已"答辞。

然，诊在右胁有积气，得肺脉结，脉结甚则积甚，结微则气微。

结为积聚之脉，肺脉见结，知右胁有积气。右胁，肺部也。积气有微甚，脉从而应之。

诊不得肺脉，而右胁有积气者，何也？然，肺脉虽不见，右手当沉伏①。

肺脉虽不见结，右手脉当见沉伏。沉伏亦积聚脉，右手所以候里也。

其外痼疾同法耶？将异也？

此承上文，复问外之痼疾与内之积聚，法将同异。

然，结者，脉来去时一止，无常数，名曰结也。伏者，脉行筋下也。浮者，脉在肉上行也。左右表里，法皆如此。

结为积聚，伏脉行筋下主里，浮脉行骨上主表，所以异也。前举右胁为例，故此云左右同法。

假令脉结伏者，内无积聚；脉浮结者，外无痼疾。有积聚，脉不结伏；有痼疾，脉不浮结。为脉不应病，病不应脉，是为病死也。

有是脉，无是病，有是病，无是脉，脉病不相应，故为死病也。

十九难曰：经言脉有逆顺，男女有恒，而反者，何谓也？

恒，胡登反，常也。脉有逆顺，据男女相比而言也。男脉在关上，女脉在关下；男子尺脉恒弱，女子尺脉恒盛，此男女之别也。逆顺云者，男之顺，女之逆也；女之顺，男不同也。虽然，在男女则各有常矣。反，谓反其常也。

然，男子生于寅，寅为木，阳也；女子生于申，申为金，阴也。故男脉在关上，女脉在关下。是以男子尺脉恒弱，女子尺脉恒盛，是其常也。有图。

此推本生物之初，而言男女阴阳也。纪氏曰：生物之初，其本原皆始于子。子者万物之所以始也。自子推之，男左旋三十而至于巳，女右旋二十而至于巳，是男女婚嫁之数也。自巳而怀娠，男左旋十月而生于寅，寅为木，阳也；女右旋十月而生于申，申为金，阴也。谢氏曰：寅为

① 伏：原作"然"，据医统本改。

木，木生火，又火生在寅，而性炎上，故男脉在关上。申为金，金生水，又水生于申，而性流下，故女脉在关下。愚谓阳之体轻清而升，天道也，故男脉在关上；阴之体重浊而降，地道也，故女脉在关下。此男女之常也。

反者，男得女脉，女得男脉也。

男女异常，是之谓反。

其为病何如？

问反之为病也。

然，男得女脉为不足，病在内，左得之病在左，右得之病在右，随脉言之也；女得男脉为太过，病在四肢，左得之病在左，右得之病在右，随脉言之。此之谓也。

其反常，故太过不及，在内在外之病见焉。

二十难曰：经言脉有伏匿，伏匿于何藏而言伏匿耶？然，谓阴阳更相乘，更相伏也。脉居阴部，而反阳脉见者，为阳乘阴也。脉虽时沉涩而短，此谓阳中伏阴也。脉居阳部，而反阴脉见者，为阴乘阳也。脉虽时浮滑而长，此谓阴中伏阳也。

居，犹在也，当也。阴部尺，阳部寸也。乘，犹乘车之乘，出于其上也。伏，犹伏兵之伏，隐于其中也。匿，藏也。丁氏曰：此非特言寸为阳尺为阴，以上下言，则肌肉之上为阳部，肌肉之下为阴部，亦通。

重阳者狂，重阴者癫；脱阳者见鬼，脱阴者目盲。

此五十九难之文，错简在此。

二十一难曰：经言人形病脉不病，曰生；脉病形不病，曰死。何谓也？然，人形病脉不病，非有不病者也，谓息数不应脉数也。此大法。

周仲立曰：形体之中觉见憔悴，精神昏愦，食不忺①美，而脉得四时之从，无过不及之偏，是人病脉不病也。形体安和，而脉息乍大乍小，或至或损，弦紧浮滑沉涩不一，残贼冲和之气，是皆脉息不与形相应，乃脉病人不病也。仲景云：人病脉不病，名曰内虚，以无谷气，神虽困无苦。脉病人不病，名曰行尸，以无王气，卒眩仆不识人，短命则死。谢氏曰：按本经答文，词意不属，似有脱误。

二十二难曰：经言脉有是动，有所生病，一脉变为二病者，何也？然，经言是动者，气也；所生病者，血也。邪在气，气为是动；邪在血，血为所生病。气主呴之，血主濡之。气留而不行者，为气先病也；血壅而不濡者，为血后病也。故先为是动，后所生也。

呴，香句反。濡，平声。呴，煦也。气主呴之，谓气煦嘘往来，薰蒸于皮肤分肉也。血主濡之，谓血濡润筋骨，滑利关节，荣养藏府也。此"脉"字，非尺寸之脉，乃十二经隧之脉也。此谓十二经隧之脉，每脉中辄有二病者，盖以有在气在血之分也。邪在气，气为是而动；邪在血，血为所生病。气留而不行为气病，血壅而不濡为血病。故先为是动，后所生病也。先后云者，抑气在外，血在内，外先受邪，则内亦从之而病欤？然邪亦有只在气，亦有径在血者，又不可以先后拘也。

《经》② 第十篇。

二十三难曰：手足三阴三阳，脉之度数，可晓以不？然，手三阳之脉，从手至头，长五尺，五六合三丈。手三阴之脉，从手至胸中，长三尺五寸，三六一丈八尺，五六三尺③，合二丈一尺。足三阳之

---

① 忺：适意。

② 经：医统本及周氏医学丛书本后有"见《灵枢》"三字。

③ 尺：原作"丈"，据文义及医理改。

脉，从足至头，长八尺，六八四丈八尺。足三阴之脉，从足至胸，长六尺五寸，六六三丈六尺，五六三尺，合三丈九尺。人两足跷脉，从足至目，长七尺五寸，二七一丈四尺，二五一尺，合一丈五尺。督脉、任脉各长四尺五寸，二四八尺，二五一尺，合九尺。凡脉长一十六丈二尺。此所谓十二经脉长短之数也。

此《灵枢》廿七篇全文。三阴三阳，《灵枢》皆作六阴六阳，义尤明白。按经脉之流注，则手之三阳，从手走至头；手之三阴，从腹走至手。足之三阳，从头下走至足；足之三阴，从足上走入腹。此举经脉之度数，故皆自手足。言人两足跷脉，指阴跷也。阴跷脉起于跟中，自然骨之后，上内踝之上，直上循阴股入阴器，循腹，上胸里，行缺盆，出人迎之前，入颃内廉，属目内眦，合太阳脉，为足少阴之别络也。足三阳之脉，从足至头，长八尺。《考工记》亦云：人身长八尺。盖以同身尺寸言之。

经脉十二，络脉十五，何始何穷也？然，经脉者，行血气，通阴阳，以荣于身者也。其始从中焦，注手太阴、阳明，阳明注足阳明、太阴，太阴注手少阴、太阳，太阳注足太阳、少阴，少阴注手心主、少阳，少阳注足少阳、厥阴，厥阴复还注手太阴。别络十五，皆因其原，如环无端，转相灌溉，朝于寸口、人迎，以处百病，而决死生也。有图

因者，随也。原者，始也。朝，犹朝会之朝。以，用也。因上文经脉之尺度，而推言经络之行度也。直行者谓之经，旁出者谓之络。十二经有十二络，兼阳络阴络，脾之大络，为十五络也。谢氏曰：始从中焦者，盖谓饮食入口，藏于胃，其精微之化注手太阴、阳明，以次相传，至足厥阴，厥阴复还注手太阴也。络脉十五，皆随十二经脉之所始，转相灌溉，如环之无端，朝于寸口、人迎，以之处百病而决死生也。寸口、人迎，古法以挟喉两旁动脉为人迎，至晋王叔和直以左手关前一分为人迎，右手关前一分为气口，后世宗之。愚谓：昔人所以取人迎、气口者，盖人迎为足阳明胃经，受谷气而养五藏者也；气口为手太阴肺经，朝百脉而平权衡者也。

经云：明知终始，阴阳定矣。何谓也？然，终始者，脉之纪也。寸口、人迎，阴阳之气，通于朝使，如环无端，故曰始也。终者，三阴三阳之脉绝，绝则死，死各有形，故曰终也。

谢氏曰：《灵枢经》第九篇曰：凡刺之道，毕于终始，明知终始，五藏为纪，阴阳定矣。又曰：不病者，脉口人迎应四时也。少气者，脉口人迎俱少，而不称尺寸也。此一节，因上文寸口人迎处百病、决死生而推言之。谓欲晓知终始，于阴阳为能定之。盖以阳经取决于人迎，阴经取决于气口也。朝使者，朝谓气血如水潮，应时而灌溉，使谓阴阳相为用也。始，如生物之始，终，如生物之穷。欲知生死，脉以候之。阴阳之气通于朝使，如环无端，则不病，一或不相朝使，则病矣。况三阴三阳之脉绝乎，绝必死矣。其死之形状，具如下篇，尤宜参看。

二十四难曰：手足三阴三阳气已绝，何以为候？可知其吉凶不？然，足少阴气绝，即骨枯。少阴者，冬脉也，伏行而温于骨髓，故骨髓不温，即肉不着骨，骨肉不相亲，即肉濡而却，肉濡而却，故齿长而枯，发无润泽，无润泽者，骨先死。戊日笃，己日死。

此下六节，与《灵枢》第十篇，文皆大同小异。濡读为软。肾其华在发，其充在骨，肾绝则不能充于骨，荣于发。肉濡

而却，谓骨肉不相着而肉濡缩也。戊己，土也。土胜水，故以其所胜之日笃而死矣。

足太阴气绝，则脉不营其口唇。口唇者，肌肉之本也。脉不营则肌肉不滑泽，肌肉不滑泽则肉满，肉满则唇反，唇反则肉先死。甲日笃，乙日死。

脾，其华在唇四白，其充在肌，脾绝则肉满唇反也。肉满，谓肌肉不滑泽，而紧急膜脷也。

足厥阴气绝，即筋缩引卵与舌卷。厥阴者，肝脉也。肝者，筋之合也。筋者，聚于阴器而络于舌本。故脉不营则筋缩急，筋缩急即引卵与舌，故舌卷卵缩，此筋先死。庚日笃，辛日死。

肝者脉之合，其华在爪，其充在筋。筋者，聚于阴器而络于舌本，肝绝则筋缩引卵与舌也。王充《论衡》云：甲乙病者，生死之期，常之庚辛。

手太阴气绝，即皮毛焦。太阴者肺也，行气温于皮毛者也。气弗营则皮毛焦，皮毛焦则津液去，津液去即皮节伤，皮节伤则皮枯毛折，毛折者则毛先死。丙日笃，丁日死。

肺者气之本，其华在毛，其充在皮。肺绝则皮毛焦而津液去，皮节伤，以诸液皆会于节也。

手少阴气绝则脉不通，脉不通则血不流，血不流则色泽去，故面色黑如黧，此血先死。壬日笃，癸日死。

心之合脉也，其荣色也，其华在面，其充在血脉。心绝则脉不通，血不流，色泽去也。

三阴气俱绝者，则目眩转目瞑，目瞑者为失志，失志者则志先死，死即目瞑也。

三阴通手足经而言也。《灵枢》十篇作五阴气俱绝，则以手厥阴与手少阴同心经也。目眩转目瞑者，即所谓脱阴者目盲，此又其甚者也。故云目瞑者失志，而志先死也。四明陈氏曰：五藏阴气俱绝，则其志丧于内，故精气不注于目，不见人而死。

六阳气俱绝者，则阴与阳相离。阴阳相离则腠理泄，绝汗乃出，大如贯珠，转出不流，即气先死。旦占夕死，夕占旦死。

汗出而不流者，阳绝故也。陈氏曰：六府阳气俱绝，则气败于外，故津液脱而死。

二十五难曰：有十二经，五藏六府十一耳，其一经者，何等经也？然，一经者，手少阴与心主别脉也。心主与三焦为表里，俱有名而无形，故言经有十二也。

此篇问答，谓五藏六府配手足之阴阳，但十一经耳。其一经者，则以手少阴与心主各别为一脉，心主与三焦为表里，俱有名而无形。以此一经并五藏六府，共十二经也。谢氏曰：《难经》言手少阴心主与三焦者，凡八篇；三十一难分谿三焦经脉，所始所终。三十六难言肾之有两，左曰肾，右曰命门，初不以左右肾分两手尺脉。三十八难言三焦者，原气之别，主持诸气，复申言其有名无形。三十九难言命门者，精神之所舍，男子藏精，女子系胞，其气与肾通。又云：六府正有五藏，三焦亦是一府。八难、六十二、六十六三篇，言肾间动气者，人之生命，十二经之根本也，其名曰原，三焦则原气之别使也。通此篇参互观之，可见三焦列为六府之义，唯其有名无形，故得与手心主合。心主为手厥阴，其经始于起胸中，终于循小指、次指出其端。若手少阴，则始于心中，终于循小指之内出其端。此手少阴与心主各别为一脉也。

或问：手厥阴经曰心主，又曰心包

络，何也？曰：君火以名，相火以位，手厥阴代君火行事，以用而言，故曰手心主；以体而言，则曰心包络。一经而二名，实相火也。

虞庶云：诸家言命门为相火，与三焦相表里。按《难经》止言手心主与三焦为表里，无命门、三焦表里之说。夫左寸火，右寸金；左关木，右关土；左尺水，右尺火。职之部位，其义灼然。吁呼！如虞氏此说，则手心主与三焦相为表里，而摄行君火明矣。三十六难谓命门其气与肾通，则亦不离乎肾也，其习坎之谓欤！手心主为火之闰位，命门则水之同气欤！命门不得为相火，三焦不与命门配，亦明矣。虞氏之说，良有旨哉！诸家所以纷纷不决者，盖有惑于"金匮真言篇"王注引《正理论》谓：三焦者有名无形，上合手心主，下合右肾，遂有命门、三焦表里之说。夫人之藏府，一阴一阳，自有定耦，岂有一经两配之理哉？夫所谓上合手心主者，正言其为表里；下合右肾者，则以三焦为原气之别使而言之尔。知此则知命门与肾通，三焦无两配。而诸家之言，可不辨而自明矣。若夫诊脉部位，则手厥阴相火居右尺之分，而三焦同之。命门既与肾通，只当居左尺。而谢氏据《脉经》，谓手厥阴与①手少阴心脉同部，三焦脉上见寸口，中见于关，下焦与肾同也。前既云初不以左右肾分两手尺脉矣，今如《脉经》所云，则右尺当何所候耶？

二十六难曰：经有十二，络有十五，余三络者，是何等络也？然，有阳络，有阴络，有脾之大络。阳络者，阳跷之络也；阴络者，阴跷之络也。故络有十五焉。

直行者谓之经，旁出者谓之络。经犹江汉之正流，络则沱潜之支派。每经皆有络，十二经有十二络。如手太阴属肺络大肠、手阳明属大肠络肺之类。今云络有十五者，以其有阳跷之络、阴跷之络及脾之大络也。阳跷、阴跷，见二十八难。谓之络者，盖奇经既不拘于十二经，直谓之络，亦可也。脾之大络，名曰大包，出渊腋三寸，布胸胁，其动应衣，宗气也。四明陈氏曰：阳跷之络，统诸阳络；阴跷之络，统诸阴络。脾之大络，又总统阴阳诸络，由脾之能溉养五藏也。

二十七难曰：脉有奇经八脉者，不拘于十二经，何也？然，有阳维，有阴维，有阳跷，有阴跷，有冲，有督，有任，有带之脉，凡此八脉者，皆不拘于经，故曰奇经八脉也。

脉有奇常。十二经者，常脉也。奇经八脉，则不拘于十二经，故曰奇经。奇，对正而言，犹兵家之云奇正也。虞氏曰：奇者，奇零之奇，不偶之义。谓此八脉，不系正经阴阳，无表里配合，别道奇行，故曰奇经也。此八脉者，督脉督于后，任脉任于前，冲脉为诸阳之海，阴阳维则维络于身，带脉束之如带，阳跷得之太阳之别，阴跷本诸少阴之别云。

经有十二，络有十五，凡二十七。气相随上下，何独不拘于经也？然，圣人图设沟渠，通利水道，以备不然。天雨降下，沟渠溢满，当此之时，滂沛妄作，圣人不能复图也。此络脉满溢，诸经不能复拘也。

经络之行，有常度矣。奇经八脉，则不能相从也。故以圣人图设沟渠为譬，以见脉络满溢，诸经不能复拘，而为此奇经也。然则奇经盖络脉之满溢而为之者欤！或曰："此络脉"三字，越人正指奇经而言也。既不拘于经，直谓之络脉，亦可也。

---

① 与：原作"即"，据医统本改。

此篇两节，举八脉之名，及所以为奇经之义。

二十八难曰：其奇经八脉者，既不拘于十二经，皆何起何继也？然，督脉者，起于下极之俞，并于脊里，上至风府，入属于脑。任脉者，起于中极之下，以上毛际，循腹里，上关元，至咽喉。冲脉者，起于气冲，并足阳明之经，夹脐上行，至胸中而散。带脉者，起于季胁，回身一周。阳跷脉者，起于跟中，循外踝上行，入风池。阴跷脉者，亦起于跟中，循内踝上行，至咽喉，交贯冲脉。阳维、阴维者，维络于身，溢蓄不能环流灌溉诸经者也。故阳维起于诸阳会也，阴维起于诸阴交也。比于圣人图设沟渠，沟渠满溢，流于深湖，故圣人不能拘通也。而人脉隆盛，入于八脉而不环周，故十二经亦不能拘之。其受邪气，蓄则肿热，砭射之也。

继，《脉经》作"系"。督之为言都也，为阳脉之海，所以都纲乎阳脉也。其脉起下极之俞，由会阴历长强，循脊中行，至大椎穴，与手足三阳脉之交会，上至哑门，与阳维会，至百会与太阳交会，下至鼻柱人中，与阳明交会。任脉起于中极之下曲骨穴。任者妊也，为人生养之本。冲脉起于气冲穴，至胸中而散，为阴脉之海。《内经》作并足少阴之经。按冲脉行乎幽门、通谷而上，皆少阴也，当从《内经》。此督、任、冲三脉，皆起于会阴，盖一源而分三歧也。带脉起季胁下一寸八分，回身一周，犹束带然。阳跷脉起于足跟中申脉穴，循外踝而行。阴跷脉亦于跟中照海穴，循内踝而行。跷者，捷也。以二脉皆起于足，故取跷捷超越之义。阳维、阴维，维络于身，为阴阳之纲维也。阳维所发，别于金门，以阳交为郄，与手足太阳及跷脉会于臑俞，与手足少阳会于天髎，及会肩井，与足少阳会于阳白，上本神、临泣、正营、脑空，下至风池，与督脉会于风府、哑门。此阳维之起于诸阳之会也。阴维之郄，曰筑宾，与足太阴会于腹哀、大横，又与足太阴、厥阴会于府舍、期门，又与任脉会于天突、廉泉。此阴维起于诸阴之交也。"溢蓄不能环流灌溉诸经者也"十二字，当在十二经"亦不能拘之"之下，则于此无所间，而于彼得相从矣。"其受邪气蓄"云云十二字，谢氏则以为于本文上下当有缺文。然《脉经》无此，疑衍文也。或云当在三十七难关格"不得尽其命而死矣"之下，因邪在六府而言也。

二十九难曰：奇经之为病何如？然，阳维维于阳，阴维维于阴。阴阳不能自相维，则怅然失志，溶溶不能自收持。阳维为病苦寒热，阴维为病苦心痛。阴跷为病，阳缓而阴急。阳跷为病，阴缓而阳急。冲之为病，逆气而里急。督之为病，脊强而厥。任之为病，其内苦结，男子为七疝，女子为瘕聚。带之为病，腹满，腰溶溶若坐水中。此奇经八脉之为病也。"阳维为病"云云十四字，说见阙误总类。

此言奇经之病也。阴不能维于阴，则怅然失志；阳不能维于阳，则溶溶不能自收持。阳维行诸阳而主卫，卫为气，气居表，故苦寒热。阴维行诸阴而主荣，荣为血，血属心，故苦心痛。两跷脉，病在阳则阳结急，在阴则阴结急。受病者急，不病者自和缓也。冲脉从关元至咽喉，故逆气里急。督脉行背，故脊强而厥。任脉起胞门行腹，故病苦内结，男为七疝，女为瘕聚也。带脉回身一周，故病状如是溶溶无力貌。此各以其经脉所过而言之。自二十七难至此，义实相因，最宜通玩。

三十难曰：荣气之行，常与卫气相随不？然，经言人受气于谷，谷入于胃，乃传于五藏六府。五藏六府，皆受于气，其

清者为荣，浊者为卫，荣行脉中，卫行脉外，营周不息，五十而复大会，阴阳相贯，如环之无端，故知荣卫相随也。有图

此篇与《灵枢》第十八篇岐伯之言同，但谷入于胃，乃传于五藏六府，五藏六府，皆受于气，《灵枢》作谷入于胃，以传与肺，五藏六府，皆以受气，为少殊尔。皆受于气之气，指水谷之气而言。五十而复大会，说见一难中。四明陈氏曰：荣，阴也，其行本迟。卫，阳也，其行本速。然而清者滑利，浊者剽悍，皆非涩滞之体。故凡卫行于外，荣即从行于中，是知其行常得相随，共周其度。淳南王氏曰：清者，体之上也，阳也，火也。离中之一阴降，故午后一阴生，即心之生血也。故曰清气为荣。天之清不降，天之浊能降，为六阴驱而使之下也。云清气者，总离之体言之。浊者体之下也，阴也，水也。坎中之一阳升，故子后一阳生，即肾之生气也。故曰浊气为卫。地之浊不升，地之清能升，为六阳举而使之上也。云浊气者，总坎之体言之。经云：地气上为云，天气下为雨，雨出地气，云出天气，此之谓也。愚谓：以用而言，则清气为荣者，浊中之清者也；浊气为卫者，清中之浊者也。以体而言，则清之用不离乎浊之体，浊之用不离乎清之体。故谓清气为荣，浊气为卫，亦可也。谓荣浊卫清，亦可也。纪氏亦云：《素问》曰：荣者水谷之精气则清，卫者水谷之悍气则浊。精气入于脉中则浊，悍气行于脉外则清。或问：三十二难云：血为荣，气为卫。此则荣卫皆以气言者，何也？曰：经云荣者水谷之精气，卫者水谷之悍气。又云清气为荣，浊气为卫。盖统而言之，则荣卫皆水谷之气所为，故悉以气言可也；析而言之，则荣为血，而卫为气，固自有分矣。是故荣行脉中，卫行脉外，犹水泽之于川浍，风云之于太虚也。

下　卷

三十一难曰：三焦者，何禀何生？何始何终？其治常在何许？可晓以不？然，三焦者，水谷之道路，气之所终始也。上焦者，在心下，下膈，在胃上口，主内而不出。其治在膻中，玉堂下一寸六分，直两乳间陷者是。中焦者，在胃中脘，不上不下，主腐熟水谷，其治在脐旁。下焦者，当膀胱上口，主分别清浊，主出而不内，以传道也，其治在脐下一寸。故名曰三焦，其府在气街。一本作冲。

人身之府藏，有形有状，有禀有生。如肝禀气于木，生于水，心禀气于火，生于木之类，莫不皆然。唯三焦既无形状，而所禀所生，则元气与胃气而已。故云：水谷之道路，气之所终始也。上焦其治在膻中，中焦其治在脐旁天枢穴，下焦其治在脐下一寸阴交穴。治，犹司也，犹郡县治之治，谓三焦处所也。或云治作平声读，谓①三焦有病，当各治其处，盖刺法也。三焦，相火也。火能腐熟万物，焦从火，亦腐物之气，命名取义，或有在于此欤？《灵枢》第十八篇曰：上焦出于胃上口，并咽以上，贯膈而布胸中，走腋，循太阴之分而行，还至阳明，上至舌下。足阳明常与营卫俱行于阳二十五度，行于阴亦二十五度，一周也。故五十度而复大会于手太阴矣。中焦亦傍胃口，出上焦之后，此所受气者，泌糟粕蒸津液，化其精微，上注于肺脉，乃化而为血，以养生身，莫贵于此。故独得行于经隧，命曰营气。下焦者，别回肠，注于膀胱而渗入焉。故水谷者，常并居于胃中，成糟粕而俱下于大、小肠，而成下焦。渗而俱下，济泌别汁，循下焦而渗入膀胱焉。谢氏曰：详《灵枢》本文，则三焦有名无形，尤可见矣。古益袁氏曰：所谓三焦者，于膈膜脂膏之内，五藏五府之隙，水谷流化之关，其气融会于其间，熏蒸膈膜，发达皮肤分肉，运行四旁，曰上中下，各随所属部分而名之，实元气之别使也。是故虽无其形，倚内外之形而得名；虽无其实，合内外之实而为位者也。愚按："其府在气街"一句，疑错简，或衍。三焦自属诸府，其经为手少阳与手心主配，且各有治所，不应又有府也。

三十二难曰：五藏俱等，而心肺独在鬲上者何也？然，心者血，肺者气，血为荣，气为卫，相随上下，谓之荣卫，通行经络，营周于外，故令心肺在鬲上也。

心荣肺卫，通行经络，营周于外，犹天道之运于上也。鬲者膈也，凡人心下有鬲膜，与脊胁周回相著，所以遮隔浊气，不使上薰于心肺也。四明陈氏曰：此特言其位之高下耳。若以五藏德化论之，则尤有说焉。心肺既能以血气生育人身，则此身之父母也。以父母之尊，亦自然居于上矣。《内经》曰：鬲肓之上，中有父母。此之谓也。

三十三难曰：肝青象木，肺白象金。

---

① 读，谓：原作"谓读"，医统本作"读、谓"，义胜，据改。

肝得水而沉，木得水而浮；肺得水而浮，金得水而沉，其意何也？然，肝者，非为纯木也。乙角也，庚之柔，大言阴与阳，小言夫与妇。释其微阳，而吸其微阴之气，其意乐金，又行阴道多，故令肝得水而沉也。肺者，非为纯金也。辛商也，丙之柔。大言阴与阳，小言夫与妇。释其微阴，婚而就火，其意乐火，又行阳道多，故令肺得水而浮也。肺熟而复沉，肝熟而复浮者，何也？故知辛当归庚，乙当归甲也。有图

四明陈氏曰：肝属甲乙木，应角音而重浊。析而言之，则甲为木之阳，乙为木之阴；合而言之，则皆阳也。以其属少阳而位于人身之阴分，故为阴中之阳。夫阳者必合阴，甲乙之阴阳，本自为配合，而乙与庚通，刚柔之道，乙乃合甲之微阳，而反乐金，故吸受庚金微阴之气，为之夫妇。木之性本浮，以其受金之气而居阴道，故得水而沉也。及熟之，则所受金之气去，乙复归之甲，而木之本体自然还浮也。肺属庚辛金，应商音而轻清。析而言之，则庚为金之阳，辛为金之阴，合而言之，则皆阴也。以其属太阴而位于人身之阳分，故为阳中之阴。夫阴者必合阳，庚辛之阴阳，本自为配合，而辛与丙通，刚柔之道，辛乃合庚之微阴，而反乐夫火，故就丙火之阳，为之夫妇。金之性本沉，以其受火之气，炎上而居阳道，故得水而浮也。及熟之，则所受火之气乃去，辛复归之庚，而金之本体自然还沉也。古益袁氏曰：肝为阴木，乙也。肺为阴金，辛也。角商各其音也。乙与庚合，丙与辛合，犹夫妇也。故皆暂舍其本性，而随夫之气习，以见阴阳相感之义焉。况肝位膈下，肺居膈上，上阳下阴，所行之道，性随而分，故木浮而反肖金之沉，金沉而反肖火之上行而浮也。凡物极则反，及其经制化变革，则归根复命焉。是以肝肺熟而各肖其木金之本性矣。纪氏曰：肝为阴中之阳，阴性尚多，不随于木，故得水而沉也。肺为阳中之阴，阳性尚多，不随于金，故得水而浮也。此乃言其大者耳。若言其小，则乙庚丙辛，夫妇之道也。及其熟而沉浮反者，各归所属，见其本性故也。周氏曰：肝蓄血，血，阴也，多血少气，体凝中室，虽有脉络内经，非玲珑空虚之比，故得水而沉也。及其熟也，濡而润者，转为干燥，凝而室者，变为通虚，宜其浮也。肺主气，气，阳也，多气少血，体四垂而轻泛，孔窍玲珑，脉络旁达，故得水而浮也。熟则体皆揪敛，孔窍窒实，轻舒者变而紧缩，宜其沉也。斯物理之当然，与五行造化，默相符合耳。谢氏曰：此因物之性而推其理也。愚谓：肝为阳，阴中之阳也，阴性尚多，故曰微阳。其居在下，行阴道也。肺为阴，阳中之阴也，阳性尚多，故曰微阴。其居在上，行阳道也。熟则无所乐而反其本矣。何也？物熟而相交之气散也。

三十四难曰：五藏各有声、色、臭、味，皆可晓知以不？然，《十变》言肝色青，其臭臊，其味酸，其声呼，其液泣。心色赤，其臭焦，其味苦，其声言，其液汗。脾色黄，其臭香，其味甘，其声歌，其液涎。肺色白，其臭腥，其味辛，其声哭，其液涕。肾色黑，其臭腐，其味咸，其声呻，其液唾。是五藏声、色、臭、味也。有图

此五藏之用也。声色臭味下欠"液"字。肝色青、臭臊，木化也。呼，出木也。味酸，曲直作酸也。液泣，通乎目也。心色赤、臭焦，火化也。言，扬火也。味苦，炎上作苦也。液汗，心主血，汗为血之属也。脾色黄、臭香，土化也。歌，缓土也。一云脾神好乐，故其声主

歌。味甘，稼穑作甘也。液涎，通乎口也。肺色白、臭腥，金化也。哭，惨金也。味辛，从革作辛也。液涕，通乎鼻也。肾色黑、臭腐，水化也。呻，吟诵也，象水之声。味咸，润下作咸也。液唾，水之属也。四明陈氏曰：肾位远，非呻之则气不得及于息，故声之呻者，自肾出也。然肺主声，肝主色，心主臭，脾主味，肾主液，五藏错综互相有之，故云十变也。

五藏有七神，各何所藏耶？然，藏者，人之神气所舍藏也。故肝藏魂，肺藏魄，心藏神，脾藏意与智，肾藏精与志也。

藏者藏也，人之神气藏于内焉。魂者，神明之辅弼也，随神往来谓之魂。魄者，精气之匡佐也，并精而出入者谓之魄。神者，精气之化成也，两精相薄谓之神。脾主思，故藏意与智。肾者作强之官，伎巧出焉，故藏精与志也。此因五藏之用而言五藏之神，是故五用著于外，七神蕴于内也。

三十五难曰：五藏各有所，府皆相近，而心、肺独去大肠、小肠远者，何也？然，经言心荣肺卫，通行阳气，故居在上，大肠小肠传阴气而下，故居在下，所以相去而远也。

心荣肺卫，行阳气而居上。大肠、小肠传阴气而居下，不得不相远也。又诸府者，皆阳也，清净之处。今大肠、小肠、胃与膀胱，皆受不净，其意何也？又问：诸府既皆阳也，则当为清净之处，何故大肠、小肠、胃与膀胱，皆受不净耶？

然，诸府者，谓是非也。经言：小肠者，受盛之府也。大肠者，传泻行道之府也。胆者，清净之府也。胃者，水谷之府也。膀胱者，津液之府也。一府犹无两名，故知非也。小肠者，心之府。大肠者，肺之府。胆者，肝之府。胃者，脾之府。膀胱者，肾之府。

谓诸府为清净之处者，其说非也。今大肠、小肠、胃与膀胱，各有受任，则非阳之清净矣。各为五藏之府，固不得而两名也。盖诸府体为阳而用则阴，经所谓浊阴归六府是也。云诸府皆阳，清净之处，唯胆足以当之。

小肠谓赤肠，大肠谓白肠，胆者谓青肠，胃者谓黄肠，膀胱者谓黑肠，下焦之所治也。

此以五藏之色分别五府，而皆以肠名之也。"下焦所治"一句，属膀胱，谓膀胱当下焦所治，主分别清浊也。

三十六难曰：藏各有一耳，肾独有两者，何也？然，肾两者，非皆肾也，其左者为肾，右者为命门。命门者，诸神精①之所舍，原气之所系也，男子以藏精，女子以系胞。故知肾有一也。

肾之有两者，以左者为肾，右者为命门也。男子于此而藏精，受五藏六府之精而藏之也；女子于此而系胞，是得精而能施化，胞则受胎之所也。原气，谓脐下肾间动气，人之生命，十二经之根本也。此篇言非皆肾也，三十九难亦言左为肾，右为命门，而又云其气与肾通，是肾之两者，其实则一尔。故《项氏家说》引沙随程可久曰：北方常配二物，故惟坎加习，于物为龟为蛇，于方为朔为北，于大玄为罔为冥。《难经》曰：藏有一而肾独两。此之谓也。

此通三十八、三十九难诸篇，前后参考，其义乃尽。

三十七难曰：五藏之气，于何发起，通于何许，可晓以不？然，五藏者，当上关于九窍也。故肺气通于鼻，鼻和则知香

---

① 神精：医统本作"精神"。

臭矣；肝气通于目，目和则知黑白矣；脾气通于口，口和则知谷味矣；心气通于舌，舌和则知五味矣；肾气通于耳，耳和则知五音矣。

谢氏曰：本篇问五藏之气于何发起？通于何许？答文止言五藏通九窍之义，而不及五藏之发起，恐有缺文。愚按五藏发起，当如二十三难流注之说。上关九窍，《灵枢》作七窍者是。下同。

五藏不和，则九窍不通。六府不和，则留结为痈。

此二句，结上起下之辞。五藏阴也，阴不和则病于内。六府阳也，阳不和则病于外。

邪在六府，则阳脉不和；阳脉不和，则气留之；气留之，则阳脉盛矣。邪在五藏，则阴脉不和；阴脉不和，则血留之；血留之，则阴脉盛矣。阴气太盛，则阳气不得相营也，故曰格。阳气太盛，则阴气不得相营也，故曰关。阴阳俱盛，不得相营也，故曰关格。关格者，不得尽其命而死矣。

此与《灵枢》十七篇文大同小异。或云二十八难"其受邪气，蓄则肿热，砭射之也"十二字当为此章之结语。盖阴阳之气太盛，而至于关格者，必死。若但受邪气，蓄则宜砭射之。其者，指物之辞，因上文六府不和，及邪在六府而言之也。

经言气独行于五藏，不营于六府者，何也？然，夫气之所行也，如水之流，不得息也。故阴脉营于五藏，阳脉营于六府，如环无端，莫知其纪，终而复始，其不覆溢。人气内温于藏府，外濡于腠理。

此因上章"营"字之意而推及之也，亦与《灵枢》十七篇文大同小异。所谓气独行于五藏，不营于六府者，非不营于六府也，谓在阴经则营于五藏，在阳经则营于六府。脉气周流，如环无端，则无关格覆溢之患，而人之气内得以温于藏府，外得以濡于腠理矣。

四明陈氏曰：府有邪则阳脉盛，藏有邪则阴脉盛。阴脉盛者，阴气关于下，阳脉盛者，阳气格于上，然而未至于死。阴阳俱盛，则既关且格，格则吐而食不下，关则二阴闭，不得大、小便而死矣。藏府气和而相营，阴不覆，阳不溢，又何关格之有？

三十八难曰：藏唯有五，府独有六者，何也？然，所以府有六者，谓三焦也，有原气之别焉，主持诸气，有名而无形，其经属手少阳，此外府也，故言府有六焉。

三焦主持诸气，谓原气别使者，以原气赖其导引，潜行默运于一身之中，无或间断也。外府，指其经为手少阳而言。盖三焦外有经而内无形，故云。详见六十六难。

三十九难曰：经言府有五，藏有六者，何也？然，六府者，正有五府也。五藏亦有六藏者，谓肾有两藏也，其左为肾，右为命门。命门者，精神之所舍也，男子以藏精，女子以系胞，其气与肾通。故言藏有六也。府有五者，何也？然，五藏各一府，三焦亦是一府，然不属于五藏，故言府有五焉。

前篇言藏有五府有六，此言府有五藏有六者，以肾之有两也。肾之两虽有左右命门之分，其气相通，实皆肾而已。府有五者，以三焦配合手心主也。合诸篇而观之，谓五藏六府可也，五藏五府亦可也，六藏六府亦可也。

四十难曰：经言肝主色，心主臭，脾主味，肺主声，肾主液。鼻者肺之候，而反知香臭，耳者肾之候，而反闻声，其意何也？然，肺者西方金也，金生于巳，巳者南方火，火者心，心主臭，故令鼻知香臭。肾者北方水也，水生于申，申者西方金，金者肺，肺主声，故令耳闻声。

四明陈氏曰：臭者心所主，鼻者肺之窍，心之脉上肺，故令鼻能知香臭也。耳者肾之窍，声者肺所主，肾之脉上肺，故令耳能闻声也。愚按：越人此说，盖以五行相生之理①而言，且见其相因而为用也。

四十一难曰：肝独有两叶，以何应也？然，肝者，东方木也。木者春也，万物始生，其尚幼小，意无所亲，去太阴尚近，离太阳不远，犹有两心，故有两叶，亦应木叶也。

四明陈氏曰：五藏之相生，母子之道也。故肾为肝之母，属阴中之太阴；心为肝之子，属阳中之太阳。肝之位，切近乎肾，亦不远乎心也。愚谓：肝有两叶，应东方之木。木者春也，万物始生，草木甲拆，两叶之义也。越人偶有见于此而立为论说，不必然，不必不然也。其曰太阴太阳，固不必指藏气及月令而言。但隆冬为阴之极，首夏为阳之盛，谓之太阴太阳，无不可也。凡读书要须融活，不可滞泥。先儒所谓以意逆志，是谓得之，信矣！后篇谓肝左三叶，右四叶，此云两叶，总其大者尔。

四十二难曰：人肠胃长短，受水谷多少，各几何？然，胃大一尺五寸，径五寸，长二尺六寸，横屈受水谷三斗五升。其中常留谷二斗，水一斗五升。小肠大二寸半，径八分分之少半，长三丈二尺，受谷二斗四升，水六升三合合之大半。回肠大四寸，径一寸半，长二丈一尺，受谷一斗，水七升半。广肠大八寸，径二寸半，长二尺八寸，受谷九升三合八分合之一。故肠胃凡长五丈八尺四寸，合受水谷八斗七升六合八分合之一。此肠胃长短，受水谷之数也。

回肠，即大肠。广肠、肛门之总称也。

肝重二斤四两，左三叶，右四叶，凡七叶，主藏魂。心重十二两，中有七孔三毛，盛精汁三合，主藏神。脾重二斤三两，扁广三寸，长五寸，有散膏半斤，主裹血，温五藏，主藏意。肺重三斤三两，六叶两耳，凡八叶，主藏魄。肾有两枚，重一斤一两，主藏志。胆在肝之短叶间，重三两三铢，盛精汁三合。胃重二斤一两，纡曲屈伸，长二尺六寸，大一尺五寸，径五寸，盛谷二斗，水一斗五升。小肠重二斤十四两，长三丈二尺，广二寸半，径八分分之少半，左回叠积十六曲，盛谷二斗四升，水六升三合合之大半。大肠重二斤十二两，长二丈一尺，广四寸，径一寸，当脐右回十六曲，盛谷一斗，水七升半。膀胱重九两二铢，纵广九寸，盛溺九升九合。口广二寸半。唇至齿长九分。齿以后至会厌深三寸半，大容五合。舌重十两，长七寸，广二寸半。咽门重十二两，广二寸半，至胃长一尺六寸。喉咙重十二两，广二寸，长一尺二寸，九节。肛门重十二两，大八寸，径二寸大半，长二尺八寸，受谷九升三合八分合之一②。

此篇之义，《灵枢》三十一、三十二篇皆有之。越人并为一篇，而后段增入五藏轻重，所盛所藏，虽觉前后重复，不害其为丁宁也。但其间受盛之数，各不相同，然非大义之所关，姑阙之，以俟知者。

四十三难曰：人不食饮，七日而死者，何也？然，人胃中当有留谷二斗，水一斗五升，故平人日再至圊，一行二升

---

① 理：原脱，据医统本及周氏医学丛书补。

② 一：原无，据医统本补。

半，日中五升，七日五七三斗五升，而水谷尽矣。故平人不食饮七日而死者，水谷津液俱尽，即死矣。

此篇与《灵枢》三十篇文大同小异。平人胃满则肠虚，肠满则胃虚，更虚更满，故气得上下，五藏安定，血脉和则精神乃居，故神者水谷之精气也。平人不食饮七日而死者，水谷津液皆尽也。故曰水去则荣散，谷消则卫亡，荣散卫亡，神无所依，此之谓也。

四十四难曰：七冲门何在？然，唇为飞门，齿为户门，会厌为吸门，胃为贲门，太仓下口为幽门，大肠、小肠会为阑门，下极为魄门，故曰七冲门也。

冲，冲要之冲。会厌，谓咽嗌会合也。厌，犹掩也，谓当咽物时，合掩喉咙，不使食物误入，以阻其气之嘘吸出入也。贲，与奔同，言物之所奔响也。太仓下口，胃之下口也，在脐上二寸，下脘之分。大肠小肠会在脐上一寸水分穴。下极，肛门也，云魄门，亦取幽阴之义。

四十五难曰：经言八会者，何也？然，府会太仓，藏会季胁，筋会阳陵泉，髓会绝骨，血会膈俞，骨会大杼，脉会太渊，气会三焦外，一筋直两乳内也。热病在内者，取其会之气穴也。

太仓，一名中脘，在脐上四寸，六府取禀于胃，故为府会。季胁，章门穴也，在大横外，直脐季胁端，为脾之募，五藏取禀于脾，故为藏会。足少阳之筋结于膝外廉阳陵泉也，在膝下一寸外廉陷中，又胆与肝为配，肝者筋之合，故为筋会。绝骨，一名阳辅，在足外踝上四寸，辅骨前，绝骨端，如前三分，诸髓皆属于骨，故为髓会。膈俞，在背第七椎下，去脊两旁各一寸半，足太阳脉气所发也，太阳多血，又血乃水之象，故为血会。大杼，在项后第一椎下，去脊两旁各一寸半。太渊，在掌后陷中动脉，即所谓寸口者，脉之大会也。气会三焦外，一筋直两乳内，即膻中，为气海者也，在玉堂下一寸六分。热病在内者，各视其所属而取之会也。谢氏曰：三焦当作上焦。四明陈氏曰：髓会绝骨，髓属于肾，肾主骨，于足少阳无所关。脑为髓海，脑有枕骨穴，则当会枕骨，绝骨误也。血会膈俞，血者心所统，肝所藏，膈俞在七椎下两旁，上则心俞，下则肝俞，故为血会。骨会大杼，骨者髓所养，髓自脑下注于大杼，大杼渗入脊心，下贯尾骶，渗诸骨节，故骨之气皆会于此，亦通。古益袁氏曰：人能健步，以髓会绝骨也。肩能任重，以骨会大杼也。

四十六难曰：老人卧而不寐，少壮寐而不寤者，何也？然，经言少壮者，血气盛，肌肉滑，气道通，荣卫之行不失于常，故昼日精，夜不寤也。老人血气衰，肌肉不滑，荣卫之道涩，故昼日不能精，夜不得寐也。故知老人不得寐也。

老人之寤而不寐，少壮之寐而不寤，系乎荣卫血气之有余不足也，与《灵枢》十八篇同。

四十七难曰：人面独能耐寒者，何也？然，人头者，诸阳之会也。诸阴脉皆至颈、胸中而还，独诸阳脉皆上至头耳，故令面耐寒也。

《灵枢》第四篇曰：首面与身形也，属骨连筋，同血合于气耳。天寒则裂地凌冰，其卒寒或手足懈惰，然而其面不衣，何也？岐伯曰：十二经脉，三百六十五络，其血气皆上于面而走空窍，其精阳气上走于目而为睛，其别气走于耳而为听，其宗气上出于鼻而为臭，其浊气出于胃走唇口而为味，其气之津液皆上熏于面，而皮又厚，其肉坚，故大热甚寒不能胜之也。愚按手之三阳，从手上走至头；足之三阳，从头下走至足；手之三阴，从腹走至手；足之三阴，从足走入腹。此所以诸阴脉皆至颈胸中而还，独诸阳脉皆上至头耳也。

四十八难曰：人有三虚三实，何谓也？然，有脉之虚实，有病之虚实，有诊之虚实也。脉之虚实者，濡者为虚，紧牢者为实。病之虚实者，出者为虚，入者为实；言者为虚，不言者为实；缓者为虚，急者为实。诊之虚实者，濡者为虚，牢者为实；痒者为虚，痛者为实；外痛内快，为外实内虚；内痛外快，为内实外虚。故曰虚实也。

濡者为虚，紧牢者为实，此脉之虚实也。出者为虚，是五藏自病，由内而之外，东垣家所谓内伤是也。入者为实，是五邪所伤，由外而之内，东垣家所谓外伤是也。言者为虚，以五藏自病，不由外邪，故惺惺而不妨于言也。不言者为实，以人之邪气内郁，故昏乱而不言也。缓者为虚，缓，不急也，言内之出者，徐徐而迟，非一朝一夕之病也。急者为实，言外邪所中，风寒温热等病，死生在五六日之间也，此病之虚实也。诊，按也，候也。按其外而知之，非诊脉之诊也。濡者为虚，牢者为实，《脉经》无此二句，谢氏以为衍文。杨氏谓按之皮肉柔濡者为虚，牢强者为实。然则有亦无害。夫按病者之处所，知痛者为实，则知不痛而痒者非实矣。又知外痛内快，为邪盛之在外；内痛外快，为邪盛之在内矣。大抵邪气盛则实，精气夺则虚，此诊之虚实也。

四十九难曰：有正经自病，有五邪所伤，何以别之？然，忧愁思虑则伤心，形寒饮冷则伤肺，恚怒气逆上而不下则伤肝，饮食劳倦则伤脾，久坐湿地，强力入水则伤肾，是正经之自病也。

心主思虑，君主之官也，故忧愁思虑则伤心。肺主皮毛而在上，是为娇藏，故形寒饮冷则伤肺。肝主怒，怒则伤肝。脾主饮食及四肢，故饮食劳倦则伤脾。肾主骨而属水，故用力作强，坐湿入水则伤肾。凡此，盖忧思恚怒，饮食动作之过而致然也。夫忧思恚怒，饮食动作，人之所不能无者，发而中节，乌能无害？过则伤人必矣。故善养生者，去泰去甚，适其中而已。昧者拘焉，乃欲一切拒绝之，岂理也哉！

此与《灵枢》第四篇文大同小异，但伤脾一节，作若醉入房，汗出当风则伤脾不同尔。谢氏曰：饮食劳倦，自是二事。饮食得者，饥饱失时；劳倦者，劳形力而致倦急也。此本经自病者，病由内作，非外邪之干，所谓内伤者也。或曰坐湿入水，亦从外得之也，何谓正经自病？曰：此非天之六淫也。

何谓五邪？然，有中风，有伤暑，有饮食劳倦，有伤寒，有中湿，此之谓五邪。

风，木也，喜伤肝。暑，火也，喜伤心。土爱稼穑，脾主四肢，故饮食劳倦喜伤脾。寒，金气也，喜伤肺。《左氏传》狐突云金寒是也。湿，水也，喜伤肾，雾雨蒸气之类也。此五者，邪由外至，所谓外伤者也。谢氏曰：脾胃正经之病，得之劳倦；五邪之伤，得之饮食。

假令心病，何以知中风得之？然，其色当赤。何以言之？肝主色，自入为青，入心为赤，入脾为黄，入肺为白，入肾为黑。肝为心邪，故知当赤色，其病身热，胁下满痛，其脉浮大而弦。

此以心经一部，设假令而发其例也。肝主色，肝为心邪，故色赤。身热，脉浮大，心也；胁痛脉弦，肝也。

何以知伤暑得之？然，当恶臭。何以言之？心主臭，自入为焦臭，入脾为香臭，入肝为臊臭，入肾为腐臭，入肺为腥臭。故知心病伤暑得之当恶臭。其病身热而烦，心痛，其脉浮大而散。

心主臭，心伤暑而自病，故恶臭。而证状脉诊，皆属乎心也。

何以知饮食劳倦得之？然，当喜苦味也。虚为不欲食，实为欲食。何以言之？脾主味，入肝为酸，入心为苦，入肺为辛，入肾为咸，自入为甘。故知脾邪入心，为喜苦味也。其病身热，而体重嗜卧，四肢不收，其脉浮大而缓。

脾主味，脾为心邪，故喜苦味。身热脉浮大，心也。体重嗜卧，四肢不收，脉缓，脾也。"虚为不欲食，实为欲食"二句，于上下文无所发，疑错简衍文也。

何以知伤寒得之？然，当谵言妄语。何以言之？肺主声，入肝为呼，入心为言，入脾为歌，入肾为呻，自入为哭。故知肺邪入心，为谵言妄语也。其病身热，洒洒恶寒，甚则喘咳，其脉浮大而涩。

肺主声，肺为心邪，故谵言妄语。身热，脉浮大，心也；恶寒喘咳，脉涩，肺也。

何以知中湿得之？然，当喜汗出不可止。何以言之？肾主湿，入肝为泣，入心为汗，入脾为涎，入肺为涕，自入为唾。故知肾邪入心，为汗出不可止也。其病身热而小腹痛，足胫寒而逆，其脉沉濡而大。此五邪之法也。

肾主湿，湿化五液，肾为心邪，故汗出不可止。身热脉大，心也；小腹痛，足胫寒，脉沉濡，肾也。

凡阴阳府藏经络之气，虚实相等，正也。偏虚偏实，失其正也。失其正，则为邪矣。此篇越人盖言阴阳藏府经络之偏虚偏实者也。由偏实也，故内邪得而生；由偏虚也，故外邪得而入。

五十难曰：病有虚邪，有实邪，有贼邪，有微邪，有正邪，何以别之？然，从后来者为虚邪，从前来者为实邪，从所不胜来者为贼邪，从所胜来者为微邪，自病者为正邪。有图

五行之道，生我者体，其气虚也，居吾之后而来为邪，故曰虚邪。我生者相，气方实也，居吾之前而来为邪，故曰实邪。正邪则本经自病者也。

何以言之？假令心病，中风得之为虚邪，伤暑得之为正邪，饮食劳倦得之为实邪，伤寒得之为微邪，中湿得之为贼邪。

假心为例，以发明上文之义。中风为虚邪，从后而来，火前水后也。伤暑为正邪，火自病也。饮食劳倦为实邪，从前而来，土前火后也。伤寒为微邪，从所胜而来，火胜金也。中湿为贼邪，从所不胜而来，水克火也。与上篇互相发，宜通考之。

五十一难曰：病有欲得温者，有欲得寒者，有欲得见人者，有不欲得见人者，而各不同，病在何藏府也？然，病欲得寒，而欲见人者，病在府也；病欲得温，而不欲见人者，病在藏也。何以言之？府者阳也，阳病欲得寒，又欲见人；藏者阴也，阴病欲得温，又欲闭户独处，恶闻人声。故以别知藏府之病也。

纪氏曰：府为阳，阳病则热有余而寒不足，故饮食衣服居处，皆欲就寒也。阳主动而应乎外，故欲得见人。藏为阴，阴病则寒有余而热不足，故饮食衣服居处，皆欲就温也。阴主静而应乎内，故欲闭户独处而恶闻人声。

五十二难曰：府藏发病，根本等不？然，不等也。何？然，藏病者，止① 而不移，其病不离其处；府病者，仿佛贲响，上下行流，居处无常。故以此知藏府

---

① 止：原作"上"，据下文及医统本改。

根本不同也。

丁氏曰：藏为阴，阴主静，故止而不移。府为阳，阳主动，故上下流行，居处无常也。与五十五难文义互相发。

五十三难曰：经言七传者死，间藏者生，何谓也？然，七传者，传其所胜也。间藏者，传其子也。何以言之？假令心病传肺，肺传肝，肝传脾，脾传肾，肾传心，一藏不再伤，故言七传者死也。有图

纪氏云：心火传肺金，肺金传肝木，肝木传脾土，脾土传肾水，肾水传心火。心火受水之传一也，肺金复受火之传再也。自心而始，以次相传，至肺之再，是七传也。故七传死者，一藏不受再伤也。

假令心病传脾，脾传肺，肺传肾，肾传肝，肝传心，是子母相传，竟而复始，如环无端，故曰生也。

吕氏曰：间藏者，间其所胜之藏而相传也。心胜肺，脾间之；脾胜肾，肺间之；肺胜肝，肾间之；肾胜心，肝间之；肝胜脾，心间之。此谓传其所生也。

按《素问·标本病传论》曰：谨察间甚，以意调之。间者并行，甚者独行。盖并者并也，相并而传，传其所间，如吕氏之说是也。独者特也，特传其所胜，如纪氏之说是也。越人之义盖本诸此。详见本篇，及《灵枢》四十二篇，但二经之义，则以五藏与胃、膀胱七者相传发其例，而其篇题皆以病传为名。今越人则以七传、间藏之目推明二经，假心为例，以见病之相传。若传所胜，至一藏再伤则死。若间其所胜，是子母相传，则生也。尤简而明。

五十四难曰：藏病难治，府病易治，何谓也？然，藏病所以难治者，传其所胜也。府病易治者，传其子也。与七传、间藏同法也。

四明陈氏曰：五藏者，七神内守，则

邪之微者不易传。若大气之人，则神亦失守而病深，故病难治，亦或至于死矣。六府为转输传化者，其气常通，况胆又清净之处，虽邪入之，终难深留，故府病易治也。愚按：以越人之意推之，则藏病难治者，以传其所胜也；府病易治者，以传其所生也。虽然，此特各举其一偏而言尔。若藏病传其所生，亦易治；府病传其所胜，亦难治也。故庞安常云：世之医书，唯扁鹊之言为深，所谓《难经》者也。越人寓术于其书，而言之有不详者，使后人自求之欤。今以此篇详之，庞氏可谓得越人之心者矣。

五十五难曰：病有积有聚，何以别之？然，积者阴气也，聚者阳气也。故阴沉而伏，阳浮而动。气之所积名曰积，气之所聚名曰聚。故积者五藏所生，聚者六府所成也。积者阴气也，其始发有常处，其痛不离其部，上下有所终始，左右有所穷处。聚者阳气也，其始发无根本，上下无所留止，其痛无常处，谓之聚。故以是别知积聚也。

积者五藏所生，五藏属阴，阴主静，故其病沉伏而不离其处。聚者六府所成，六府属阳，阳主动，故其病浮动而无所留止也。杨氏曰：积，蓄也，言血脉不行，蓄积而成病也。周仲立曰：阴沉而伏，初亦未觉，渐以滋长，日积月累是也。聚者病之所在，与血气偶然邂逅，故无常处也。与五十二难意同。

五十六难曰：五藏之积，各有名乎？以何月何日得之？然，肝之积名曰肥气，在左胁下，如覆杯，有头足，久不愈，令人发咳逆，痎疟，连岁不已，以季夏戊己日得之。何以言之？肺病传于肝，肝当传脾，脾季夏适王，王者不受邪，肝复欲还肺，肺不肯受，故留结为积，故知肥气以季夏戊己日得之。

肥之言盛也。有头足者，有大小本末也。咳逆者，足厥阴之别，贯膈，上注肺，肝病，故胸中咳而逆也。二日一发为痎疟，《内经》五藏皆有疟，此在肝，为风疟也，抑以疟为寒热？病多属少阳，肝与之为表里，故云左胁，肝之部也。

心之积名曰伏梁，起脐上，大如臂，上至心下，久不愈，令人病烦心，以秋庚辛日得之。何以言之？肾病传心，心当传肺，肺以秋适王，王者不受邪，心欲复还肾，肾不肯受，故留结为积，故知伏梁以秋庚辛日得之。

伏梁，伏而不动，如梁木然。

脾之积名曰痞气，在胃脘，覆大如盘，久不愈，令人四肢不收，发黄疸，饮食不为肌肤，以冬壬癸日得之。何以言之？肝病传脾，脾当传肾，肾以冬适王，王者不受邪，脾复欲还肝，肝不肯受，故留结为积，故知痞气以冬壬癸日得之。

痞气，痞塞而不通也。疸病，发黄也。湿热为疸。

肺之积名曰息贲，在右胁下，覆大如杯，久不已，令人洒淅寒热，喘咳，发肺壅，以春甲乙日得之。何以言之？心病传肺，肺当传肝，肝以春适王，王者不受邪，肺复欲还心，心不肯受，故留结为积，故以息贲以春甲乙日得之。

息贲，或息或贲也。右胁，肺之部。肺主皮毛，故洒淅寒热。或谓藏病止而不移，今肺积或息或贲，何也？然，或息或贲，非居处无常，如府病也，特以肺主气，故其病有时而动息尔。肾亦主气，故贲豚亦然。

肾之积名曰贲豚，发于少腹，上至心下，若豚状，或上或下无时，久不已，令人喘逆，骨痿，少气，以夏丙丁日得之。何以言之？脾病传肾，肾当传心，心以夏适王，王者不受邪，肾复欲还脾，脾不肯受，故留结为积，故知贲豚以夏丙丁日得之。此五积之要法也。

贲豚，言若豚之贲突，不常定也。豚性躁，故以名之。令人喘逆者，足少阴之支，从肺出络心，注胸中故也。

此难但言藏病而不言府病者，纪氏谓以其发无常处也。杨氏谓六府亦相传，行如五藏之传也。

或问：天下之物理，有感有传。感者情也，传者气也。有情斯有感，有气斯有传。今夫五藏之积，特以气之所胜，传所不胜云尔。至于王者不受邪，是固然也。若不胜者，反欲还所胜，所胜不纳，而留结为积，则是有情而为感矣。且五藏在人身中，各为一物，犹耳司听，目司视，各有所职，而不能思。非若人之感物，则心为之主，而乘气机者也。然则五藏果各能有情而感乎？曰：越人之意，盖以五行之道，推其理势之所有者，演而成文耳。初不必论其情感，亦不必论其还不还，与其必然否也。读者但以所胜传不胜，及王者不受邪，遂留结为积观之，则不以辞害志，而思过半矣。

或又问：子言情感气传，先儒之言则曰形交气感，是又气能感矣，于吾子之言何如？曰：先儒之说，虽曰气感，由形交也。形指人身而言，所以感之主也。

五十七难曰：泄凡有几，皆有名不？然，泄凡有五，其名不同，有胃泄，有脾泄，有大肠泄，有小肠泄，有大瘕泄，名曰后重。

此五泄之目，下文详之。

胃泄者，饮食不化，色黄。

胃受病，故食不化。胃属土，故色黄。

脾泄者，腹胀满，泄注，食即呕吐逆。

有声无物为呕，有声有物为吐。脾受

病，故腹胀泄注，食即呕吐而上逆也。

大肠泄者，食已窘迫，大便色白，肠鸣切痛。

食方已即窘迫，欲利也。白者，金之色。谢氏曰：此肠寒之证也。

小肠泄者，溲而便脓血，少腹痛。

溲，小利也。便，指大便而言。溲而便脓血，谓小便不闷，大便不里急后重也。

大瘕泄者，里急后重，数至圊而不能便，茎中痛。此五泄之要法也。

瘕，结也，谓因有凝结而成者。里急，谓腹内急迫。后重，谓肛门下坠。惟其里急后重，故数至圊而不能便。茎中痛者，小便亦不利也。

谢氏谓小肠、大瘕二泄，今所谓痢疾也，《内经》曰肠澼。故下利赤白者，灸小肠俞是也。穴在第十六椎下两傍各一寸五分，累验。

四明陈氏曰：胃泄，即飧泄也。脾泄，即濡泄也。大肠泄，即洞泄也。小肠泄，谓凡泄则小便先下而便血，即血泄也。大瘕泄，即肠澼也。

五十八难曰：伤寒有几？其脉有变否？然，伤寒有五，有中风，有伤寒，有湿温，有热病，有温病，其所苦各不同。

变当作辨，谓分别其脉也。

纪氏曰：汗出恶风者，谓之伤风。无汗恶寒者，谓之伤寒。一身尽疼，不可转侧者，谓之湿温。冬伤于寒，至夏而发者，谓之热病。非其时而有其气，一岁之中，病多相似者，谓之温病。

中风之脉，阳浮而滑，阴濡而弱。湿温之脉，阳浮而弱，阴小而急。伤寒之脉，阴阳俱盛而紧涩。热病之脉，阴阳俱浮，浮之而滑，沉之散涩。温病之脉，行在诸经，不知何经之动也，各随其经所在而取之。

上文言伤寒之目，此言其脉之辨也。"阴"、"阳"字，皆指尺寸而言。杨氏曰：温病乃是疫疠之气，非冬感于寒，至春变为温病者。散行诸经，故不可预知，临病人而诊之，知在何经之动，乃随而治之。

谢氏曰：仲景"伤寒例"云：冬时严寒，万类收藏，君子周密，则不伤于寒。触冒者乃名伤寒耳。其伤于四时之气，皆能为病。以伤寒为毒者，以其最成杀厉之气也。中而即病者，名曰伤寒。不即病者，寒毒藏于肌肤，至春变为温病，至夏变为暑病。暑病者，热极而重于温也。又曰阳脉浮滑，阴脉濡弱，更遇于风，变为风温。今按仲景例，风温与《难经》中风脉同，而无湿温之说。又曰：《难经》言温病，即仲景伤寒例中所言温疟、风温、温毒、温疫四温病也。越人言其概而未详，仲景则发其秘而条其脉，可谓详矣。庞安常《伤寒总论》云：《难经》载五种伤寒，言温病之脉行在诸经，不知何经之动，随其经所在而取之。据《难经》，温病又是四种伤寒感异气而变成者也。所以王叔和云：阳脉浮滑，阴脉濡弱，更遇于风，变成风温。阳脉洪数，阴脉实大，更遇湿热，变为温毒。温毒为病，最重也。阳脉濡弱，阴脉弦紧，更遇湿气，变为湿温。脉阴阳俱盛，重感于寒，变为温疟。斯乃同病异名，同脉异经者也。所谓随其经所在而取之者，此也。庞氏此说，虽不与《难经》同，然亦自一义例。但"伤寒例"言温疫而无湿温，叔和言湿温而无温疫，此亦异耳。

伤寒有汗出而愈，下之而死者；有汗出而死，下之而愈者。何也？然，阳虚阴盛，汗出而愈，下之即死；阳盛阴虚，汗出而死，下之而愈。

受病为虚，不受病者为盛。唯其虚也，是以邪凑之；唯其盛也，是以邪不入。即《外台》所谓表病里和，里病表和之谓，指伤寒传变者而言之也。表病里和，汗之可也，而反下之，表邪不除，里气复夺矣；里病表和，下之可也，而反汗之，里邪不退，表气复夺矣，故云死。所以然者，汗能亡阳，下能损阴也。此"阴"、"阳"字，指表里言之。经曰：诛伐无过，命曰大惑。此之谓欤？

寒热之病，候之如何也？然，皮寒热者，皮不可近席，毛发焦，鼻槁，不得汗。肌寒热者，皮肤痛，唇舌槁，无汗。骨寒热者，病无所安，汗注不休，齿本槁痛。

《灵枢》二十一篇曰：皮寒热者，不可附席，毛发焦，鼻槁腊，不得汗。取三阳之络，以补手太阴。肌寒热者，肌痛，毛发焦而唇槁腊，不得汗。取三阳于下，以去其血者，补足太阴以出其汗。骨寒热者，病无所安谓一身百脉无有是处也。汗注不休。齿未槁，取其少阴股之络；齿已槁，死不治。愚按：此盖内伤之病，因以类附之。东垣内外伤辨，其兆于此乎？

五十九难曰：狂癫之病，何以别之？然，狂疾之始发，少卧而不饥，自高贤也，自辨智也，自倨贵也，妄笑好歌乐，妄行不休是也。癫疾始发，意不乐，僵仆直视，其脉三部阴阳俱盛是也。

狂疾发于阳，故其状皆自有余而主动；癫疾发于阴，故其状皆自不足而主静。其脉三部阴阳俱盛者，谓发于阳为狂，则阳脉俱盛；发于阴为癫，则阴脉俱盛也。按二十难中，"重阳者狂，重阴者癫，脱阳者见鬼，脱阴者目盲"四句，当属之此下。重，读如再重之重，去①声。重阳重阴，于以再明上文阴阳俱盛之意。又推其极，至脱阳脱阴，则不止于重阳重阴矣。盖阴盛而极，阳之脱也，鬼为幽阴之物，故见之。阳盛而极，阴之脱也，一

水不能胜五火，故目盲。四明陈氏曰：气并于阳，则为重阳；血并于阴，则为重阴。脱阳见鬼，气不守也；脱阴目盲，血不荣也。

狂癫之病，《灵枢》二十一篇其论详矣。越人特举其概，正庞氏所谓引而不发，使后人自求之欤。

六十难曰：头心之病，有厥痛，有真痛，何谓也？然，手三阳之脉，受风寒，伏留而不去者，则名厥头痛。

详见《灵枢》二十四篇厥逆也。

入连在脑者，名真头痛。

真头痛，其痛甚，脑尽痛，手足青至节，死不治。盖脑为髓海，真气之所聚，卒不受邪，受邪则死。

其五藏气相干，名厥心痛。

《灵枢》载厥心痛凡五，胃心痛，肾心痛，脾心痛，肝心痛，肺心痛，皆五藏邪气相干也。

其痛甚，但在心，手足青者，即名真心痛。其真心痛者，旦发夕死，夕发旦死。

《灵枢》曰：真心痛，手足青至节，心痛甚，为真心痛。又七十一篇曰：少阴者，心脉也。心者，五藏六府之大主也。心为帝王，精神之所舍，其藏坚固，邪不能客，客之则伤心，心伤则神去，神去则死矣。其真心痛者，"真"字下当欠一"头"字，盖阙文也。手足青之"青"，当作清，冷也。

六十一难曰：经言望而知之谓之神，闻而知之谓之圣，问而知之谓之工，切脉而知之谓之巧。何谓也？然，望而知之者，望见其五色，以知其病。

《素问·五藏生成篇》曰：色见青如草

---

① 去：医统本作"平"。
② 发：原脱，据下文及医统本补。

兹者死，黄如枳实者死，黑如炲①者死，赤如衃血者死，白如枯骨者死。此五色之见死者也。青如翠羽者生，赤如鸡冠者生，黄如蟹腹者生，白如豕膏者生，黑如乌羽者生。此五色之见生也。生于心，欲如以缟裹朱；生于肺，欲如以缟裹红；生于肝，欲如以缟裹绀；生于脾，欲如以缟裹②瓜楼实；生于肾，欲如以缟裹紫。此五藏生色之外荣也。《灵枢》四十九篇曰：青黑为痛，黄赤为热，白为寒。又曰：赤色出于两颧，大如拇指者，病虽小愈，必卒死。黑色出于庭，庭者颜也，大如拇指，必不病而卒。又七十四篇曰：诊血脉者，多赤多热，多青多痛，多黑为久痹。多黑、多赤、多青皆见者，为寒热身痛。面色微黄，齿垢黄，爪甲上黄，黄疸也。又如验产妇，面赤舌青，母活子死；面青舌青，沫出，母死子活；唇口俱青，子母俱死之类也。袁氏曰：五藏之色见于面者，各有部分，以应相生相克之候，察之以知其病也。

闻而知之者，闻其五音，以别其病。

四明陈氏曰：五藏有声，而声有音。肝声呼，音应角，调而直，音声相应则无病，角乱则病在肝。心声笑，音应徵，和而长，音声相应则无病，徵乱则病在心。脾声歌，音应宫，大而和，音声相应则无病，宫乱则病在脾。肺声哭，音应商，轻而劲，音声相应则无病，商乱则病在肺。肾声呻，音应羽，沉而深，音声相应则无病，羽乱则病在肾。袁氏曰：闻五藏五声，以应五音之清浊，或互相胜负，或其音嘶嗄之类，别其病也。

此一节，当于《素问》"阴阳应象论"、"金匮真言"诸篇言五藏声音及三十四难云云求之，则闻其声足以别其病也。

问而知之者，问其所欲五味，以知其病所起所在也。

《灵枢》六十三篇曰：五味入口，各有所走，各有所病。酸走筋，多食之，令人癃。咸走血，多食之，令人渴。辛走气，多食之，令人洞心。辛与气俱行，故辛入心而与汗俱出。苦走骨，多食之，令人变呕。甘走肉，多食之，令人悗心悗，音闷。推此则知问其所欲五味，以知其病之所起所在也。袁氏曰：问其所欲五味中，偏嗜偏多食之物，则知藏气有偏胜偏绝之候也。

切脉而知之者，诊其寸口，视其虚实，以知其病，病在何藏府也。

诊寸口，即第一难之义。视虚实，见六难并四十八难。王氏脉法赞曰：脉有三部，尺、寸及关。荣卫流行，不失衡铨。肾沉心洪，肺浮肝弦。此自常经，不失铢分。出入升降，漏刻周旋。水下二刻，脉一周身，旋复寸口，虚实见焉。此之谓也。

经言以外知之曰圣，以内知之曰神，此之谓也。

以外知之望闻，以内知之问切也。神，微妙。圣，通明也。又总结之，言神圣则工巧在内矣。

六十二难曰：藏井荥有五，府独有六者，何谓也？然，府者阳也，三焦行于诸阳，故置一腧名曰原。府有六者，亦与三焦共一气也。

藏之井荥有五，谓井、荥、输、经、合也。府之井荥有六，以三焦行于诸阳，故又置一腧而名曰原。所以府有六者，与三焦共一气也。虞氏曰：此篇疑有缺误，当与六十六难参考。

六十三难曰：《十变》言五藏六府荥

---

① 炲：烟气凝积而成的黑灰，即烟尘。

② 裹：原脱，据医统本及周氏医学丛书本补。

合，皆以井为始者，何也？然，井者，东方春也，万物之始生，诸蚑行喘息，蜎飞蠕动，当生之物，莫不以春生，故岁数始于春，日数始于甲，故以井为始也。

十二经所出之穴，皆谓之井，而以为荣输之始者，以井主东方木。木主①春也，万物发生之始。诸蚑者行，喘者息。息谓嘘吸气也。公孙洪传作蚑行喙息，义尤明白。蜎者飞，蠕者动，皆虫豸之属。凡当生之物，皆以春而生。是以岁之数则始于春，日之数则始于甲，人之荣合则始于井。冯氏曰：井，谷井之井，泉源之所出也。四明陈氏曰：经穴之气所生，则自井始。而溜荣注俞，过经入合，故以万物及岁数日数之始为譬也。

六十四难曰：《十变》又言阴井木，阳井金；阴荣火，阳荣水；阴输土，阳输木；阴经金，阳经火；阴合水，阳合土。

有图

十二经起于井穴，阴井为木，故阴井木生阴荣火。阴荣火生阴输土，阴输土生阴经金，阴经金生阴合水。阳井为金，故阳井金生阳荣水，阳荣水生阳输木，阳输木生阳经火，阳经火生阳合土。

阴阳皆不同，其意何也？然，是刚柔之事也。阴井乙木，阳井庚金。阳井庚，庚者乙之刚也；阴井乙，乙者庚之柔也。乙为木，故言阴井木也；庚为金，故言阳井金也。余皆仿此。

刚柔者，即乙庚之相配也。十干所以自乙庚而言者，盖诸藏府穴皆始于井，而阴脉之井始于乙木，阳脉之井始于庚金，故自乙庚而言刚柔之配。而其余五行之配，皆仿此也。丁氏曰：刚柔者谓阴井木，阳井金，庚金为刚，乙木为柔。阴荣火，阳荣水，壬水为刚，丁火为柔。阴输土，阳输木，甲木为刚，己土为柔。阴经金，阳经火，丙火为刚，辛金为柔。阴合水，阳合土，戊土为刚，癸水为柔。盖五行之道，相生者母子之义，相克相制者夫妇之类，故夫道皆刚，妇道皆柔，自然之理也。《易》曰：分阴分阳，迭用柔刚。其是之谓欤。

六十五难曰：经言所出为井，所入为合，其法奈何？然，所出为井，井者东方春也，万物之始生，故言所出为井也。所入为合，合者北方冬也，阳气入藏，故言所入为合也。

此以经穴流注之始终言也。

六十六难曰：经言肺之原出于太渊，心之原出于大陵，肝之原出于太冲，脾之原出于太白，肾之原出于太溪，少阴之原出于兑骨神门穴也，胆之原出于丘墟，胃之原出于冲阳，三焦之原出于阳池，膀胱之原出于京骨，大肠之原出于合谷，小肠之原出于腕骨。

肺之原太渊，至肾之原太溪，见《灵枢》第一篇。其第二篇曰：肺之输太渊，心之输大陵，肝之输太冲，脾之输太白，肾之输太溪。膀胱之输束骨，过于京骨为原。胆之输临泣，过于丘墟为原。胃之输陷谷，过于冲阳为原。三焦之输中渚，过于阳池为原。小肠之输后溪，过于腕骨为原。大肠之输三间，过于合谷为原。盖五藏阴经止以输为原。六府阳经，既有输，仍别有原。或曰：《灵枢》以大陵为心之原，《难经》亦然，而又别以兑骨为少阴之原。诸家针灸书，并以大陵为手厥阴心主之输，以神门在掌后兑骨之端者，为心经所注之输。似此不同者，何也？按《灵枢》七十一篇曰：少阴无输，心不病乎？岐伯曰：其外经病而藏不病，故独取其经于掌后，兑骨之端也。其余脉出入屈折，其行之疾徐，皆如手少阴，心主之脉行

---

① 主：原作"非"，据文义及医统本改。

也。又第二篇曰：心出于中冲，溜于劳宫，注于大陵，行于间使，入于曲泽，手少阴也。按：中冲以下，并手心主经输，《灵枢》直指为手少阴，而手少阴经输不别载也。又《素问·缪刺篇》曰：刺手心主，少阴兑骨之端，各一痏，立已。又"气穴篇"曰：藏输五十穴。王氏注：五藏输，惟有心包经井输之穴，而亦无心经井输穴。又七十九难曰：假令心病，泻手心主输，补手心主井。详此前后各经文义，则知手少阴与心主同治也。

十二经皆以输为原者，何也？然，五藏输者，三焦之所行，气之所留止也。三焦所行之输为原者，何也？然，脐下肾间动气者，人之生命也，十二经之根本也，故名曰原。三焦者，原气之别使①也，主通行三气，经历于五藏六府。原者，三焦之尊号也，故所止辄为原。五藏六府之有病者，皆取其原也。

十二经皆以输为原者，以十二经之输，皆系三焦所行，气所留止之处也。三焦所行之输为原者，以脐下肾间动气，乃人之生命，十二经之根本。三焦则为原气之别使，主通行上中下之三气，经历于五藏六府也。通行三气，即纪氏所谓下焦禀真元之气，即原气也。上达至于中焦；中焦受水谷精悍之气，化为荣卫，荣卫之气，与真元之气，通行达于上焦也。所以原为三焦之尊号。而所止辄为原，犹警跸所至，称行在所也。五藏六府之有病者，皆于是而取之，宜哉！

六十七难曰：五藏募皆在阴，而俞在阳者，何谓也？然，阴病行阳，阳病行阴，故令募在阴，俞在阳。

募与俞，五藏空穴之总名也。在腹为阴，则谓之募，在背为阳，则谓之俞。募，犹募结之募，言经气之聚于此也。俞，《史·扁鹊传》作输，犹委输之输，言

经气由此而输于彼也。五藏募在腹，肺之募中府，二穴，在胸部云门下一寸，乳上二肋间，动脉陷中。心之募巨阙，一穴，在鸠尾下一寸。脾之募章门，二穴，在季胁下直脐。肝之募期门，二穴，在不容两旁各一寸五分。肾之募京门，二穴，在腰中季胁本。五藏俞在背，行足太阳之经。肺俞在第三椎下，心俞在五椎下，肝俞在九椎下，脾俞在十一椎下，肾俞在十四椎下，皆挟脊两旁各一寸五分。阴病行阳，阳病行阴者，阴阳经络，气相交贯，藏府腹背，气相通应，所以阴病有时而行阳，阳病有时而行阴也。《针法》曰：从阳引阴，从阴引阳。

六十八难曰：五藏六府皆有井、荥、俞、经、合，皆何所主？然，经言所出为井，所流为荥，所注为俞，所行为经，所入为合。井主心下满，荥主身热，俞主体重节痛，经主喘咳寒热，合主逆气而泄。此五藏六府井、荥、俞、经、合所主病也。

主，主治也。井，谷井之井，水源之所出也。荥，绝小水也，井之源本微，故所流尚小而为荥。俞，输也，注也，自荥而注，乃为俞也。由俞而经过于此，乃谓之经。由经而入于所合，谓之合，合者会也。《灵枢》第一篇曰：五藏五俞，五五二十五俞；六府六俞，六六三十六俞。此俞字，空穴之总名。凡诸空穴，皆可以言俞。经脉十二，络脉十五，凡二十七气所行，皆井、荥、俞、经、合之所系，而所主病各不同。井主心下满，肝木病也。足厥阴之支，从肝别贯膈，上注肺，故井主心下满。荥主身热，心火病也。输主体重节痛，脾土病也。经主喘咳寒热，肺金病也。合主逆气而泄，肾水病也。谢氏曰：

---

① 使：原作"死"，据医统本改。

此举五藏之病各一端为例，余病可以类推而互取也。不言六府者，举藏足以该之。

六十九难曰：经言虚者补之，实者泻之，不虚不实，以经取之。何谓也？然，虚者补其母，实者泻其子。当先补之，然后泻之。不虚不实，以经取之者，是正经自生病，不中他邪也，当自取其经，故言以经取之。

《灵枢》第十篇载：十二经皆有盛则泻之，虚则补之，不盛不虚，以经取之。虚者补其母，实者泻其子，子能令母实，母能令子虚也。假令肝病虚，即补厥阴之合曲泉是也；实则泻厥阴之荥行间是也。先补后泻，即后篇阳气不足，阴气有余，当先补其阳而后泻其阴之意。然于此义不属，非缺误即羡文①也；不实不虚，以经取之者，即四十九难"忧愁思虑则伤心，形寒饮冷则伤肺"云云者，盖正经自病者也。杨氏曰：不实不虚，是诸藏不相乘也，故云自取其经。

七十难曰：春夏刺浅，秋冬刺深者，何谓也？然，春夏者阳气在上，人气亦在上，故当浅取之；秋冬者阳气在下，人气亦在下，故当深取之。

春夏之时，阳气浮而上，人之气亦然，故刺之当浅，欲其无太过也；秋冬之时，阳气沉而下，人气亦然，故刺之当深，欲其无不及也。经曰：必先岁气，无伐天和。此之谓也。四明陈氏曰：春气在毛，夏气在皮，秋气在分肉，冬气在骨髓，是浅深之应也。

春夏各致一阴，秋冬各致一阳者，何谓也？然，春夏温，必致一阴者，初下针，沉之至肾肝之部，得气，引持之阴也；秋冬寒，必致一阳者，初内针，浅而浮之至心肺之部，得气，推内之阳也。是谓春夏必致一阴，秋冬必致一阳。

致，取也。春夏气温，必致一阴者，春夏养阳之义也。初下针，即沉之，至肾肝之部，俟其得气，乃引针而提之，以至于心肺之分，所谓致一阴也。秋冬气寒，必致一阳者，秋冬养阴之义也。初内针，浅而浮之，当心肺之部，俟其得气，推针而内之，以达于肾肝之分，所谓致一阳也。

此篇致阴致阳之说，越人特推其理，有如是者尔。凡用针补泻，自有所宜，初不必以是相拘也。

七十一难曰：经言刺荣无伤卫，刺卫无伤荣，何谓也？然，针阳者，卧针而刺之；刺阴者，先以左手摄按所针荥俞之处，气散乃内针。是谓刺荣无伤卫，刺卫无伤荣也。

荣为阴，卫为阳。荣行脉中，卫行脉外，各有所浅深也。用针之道亦然。针阳必卧针而刺之者，以阳气轻浮，过之恐伤于荣也。刺阴者，先以左手按所刺之穴，良久，令气散乃内针，不然则伤卫气也。无，毋通，禁止辞。

七十二难曰：经言能知迎随之气，可令调之。调气之方，必在阴阳。何谓也？然，所谓迎随者，知荣卫之流行，经脉之往来也，随其迎顺而取之，故曰迎随。

迎随之法，补泻之道也。迎者迎而夺之，随者随而济之，然必知荣卫之流行，经脉之往来。荣卫流行，经脉往来，其义一也。知之而后可以视夫病之逆顺，随其所当而为补泻也。四明陈氏曰：逆者，逆其气之方来而未盛也，以泻之；随者，随其气之方往而未虚也，以补之。愚按：迎随有二，有虚实迎随，有子母迎随。陈氏之说，虚实迎随也，若七十九难所载子母迎随也。

调气之方，必在阴阳者，知其内外表

---

① 羡文：即衍文。羡，多余。

里，随其阴阳而调之，故曰调气之方，必在阴阳。

在，察也。内为阴，外为阳。表为阳，里为阴。察其病之在阴在阳而调之也。杨氏曰：调气之方，必在阴阳者，阴虚阳实，则补阴泻阳；阳虚阴实，则补阳泻阴。或阳并于阴，阴并于阳，或阴阳俱虚俱实，皆随其所见而调之。谢氏曰：男外女内，表阳里阴。调阴阳之气者，如从阳引阴，从阴引阳，阳病治阴，阴病治阳之类。

七十三难曰：诸井者，肌肉浅薄，气少不足使也，刺之奈何？然，诸井者木也，荥者火也，火者木之子，当刺井者，以荥泻之，故经言补者不可以为泻，泻者不可以为补。此之谓也。

诸经之井，皆在手足指梢肌肉浅薄之处，气少不足使为补泻也。故设当刺井者，只泻其荥，以井为木，荥为火，火者木之子也。详越人此说，专为泻井者言也。若当补井，则必补其合。故引经言补者不可以为泻，泻者不可以为补，各有攸当也。补泻反则病益笃，而有实实虚虚之患，可不谨欤！

七十四难曰：经言春刺井，夏刺荥，季夏刺俞，秋刺经，冬刺合者，何谓也？然，春刺井者，邪在肝；夏刺荥者，邪在心；季夏刺输者，邪在脾；秋刺经者，邪在肺；冬刺合者，邪在肾。

荥输之系四时者，以其邪各有所在也。

其肝、心、脾、肺、肾，而系于春、夏、秋、冬者，何也？然，五藏一病，辄有五也。假令肝病，色青者肝也，臊臭者肝也，喜酸者肝也，喜呼者肝也，喜泣者肝也。其病众多，不可尽言也。四时有数，而并系于春、夏、秋、冬者也。针之要妙，在于秋毫者也。

五藏一病，不止于五，其病尤众多也。虽其众多，而四时有数，而并系于春、夏、秋、冬，及井、荥、输、经、合之属也，用针者必精察之。

详此篇文义，似有缺误。今且依此解之，以俟知者。

七十五难曰：经言东方实，西方虚，泻南方，补北方，何谓也？然，金木水火土，当更相平。东方木也，西方金也。木欲实，金当平之；火欲实，水当平之；土欲实，木当平之；金欲实，火当平之；水欲实，土当平之。东方肝也，则知肝实；西方肺也，则知肺虚。泻南方火，补北方水。南方火，火者木之子也；北方水，水者木之母也，水胜火。子能令母实，母能令子虚，故泻火补水，欲令金不得平木也。经曰不能治其虚，何问其余？此之谓也。有图

金不得平木，"不"字疑衍。

东方实，西方虚，泻南方，补北方者，木金火水欲更相平也。木火土金水之欲实，五行之贪胜而务权也。金水木火土之相平，以五行所胜而制其贪也。经曰：一藏不平，所胜平之。东方肝也，西方肺也，东方实则知西方虚矣。若西方不虚，则东方安得而过于实邪？或泻或补，要亦抑其甚而济其不足，损过就中之道也。水能胜火，子能令母实，母能令子虚。泻南方火者，夺子之气，使食母之有余；补北方水者，益子之气，使不食于母也。如此则过者退而抑者进，金得平其木，而东西二方，无复偏胜偏亏之患矣。越人之意，大抵谓东方过于实，而西方之气不足，故泻火以抑其木，补水以济其金，是乃使金得与水相停，故曰欲令金得平木也。若曰欲令金不得平木，则前后文义窒碍，竟说不通。使肝木不过，肺不虚，复泻火补水，不几于实实虚虚耶？八十一难文义，

正与此互相发明。九峰蔡氏谓，水火金木土谷，惟修取相胜，以泄其过，其意亦同。故结句云不能治其虚，何问其余？盖为知常而不知变者之戒也。此篇大意，在肝实肺虚，泻火补水上。

或问，子能令母实，母能令子虚，当泻火补土为是。盖子有余则不食母之气，母不足则不能荫其子。泻南方火，乃夺子之气，使食母之有余。补中央土，则益母之气，使得以荫其子也。今乃泻火补水，何欤？曰：此越人之妙，一举而两得之者也。且泻火，一则以夺木之气，一则以去金之克。补水，一则以益金之气，一则以制火之光。若补土，则一于助金而已，不可施于两用。此所以不补土而补水也。或又问：母能令子实，子能令母虚，五行之道也。今越人乃谓子能令母实，母能令子虚，何哉？曰：是各有其说也。母能令子实，子能令母虚者，五行之生化，子能令母实，母能令子虚者，针家之予夺，固不相侔也。

四明陈氏曰：仲景云木行乘金，名曰横。《内经》曰：气有余则制已所胜，而侮所不胜。木实金虚，是木横而凌金，侮所不胜也。木实本以金平之，然以其气正强而横，金平之则两不相伏而战。战则实者亦伤，虚者亦败。金虚，本资气于土，然其时土亦受制，未足以资之，故取水为金之子，又为木之母，于是泻火补水，使水胜火，则火馁而取气于木，木乃减而不复实，水为木母，此母能令子虚也。木既不实，其气乃平，平则金免木凌，而不复虚，水为金子，此子能令母实也。所谓金不得平木，不得径以金平其木，必泻火补水，而旁治之，使木金之气，自然两平耳。今按陈氏此说，亦自有理。但为"不"之一字所缠，未免牵强费辞。不若直以"不"字为衍文尔。观八十一篇中，当知金平木一语可见矣。

七十六难曰：何谓补泻？当补之时，何所取气？当泻之时，何所置气？然，当补之时，从卫取气；当泻之时，从荣置气。其阳气不足，阴气有余，当先补其阳，而后泻其阴；阴气不足，阳气有余，当先补其阴，而后泻其阳。荣卫通行，此其要也。

《灵枢》五十二篇曰：浮气之不循经者为卫气，其精气之行于经者为荣气。盖补则取浮气之不循经者，以补虚处，泻则从荣置其气而不用也。置，犹弃置之置。然人之病，虚实不一，补泻之道，亦非一也。是以阳气不足而阴气有余，则先补阳而后泻阴以和之；阴气不足而阳气有余，则先补阴而后泻阳以和之。如此则荣卫自然通行矣。补泻法见下篇。

七十七难曰：经言上工治未病，中工治已病者，何谓也？然，所谓治未病者，见肝之病，则知肝当传之于脾，故先实其脾气，无令得受肝之邪，故曰治未病焉。中工者，见肝之病，不晓相传，但一心治肝，故曰治已病也。

见肝之病，先实其脾，使邪无所入，治未病也，是为上工。见肝之病，一心治肝，治已病也，是为中工。《灵枢》五十五篇曰：上工刺其未生也，其次刺其未盛者也，其次刺其已衰者也。下工刺其方袭者也，与其形之盛者也，与其病之与脉相逆者也。故曰：方其盛也，勿敢毁伤，刺其已衰，事必大昌。故曰：上工治未病，不治已病。此之谓也。

七十八难曰：针有补泻，何谓也？然，补泻之法，非必呼吸出内针也。知为针者信其左，不知为针者信其右。当刺之时，先以左手厌按所针荥输之处，弹而努之，爪而下之，其气之来，如动脉之状，顺针而刺之，得气，因推而内之是谓补，动而伸之是谓泻。不得气，乃与男外女内。不得气，是谓十死不治也。

弹而努之，鼓勇之也。努，读若怒。爪而下之，掐之稍重。皆欲致其气之至也。气至指下，如动脉之状，乃乘其至而刺之。顺，犹循也，乘也。停针待气，气至针动，是得气也。因推针而内之，是谓补。动针而伸之，是谓泻。此越人心法，非呼吸出内者也，是固然也。若停针候气，久而不至，乃与男子则浅其针而候之卫气之分，女子则深其针而候之荣气之分。如此而又不得气，是谓其病终不可治也。篇中前后二"气"字不同，不可不辨。前言气之来如动脉状，未刺之前，左手所候之气也；后言得气不得气，针下所候之气也。此自两节。周仲立乃云：凡候气，左手宜略重之。候之不得，乃与男则少轻其手，于卫气之分以候之；女则重其手，于荣气之分以候之。如此则既无前后之分，又昧停针待气之道，尚何所据为补泻耶？

七十九难曰：经言迎而夺之，安得无虚？随而济之，安得无实？虚之与实，若得若失；实之与虚，若有若无。何谓也？

出《灵枢》第一篇。得，求而获也。失，纵也，遗也。其第二篇曰：言实与虚，若有若无者，谓实者有气，虚者无气也。言虚与实，若得若失者，谓补者必然若有得也，泻者恍然若有失也。即第一篇之义。

然迎而夺之者，泻其子也；随而济之者，补其母也。假令心病，泻手心主输，是谓迎而夺之者也；补手心主井，是谓随而济之者也。

迎而夺之者，泻也。随而济之者，补也。假令心病，心，火也，土为火之子。手心主之输，大陵也。实则泻之，是迎而夺之也。木者，火之母。手心主之井，中

冲也。虚则补之，是随而济之也。迎者迎于前，随者随其后。此假心为例，而补泻则云手心主，即《灵枢》所谓少阴无俞者也。当与六十六难并观。

所谓实之与虚者，牢濡之意也。气来实牢者为得，濡虚者为失，故曰若得若失也。

气来实牢濡虚，以随济迎夺而为得失也。前云虚之与实，若得若失；实之与虚，若有若无。此言实之与虚，若得若失。盖得失有无，义实相同，互举之省文尔。

八十难曰：经言有见如入，有见如出者，何谓也？然，所谓有见如入者，谓左手见气来至乃内针，针入，见气尽乃出针，是谓有见如入，有见如出者也。

所谓有见如入下，当欠"有见如出"四字。如，读若而。《孟子》书：望道而未之见。而，读若如。盖通用也。有见而入出者，谓左手按穴，待气来至乃下针，针入，候其气应尽而出针也。

八十一难曰：经言无实实虚虚，损不足而益有余，是寸口脉耶？将病自有虚实耶？其损益奈何？然，是病非谓寸口脉也，谓病自有虚实也。假令肝实而肺虚，肝者木也，肺者金也，金木当更相平，当知金平木。假令肺实而肝虚，微少气，用针不补其肝，而反重实其肺，故曰实实虚虚，损不足而益有余。此者中工之所害也。

"是病"二字，非误即衍。肝实肺虚，金当平木，如七十五难之说。若肺实肝虚，则当抑金而扶木也。用针者乃不补其肝，而反重实其肺，此所谓实其实而虚其虚，损不足而益有余，杀人必矣。中工，中常之工，犹云粗工也。

按《难经》八十一篇，篇辞甚简，然而荣卫度数，尺寸位置，阴阳王相，藏府

内外,脉法病能,经络流注,针刺穴俞,莫不该尽。而此篇尤创艾切切,盖不独为用针者之戒,凡为治者皆所当戒,又绝笔之微意也。吁呼!越人当先秦战国时,与《内经·灵枢》之出不远,必有得以口授面命,传闻晔晔者,故其见之明而言之详,不但如史家所载长桑君之遇也。邵氏①谓经之当难者,未必止此八十一条。噫!犹有望于后人欤!

---

① 氏:原作"肌",据医统本改。

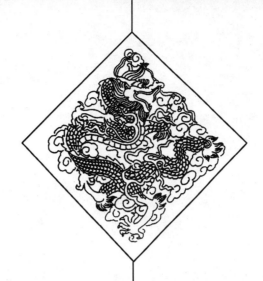

十四经发挥

许昌滑寿 著
吴郡薛铠 校
新安吴玄肖 阅

新刊十四经络发挥序

十四经络发挥者，发挥十四经络也。经络在人身，手三阴三阳，足三阴三阳，凡十有二，而云十四者，并任、督二脉言也。任、督二脉何以并言？任脉直行于腹，督脉直行于背，为腹背中行诸穴所系也。手太阴肺经，左右各十一①穴。足太阴脾经，左右各二十一穴。手阳明大肠经，左右各二十穴。足阳明胃经，左右各四十五穴。手少阴心经，左右各九穴。足少阴肾经，左右各二十七穴。手太阳小肠经，左右各十九穴。足太阳膀胱经，左右各六十三穴。手厥阴心包经，左右各九穴。足厥阴肝经，左右各十三穴。手少阳三焦经，左右各二十三穴②。足少阳胆经，左右各四十三穴。兼以任脉中行二十四穴，督脉中行二十七③穴，而人身周矣。医者明此，可以针，可以灸，可以汤液投之，所向无不取验。后世医道，不明古先圣王救世之术，多废不讲。针、灸、汤液之法，或歧或二，或参或三，其又最下则针行者百一，灸行者什二，汤液行者什九而千万，抑何多寡之相悬耶？或者以针误立效，灸次之，而汤液犹可稍缓乎？是故业彼者多，业此者寡也。噫！果若是，亦浅矣哉，其用心也！夫医之治病，犹人之治水，水行于天地，犹血气行于人身也。沟渠亩浍，河泖川渎，皆其流注交际之处，或壅焉，或塞焉，或溢焉，皆足以害治而成病，苟不明其向道而欲治之，其不至于泛滥妄行者否也？医之治病，一迎一随，一补一泻，一汗一下，一宣一导，凡所以取其和平者，亦若是耳，而可置经络于不讲乎？滑伯仁氏有忧之，故为之图，为之注，为之歌，以发挥之。周悉详尽，曲畅旁通，后之医者，可披卷而得焉，伯仁氏之用心亦深矣哉！后伯仁氏而兴者，有薛良武氏焉，良武氏潜心讲究，其所自得，亦已多矣。乃复校正是书而刊诸梓，欲以广其传焉，推是心也，即伯仁氏之心也。良武名铠，为吴之长洲人，有子曰己者，今以医判南京太医事，尤以外科名，而外科者，特其一也，君子谓其能振家业云。

嘉靖戊子冬闰十月望日，前进士姑苏西阊盛应阳斯显书于金陵官舍

---

① 一：原作"七"，据"手太阴肺经穴歌"中的穴数改。
② 二十三穴：原作"四十六穴"，据"手少阳三焦经穴歌"中的穴数改。
③ 七：原作"八"，据"督脉经穴歌"中的穴数改。

十四经发挥序[1]

　　人具九脏之形，而气血之运，必有以疏载之，其流注则曰历、曰循、曰经、曰至、曰抵，其交际则曰会、曰过、曰行、曰达者，盖有所谓十二经焉。十二经者，左右手足各备，阴阳者三，阴右而阳左也，阳顺布而阴逆施也。以三阳言之，则太阳、少阳、阳明。阳既有太少矣，而又有阳阴者何？取两阳合明之义也。以三阴言之，则太阴、少阴、厥阴。阴既有太少矣，而又有厥阴者何？取两阴交尽之义也。非徒经之有十二也，而又有所谓孙络者焉。孙络之数，三百六十有五，所以附经而行，周流而不息也。至若阴阳维、蹻、冲、带六脉，固皆有所系属，而唯督、任二经，则包乎腹背而有专穴，诸经满而溢者，此则受之，初不可谓非常经而忽略焉，法宜与诸经并论，通考其隧穴六百五十有七者，而施治功，则医之神秘尽矣。盖古之圣人契乎至灵，洞视无隐，故能审系脉之真，原虚实之变，建名立号，使人识而治之。虽后世屡至抉膜导窾，验幽索隐，卒不能越其范围，圣功之不再，壹至是乎？由此而观，学医道者，不可不明乎经络。经络不明，而欲治夫疢疾，犹习射而不操弓矢，其不能也决矣。濂之友滑君，深有所见于此，以《内经·骨空》诸论，及《灵枢·本输篇》所述经脉辞旨简严，读者未易即解，于是训其字义，释其名物，疏其本旨，正其句读，厘为三卷，名曰《十四经发挥》。复虑隧穴之名，难于记忆，联成韵语，附于各经之后，其有功于斯世也，不亦远哉！世之著医书者，日新月盛，非不繁且多也。汉之时，仅七家耳，唐则增为六十四，至宋遂至一百七十又九，其发明方药，岂无其人？纯以《内经》为本，而弗之杂者，抑何其鲜也！若金之张元素、刘完素、张从正、李杲四家，其立言垂范，殆或庶几者乎？今吾友滑君起而继之，凡四家微辞秘旨，靡不贯通，发挥之作，必将与其书并传无疑也。呜乎！橐籥一身之气机，以补以泻，以成十全之功者，其唯针砭之法乎？若不明于诸经而误施之，则不假锋刃而戕贼人矣。可不惧哉！纵诿曰：九针之法，传之者盖鲜，苟以汤液言之，亦必明于何经中邪，然后注何剂而治之，奈何粗工绝弗之讲也。滑君此书，岂非医途之舆梁也欤！濂故特为序之以传，非深知滑君者，未必不以其言为过情也。滑君名寿，字伯仁，许昌人，自号为撄宁生，博通经史诸家，言为文辞，温雅有法，而尤深于医。江南诸医，未能或之先也。所著又有《素问抄》、《难经本义》行于世。《难经本义》云林危先生素尝为之序云。

翰林学士亚中大夫知制诰兼修国史金华宋濂谨序

---

[1] 序：原元宋濂序、吕复序及滑寿自序，南京图书馆藏明抄本、承淡安《古本十四经发挥》中均有，今据承淡安本补。

十四经发挥序

　　观文于天者，非宿度无以稽七政之行；察理于地者，非经水无以别九围之域。矧夫人身而不明经脉，又乌知营卫之所统哉？此《内经·灵枢》之所由作也。窃尝考之，人为天地之心，三材盖一气也。经脉十二，以应经水，孙络三百六十有五，以应周天之度，气穴称是，以应周期之日。宜乎荣气之荣于人身，昼夜环周，轶天旋之度，四十有九。或谓卫气不循其经，殆以昼行诸阳，夜行诸阴之异，未始相从，而亦未尝相离也。夫日星虽殊，所以丽乎天者，皆阳辉之昭著也；河海虽殊，所以行乎地中者，实一水之流衍也。经络虽交相贯属，所以周于人身者，一荣气也。噫！七政失度则灾眚见焉；经水失道，则浲潦①作焉；经脉失常，则所生是动之疾，繇是而成焉。以故用针石者，必明俞穴，审开阖，因以虚实，以补泻之。此经脉本输之旨，尤当究心。《灵枢》世无注本，学者病焉，许昌滑君伯仁父，尝著《十四经发挥》，专疏手足三阴三阳及任督也。观其图章训释，纲举目张，足以为学者出入向方，实医门之司南②也。即成，将锓梓以传，征余叙其所作之意，余不敏，辄书三材一气之说以归之。若别经络骨度之属，则此不暇备论也。

　　　　时正甲辰中秋日四明吕复养生主书于票骑山之樵舍

---

① 浲潦：洪水。
② 司南：本指辨别方向用的一种仪器。此喻行事的准则。

自序

　　人为血气之属，饮食起居，节宜微爽，不能无疾。疾之感人，或内或外，或小或大，为是动，为所以生病，咸不出五脏六腑、手足阴阳。圣智者兴，思有以治之，于是而入者，于是而出之也。上古治病，汤、液、醪、醴为甚少，其有疾，率取夫空穴经隧之所统系。视夫邪之所中，为阴、为阳而灸刺之，以驱去其所苦。观《内经》所载服饵之法才一二，为灸者四三，其他则明针刺，无虑①十八九。针之功，其大矣！厥后方药之说肆行，针道遂寝不讲，灸法亦仅而获存。针道微而经络为之不明；经络不明，则不知邪之所在，求法之动中机会，必捷如响，亦难矣。若昔轩辕氏、岐伯氏斤斤问答，明经络之始末，相孔穴之分寸，探幽摘邃，布在方册，亦欲使天下之为治者。视天下之疾，有以究其七情六淫之所自，及有以察夫某为某经之陷下也。某为某经之虚若实，可补泻也。某为某经之表里，可汗、可下也。针之、灸之、药之、饵之，无施不可，俾免夫颦蹙呻吟，抑以备矣。远古之书，渊乎深哉！于初学或未易也。乃以《灵枢经·本输篇》、《素问·骨空》等论，裒而集之。得经十二，任、督脉之行腹背者二，其隧穴之周于身者，六百五十有七，考其阴阳之所以往来，推其骨之所以驻会，图章训释，缀以韵语，厘为三卷，目之曰《十四经发挥》。庶几乎发前人之万一，且以示初学者，于是而出入之向方也。呜呼！考图以穷其源，因文以求其义，尚不戾前人之心，后之君子，察其勤而正其不逮，是所望也。

至正初元闰月六日许昌滑寿自序

---

①无虑：大略；大概。

凡　例

一、十二经所列次第，并以流注之序为之先后。附以任、督二奇者，以其有专穴也，总之为十四经云。

一、注者，所以释经也。其训释之义，凡有三焉：训字一义也，释身体府藏名物一义也，解经一义也。其载穴法分寸，则圈以别之。

一、各经既于本经详注处所，其有他经交会处，但云见某经，不必复赘。

一、经脉流注，本经曰历、曰循、曰至、曰抵；其交会者曰会、曰过、曰行。其或经行之处，既非本穴，又非交会，则不以字例统之。

一、奇经八脉，虽不若十二经之有常道，亦非若诸络脉之微妙也。任、督二脉之直行者，既以列之十四经，其阴阳维、跷、冲、带六脉，则别具编末，以备参考。

十四经发挥目录

卷上……………………………（177）
　手足阴阳流注篇……………（177）
卷中……………………………（180）
　十四经脉气所发篇…………（180）
　　手太阴肺经穴歌…………（180）
　　手阳明大肠经穴歌………（181）
　　足阳明胃经穴歌…………（183）
　　足太阴脾经穴歌…………（185）
　　手少阴心经穴歌…………（186）
　　手太阳小肠经穴歌………（187）
　　足太阳膀胱经穴歌………（188）
　　足少阴肾经穴歌…………（190）
　　手厥阴心包经穴歌………（192）
　　手少阳三焦经穴歌………（193）
　　足少阳胆经穴歌…………（194）
　　督脉经穴歌………………（198）
　　任脉经穴歌………………（199）
卷下……………………………（201）
　奇经八脉篇…………………（201）
　　督　脉……………………（201）
　　任　脉……………………（201）
　　阳跷脉……………………（202）
　　阴跷脉……………………（202）
　　冲　脉……………………（202）
　　阳维脉……………………（202）
　　阴维脉……………………（202）
　　带　脉……………………（202）

卷上

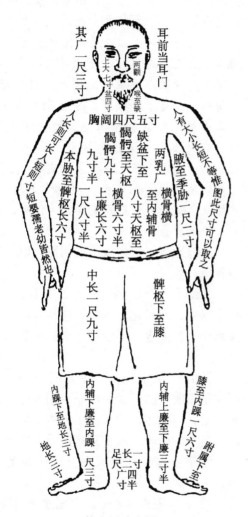

仰人尺寸之图

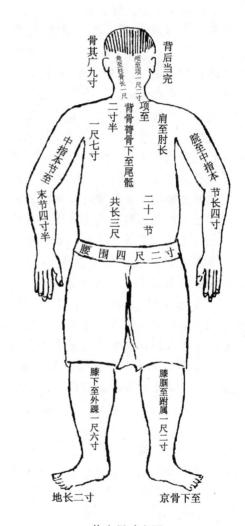

伏人尺寸之图

手足阴阳流注篇

凡人两手足，各有三阴脉、三阳脉，以合为十二经也。

三阴，谓太阴、少阴、厥阴。三阳，谓阳明、太阳、少阳也。人两手足，各有三阴脉、三阳脉，和合为十二经也。手三阴，谓太阴肺经、少阴心经、厥阴心包经。手三阳，谓阳明大肠经、太阳小肠经、少阳三焦经。足三阴，谓太阴脾经、少阴肾经、厥阴肝经。足三阳，谓阳明胃经、太阳膀胱经、少阳胆经。谓之经者，以血气流行，经常不息者而言；谓之脉者，以血理分衺行体者而言也。

手之三阴，从藏走至手；手之三阳，从手走至头；足之三阳，从头下走至足；足之三阴，从足上走入腹。

手三阴从藏走至手，谓手太阴起中焦，至出大指之端；手少阴起心中，至出小指之端；手厥阴起胸中，至出中指之端。手三阳从手走至头，谓手阳明起大指次指之端，至上挟鼻孔；手太阳起小指之端，至目内眦；手少阳起小指次指之端，至目锐眦。足三阳从头走至足，谓足阳明起于鼻，至入中趾内间；足太阳起目内眦，至小趾外侧端；足少阳起目锐眦，至入小趾次趾间。足三阴从足走入腹，谓足太阴起大趾之端，至属脾络胃；足少阴起足心，至属肾络膀胱；足厥阴起大趾聚毛，至属肝络胆。足三阴虽曰从足入腹，然太阴乃复上膈挟咽，散舌下；少阴乃复从肾上挟舌本；厥阴乃复上出额，与督脉会于巅。兼手太阴从肺系横出腋下；手少阴从心系上肺出腋下；手厥阴循胸出胁，上抵腋下。此又秦越人所谓诸阴脉，皆至颈胸而还者也。而厥阴则又上出于巅，盖厥阴阴之尽也。所以然者，示阴无可尽之理，亦犹《易》之硕果不食，示阳无可尽之义也。然《易》之阴阳以气言，人身之阴阳以藏象言，气则无形，而藏象有质，气阳而质阴也。然则无形者贵乎阳，有质者贵乎阴欤？

络脉传注，周流不息。

络脉者，本经之旁支，而别出以联络于十二经者也。本经之脉，由络脉而交他经。他经之交，亦由是焉。传注周流，无有停息也。夫十二经之有络脉，犹江汉之有沱潜也。络脉之传注于他经，犹沱潜之旁导于他水也。是以手太阴之支者，从腕后出次指端，而交于手阳明。手阳明之支者，从缺盆上挟口鼻，而交于足阳明。足阳明之支者，别跗上，出大趾端，而交于足太阴。足太阴之支者，从胃别上膈，注心中，而交于手少阴。手少阴则直自本经少冲穴，而交于手太阳，不假支授，盖君者出令者也。手太阳之支者，别颊上至目内眦，而交于足太阳。足太阳之支者，从髆内左右别下合腘中，下至小趾外侧端，而交于足少阴。足少阴之支者，从肺出，注胸中，而交于手厥阴。手厥阴之支者，从掌中循小指次指出其端，而交于手少阳。手少阳之支者，从耳后出，至目锐眦，而交于足少阳。足少阳之支者，从跗上入大趾爪甲，出三毛，而交于足厥阴。足厥阴之支者，从肝别贯隔，上注肺，而交于手太阴也。

故经脉者，行血气，通阴阳，以荣于身者也。

通结上文，以起下文之义。经脉之流行不息者，所以运行血气，流通阴阳，以荣养于人身者也。不言络脉者，举经以该之。

其治① **从中焦，注手太阴阳明，阳明注足阳明太阴，太阴注手少阴太阳，太阳注足太阳少阴，少阴注手心主少阳，少阳注足少阳厥阴，厥阴复还注手太阴。**

始于中焦，注手太阴，终于注足厥阴，是经脉之行一周身也。

其气常以平旦为纪，以漏水下百刻，昼夜流行，与天同度，终而复始也。

气，营气。纪，统纪也。承上文言经脉之行，其始则起自②中焦，其气则常以平旦为纪也。营气，常以平旦之寅时为

---

① 治：清东溪堂本作"始"。
② 起自：原作"自起"，据文义改。

纪，由中焦而始注手太阴，以次流行也。不言血者，气行则血行。可知漏水下百刻，昼夜流行。与天同度者，言一昼夜漏下百刻之内，人身之经脉流行无有穷止，与天同一运行也。盖天以三百六十五度四分度之一为一周天，而终一昼夜；人之荣卫，则以五十度周于身。气行一万三千五百息，脉行八百一十丈，而终一昼夜，适当明日之寅时，而复会于手太阴。是与天同度，终而复始也。或云，昼夜漏刻有长短，其营气盈缩当何如？然漏刻虽有短长之殊，而五十度周身者，均在其中，不因漏刻而有盈缩也。

上本篇正文，与《金兰循经》同。

卷　中

十四经脉气所发篇

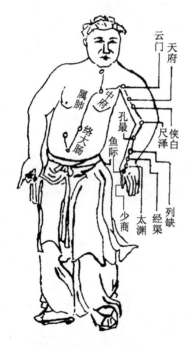

手太阴肺经之图

手太阴肺经穴歌

手太阴肺① 十一穴，中府云门天府列，侠白尺泽孔最存，列缺经渠太渊涉，鱼际少商如韭叶。

手太阴肺之经。凡十一穴，左右共二十二穴。是经多气少血。

肺之为藏，六叶两耳，四垂如盖。附著于脊之第三椎中，有二十四空，行列分布诸藏清浊之气，为五藏华盖云。

手太阴之脉，起于中焦，下络大肠，还循胃口，上膈属肺。

起，发也。络，绕也。还，复也。循，巡也，又依也，沿也。属，会也。中焦者，在胃中脘，当脐上四寸之分。大肠，注见本经。胃口，胃上下口也；胃上口，在脐上五寸上脘穴，下口在脐上二寸下脘穴之分也。膈者，隔也，凡人心下有膈膜与脊胁周回相著，所以遮隔浊气，不使上熏于心肺也。手太阴起于中焦，受足厥阴之交也，由是循任脉之外，足少阴经脉之里，以次下行，当脐上一寸水分穴之分，绕络大肠，手太阴、阳明相为表里也。乃复行本经之外，上循胃口，迤逦上膈而属会于肺，荣气有所归于本藏也。

从肺系横出腋下，下循臑内，行少阴、心主之前，下肘中。

肺系，谓喉咙也；喉以候气，下接于肺。肩下胁上际曰腋。膊下对腋处为臑，肩肘之间也。臑尽处为肘，臂节也。自肺藏循肺系出而横行，循胸部第四行之中府、云门，以出腋下，下循臑内，历天府、侠白，行手少阴、手心主之前，下入肘中，抵尺泽穴也。盖手少阴循臑臂，出小指之端，手心主循臑臂，出中指之端，手太阴则行乎二经之前也。中府穴，在云门下一寸，乳上三肋间，动脉应手陷中。云门，在巨骨下，挟气户旁二寸陷中，动脉应手，举臂取之。天府，在腋下三寸臑内廉动脉中。侠白，在天府下去肘五寸动脉中。尺泽，在肘中约纹上动脉中。

---

① 肺：原无，据上、下文文体补。

循臂内上骨下廉，入寸口，上鱼，循鱼际，出大指之端。

肘以下为臂。廉，隅也，边也。手掌后高骨旁动脉为关，关前动脉为寸口。曰鱼，曰鱼际云者，谓掌骨之前，大指本节之后，其肥肉隆起处，统谓之鱼；鱼际，则其间之穴名也。既下肘中，乃循臂内，上骨之下廉，历孔最、列缺，入寸口之经渠、太渊以上鱼，循鱼际，出大指之端，至少商穴而终也。端，杪也。孔最穴，去腕上七寸。列缺，去腕侧上一寸五分，以手交叉头指当作食指末筋骨罅中，络穴也。经渠，在寸口陷中。太渊，在掌后陷中。鱼际，在大指本节后内侧散脉中。少商，在大指端内侧，去爪甲如韭叶，白肉内宛宛中。

其支者，从腕后直出次指内廉，出其端。

臂骨尽处为腕。脉之大隧为经，交经者为络。本经终于出大指之端矣，此则从腕后列缺穴，达次指内廉出其端，而交于手阳明也。

是动则病，肺胀满，膨膨而喘咳，缺盆中痛，甚则交两手而瞀，此谓臂厥。是主肺所生病者，咳嗽上气，喘喝烦心，胸满，臑臂内前廉痛，掌中热。气盛有余，则肩背痛，风寒，寒字疑衍，汗出中风，小便数而欠。虚①汗则肩背痛，寒，少气不足以息，溺色黄变，卒遗矢无度②。盛者，寸口大三倍于人迎；虚者，寸口反小于人迎也。

手阳明大肠经穴歌

手阳明穴③起商阳，二间三间合谷藏，阳溪偏历历温溜，下廉上廉三里长，曲池肘髎迎五里，臂臑肩髃巨骨当，天鼎扶突禾髎接，终以迎香二十穴。

手阳明大肠之经。凡二十穴，左右共四十穴。是经气血俱多。

大肠长二丈一尺，广四寸，当脐右回十六曲。

手阳明之脉，起于大指次指之端，循指上廉，出合谷两骨之间，上入两筋之中。

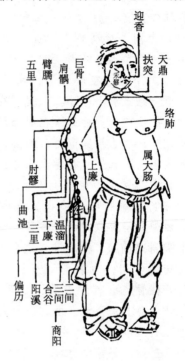

手阳明大肠经之图

大指次指，大指之次指，谓食指也。手阳明，大肠经也。凡经脉之道，阴脉行手足之里，阳脉行手足之表。此经起于大指次指之端商阳穴，受手太阴之交，行于阳之分也。由是循指上廉，历二间、三间，以出合谷两骨之间，复上入阳溪两筋之中。商阳，在手大指次指内侧，去爪甲角如韭叶。二间，在手大指次指本节前内侧陷中。三间，在手大指次指本节后内侧陷中。合谷，在手大指次指歧骨间陷中。

---

① 虚：《灵枢经·经脉》此前有"气"字。

② 卒遗矢无度：《灵枢经·经脉》中无此五字。

③ 穴：原无，据上、下文文体补。

阳溪，在腕中上侧两筋陷中。

循臂上廉，入肘外廉，循臑外前廉，上肩。

自阳溪而上，循臂上廉之偏历、温溜、下廉、上廉、三里，入肘外廉之曲池，循臑外前廉，历肘髎、五里、臂臑、络臑会，上肩，至肩髃穴也。偏历，在腕中后三寸。温溜，在腕后，小士六寸，大士五寸。下廉，在辅骨下，去上廉一寸。上廉，在三里下一寸。三里，在曲池下二寸，按之肉起。曲池，在肘外辅骨屈肘曲骨之中，以手拱胸取之。肘髎，在肘大骨外廉陷中。五里，在肘上三寸，行向里，大脉中。臂臑，在肘上七寸。臑会，见手少阳经，手阳明之络也。肩髃，在肩端，两骨间陷者宛宛中，举臂有空。

出髃骨之前廉，上出柱骨之会上。

肩端两骨间，为髃骨。肩胛上际会处，为天柱骨。出髃骨前廉，循巨骨穴，上出柱骨之会上，会于大椎。巨骨穴，在肩端上，行两叉骨间陷中。大椎，见督脉，手足三阳、督脉之会。

下入缺盆，络肺，下膈，属大肠①。

自大椎而下入缺盆，循足阳明经脉外，络绕肺藏，复下膈，当天枢之分，会属于大肠也。缺盆、天枢，见足阳明经。

其支别者，从缺盆上颈贯颊，入下齿缝中。

头茎为颈，耳以下曲处为颊，口前小者为齿。其支别者，自缺盆上行于颈，循天鼎、扶突，上贯于颊，入下齿缝中。天鼎，在颈，缺盆直扶突后一寸。扶突，在气舍后一寸五分，仰而取之。又云，在人迎后一寸五分。

还出挟口，交人中，左之右，右之左，上挟鼻孔。

口唇上、鼻柱下，为人中。既入齿缝，复出挟两口吻，相交于人中之分，左脉之右，右脉之左，上挟鼻孔，循禾髎、迎香，而终以交于足阳明也。人中穴，见督脉，为手阳明、督脉之会。禾髎，在鼻孔下，挟水沟旁五分。迎香，在禾髎上一寸，鼻孔旁五分。

是动则病，齿痛颈②肿。是主津液所生病者，目黄、口干、鼽衄、喉痹、肩前臑痛、大指次指痛不用。气有余则当脉所过者热肿，虚则寒凛③不复。盛者，人迎大三倍于寸口；虚者，人迎反小于寸口也。

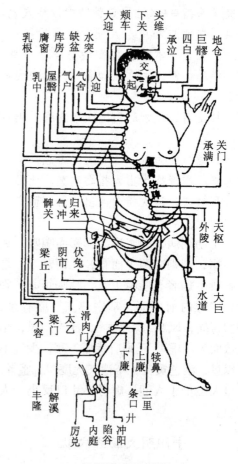

足阳明胃经之图

---

① 大肠：原作"太肠"，据医理改。
② 颈：《灵枢经·经脉》作"颈"。
③ 寒凛：《灵枢经·经脉》作"寒栗"。

足阳明胃经穴歌

四十五穴足阳明，承泣四白巨髎经，地仓大迎颊车峙，下关头维人迎对，水突气舍连缺盆，气户库房屋翳屯，膺窗乳中延乳根，不容承满梁门起，关门太乙滑肉门，天枢外陵大巨存，水道归来气冲次，髀关伏兔走阴市，梁丘犊鼻足三里①，上巨虚连条口位，下巨虚反丰隆②，解溪冲阳陷谷中，内庭厉兑经穴终③。

足阳明胃之经。凡四十五穴，左右共九十穴。是经气血俱多。

胃大一尺五寸，纡屈曲伸，长二尺六寸。

足阳明之脉，起于鼻，交頞中，旁约太阳之脉。下循鼻外，入上齿中，还出挟口环唇，下交承浆。

頞④，鼻茎也，鼻山根为頞。足阳明起于鼻两旁迎香穴，由是而上，左右相交于頞中，过睛明之分，下循鼻外，历承泣、四白、巨髎，入上齿中，复出循地仓，挟两口吻环绕唇下，左右相交于承浆之分也。迎香，手阳明经穴。睛明，足太阳经穴，手足太阳、少阳、足阳明五脉之会。承泣，在目下七分，直瞳子。四白，在目下一寸，直瞳子。巨髎，在鼻孔旁八分，直瞳子。地仓，挟口吻旁四分。承浆，见任脉，足阳明、任脉之会。

却循颐后下廉，出大迎，循颊车，上耳前，过客主人，循发际，至额颅腮⑤。

腮⑥下为颔，颔中为颐。囟前为发际，发际前为额颅。自承浆却循颐后下廉，出大迎，循颊车，上耳前，历下关，过客主人，循发际，行悬厘、颔厌之分，经头维，会于额颅之神庭。大迎，在曲颔前一寸三分，骨陷中动脉。颊车，在耳下曲颊端陷中。下关，在客主人下，耳前动脉下廉，合口有空，开口则闭。客主人、悬厘、颔厌三穴，并足少阳经，皆手足少阳、阳明之交会。头维，在额角发际，本神旁一寸五分，神庭旁四寸五分。神庭穴，见督脉，足太阳、阳明、督脉之会。

其支别者，从大迎前下人迎，循喉咙，入缺盆，下膈，属胃络脾。

胸两旁高处为膺。膺上横骨为巨骨。巨骨上陷中为缺盆。其支别者，从大迎前下人迎，循喉咙，历水突、气舍入缺盆，行足少阴俞府之外下膈，当上脘、中脘之分，属胃络脾。人迎，在颈大动脉应手，挟结喉旁一寸五分。水突，在颈大筋前，直人迎下，气舍上。气舍，在颈直人迎下，挟天突陷中。缺盆，在肩下横骨陷中。俞府，见足少阴经。上脘，见任脉，足阳明、手太阳、任脉之会。中脘，见任脉，手太阳、少阳、足阳明所生，任脉之会。

其直行者，从缺盆下乳内廉，下挟脐，入气冲中。

直行者，从缺盆而下，下乳内廉，循气户、库房、屋翳、膺窗、乳中、乳根、不容、承满、梁门、关门、太乙、滑肉门，下挟脐，历天枢、外陵、大巨、水道、归来诸穴，而入气冲中也。气户，在巨骨下，俞府旁二寸陷中。库房，在气户下一寸六分陷中，仰而取之。屋翳，在库

---

① 三里：原作"二里"，据上、下文及医理改。

② 反丰隆：本句字数不足七字，与上、下文句不相应，当有脱文。

③ 陷谷……经穴终：原为小字，据上、下文改为大字。

④ 頞：原作"额"，据字义及正文改。

⑤ 腮：《灵枢经·经脉》无此字。疑衍。

⑥ 腮：文中原无，据句义补"腮"字。疑上段之"腮"字应为下段（即此处）之"腮"字，误刻至正文中。

房下一寸六分陷中，仰而取之。膺窗，在屋翳下一寸六分陷中。乳中穴，当乳是。乳根穴，在乳下一寸六分陷中，仰而取之。不容，在幽门旁，相去各一寸五分。承满，在不容下一寸。梁门，在承满下一寸。关门，在梁门下一寸。太乙，在关门下一寸。滑肉门，在太乙下一寸，下挟脐。天枢，在挟脐二寸。外陵，在天枢下一寸。大巨，在外陵下一寸。水道，在大巨下三寸。归来，在水道下二寸。气冲，一名气街，在归来下，鼠鼷上一寸，动脉应手宛宛中。自气户至乳根去中行各四寸。自不容至滑肉门去中行各三寸，自天枢至归来去中行各二寸。

其支者，起胃下口，循腹里，下至气冲中而合。

胃下口，下脘之分。《难经》云太仓下口为幽门者是也。自属胃处，起胃下口，循腹里，过足少阴肓俞之外、本经之里，下至气冲中，与前之入气冲者合。

以下髀关，抵伏兔。下入膝膑中，下循胻外廉，下足跗，入中趾外①间。

抵，至也。股外为髀，髀前膝上起肉处为伏兔，伏兔后交纹为髀关，挟膝解中为膑，胫骨为胻。跗，足面也。既相合气冲中，乃下髀关，抵伏兔，历阴市、梁丘，下入膝膑中，经犊鼻，下循胻外廉之三里、巨虚上廉、条口、巨虚下廉、丰隆、解溪，下足跗之冲阳、陷谷，入中指内②间之内庭，至厉兑而终也。髀关，在膝上伏兔后交纹中一作交分。伏兔，在膝上六寸起肉，正跪坐而取之。一云，膝盖上七寸。阴市，在膝上三寸、伏兔下陷中，拜而取之。梁丘，在膝上二寸，两筋间。犊鼻，在膝膑下、胻骨上，骨解大筋中。三里，在膝眼下三寸，胻骨外大筋内宛宛中，举足取之，极重按之，则跗上动脉止矣。巨虚上廉，在三里下三寸，举足取之。条口在下廉上一寸，举足取之。巨虚下廉，在上廉下三寸，举足取之。丰隆，在外踝上八寸，下胻外廉陷中，别走太阴。解溪，在冲阳后一寸五分，腕上陷中。冲阳，在足跗上五寸，骨间动脉，去陷谷三寸。陷谷，在足大趾次趾间，本节后陷中。内庭，在足大趾次趾外间陷中。厉兑，在足大趾次趾去爪甲如韭叶。

其支者，下膝三寸而别，以下入中趾外间。

此支自膝下三寸，循三里穴之外别行而下，入中趾外间，与前之内庭、厉兑合也。

其支者，别跗上，入大趾间，出其端。

此支自跗上冲阳穴，别行入大趾间，斜出足厥阴行间穴之外，循大趾下出其端，以交于足太阴。

是动则病，洒洒然振寒，善伸，数欠，颜黑，病至则恶人与火，闻木音则惕然而惊，心欲动，独闭户牖而处，甚则欲上高而歌，弃衣而走，贲响腹胀，是谓骭厥。是主血所生病者，狂、疟、温淫，汗出，鼽衄，口喎，唇疹，颈肿，喉痹，大腹水肿，膝膑肿痛，循膺、乳、气街、股、伏兔、胻外廉、足跗上皆痛，中指不用。气盛则身以前皆热，其有余于胃，则消谷善饥，溺色黄。气不足，则身以前皆寒慄；胃中寒，则胀满。盛者，人迎大三倍于寸口；虚者，人迎反小于寸口也。

---

① 外：《灵枢经·经脉》作"内"。
② 内：原作"外"，今据《灵枢经·经脉》改。

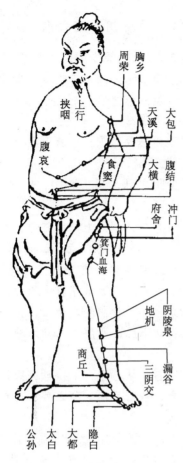

足太阴脾经之图

足太阴脾经穴歌

二十一穴太阴脾，隐白大都太白随，公孙商丘三阴交，漏谷地机阴陵坳，血海箕门冲门开，府舍腹结大横排，腹哀食窦连天溪，胸乡周荣大包随。

足太阴脾之经。凡二十一穴，左右共四十二穴。是经多气少血。

脾广三寸，长五寸，掩乎太仓，附著于脊之第十一椎。

足太阴之脉，起于大趾之端，循趾内侧白肉际，过覈骨后，上内踝前廉。

覈骨，一作核骨，俗云孤拐骨是也。足跟后两旁起骨为踝骨。足太阴起大趾之端隐白穴，受足阳明之交也。由是循大趾内侧白肉际大都穴，过核骨后，历太白、公孙、商丘，上内踝前廉之三阴交也。隐白，在足大趾内侧端，去爪甲角如韭叶。大都，在足大趾本节后陷中。太白，在足内侧核骨下陷中。公孙，在足大趾本节后一寸，别走阳明。商丘，在足内踝下微前陷中。三阴交，在内踝上三寸，骨下陷中。

上腨内，循胻骨后，交出厥阴之前。

腨，腓肠也。由三阴交上腨内，循胻骨后之漏谷，上行二寸，交出足厥阴经之前，至地机、阴陵泉。漏谷，在内踝上六寸，骨下陷中。地机，在膝下五寸。阴陵泉，在膝下内侧，辅骨下陷中，伸足取之。

上循膝股内前廉，入腹，属脾络胃。

髀内为股。脐上下为腹。自阴陵泉上循膝股内前廉之血海、箕门，迤逦入腹，经冲门、府舍，会中极、关元，复循腹结、大横会下脘，历腹哀，过日月、期门之分，循本经之里，下至中脘、下脘之际，以属脾络胃也。血海，在膝膑上内廉白肉际二寸中。箕门，在鱼腹上越筋间，阴股内动脉中。冲门，上去大横五寸，在府舍下横骨端约中动脉。府舍，在腹结下三寸。中极、关元，并见任脉，皆足三阴、任脉之会。腹结，在大横下一寸三分。大横，在腹哀下三寸五分，直脐旁。下脘，见任脉，足太阴、任脉之会。腹哀，在日月下一寸五分。日月，见足少阳经，足太阴、少阳、阳维之会。期门，见足厥阴经，足太阴、厥阴、阴维之会也。冲门、府舍、腹结、大横、腹哀，去腹中行各四寸半。

上膈，挟咽，连舌本，散舌下。

咽，所以咽物者，居喉之前，至胃长一尺六寸，为胃系也。舌本，舌根也。由腹哀上膈，循食窦、天溪、胸乡、周荣，由周荣外，曲折向下至大包，又自大包外，曲折向上，会中府上行，行人迎之里，挟咽，连舌本，散舌下而终焉。食窦，在天溪下一寸六分，举臂取之。天溪，在胸乡下一寸六分，仰而取之。胸乡，在周荣穴下一寸六分陷中，仰而取之。周荣，在中府下一寸六分陷中，仰而取之。大包，在渊腋下三寸，渊腋见足少阳。中府，见手太阴经，足太阴之会也。人迎，见足阳明经。

其支别者，复从胃别上膈，注心中。

此支由腹哀别行，再从胃部中脘穴之外上膈，注于膻中之里心之分，以交于手少阴。中脘、膻中，并任脉穴。

是动则病，舌本强，食则呕，胃脘痛，腹胀，善噫，得后与气则快然如衰，身体皆重。是主脾所生病者，舌本痛，体不能动摇，食不下，烦心，心下急痛，寒疟，溏，瘕泄，水闭，黄疸，不能卧，强立股膝内肿，厥，足大指不用。盛者，寸口大三倍于人迎；虚者，寸口反小于人迎也。

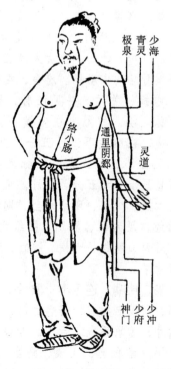

手少阴心经之图

手少阴心经穴歌

九穴心经① 手少阴，极泉青灵少海深，灵道通里阴郄邃，神门少府少冲寻。

手少阴，心之经。凡九穴，左右共十八穴。是经多气少血。

心形如未敷莲花，居肺下膈上，附著于脊之第五椎。

手少阴之脉，起于心中，出属心系，下膈络小肠。

心系有二：一则上与肺相通，而入肺两大叶间；一则由肺叶而下，曲折向后，并脊脊，细络相连，贯脊髓，与肾相通，正当七节之间。盖五藏系皆通于心，而心通五藏系也。手少阴经起于心，循任脉之外属心系，下膈，当脐上二寸之分，络小肠。

其支者，从心系，上挟咽，系目②。

支者，从心系出任脉之外，上行而挟咽系目也。

其直者，复从心系，却上肺，出腋下。

直者，复从心系，直上至肺藏之分，出循腋下，抵极泉也。穴在臂内腋下筋间，动脉入胸。

下循臑内后廉，行太阴、心主之后，下肘内廉。

自极泉下循臑内后廉，行太阴、心主两经之后，历青灵穴，下肘内廉，抵少海。青灵，在肘上三寸，举臂取之。少海，在肘内大骨外，去肘端五分。

循臂内后廉，抵掌后锐骨之端，入掌内廉③，循小指之内，出其端。

腕下踝为锐骨。自少海而下循臂内后

---

① 心经：原无，据上下文文体补。
② 系目：《灵枢经·经脉》此后有"系"字。
③ 内廉：《灵枢经·经脉》作"内后廉"。

廉,历灵道、通里,至掌后锐骨之端,经阴郄、神门,入掌内廉。至少府,循小指端之少冲而终,以交于手太阳也。心为君主之官,示尊于他藏,故其交经授受,不假于支别云。灵道,在掌后一寸五分。通里,在腕后一寸陷中。阴郄,在掌后脉中,去腕五分。神门,在掌后锐骨之端陷者中。少府,在手小指本节后陷中,直劳宫。少冲,在手小指内廉端,去爪甲如韭叶。

是动则病,嗌干,心痛,渴而欲饮,是为臂厥。是主心所生病者,目黄,胁痛,臑臂内后廉痛,厥,掌中热痛。盛者,寸口大再倍于人迎;虚者,寸口反小于人迎也。

上颧髎,却入耳中循听宫。

手太阳小肠之经。凡十九穴,左右共三十八穴。是经多血少①气。

小肠长三丈二尺,左回叠积十六曲。胃之下口,小肠上口也,在脐上二寸,水谷于是入焉。复下一寸,为水分穴,则小肠下口也。至是而泌别清浊,水液入膀胱,滓秽入大肠。

手太阳之脉,起于小指之端,循手外侧上腕,出踝中。

臂骨尽处为腕,腕下锐骨为踝。本经起小指端少泽穴,由是循手外侧之前谷、后溪上腕,出踝中,历腕骨、阳谷、养老穴也。少泽,在手小指外侧端,去爪甲角一分陷中。前谷,在手小指外侧,本节前陷中。后溪,在手小指外侧,本节后陷中。腕骨,在手外侧腕前,起骨下陷中。阳谷,在手外侧腕中,锐骨下陷中。养老,在手踝骨上一空,在腕后一寸陷中。

直上循臂骨下廉,出肘内侧两筋之间,上循臑外后廉②,出肩解,绕肩胛,交肩上。

脊两旁为膂。膂上两角为肩解。肩解下成片骨为肩胛,一名髆。自养老穴直上,循臂骨下廉支正穴,出肘内侧两骨之间,历小海穴,上循臑外后廉。行手阳明、少阳之外上肩,循肩贞、臑俞、天宗、秉风、曲垣、肩外俞、肩中俞诸穴,乃上会大椎,因左右相交于两肩之上。支正,在腕后五寸。小海,在肘内大骨外,去肘端五分陷中。肩贞,在肩曲胛下,两骨解间,肩髃后陷中。臑俞,在挟肩髎手少阳穴后大骨下,胛上廉陷中。天宗,在秉风后大骨下陷中。秉风,在天髎外肩上小

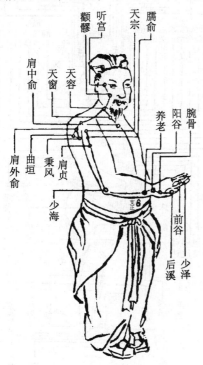

手太阳小肠经之图

手太阳小肠经穴歌

手太阳穴一十九,少泽前谷后溪偶,腕骨阳谷可养老,支正小海肩贞走,臑俞天宗及秉风,曲垣肩外复肩中,天窗天容

---

① 少:原作多,据《灵枢经·九针论》改。
② 出肘内两筋之间,上循臑外后廉:原无,据《灵枢经·经脉》补。

髃后，举臂有空。曲垣，在肩中央曲胛陷中，按之应手痛。肩外俞，在肩胛上廉，去脊三寸陷中。肩中俞，在肩胛内廉，去脊二寸陷中。大椎，见督脉，手足三阳、督脉之会。

入缺盆络心，循咽下膈，抵胃属小肠。

自交肩上入缺盆，循肩向腋下行，当膻中之分络心，循胃系下膈，过上脘、中脘，抵胃下，行任脉之外，当脐上二寸之分属小肠。膻中、上脘、中脘，并见任脉会穴也。

其支者，别从缺盆循颈上颊，至目锐眦，却入耳中。

目外角为锐眦。支者，别从缺盆，循颈之天窗、天容上颊，抵颧髎，上至目锐眦，过瞳子髎，却入耳中，循听宫而终也。天窗，在颈大筋前曲颊下，扶突后，动脉应手陷中。天容，在耳曲颊后。颧髎，在面頄骨下廉，锐骨端陷中。瞳子髎，足少阳经穴。听宫，在耳中珠子，大如赤小豆。

其支者，别颊上䪼，抵鼻，至目内眦。

目下为䪼，目大角为内眦。其支者，别循颊上䪼，抵鼻至目内眦睛明穴，以交于足太阳也。睛明，足太阳经穴。

是动则病嗌痛，颔肿，不可回顾，肩似拔，臑似折。是主液所生病者，耳聋，目黄，颊肿，颈颔肩臑肘臂外后廉痛。盛者，人迎大再倍于寸口；虚者，人迎反小于寸口也。

足太阳膀胱经穴歌

足太阳穴① 六十三，睛明攒竹曲差参，五处承光上通天，络却玉枕天柱崭，大杼风门引肺俞，厥阴心俞膈俞注，肝俞胆俞脾俞同，胃俞三焦肾俞中，大肠小肠膀胱俞，中膂白环两俞输，自从大杼至白环，相去脊中三寸间，上髎次髎中复下，会阳承扶殷门亚，浮郄委阳委中罅，膊内挟脊附分当，太阳行背第三行，魄户膏肓与神堂，譩譆膈关魂门旁，阳纲意舍仍胃仓，肓门志室胞之肓，二十椎下秩边藏，合腘以下合阳是，承筋承山居其次，飞阳跗阳泊昆仑，仆参申脉连金门，京骨束骨又通谷，小指外侧至阴续。

足太阳膀胱之经。凡六十三穴，左右共一百二十六穴。是经多血少气。

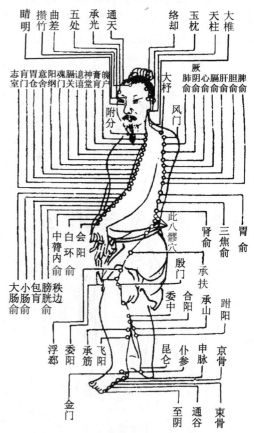

足太阳膀胱经之图

膀胱重九两二铢，纵广九寸，居肾下之前，大肠之侧，当脐上一寸水分穴之

---

① 穴：原无，据上、下文文体补。

处。小肠下口，乃膀胱上际也，水液由是渗入焉。

足太阳之脉，起于目内眦，上额，交巅上①。

目大角为内眦，发际前为额，脑上为巅。巅，顶也。足太阳起目内眦睛明穴，上额，循攒竹，过神庭，历曲差、五处、承光、通天，自通天斜行，左右相交于巅上之百会也。睛明，在目内眦。攒竹，在眉头陷中。神庭，见督脉，足太阳、督脉之会也。曲差，在神庭旁一寸五分，入发际。五处，挟上星旁一寸五分。承光，在五处后一寸五分。通天，在承光后一寸五分。百会，见督脉，足太阳、督脉之交会也。

其支别②者，从巅至耳上角。

支别者，从巅之百会，抵耳上角，过率谷、浮白、窍阴穴，所以散养于经脉也。率谷、浮白、窍阴三穴，见足少阳经，足太阳、少阳之会也。

其直行者，从巅入络脑，还出别下项。

脑，头髓也。颈上为脑，脑后为项。此直行者，由通天穴后，循络却、玉枕，入络脑。复出下项，抵天柱也。络却，在通天后一寸五分。玉枕，在络却后一寸五分，挟脑户旁一寸三分，枕骨上，入发际三寸。脑户，督脉穴，足太阳、督脉之会。天柱，在颈大筋外廉，挟项，发际陷中。

循肩髆内，挟脊抵腰中，入循膂，络肾，属膀胱。

肩后之下为肩髆，椎骨为脊，尻上横骨为腰，挟脊为膂。自天柱而下，过大椎、陶道，却循肩髆内，挟脊两旁下行，历大杼、风门、肺俞、厥阴俞、心俞、膈俞、肝俞、胆俞、脾俞、胃俞、三焦俞、肾俞、大肠俞、小肠俞、膀胱俞、中膂内俞、白环俞，由是抵腰中，入循膂，络肾，下属膀胱也。大椎，见督脉，手足三阳、督脉之会。陶道，见督脉，足太阳、督脉之会。大杼，在项后第一椎下。风门，在第二椎下。肺俞，在第三椎下。厥阴俞，在第四椎下。心俞，在第五椎下。膈俞，在第七椎下。肝俞，在第九椎下。胆俞，在第十椎下，正坐取之。脾俞，在第十一椎下。胃俞，在第十二椎下。三焦俞，在第十三椎下。肾俞，在第十四椎下，与脐平。大肠俞，在第十六椎下。小肠俞，在第十八椎下。膀胱俞，在第十九椎下。中膂内俞，在第二十椎下，挟脊起肉。白环俞，在第二十一椎下，伏而取之。自大杼至白环俞诸穴，并背部第二行，相去脊中各一寸五分。

其支别者，从腰中下③贯臀，入腘中。

臀，尻也。挟腰髁骨两旁为机，机后为臀。腓肠上，膝后曲处为腘。其支别者，从腰中循腰髁，下挟脊，历上髎、次髎、中髎、下髎。按：腰髁即腰监骨，人脊椎有二十一节，自十六椎节而下为腰监骨，挟脊附著之处。其十七至二十凡四椎，为腰监骨所撺附，而八髎穴则挟脊第一、二空云云也，会阳在尾骶骨两旁，则二十一椎乃复见而终焉。又按：督脉当脊中起于长强，在二十一椎下，等而上之，至第十六椎下为阳关穴，其二十椎至十七椎皆无穴，乃知为腰监骨所撺明矣。会阳下贯臀，至承扶、殷门、浮郄、委阳，入腘中之委中穴也。上髎，在第一空，腰髁下一寸，挟脊陷中。次髎，在第二空，挟脊陷中。中髎，在第三空，挟脊陷中。下髎，在第四空，挟脊陷中。会阳，在尾

---

① 上：《灵枢经·经脉》无"上"字。
② 别：《灵枢经·经脉》无"别"字。
③ 下：《灵枢经·经脉》此下有"挟脊"二字。

髎骨两旁。承扶，在尻臀下，股阴上纹中。殷门，在肉郄下六寸。浮郄，在委阳上一寸，展膝得之。委阳，在承扶下六寸，屈身取之，足太阳之后，出于腘中外廉两筋间。委中，在腘中央约纹中动脉。

其支别者，从髆内左右别下，贯胛，挟脊内，过髀枢。

脊内曰胛，夹脊肉也。其支者，为挟脊两旁第三行，相去各三寸之诸穴。自天柱而下，从髆内左右别行，下贯胛脊，历附分、魄户、膏肓、神堂、譩譆、膈关、魂门、阳纲、意舍、胃仓、肓门、志室、胞肓、秩边，下历尻臀，过髀枢也。股外为髀，楗①骨之下为髀枢。附分，在第二椎下，附项内廉。魄户，在第三椎下。膏肓，在第四椎下，近五椎上，取穴时令人正坐，曲脊伸两手，以臂著膝前令端直，手大指与膝头齐，以物支肘，勿令臂动摇。神堂，在第五椎下。譩譆，在肩膊内廉，挟第六椎下。膈关，在第七椎下，正坐阔肩取之。魂门，在第九椎下。阳纲，在第十椎下。意舍，在第十一椎下。胃仓，在第十二椎下。肓门，在第十三椎下叉肋间。志室，在第十四椎下，并正坐而取之。胞肓，在第十九椎下。秩边，在第二十椎下，并伏而取之。

循髀外后廉，下合腘中，以下贯腨内，出外踝之后，循京骨，至小趾外侧端。

腨，腓肠也。循髀外后廉、髀枢之里，承扶之外一寸五分之间而下，与前之入腘中者相合，下行循合阳穴，下贯腨内，历承筋、承山、飞扬、跗阳，出外踝后之昆仑、仆参、申脉、金门，循京骨、束骨、通谷，至小趾外侧端之至阴穴，以交于足太阴也。合阳，在膝约纹中央下三寸。承筋，在腨肠中央陷中。承山，在腨肠下分肉间。飞扬，在足外上七寸。跗

阳，在足外上三寸。昆仑，在外踝后跟骨上陷中。仆参，在跟骨下陷中，拱足得之。申脉，在外踝下陷中，容爪甲白肉际。金门，在足外踝下。京骨，在足外侧大骨下，赤白肉际陷中。束骨，在足小趾外侧，本节后陷中。通谷，在足小趾外侧，本节前陷中。至阴，在足小趾外侧，去爪甲角如韭叶。

是动则病，冲头痛，目似脱，项似拔，脊痛，腰似折，髀不可以曲，腘如结，腨如裂，是谓踝厥。是主筋所生病者，痔、疟、狂、癫疾，头囟顶②痛，目黄，泪出，鼽衄，项背、腰尻、腘、腨、脚皆痛，小趾不用。盛者，人迎大再倍于寸口；虚者，人迎反小于寸口也。

足少阴肾经穴歌

足少阴二十七穴③，涌泉然谷太溪溢，大钟照海通水泉，复溜交信筑宾连，阴谷横骨至大赫，气穴四满中注立，肓俞商曲石关蹲，阴都通谷幽门僻，步廊神封灵墟位，神藏彧中俞府既。

足少阴肾之经。凡二十七穴，左右共五十四穴。是经多气少血。

肾有两枚，状如石卵，色黑紫，当胃下两旁，入脊膂附脊之第十四椎，前后与脐平直。

足少阴之脉，起于小趾之下，斜趋足心。

趋，向也。足少阴起小趾之下，斜向足心之涌泉穴，在足心陷中，屈足卷指宛宛中。

出然谷之下，循内踝之后，别入跟

---

① 楗：原为"揵"，据医理改。
② 顶：《灵枢经·经脉》作"项"。
③ 穴：原无，据上、下文文体补。

中，上腨内，出腘内廉。

上股内后廉，贯脊属肾，络膀胱。

由阴谷上股内后廉，贯脊会于脊之长强穴，还出于前，循横骨、大赫、气穴、四满、中注、肓俞，当肓俞之所，脐之左右属肾，下脐，上过关元、中极而络膀胱也。长强，见督脉，足少阴、少阳所结会，督脉别络也。横骨，在大赫下一寸，肓俞下五寸。《千金》云，在阴上横骨中，宛曲如却月中央是。大赫，在气穴下一寸。气穴，在四满下一寸。四满，在中注下一寸，气海旁一寸。中注，在肓俞下一寸。肓俞，在商曲下一寸，去脐旁五分。自横骨至肓俞，考之《资生经》，云中行各一寸半。关元、中极，并任脉穴，足三阴、任脉之会。

其直者，从肾上贯肝膈，入肺中，循喉咙，挟舌本。

其直行者，从肓俞属肾处上行，循商曲、石关、阴都、通谷诸穴，贯肝上，循幽门上膈，历步廊，入肺中循神封、灵墟、神藏、或中、俞府，而上循喉咙，并人迎，挟舌本而终也。商曲，在石关下一寸。石关，在阴都下一寸。阴都，在通谷下一寸。通谷，在幽门下一寸。幽门，挟巨阙旁各五分。商曲至通谷，去腹中行各五分。步廊，在神封下一寸六分陷中。神封，在灵墟下一寸六分陷中。灵墟，在神藏下一寸六分陷中。神藏，在或中下一寸六分陷中。或中，在俞府下一寸六分陷中。俞府，在巨骨下，璇玑旁二寸陷中。自步廊至或中，去胸中行各六寸，并仰而取之。人迎穴，见足阳明经。

其支者，从肺出，络心，注胸中。

两乳间为胸中。支者，自神藏别出绕心，注胸之膻中，以交于手厥阴也。

是动则病，饥不欲食，面黑如地色，咳唾则有血，喝喝而喘，坐而欲起，目䀮

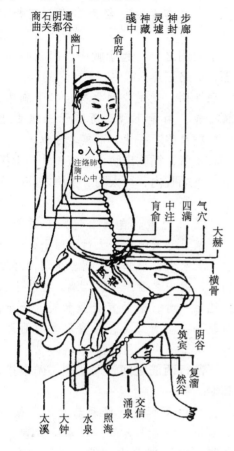

足少阴肾经之图

跟，足跟也。由涌泉转出足内踝然谷穴，上循内踝后太溪穴，别入跟中之大钟、照海、水泉，乃折自大钟之外，上循内踝，行厥阴太阴之后，经复溜、交信，过三阴交，上腨内，循筑宾，出腘内廉，抵阴谷也。然谷，在足内踝前大骨下陷中。太溪，在足内踝后跟骨上，动脉陷中。大钟，在足跟后踵中。照海，在足内踝下。水泉，在太溪下一寸内踝下。复溜，在足内踝上二寸动脉陷中。交信，在足内踝上二寸，少阴前、太阴后。三阴交穴，见足太阴，足三阴之交会也。筑宾，在足内踝上腨分中。阴谷，在膝内辅骨后，大筋下，小筋上，按之应手，屈膝乃得之。

眊如无所见，心如悬，病① 饥状，气不足则善恐，心惕惕如人将捕之，是谓骨厥。是主肾所生病者，口热，舌干，咽肿，上气、嗌干及痛，烦心，心痛，黄疸，肠澼，脊臀股内后廉痛，痿，厥，嗜卧，足心热而痛。盛者，寸口大再倍于人迎；虚者，寸口反小于人迎也。

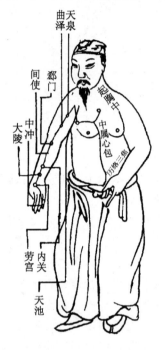

手厥阴心包经之图

手厥阴心包经穴歌

九穴心包② 手厥阴，天池天泉曲泽深，郄门间使内关对，大陵劳宫中冲备。

手厥阴心包之经。凡九穴，左右共十八穴。是经多血少气。

心包，一名手心主，以藏象校之，在心下横膜之上，竖膜之下，与横膜相粘，而黄脂漫裹者心也，其漫脂之外，有细筋膜如丝，与心肺相连者，心包也。或问手厥阴经，曰心主，又曰心包络，何也？曰，君火以名，相火以位，手厥阴代君火行事，以用而言，故曰手心主，以经而言，则曰心包络。一经而二名，实相火也。

手厥阴之脉，起于胸中，出属心包，下膈，历络三焦。

手厥阴，受足少阴之交，起于胸中，出属心包，由是下膈，历络于三焦之上脘、中脘及脐下一寸，下焦之分也。

其支者，循胸出胁，下腋三寸，上抵腋下，下循臑内，行太阴、少阴之间，入肘中。

胁上际为腋。自属心包，上循胸出胁，下腋三寸天池穴，上行抵腋下，下循臑内之天泉穴，以介乎太阴、少阴两经之中间，入肘中之曲泽也。天池，在腋下三寸，乳后一寸，著胁直腋撅肋间。天泉，在曲腋下，去臂二寸，举臂取之。曲泽，在肘内廉下陷中，屈肘得之。

下臂行两筋之间，入掌中，循中指，出其端。

由肘中下臂，行臂两筋之间，循郄门、间使、内关、大陵，入掌中劳宫穴，循中指，出其端之中冲云。郄门，在掌后，去腕五寸。间使，在掌后三寸，两筋间陷中。内关，在掌后，去腕二寸。大陵，在掌后，两筋间陷中。劳宫，在掌中央，屈无名指取之。《资生经》云屈中指。以今观之，莫若屈中指、无名指两者之间取之为允。中冲，在手中指端，去爪甲如韭叶陷中。

其支别者，从掌中，循小指次指出其端。

小指次指，无名指也，自小指逆数之，则为次指云。支别者，自掌中劳宫穴别行，循小指次指出其端，而交于手少阳也。

---

① 病：《灵枢经·经脉》作"若"。
② 心包：原无，据上、下文文体补。

是动则病，手心热，臂肘挛急，腋肿，甚则胸胁支满，心中澹澹大动，面赤，目黄，喜笑不休。是主脉所生病者，烦心，心痛，掌中热。盛者，寸口大一倍于人迎；虚者，寸口反小于人迎也。

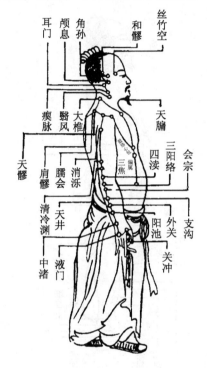

手少阳三焦经之图

手少阳三焦经穴歌

二十三穴手少阳，关冲液门中渚傍，阳池外关支沟会，会宗三阳四渎配，天井合去清冷渊，消泺臑会肩髎偏，天髎天牖同翳风，瘈脉颅息角孙通，耳门和髎丝竹空。

手少阳三焦之经。凡二十三穴，左右共四十六穴。是经多气少血。

三焦者，水谷之道路，气之所终始也。上焦在心下下膈，在胃上口，其治在膻中，直两乳间陷者中；中焦在胃中脘，当脐上四寸，不上不下，其治在脐旁；下焦当膀胱上口，其治在脐下一寸。

手少阳之脉，起于小指次指之端，上出次指之间①，循手表腕，出臂外两骨之间，上贯肘。

臂骨尽处为腕，臑尽处为肘。手少阳起小指次指端关冲穴，上出次指之间，历液门、中渚，循手表腕之阳池出臂外两骨之间，循外关、支沟、会宗、三②阳络、四渎，乃上贯肘，抵天井穴也。关冲，在手小指次指之端，去爪甲如韭叶。液门，在手小指次指间陷中。中渚，在手小指次指本节后间陷中。阳池，在手表腕上陷中。外关，在腕后二寸陷中，别走手心主。支沟，在腕后三寸，两骨间陷中。会宗，在腕后三寸，空中一寸。三阳络，在臂上大交脉，支沟上一寸。四渎，在肘前五寸，外廉陷中。天井，在肘外大骨后上一寸，两筋间陷中，屈肘得之。甄权云：曲肘后一寸，叉手按膝头取之，两筋骨罅。

循臑外上肩，交出足少阳之后，入缺盆。交③膻中，散络心包，下膈，偏④属三焦。

肩肘之间，膊下对腋处为臑。从天井上行，循臂臑之外，历清冷渊、消泺，行手太阳之里、阳明之外，上肩，循臑会、肩髎、天髎，交出足少阳之后，过秉风、肩井，下入缺盆，复由足阳明之外而交会于膻中，散布络绕于心包，乃下膈，当胃上口以属上焦，于中脘以属中焦，于阴交以属下焦也。清冷渊，在肘上二寸，伸肘举臂取之。消泺，在肩下臂外间，腋斜肘

---

① 次指之间：《灵枢·经脉》作"两指之间"。
② 三：原作"二"，今据东溪堂本改。
③ 交：《灵枢经·经脉》作"布"，义胜。
④ 偏：《灵枢经·经脉》作"循"，义胜。

分下行。臑①会，在肩前廉，去肩头三寸。肩髎，在肩端臑上，举臂取之。天髎，在肩，缺盆中上毖骨之际陷中。秉风，见手太阳经，手足少阳、手太阳、阳明之会。肩井，见足少阳经，手足少阳、阳维之会。缺盆，足阳明经穴。膻中，见任脉，心包相火用事之分也。中脘、阴交，见任脉，三焦之募，任脉气所发也。

其支者，从膻中，上出缺盆，上项，挟耳后直上，出耳上角，以屈下颊至䪼。

脑户后为项。目下为䪼。其支者，从膻中而上出缺盆之外，上项过大椎，循天牖，上挟耳后，经翳风、瘛脉、颅息，直上出耳上角，至角孙，过悬厘、颔厌，及过阳白、睛明，屈曲下颊至䪼，会颧髎之分也。大椎，见督脉，手足三阳、督脉之会。天牖，在颈大筋外，缺盆上，天窗后 <small>天窗后《资生经》作天容后</small>，天柱前，完骨下，发际上。悬厘、颔厌，见足少阳经，手足阳明、少阳之交会也。翳风，在耳后尖角陷中，按之引耳中痛。瘛脉，在耳本后鸡足青脉中。颅息，在耳后青脉中。角孙，在耳廓中间上，开口有空。阳白，见足少阳经，手足阳明、少阳之会。睛明，见足太阳经。颧髎，见手太阳经，手少阳、太阳之会也。

其支者，从耳后入耳中，却出②至目锐眦。

此支从耳后翳风穴，入耳中，过听宫，历耳门、和髎，却出至目锐眦，会瞳子髎，循丝竹空而交于足少阳也。听宫，见手太阳经，手足少阳、手太阳三脉之会。耳门，在耳前起肉，当耳缺中。和髎在耳前锐发下横动脉。瞳子髎，见足少阳经，手太阳、手足少阳之会。丝竹空，在眉后陷中。

是动则病，耳聋浑浑焞焞，嗌肿，喉痹。是主气所生病者，汗出，目锐眦痛，颊痛，耳后、肩、臑、肘、臂外皆痛，小指次指不用。盛者，人迎大一倍于寸口；虚者，人迎反小于寸口也。

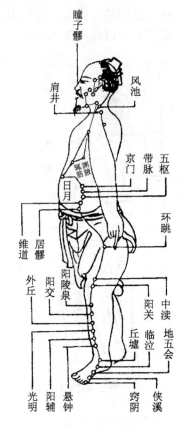

足少阳胆经之图

足少阳胆经穴歌

少阳足经瞳子髎，四十三穴行迢迢。听会客主颔厌集，悬颅悬厘曲鬓翘，率谷天冲浮白次，窍阴完骨本神企，阳白临泣开目窗，正营承灵及脑空，风池肩井渊腋长，辄筋日月京门当，带脉五枢维道续，居髎环跳下中渎，阳关阳陵复阳交，外丘光明阳辅高，悬钟丘墟足临泣，地五侠溪窍阴毕。

---

① 臑：原作"腢"，今据本经穴名改。
② 却出：《灵枢经·经脉》作"出走耳前，过客主人前，交颊。"

此经，头部自瞳子髎至风池，凡二十穴，作三折向外而行。始瞳子髎，至完骨是一折；又自完骨外折，上至阳白，会睛明是一折；又自睛明上行，循临泣、风池是一折。缘其穴曲折外，多难为科牵。故此作一至二十，次第以该之。一瞳子髎，二听会，三客主人，四颔厌，五悬颅，六悬厘，七曲鬓，八率谷，九天冲，十浮白，十一窍阴，十二完骨，十三本神，十四阳白，十五临泣，十六目窗，十七正营，十八承灵，十九脑空，二十风池。

足少阳胆之经。凡四十三穴，左右共八十六穴。是经多气少血。

胆在肝之短叶间，重二两三铢，包精汁三合。

足少阳之脉，起于目锐眦，上抵头①角，下耳后。

足少阳经，起目锐眦之瞳子髎，于是循听宫会客主人，上抵头角，循颔厌，下悬颅、悬厘，由悬厘外循耳上发际，至曲鬓、率谷。由率谷外折，下耳后，循天冲、浮白、窍阴、完骨，又自完骨外折，上过角孙，循本神，过曲差，下至阳白会睛明，复从睛明上行，循临泣、目窗、正营、承灵、脑空、风池云。瞳子髎，在目外眦五分。听会，在耳前陷中，上关下一寸动脉宛宛，张口得之。客主人，在耳前起骨上廉，开口有空，动脉宛宛中。颔厌，在曲周下颞颥一名脑空上廉。悬颅，在曲周上颞颥中。悬厘，在曲周上颞颥下廉。曲鬓，在耳上发际，曲隅陷中，鼓颔有孔。率谷，在耳上如前三分，入发际一寸五分，陷者宛宛中。天冲，在耳后发际二寸耳上，如前三分。浮白，在耳后入发际一寸。窍阴，在完骨上、枕骨下，摇动有空。完骨，在耳后入发际四分。角孙，见手少阳经，手足少阳之会。本神，在曲差旁一寸五分，入发际四分。曲差，见足

太阳经。阳白，在眉上一寸，直瞳子。睛明，见足太阳经，手足太阳、少阳、足阳明五脉之会。临泣，在目上直入发际五分陷中。目窗，在临泣后一寸。正营，在目窗后一寸。承灵，在正营后一寸五分。脑空，在承灵后一寸五分，挟玉枕骨下陷中。风池，在颞颥后发际陷中。

循颈行手少阳之前，至肩上，却交出少阳之后，入缺盆。

自风池循颈，过天牖穴，行手少阳脉之前，下至肩，上循肩井，却左右相交，出手少阳之后，过大椎、大杼、秉风，当秉风前，入缺盆之外。天牖，见手少阳经。肩井，在肩上陷中，缺盆上大骨前一寸半，以三指按取之，当中指下陷中者是。大椎，见督脉，手足三阳、督脉之会。大杼，见足太阳经，足太阳、少阳之会。秉风，见手太阳经，手太阳、阳明、手足少阳之会。缺盆，见足阳明经。

其支者，从耳后，入耳中，出走耳前，至目锐眦后。

其支者，从耳后颞颥间，过翳风之分，入耳中，过听宫，出走耳前，复自听会至目锐眦，瞳子髎之分也。翳风，见手少阳经，手足少阳之会。听宫，见手太阳经，手足少阳、太阳三脉之会，听会、瞳子髎，见前。

其支者，别目锐眦，下大迎，合手少阳抵于頞，下加颊车，下颈合缺盆，下胸中，贯膈，络肝，属胆。

其支者，别自目外瞳子髎而下大迎，合手少阳于頞，当颧髎穴之分，下临颊车，下颈，循本经之前，与前之入缺盆者相合，下胸中天池之外，贯膈，即期门之所络肝。下至日月之分，属于胆也。大迎，见足阳明经。颧髎、颊车，手太阳穴。天池，手

---

① 头：原无，今据《灵枢经·经脉》补。

心主穴，手厥阴、足少阳之会。期门，足厥阴穴。日月，见下文，胆之募也。

循胁里，出气冲①，绕毛际，横入髀厌中。

胁，胠也。腋下为胁。曲骨之分为毛际。毛际两旁动脉中为气冲。楗骨之下为髀厌，即髀枢也。自属胆处，循胁内章门之里，出气冲，绕毛际，遂横入髀厌中之环跳也。章门，足厥阴穴，足少阳、厥阴之会。气冲，足阳明穴。环跳，在髀枢中。

其直者，从缺盆下腋，循胸过季胁，下合髀厌中，以下循髀阳，出膝外廉。

胁骨之下为季胁。此直者，从缺盆直下腋，循胸，历渊腋、辄筋、日月穴，过季胁，循京门、带脉、五枢、维道、居髎，入上髎、中髎、长强，而下与前之入髀厌者相合，乃下循髀外，行太阳、阳明之间，历中渎、阳关，出膝外廉，抵阳陵泉也。渊腋，在腋下三寸宛宛中，举臂取之。辄筋，在腋下三寸，复前行一寸，著胁陷中。日月，在期门下五分。京门，在监骨下，腰中挟脊季肋本。带脉，在季胁下一寸八分。五枢，在带脉下三寸。维道，在章门下五寸三分。居髎，在章门下八寸三分，监骨上陷中。上髎、中髎，并见足太阳经。上髎为足少阳、太阳之络，中髎则足少阴、少阳所结之会也。长强，见督脉，足少阴、少阳所结之会。中渎，在髀骨外，膝上五寸，分肉间陷中。阳关，在阳陵泉上三寸，犊鼻外陷中。阳陵泉，在膝下一寸，外廉陷中。

下外辅骨之前，直下抵绝骨之端，下出外踝之前，循足跗上，入小趾次趾之间。

骱外为辅骨。外踝以上为绝骨。足面为跗。自阳陵泉下外辅骨前，历阳交、外丘、光明，直下抵绝骨之端，循阳辅、悬钟而下，出外踝之前至丘墟，循足面之临泣、地五会、侠溪，乃上入小趾次趾之间，至窍阴而终也。阳交，在足外踝上七寸，斜属三阳分肉之间。外丘，在足外踝上七寸。光明，在足外踝上五寸。阳辅，在足外踝上四寸，辅骨前，绝骨端，如前三分，去丘墟七寸。悬钟，在足外踝上三寸动脉中。丘墟，在足外踝下，如前去临泣三寸。临泣，在足小趾次趾本节后间陷中，去侠溪一寸半。地五会，在足小趾次指本节后陷中。侠溪，在足小趾次趾歧骨间，本节前陷中。窍阴，在足小趾次趾端，去爪甲如韭叶。

其支者，别跗上，入大趾之间，循②歧骨内出其端，还贯入爪甲，出三毛。

足大趾本节后为歧骨。大趾爪甲后为三毛。其支者，自足跗上临泣穴，别行入大趾，循歧骨内出大指端，还贯入爪甲，出三毛，交于足厥阴也。

是动则病口苦，善太息，心胁痛不能转侧，甚则面微尘，体无膏泽，足外反热，是谓阳厥。是主骨所生病者，头角颔痛，目锐眦痛，缺盆中肿痛，腋下肿，马刀挟瘿，汗出振寒，疟，胸胁肋髀膝外至胫绝骨外踝前及诸节皆痛，小趾次趾不用。盛者，人迎大一倍于寸口；虚者，人迎反小于寸口也。

，《广韵》力嘲切，深空之貌，即空隙之谓也。江西席横家针灸书中，诸髎字皆作。岂髎声相近而然？今悉拟改定，虽然，所改有不尽者，亦不必苦求之也。

足厥阴肝经穴歌

足厥阴经十三穴，起于大敦行间接，太冲中封注蠡沟，中都膝关曲泉收，阴包

---

① 冲：《灵枢经·经脉第十》作"街"。

② 循：《灵枢经·经脉第十》"循"之后有"大指"二字。

走五里①，阴廉章门期门启。

足厥阴肝之经。凡十三穴，左右共二十六穴。是经多血少气。

肝之为藏，左三叶，右四叶，凡七叶，其治在左。其藏在右胁右肾之前，并胃著脊之第九椎。

足厥阴之脉，起于大趾聚毛之上，循足跗上廉，去内踝一寸。

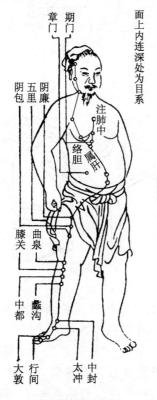

足厥阴肝经之图

足大趾爪甲后为三毛，三毛后横纹为聚毛。去，相去也。足厥阴起于大趾聚毛之大敦穴，循足跗上廉，历行间、太冲，抵内踝一寸之中封也。大敦，在足大趾端，去爪甲如韭叶，及三毛中。行间，在足大趾间，动脉应手。太冲，在足大趾本节后二寸，或云一寸半动脉陷中。中封，在足内踝前一寸陷中，仰而取之。

上踝八寸，交出太阴之后，上腘内廉。

自中封上踝，过三阴交，历蠡沟、中都，复上一寸，交出太阴之后，上腘内廉，至膝关、曲泉。三阴交，见足太阴经，足少阴、太阴、厥阴之交会也。蠡沟，在内踝上五寸。中都，在内踝上七寸，骭骨中。膝关，在犊鼻下二寸陷中。曲泉，在膝内辅骨下，大筋上、小筋下陷中，屈膝得之，在膝横纹头是。

循股，入阴中，环阴器，抵小腹，挟胃属肝络胆。

髀内为股。脐下为小腹。由曲泉上行，循股内之阴包、五里、阴廉，遂当冲门、府舍之分，入阴毛中，左右相交，环绕阴器，抵小腹而上会曲骨、中极、关元，复循章门，至期门之所，挟胃属肝，下日月之分，络于胆也。阴包，在膝上四寸，股内廉两筋间。五里，在气冲下三寸阴股中动脉。阴廉，在羊矢下，去气冲二寸动脉中。冲门、府舍，见足太阴。曲骨，见任脉，足厥阴、任脉之会。中极、关元，见任脉，足三阴、任脉之会也。章门，在大横外，直脐季肋端，侧卧屈上足，伸下足，举臂取之。期门，直两乳第二肋端，肝之募也。日月，见足少阳经。

上贯膈，布胁肋，循喉咙之后，上入颃颡，连目系，上出额，与督脉会于巅。

目内连深处为目系。颃颡，咽颡也。自期门上贯膈，行食窦之外、大包之里，散布胁肋，上云门、渊腋之间，人迎之外，循喉咙之后，上入颃颡，行大迎、地仓、四白、阳白之外，连目系，上出额，行临泣之里，与督脉相会于巅顶之百会也。食窦、大包，足太阴经穴。云门，手太阴经穴。渊腋，足少阳经穴。人迎、大迎、地仓、四白，见足阳明。阳白、临

---

① 五里：此句仅有五字，与七字歌诀的文体不符，当有脱文。

泣，见足少阳。百会，见督脉。

其支者，从目系下颊里，环唇内。

前此连目系，上出额。此支从目系下行任脉之外，本经之里，下颊里，交环于口唇之内。

其支者，复从①肝，别贯膈，上注肺。

此交经之支，从期门属肝处别贯膈，行食窦之外，本经之里，上注肺中，下行至中焦，挟中脘之分，以交于手太阴也。

是动则病，腰痛不可以俯仰，丈夫㿗疝，妇人小腹肿，甚则嗌干，面尘脱色。是主肝所生病者，胸满，呕逆，洞泄，狐疝，遗溺，癃闭。盛者，寸口大一倍于人迎；虚者，寸口反小于人迎也。

凡此十二经之病，盛则泻之，虚则补之，热则疾之，寒则留之，陷下则灸之，不盛不虚以经取之。

督脉经穴歌

督脉背中行②，二十七穴始长强，腰俞阳关命门当，悬枢脊中走筋缩，至阳灵台神道长，身柱陶道大椎俞，哑门风府③连脑户，强间后顶百会前，前顶囟会上星圆，神庭素髎水沟里，兑端龈交斯已矣。

督脉。凡二十七穴。

督之为言都也，行背部之中行，为阳脉之都纲，奇经八脉之一也。

督脉者，起于下极之腧。

下极之腧，两阴之间，屏翳处也。屏翳两筋间为篡，篡内深处为下极，督脉之所始也。

并于脊里，上至风府，入脑上巅，循额至鼻柱，属阳脉之海也。

脊之为骨，凡二十一椎，通项骨三椎，共二十四椎，自屏翳而起，历长强穴，并脊里而上行，循腰俞、阳关、命门、悬枢、脊中、筋缩、至阳、灵台、神

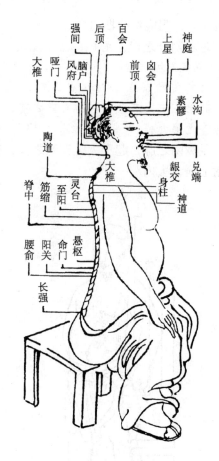

督脉经之图

道、身柱，过风门，循陶道、大椎、哑门，至风府入脑，循脑户、强间、后顶，上巅，至百会、前顶、囟会、上星、神庭，循额至鼻柱，经素髎、水沟、兑端，至龈交而终焉。云阳脉之海者，以人之脉络，周流于诸阳之分，譬犹水也，而督脉则为之都纲，故曰阳脉之海。屏翳，见任脉，任脉别络，挟督脉、冲脉之会。长强，在脊骶端。腰俞，在第二十一椎节下

---

① 复从：原作"从复"，今据《灵枢经·经脉》改。

② 中行：此句仅有五字，与七字歌诀的文体不符，当有脱文。

③ 风府：底本无"风"字，今据本经穴位补。

间。阳关，在第十六椎节下间。命门，在第十四椎节下间。悬枢，在第十三椎节下间。脊中，在第十一椎节下间。筋缩，在第九椎节下间。至阳，在第七椎节下间。灵台，在第六椎节下间。神道，在第五椎节下间。身柱，在第三椎节下间。风门，见足太阳，乃督脉、足太阳之会。陶道，在大椎节下间陷中。自阳关至此诸穴，并俯而取之。大椎，在第一椎上陷中。哑门，在风府后，入发际五分。风府，在项入发际一寸。脑户，在枕骨上，强间后一寸五分。强间，在后顶后一寸五分。后顶，在百会后一寸五分。百会一名三阳五会，在前顶后一寸五分，顶中央旋毛中，直两耳尖，可容豆。前顶，在囟会后一寸五分陷中。囟会，在上星后一寸陷中。上星，在神庭后，入发际一寸陷中，容豆。神庭，直鼻上入发际五分。素髎，在鼻柱上端。水沟，在鼻柱下人中。兑端，在唇上端。龈交，在唇内龈上龈缝中。

任脉经穴歌

任脉分三八①，起于会阴上曲骨，中极关元到石门，气海阴交神阙立，水分下脘循建里，中脘上脘巨阙起，鸠尾中庭膻中萃，玉堂紫宫树华盖，璇玑天突廉泉清，上颐还以承浆承。

任脉。凡二十四穴。

任之为言妊也，行腹部中行，为妇人生养之本，奇经之一脉也。

任脉者，起于中极之下，以上毛际，循腹里，上关元，至喉咙，属阴脉之海也。

任与督，一源而二歧，督则由会阴而行背，任则由会阴而行腹。夫人身之有任督，犹天地之有子午也。人身之任督以腹背言，天地之子午以南北言，可以分，可以合者也。分之于以见阴阳之不杂，合之

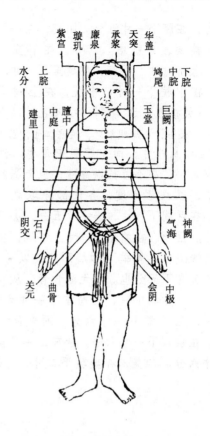

任脉经之图

于以见浑沦之无间。一而二，二而一者也。任脉起于中极之下，会阴之分也。由是循曲骨，上毛际，至中极，行腹里，上循关元、石门、气海、阴交、神阙、水分、下脘、建里、中脘、上脘、巨阙、鸠尾、中庭、膻中、玉堂、紫宫、华盖、璇玑、天突、廉泉、上颐，循承浆，环唇上，至龈交分行，系两目下之中央，会承泣而终也。云阴脉之海者，亦以人之脉络，周流于诸阴之分，譬犹水也，而任脉则为之总任焉，故曰阴脉之海。会阴，一名屏翳，在两阴间。曲骨，在横骨上毛际陷中，动脉应手。中极，在关元下一寸。关元，在脐下三寸。石门，在脐下二寸。

---

① 三八：此句仅有五字，与七字歌诀的文体不符，当有脱文。

气海，在脐下一寸五分。阴交，在脐下一寸。神阙，当脐中。水分，在下脘下一寸，上脐一寸。下脘，在建里下一寸。建里，在中脘下一寸。中脘，在上脘下一寸。《灵枢经》云，髃骭即歧骨也，以下至天枢，天枢，足阳明经穴，挟脐二寸，盖与脐平直也。长八寸，而中脘居中是也。然人胃有大小，亦不可拘以身寸，但自髃骭至脐中，以八寸为度，各依部分取之。上脘，在巨阙下一寸，当一寸五分，去蔽骨三寸。巨阙，在鸠尾下一寸。鸠尾，在蔽骨之端，言其骨垂下如鸠形，故以为名，臆前蔽骨下五分也。人无蔽骨者，从歧骨际下行一寸。中庭，在膻中下一寸六分。膻中，在玉堂下一寸六分，两乳间。玉堂，在紫宫下一寸六分。紫宫，在华盖下一寸六分。华盖，在璇玑下二寸，《资生经》云一寸。璇玑，在天突下一寸陷中。天突，在颈结喉下一寸宛宛中。廉泉，在颈下结喉上舌本，阴维、任脉之会，仰而取之。承浆，在唇下陷中，任脉、足阳明之会。龈交，见督脉，任、督二脉之会。承泣，见足阳明、跷脉、任脉、足阳明之会也。

按：任、督二脉之直行者，为腹背中行诸穴所系，今特取之，以附十二经之后，如"骨空论"所载者，兹不与焉。其余如冲、带、维、跷所经之穴，实则寄会于诸经之间尔。诚难与督、任二脉之灼然行腹背者比，故此得以略之。虽然，因略以致详，亦不害于兼取也，故其八脉全篇，仍别出于下方云。

上十四经正文，并与《金兰循经》同。

卷　下

奇经八脉篇

脉有奇常，十二经者，常脉也。奇经八脉，则不拘于常，故谓之奇经。盖以人之气血，常行于十二经脉，其诸经满溢，则流入奇经焉。奇经有八脉，督脉督于后，任脉任于前，冲脉为诸脉之海，阳维则维络诸阳，阴维则维络诸阴。阴阳自相维持，则诸经常调。维脉之外有带脉者，束之犹带也。至于两足蹻脉，有阴有阳，阳蹻得诸太阳之别，阴蹻本诸少阴之别。譬犹圣人，图设沟渠，以备水潦，斯无滥溢之患。人有奇经，亦若是也。今总集奇经八脉所发者，气穴处所，共成一篇，附之发挥之后，以备通考云。

督　脉

督脉者，起于小腹以下骨中央，女子入系廷孔之端。其络循阴器，合篡间，绕篡后，别绕臀，至少阴，与巨阳中络者合少阴，上腹①内后廉，贯脊属肾。与太阳起目内眦，上额，交巅上，入络脑，还出别下项，循肩膊内，挟脊抵腰中，入循膂络肾。其男子循茎下至篡，与女子等。其少腹直上者，贯脐中央，上贯心，入喉，上颐环唇，上系两目之中。此生病，从少腹上冲心而痛，不得前后，为冲疝，其女子不孕，癃痔，遗溺，嗌干，治在督脉。

督脉之别，名曰长强，挟膂，上项而散，上头，下当肩胛左右，别走太阳，入贯膂。实则脊强，虚则头重，取之所别。

故《难经》曰：督脉者，起于下极之腧，并于脊里，上至风府，入属于脑，上巅，循额至鼻柱，属阳脉之海也。此为病，令人脊强反折。

督脉，从头循脊骨入骶，长四尺五寸，凡二十七穴。穴见前。

按：《内经》督脉所发者二十八穴，据法，十椎下一穴名中枢，阴尾骨两旁二穴名长强，共有二十九穴。今多龈交一穴，少中枢一穴、会阳二穴，则系督脉别络，与少阳会，故止载二十七穴。穴已见前。

任　脉

任脉者，与冲脉皆起于胞中，循脊里，为经络之海。其浮而外者，循腹上行，会于咽喉，别而络唇口。血气盛则肌肉热，血独盛则渗灌皮肤生毫毛。妇人有余于气、不足于血，以其月事数下，任冲并伤故也。任冲之交脉，不营其口唇，故髭须不生。是以任脉为病，男子内结七疝，女子带下瘕聚。故《难经》曰：任脉起于中极之下，以上毛际，循腹里，上关元，至咽喉，上颐，循面入目，属阴脉之海也。

凡此任脉之行，从胞中上注目，长四尺五寸，总二十四穴。穴见前。

按：《内经》云，任脉所发者二十八穴，经阙一穴，实有二十七穴，内龈交一穴，属督脉，承泣二穴属足阳明、蹻脉，

---

① 腹：原作"股"，据《灵枢经·营气》可知督脉当行人体后正中线，不当行股内，故改。

故止载二十四穴。穴已见前。

阳跷脉

阳跷脉者，起于跟中，循外踝上行，入风池。其为病也，令人阴缓而阳急。两足跷脉本太阳之别，合于太阳，其气上行，气并相还，则为濡目，气不营则目不合。男子数其阳，女子数其阴，当数者为经，不当数者为络也。跷脉长八尺。所发之穴，生于申脉外踝下，属足太阳经，以辅阳为郄外踝上，本于仆参跟骨下，与足少阴会于居髎章门下，又与手阳明会于肩髃及巨骨并在肩端，又与手足太阳、阳维会于臑俞在肩髎后胛骨上廉，与手足阳明会于地仓口吻两旁，又与手足阳明会于巨髎鼻两旁，又与任脉、足阳明会于承泣目下七分。以上为阳跷脉之所发，凡二十穴，阳跷脉病者宜刺之。

阴跷脉

阴跷脉者，亦起于跟中，循内踝上行，至咽喉，交贯冲脉。

此为病者，令人阳缓而阴急。故曰跷脉者，少阴之别，别于然谷之后，上内踝之上，直上循阴股入阴，上循胸里，入缺盆，上出人迎之前，入鼻，属目内眦，合于太阳。女子以之为经，男子以之为络。两足跷脉，长八尺，而阴跷之郄在交信内踝上二寸，阴跷脉病者取此。

冲脉

冲脉者，与任脉皆起于胞中，上循脊里，为经络之海。其浮于外者，循腹上行，会于咽喉，别而络唇口。故曰：冲脉者，起于气冲，并足少阴之经，挟脐上行，至胸中而散。

此为病，令人逆气里急。《难经》则曰，并足阳明之经。以穴考之，足阳明挟脐左右各二寸而上行，足少阴挟脐左右各五分而上行。《针经》所载，冲脉与督脉，同起于会阴，其在腹也，行乎幽门、通谷、阴都、石关、商曲、肓俞、中注、四满、气穴、大赫、横骨，凡二十二穴，皆足少阴之分也。然则冲脉，并足少阴之经明矣。

阳维脉

阳维维于阳，其脉起于诸阳之会，与阴维皆维络于身。若阳不能维于阳，则溶溶不能自收持。其脉气所发，别于金门在足外踝下，太阳之郄，以阳交为郄在外踝上七寸，与手足太阳及跷脉会于臑俞肩后胛上廉，与手足少阳会于天髎在缺盆上，又会于肩井肩上。其在头也，与足少阳会于阳白在肩上，上于本神及临泣，上至正营，循于脑空，下至风池，其与督脉会，则在风府及哑门。《难经》云：阳维为病，苦寒热。此阳维脉气所发，凡二十四穴。

阴维脉

阴维维于阴，其脉起于诸阴之交。若阴不能维于阴，则怅然失志。其脉气所发者，阴维之郄，名曰筑宾见足少阴，与足太阴会于腹哀、大横，又与足太阴、厥阴会于府舍、期门，与任脉会于天突、廉泉。《难经》云：阴维为病，苦心痛。此阴维脉气所发，凡十二穴。

带脉

带脉者，起于季胁，回身一周。其为病也，腰腹纵容，如囊水之状。其脉气所发，在季胁下一寸八分。正名带脉，以其回身一周如带也。又与足少阳会于维道。此带脉所发，凡四穴。

以上杂取《素问》、《难经》、《甲乙经》、《圣济总录》中参合为篇。

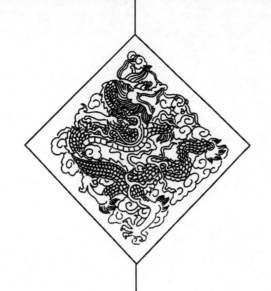

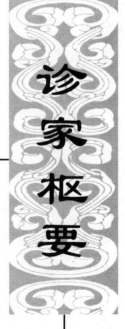

诊家枢要

许昌伯仁滑寿　编纂
长洲念山邵从皇　校订
金陵羽宇唐鲤飞　梓行

撄宁生自序[1]

　　天下之事，统之有宗，会之有元。言简而尽，事核而当，斯为至矣。百家者流，莫大于医，医莫先于脉。浮沉之不同，迟数之反类，曰阴曰阳，曰表曰里，抑亦以对待而为名象焉，有名象而有统会该矣。高阳生之七表、八里、九道，盖凿凿也，求脉之明，为脉之晦。或者曰：脉之道大矣。古人之言亦多矣，犹惧弗及，而欲以此统会该之，不既太简乎？呜呼！至微者脉之理，而名象著焉，统会寓焉，观其会通，以知其典礼，君子之能事也。由是而推之，则溯流穷源，因此识彼，诸家之全，亦无遗珠之憾矣。

至正甲辰端月许昌滑寿识[2]

---

[1] 撄宁生自序：此五字原无，据《明医指掌》嘉庆本补。
[2] 至正甲辰端月许昌滑寿识：原无，据《明医指掌》嘉庆本补。

诊家枢要目录

枢要玄言 …………………（207）
左右手配藏府部位 ………（207）
五藏平脉 …………………（207）
四时平脉 …………………（207）
呼吸浮沉定五藏脉 ………（207）
因指下轻重以定五藏 ……（207）
三部所主 …………………（207）
持脉手法 …………………（207）
脉阴阳类成 ………………（210）
兼见脉类 …………………（212）
诸脉宜忌类 ………………（213）
验诸死证类 ………………（213）
死绝脉类 …………………（214）
五藏动止脉 ………………（214）
妇人脉法 …………………（214）
小儿脉 ……………………（214）
诊家宗法 …………………（214）
脉象歌 ……………………（215）

枢要玄言①

脉者，气血之先也，气血盛则脉盛，气血衰则脉衰，气血热则脉数，气血寒则脉迟，气血微则脉弱，气血平则脉治。又长人脉长，短人脉短。性急人脉急，性缓人脉缓。左大顺男，右大顺女。男子尺脉常弱，女子尺脉常盛。此皆其常也，反之者逆。

左右手配藏府部位

左手寸，心、小肠脉所出；左关，肝、胆脉所出；左尺，肾、膀胱脉命门与肾脉通所出②。右手寸，肺、大肠脉所出；右关，脾、胃脉所出；右尺，命门心包络手心主、三焦脉所出。

五藏平脉

心脉浮大而散，肺脉浮涩而短，肝脉弦而长，脾脉缓而大，肾脉沉而软滑。

心合血脉，心脉循血脉而行。持脉指法，如六菽之重，按至血脉而得者为浮；稍稍加力，脉道粗者为大；又稍加力，脉道阔软者为散。

肺合皮毛，肺脉循皮毛而行。持脉指法，如三菽之重，按至皮毛而得者为浮；稍稍加力，脉道不利为涩；又稍加力，不及本位曰短。

肝合筋，肝脉循筋而行。持脉指法，如十二菽之重，按至筋，而脉道如筝弦相似为弦；次稍加力，脉道迢迢者为长。

脾合肌肉，脾脉循肌肉而行。持脉指法，如九菽之重，按至肌肉，如微风轻贴③柳梢之状为缓；次稍加力，脉道敦实者为大。

肾合骨，肾脉循骨而行。持脉指法，按至骨上而得者为沉；次重而按之，脉道无力为濡；举指来疾流利者为滑。

凡此五藏平脉，要须察之，久久成熟，一遇病脉，自然可晓。经曰：先识经脉，而后识病脉。此之谓也。

四时平脉

春弦、夏洪、秋毛、冬石。长夏四季脉迟缓。

呼吸浮沉定五藏脉

呼出心与肺，吸入肾与肝。呼吸之间，脾受谷味，其脉在中。心肺俱浮，浮而大散者心，浮而短涩者肺。肾肝俱沉，牢而长者肝，濡而来实者肾。脾为中州，其脉在中。

因指下轻重以定五藏

即前所为三菽、五菽之重也。

三部所主 九候附

寸为阳，为上部，主头项以下至心胸之分也；关为阴阳之中，为中部，主脐腹胠胁之分也；尺为阴，为下部，主腰、足、胫、股之分也。凡此三部之中，每部各有浮、中、沉三候，三而三之，为九候也。浮主皮肤，候表及府；中主肌肉，以候胃气；沉主筋骨，候里及藏也。

持脉手法④

凡诊脉之道，先须调平自己气息，男左女右，先以中指定得关位，却齐下前后二指，初轻按以消息之，次中按以消息

---

① 枢要玄言：此四字底本无，据《明医指掌》嘉庆本补。
② 所出：原无，据《明医指掌》嘉庆本补。
③ 贴：谓风吹物而使之摇曳。
④ 持脉手法：此四字原无，据《明医指掌》嘉庆本补。

之，然后自寸、关至尺，逐部寻究。一呼一吸之间，要以脉行四至为率，闰以太息，脉五至，为平脉也。其有太过、不及则为病脉，看在何部，各以其脉①断之。

凡诊脉，须要先识时脉、胃脉与府藏平脉，然后及于病脉。时脉，谓春三月，六部中俱带弦；夏三月，俱带洪；秋三月，俱带浮；冬三月，俱带沉。胃脉，谓中按得之，脉和缓。府藏平脉，已见前章。凡人府藏脉既平，胃脉和，又应时脉，乃无病者也，反此为病。

诊脉之际，人臂长则疏下指，臂短则密下指。三部之内，大、小、浮、沉、迟、数同等，尺、寸、阴、阳、高、下相符②，男、女、左、右、强、弱相应，四时之脉不相戾，命曰平人。其或一部之内独大独小，偏迟偏疾，左右强弱之相反，四时男女之相背，皆病脉也。

凡病之见，在上曰上病，在下曰下病，左曰左病，右曰右病。左脉不和，为病在表，为阳，主四肢；右脉不和，为病在里，为阴，主腹藏。以次推之。

凡取脉之道，理各不同，脉之形状，又各非一。凡脉之来，必不单至，必曰浮而弦、浮而数、沉而紧、沉而细之类。将何以别之？大抵提纲之要，不出浮、沉、迟、数、滑、涩之六脉也。浮、沉之脉，轻手、重手取之也；迟、数之脉，以已之呼吸而取之也；滑、涩之脉，则察夫往来之形也。浮为阳，轻手而得之也，而芤、洪、散、大、长、濡、弦，皆轻手而得之之类也；沉为阴，重手而得之也，而伏、石、短、细、牢、实，皆重手而得之之类也。迟者一息二至，而缓结微弱皆迟之类也。数者一息脉六至，而疾促皆数之类也。或曰滑类乎数，涩类乎迟，何也？然脉虽是而理则殊也。彼迟数之脉，以呼吸察其至数之疏数，此滑涩之脉，则以往来察其形状也。数为热，迟为寒，滑为血多气少，涩为气多血少。所谓脉之提纲，不出乎六字者，盖以其足以统夫表、里、阴、阳、冷、热、虚、实、风、寒、燥、湿、藏、府、血、气也。浮为阳、为表，诊为风、为虚；沉为阴、为里，诊为湿、为实。迟为在藏，为寒、为冷；数为在府，为热、为燥；滑为血有余；涩为气独滞也。人一身之变，不越乎此。能于是六脉之中以求之，则疢疾之在人者，莫能逃焉。

持脉之要有三：曰举，曰按，曰寻。轻手循之曰举，重手取之曰按，不轻不重，委曲求之曰寻。初持脉，轻手候之，脉见皮肤之间者，阳也，府也，亦心肺之应也；重手得之，脉附于肉下者，阴也，藏也，亦肝肾之应也；不轻不重，中而取之，其脉应于血肉之间者，阴阳相适，中和之应，脾胃之候也。若浮、中、沉之不见，则委曲而求之，若隐若见，则阴阳伏匿之脉也。三部皆然。

察脉须识上、下、来、去、至、止六字，不明此六字，则阴阳虚实不别也。上者为阳，来者为阳，至者为阳；下者为阴，去者为阴，止者为阴也。上者，自尺部上于寸口，阳生于阴也；下者，自寸口下于尺部，阴生于阳也；来者，自骨肉之分，而出于皮肤之际，气之升也；去者，自皮肤之际而还于骨肉之分，气之降也；应曰至；息曰止也。

明脉须辨表、里、虚、实四字。表，阳也，府也，凡六淫之邪，袭于经络，而未入胃府及藏者，皆属于表也；里，阴也，藏也，凡七情之气，郁于心腹之内，

---

① 脉：嘉靖本及《明医指掌》嘉庆本作"部"。

② 符：原作浮，据嘉靖本改。

不能越散，饮食五味之伤，流于府藏之间，不能通泄，皆属于里也；虚者，元气之自虚，精神耗散，气力衰竭也；实者，邪气之实，由正气之本虚，邪得乘之，非元气之自实也。故虚者补其正气，实者泻其邪气，经所谓"邪气盛则实，精气夺则虚"，此大法也。

凡脉之至，在筋肉①之上，出于皮肤之间者，阳也，府也；行于肌肉之下者，阴也，藏也。若短小而见于皮肤之间，阴乘阳也；洪大而见于肌肉之下者，阳乘阴也。寸、尺皆然。

然脉贵有神。东垣云：不病之脉，不求其神，而神无不在也；有病之脉，则当求其神之有无。谓如六数七极，热也，脉中此"中"字，浮、中、沉之中。有力言有胃气，即有神矣，为泄其热；三迟二败，寒也，脉中有力说并如上，即有神矣，为去其寒。若数、极、迟、败中，不复有力，为无神也，将何所恃邪？苟不知此，而遽泄之、去之，人将何以依而主邪？故经曰：脉者气血之先②，气血者人之神也。善夫！

脉阴阳类成

浮，不沉也。按之不足，轻举有余，满指浮上，曰浮，为风虚动之候，为胀，为风，为痞，为满不食，为表热，为喘。浮大伤风鼻塞，浮滑疾为宿食，浮滑为饮。左寸浮，主伤风，发热、头疼、目眩及风痰；浮而虚迟，心气不足，心神不安；浮散，心气耗，虚烦；浮而洪数，心经热。关浮，腹胀；浮而数，风热入肝经；浮而促，怒气伤肝，心胸逆满。尺浮，膀胱风热，小便赤涩；浮而芤，男子小便血，妇人崩带；浮而迟，冷疝脐下痛。右寸浮，肺感风寒，咳喘清涕，自汗体倦；浮而洪，肺热而咳；浮而迟，肺寒喘嗽。关浮，脾虚，中满不食；浮大而涩，为宿食；浮而迟，脾胃虚。尺浮，风邪客下焦，大便秘；浮而虚，元气不足；浮而数，下焦风热，大便秘。

沉，不浮也。轻手不见，重手乃得，为阴逆阳郁之候，为实，为寒，为气，为水，为停饮，为癥瘕，为胁胀，为厥逆，为洞泄。沉细为少气，沉迟为痼冷，沉滑为宿食，沉伏为霍乱。沉而数内热，沉而迟内寒，沉而弦心腹冷痛。左寸沉，心内寒邪为痛，胸中寒饮胁疼。关沉，伏寒在经，两胁刺痛；沉弦，癖内痛。尺沉，肾藏感寒，腰背冷痛，小便浊而频，男为精冷，女为血结；沉而细，胫痠阴痒，溺有余沥。右寸沉，肺冷，寒痰停蓄，虚喘少气；沉而紧滑，咳嗽；沉细而滑，骨蒸寒热，皮毛焦干。关沉，胃中寒积，中满吞酸；沉紧，悬饮。尺沉，病水，腰脚疼；沉细下利，又为小便滑，脐下冷痛。

迟，不及也。以至数言之，呼吸之间，脉仅三至，减于平脉一至也，为阴盛阳亏之候，为寒，为不足。浮而迟，表有寒；沉而迟，里有寒。居寸，为气不足；居尺，为血不足。气寒则缩，血寒则凝也。左寸迟，心上寒，精神多惨；关迟，筋寒急③，手足冷，胁下痛；尺迟，肾虚便浊，女人不月。右寸迟，肺感寒，冷痰气短；关迟，中焦寒，及脾胃伤，冷物不食，沉迟为积；尺迟，为藏寒泄泻，小腹冷痛，腰脚重。

数，太过也。一息六至，过平脉两至也，为烦满，上为头疼，上为热，中为脾热，口臭，胃烦呕逆。左为肝热目赤，右下为小便黄赤，大便秘涩。浮数表有热，

---

① 肉：原作"食"，据嘉靖本改。
② 先：原作"主"，据嘉靖本改。
③ 急：原作"足"，据嘉靖本改。

沉数里有热也。

虚，不实也。散大而软，举按豁然，不能自固，气血俱虚之诊也。为伤①暑，为虚烦多汗，为恍惚多惊，为小儿惊风。

实，不虚也。按举不绝，迢迢而长，动而有力，不疾不迟，为三焦气满之候，为呕，为痛，为气塞，为气聚，为食积，为利，为伏阳在内。左寸实，心中积热，口舌疮，咽疼痛；实大，头面热风烦躁，体疼面赤。关实，腹胁痛满；实而浮大，肝盛，目暗赤痛。尺实，小腹痛，小便涩；实而滑，淋沥，茎痛，溺赤；实大，膀胱热，溺难；实而紧，腰痛。右寸实，胸中热，痰嗽，烦满；实而浮，肺热，咽燥痛，喘咳气壅。关实，伏阳蒸内，脾虚食少，胃气滞；实而浮，脾热，消中善饥，口干劳倦。尺实，脐下痛，便难，或时下痢。

洪，大而实也。举按有余，来至大而去且长，腾上满指，为荣络太热、血气燔灼之候，为表里皆热，为烦，为咽干，为大小便不通。左寸洪，心经积热，眼赤，口疮，头痛，内烦。关洪，肝热及身痛，四肢浮热。尺洪，膀胱热，小便赤涩。右寸洪，肺热毛焦，唾粘咽干；洪而紧，喘急。关洪，胃热反胃，呕吐，口干；洪而紧，为胀。尺洪，腹满，大便难，或下血。

微，不显也。依稀轻细，若有若无，为气血俱虚之候，为虚弱，为泄，为虚汗，为崩漏败血不止，为少气。浮而微者阳不足，必身体恶寒；沉而微者阴不足，主藏寒下利。左寸微，心虚，忧惕，荣血不足，头痛胸痞，虚劳盗汗；关微，胸满气乏，四肢恶寒拘急；尺微，败血不止，男为伤精尿血，女为血崩、带②。右寸微，上焦寒痞，冷痰不化，中寒少气；关微，胃寒气胀，食不化，脾虚噫气，心腹冷痛；尺微，藏寒泄泻，脐下冷痛。

弦，按之不移，举之应手，端直如弓弦，为血气收敛，为阳中伏阴，或经络间为寒所滞，为痛，为疟，为拘急，为寒热，为血虚盗汗，为寒凝气结，为冷痹，为疝，为饮，为劳倦。弦数为劳疟，双弦胁急痛，弦长为积。左寸弦，头疼心惕，劳伤盗汗，乏力。关弦，胁肋痛，痃癖；弦紧，为疝瘕，为瘀血；弦小，寒癖。尺弦，小腹痛；弦滑，腰脚痛。右寸弦，肺受风寒，咳嗽，胸中有寒痰。关弦，脾胃伤冷，宿食不化，心腹冷痛，又为饮。尺弦，脐下急痛不安，下焦停水。

缓，不紧也。往来纡缓，呼吸徐徐，以气血向衰，故脉体为之徐缓耳。为风，为虚，为痹，为弱，为疼，在上为项强，在下为脚弱。浮缓为风，沉缓血气弱。左寸缓，心气不足，怔忡多忘，亦主项背急痛。关缓，风虚眩晕③，腹胁气结。尺缓，肾虚冷，小便数，女人月事多。右寸缓，肺气浮，言语短气。关缓，胃气虚弱；浮缓，脾气虚弱；不沉不浮，从容和缓，乃脾家本脉也。尺缓，下寒脚弱，风气秘滞；浮缓，肠风泄泻；沉缓，小腹感冷。

滑，不涩也。往来流利，如盘走珠，不进不退，为血实气壅之候，盖气不胜于血也，为呕吐，为痰逆，为宿食，为经闭。<small>滑而不断绝经不闭，有断绝者经闭。</small>上为吐逆，下为气结。滑数为结热。左寸滑，心热；滑而实大，心惊舌强。关滑，肝热，头目为患。尺滑，小便淋涩，尿赤，茎中痛。右寸滑，痰饮呕逆；滑而实，肺

---

① 伤：原无，据《明医指掌》嘉庆本补。

② 带：嘉靖本作"滞"。

③ 眩晕：原作"眩虚"，据周氏医学丛书本改。

热，毛发焦，膈壅，咽干，痰晕，目昏，涕唾粘。关滑，脾热，口臭，及宿食不化，吐逆；滑实，胃热。尺滑，因相火炎而引饮多，脐冷腹鸣或时下利，妇人主血实气壅，月事不通，若和滑，为孕。

涩，不滑也。虚细而迟，往来极难，三五不调，如雨沾沙，如轻刀刮竹然，为气多血少之候，为少血，为无汗，为血痹痛，为伤精，女人有孕为胎痛，无孕为败血病。左寸涩，心神虚耗不安及冷气心痛；关涩，肝虚血散，肋胀胁满，身痛；尺涩，男子伤精及疝，女人月事虚败，若有病①主胎漏不安。右寸涩，脾弱不食，胃冷而呕；尺涩，大便涩，津液不足，小腹寒，足胫逆冷。经云滑者伤热，涩者中雾露。

长，不短也。指下有余，而过于本位，气血皆有余也，为阳毒内蕴，三焦烦郁，为壮热。

短，不长也。两头无，中间有，不及本位，气不足以前导其血也，为阴中伏阳，为三焦气壅，为宿食不消。

大，不小也。浮取之若浮而洪，沉取之大而无力，为血虚，气不能相入也。经曰：大为病进。

小，不大也。浮沉取之，悉皆损小，在阳为阳不足，在阴为阴不足。前大后小，则头疼目眩；前小后大，则胸满气短。

紧，有力而不缓也。其来劲急，按之长，举之若牵绳转索之状。为邪风激搏，伏于荣卫之间，为痛，为寒。浮紧为伤寒身痛，沉紧为腹中有寒，为风痫。左寸紧，头热目眩，舌强；紧而沉，心中气逆冷痛。关紧，心腹满痛，胁痛筋急；紧而盛，伤寒浑身痛；紧而实，痃癖。尺紧，腰脚脐下痛，小便难。右寸紧，鼻塞膈壅；紧而沉滑，肺实咳嗽。关紧，脾腹痛，吐逆；紧盛，腹胀伤食。尺紧，下焦筑痛。

弱，不盛也。极沉细而软，怏怏不前，按之欲绝未绝，举之即无，由精气不足，故脉萎弱而不振也。为元气虚耗，为萎弱不前，为痼冷，为关热，为泄精，为虚汗。老得之顺，壮得之逆。左寸弱，阳虚，心悸自汗；关弱，筋痿无力，妇人主产后客风面肿；尺弱，小便数，肾虚耳聋，骨肉痠痛。右寸弱，身冷多寒，胸中短气；关弱，脾胃虚，食不化；尺弱，下焦冷痛，大便滑。

动，其状如大豆，厥厥摇动，寻之有，举之无，不往不来，不离其处，多于关部见之。动为痛，为惊，为虚劳体痛，为崩脱，为泄利。阳动则汗出，阴动则发热。

伏，不见也。轻手取之，绝不可见，重取之，附著于骨，为阴阳潜伏，关隔闭塞之候，为积聚，为瘕疝，为食不消，为霍乱，为水气，为荣卫气闭而厥逆。关前得之为阳伏，关后得之为阴伏。左寸伏，心气不足，神不守常，沉忧抑郁；关伏，血冷腰脚痛及胁下有寒气；尺伏，肾寒精虚，疝瘕寒痛。右寸伏，胸中气滞，寒痰冷积；关伏，中脘积块作痛，及脾胃停滞；尺伏，脐下冷痛，下焦虚寒，腹中痼冷。

促，阳脉之极也。脉来数，时一止复来者，曰促，阳独盛而阴不能相和也，或怒气②逆上，亦令脉促。为气粗，为狂闷，为瘀血发狂③，又为气，为血，为

---

① 病：《明医指掌》嘉庆本作"孕"，义胜。

② 气：原无，据周氏医学丛书本补。

③ 发狂：周氏医学丛书本作"发狂"，义胜。

饮，为食，为痰。盖先以气热脉数，而五者或一有留滞乎其间，则因之而为促，非恶脉也。虽然，加即死，退则生，亦可畏哉！

结，阴脉之极也。脉来缓，时一止复来者，曰结，阴独盛而阳不能相入也，为癥结，为七情所郁。浮结为寒邪滞经，沉结为积气在内。又为气，为血，为饮，为食，为痰，盖先以气寒脉缓，而五者或有一留滞于其间，则因①而为结。故张长沙谓结、促皆病脉。

芤，浮大而软。寻之中空旁实，旁有中无，诊在浮举重按之间，为失血之候。大抵气有余，血不足，血不能统气，故虚而大，若芤之状也。左寸芤，主心血妄行，为吐，为衄；关芤，主胁间血气痛，或腹中瘀血，亦为吐血目暗；尺芤，小便血，女人月事为病。右寸芤，胸中积血，为衄，为呕；关芤，肠痈，瘀血，及呕血不食；尺芤，大便血。又云，前大后细，脱血也，非芤而何？

革与牢脉互换，沉伏实大，如鼓皮曰革，气血虚寒。革易常度也。妇人则半产漏下，男子则亡血失精，又为中风寒湿之诊也。

濡，无力也。虚软无力，应手散细，如绵絮之浮水中，轻手乍来，重手却去，为血气俱不足之候。为少血，为无血，为疲损，为自汗，为下冷，为痹。左寸濡，心虚易惊，盗汗，短气；关濡，荣卫不和，精神离散，体虚少力；尺濡，男为伤精，女为脱血，小便数，自汗多痁②。右寸濡，关热憎寒，气乏体虚；关濡，脾软，不化饮食；尺濡，下元冷惫，肠虚泄泻。

牢，坚牢也。沉而有力，动而不移，为里实表虚，胸中气促，为劳伤。大抵其脉近乎无胃气者，故诸家皆以为危殆之脉

云。亦主骨间疼痛，气居于表。

疾，盛也，快于数而疾。呼吸之间脉七至，热极之脉也。在阳犹可，在阴为逆。

细，微眇也。指下寻之，往来如线，盖血冷气虚，不足以充故也。为元气不足，乏力无精，内外俱冷，痿弱洞泄，为忧劳过度，为伤湿，为积，为痛在内及在下。

代，更代也。动而中止，不能自还，因而复动，由是复止，寻之良久，乃复强起为代。主形容羸瘦，口不能言。若不因病，而人羸瘦，其脉代止，是一藏无气，他藏代止，真危亡之兆也。若因病而气血骤损，以致元气不续，或风家痛家，脉见止代，只为病脉。故伤寒家亦有心悸而脉代者，腹心痛亦有结涩止代不匀者，盖凡痛之脉不可准也。又妊娠亦有脉代者，此必二月余之胎也。

散，不聚也。有阳无阴，按之满指，散而不聚，来去不明，漫无根柢，为气血耗散，府藏气绝。在病脉，主虚阳不敛，又主心气不足，大抵非佳脉也。

兼见脉类③

浮缓风痹，浮大伤风，浮紧伤寒。弦数疟，紧涩寒痹，数主热，迟涩胃冷。滑数结热，浮数虚热，长滑胃热，洪状在右尺，三焦热，滑，血热，微，血崩。弦紧癥痛，沉弦癖痛，弦急癖气疝痛，紧而驶④刺痛，弦紧胁痛，滑细呕吐，紧而

---

① 因：原作"阴"，据周氏医学丛书本改。
② 痁：病。《广韵·桥韵》："痁，病也。"
③ 兼见脉类：自"兼见脉类"至"五藏动止脉"部分，底本原无，据《明医指掌》嘉庆本补。
④ 驶：疾速。晋·陶潜《杂诗》："倾家持作乐，竟此岁月驶。"

实里痛，紧细在关，虫痛。寸口紧促喘逆，紧滑吐逆，寸数吐，关滑呕吐，沉濡停饮，滑细宿食，弦实积，短滑酒食，病胃寒谷不消，促结积聚。肝脉弦紧，筋挛浮泛中满，伏不往来，卒中坚疾癫病，洪疾狂病，二便秘，沉浮霍乱，尺浮大或洪亦然，尺数小便赤涩。诸脉弦、迟、涩，虚劳脉。尺寸俱微，男子五劳，妇人绝产。脉寸尺紧数中毒，脉紧盛伤寒，虚滑伤暑，弦细芤迟亦然。浮缓伤风，脉洪病热，沉缓中湿，洪紧痛疽，洪疾癫疾，沉石水蓄，急弦支饮。伤于阳则脉浮，伤于阴则脉沉。人迎紧盛伤于寒，气口紧盛伤于食。脉前大后细脱血也。喜则气缓脉散，怒则气上脉激，悲则气消脉缩，恐则气下脉沉，思则气结脉短，忧则气沉脉涩，惊则气乱脉动。微小气血虚，大则气血盛。浮洪外病，沉弦内病。长则气治，短则气病。数则心烦，大则病进。上盛则气高，下盛则气胀。代则气衰，细则气少。脉实病在内，脉虚病在外。尺中沉细下焦寒，小便数，病痛迫痢。沉迟腹藏寒痛，微弱中寒少气。洪大紧急病在外，若头痛发痈疽；细小而紧急病在中，寒疝瘕聚痛。浮大伤风鼻塞。诸浮、诸紧、诸沉、诸弦、诸迟、诸涩，若在寸口，膈以上病；在关中，胃以下病；在寸内，脐以下病。凡尺脉上不至关为阴绝，寸脉下不至关为阳绝，阴阳相绝人何以依？以上诸脉，各随寸关尺及藏府部分，以言病之所在也。

诸脉宜忌类

伤寒热病宜洪大，忌沉细。咳嗽宜浮濡，忌沉伏。腹胀宜浮大，忌虚小。下痢宜微小，忌大浮洪。狂疾宜实大，忌沉细。霍乱宜浮洪，忌微迟。消渴宜数大，忌虚小。水气宜浮大，忌沉细。鼻衄宜沉细，忌浮大弦。最头痛宜浮滑，忌短涩。中风宜迟浮，忌急实大数。喘急宜浮滑，忌涩脉。唾血宜沉弱，忌实大。上气浮肿宜沉滑，忌微细。中恶宜紧细，忌浮大。金疮宜微细，忌紧数。中毒宜洪大，忌细微。妇人带下宜迟滑，忌浮虚。妇人已产脉宜小实，忌虚浮，又云宜沉细缓滑微小，忌实大弦急牢紧。肠澼下脓血宜浮小流连，忌数疾及大。发热、吐血、衄血宜沉小弱，忌实大。坠堕内伤宜紧弦，忌小弱。头痛宜浮滑，忌短涩。风痹痿厥宜虚濡，忌紧急疾。温病发热甚忌反小，下痢身热忌数，腹中有积忌虚弱。病热脉静，泄而脉大，脱血而脉实，病在中脉虚，病在外脉涩，皆所忌也。又云腹痛宜细小迟，忌坚大疾。

验诸死证类

温病攘攘大热，脉细小者死。头目痛，卒视无所见者死。温病汗不出，出不至足死。病疟久，腰脊强急、瘈疭者不可治。热病已得治，脉安静者生，脉躁者危，及大热不去者亦危。嗽脱形发热，脉坚急者死，皮肉着骨者死。热病七八日，当汗反不得汗，脉绝者死。形瘦脉大，胸中多气者死，真藏脉见者死。黑色起于耳、目、鼻，渐入口者死。张口如鱼出气，不反者死。循衣摸床者死。妄语错乱及不语者死，热病不在此例。尺① 臭不可近者死。面无光，牙龈黑者死。发直如麻，遗尿不知者死，舌卷卵缩者死，面肿色苍黑者死。五藏内绝，神气不守，其声嘶者死，目直视者死，汗出身体不凉加喘泻者死。

———

① 尺：此处文意不通。

死绝脉类

弹石脉在筋肉间，举按劈劈然；鱼翔脉在皮肤，其本不动而末强摇，如鱼之在水中，身首帖然，而尾独悠扬之状。弹石、鱼翔皆肾绝也。雀啄脉在筋肉间，如雀之啄食，连连奏指，三、五啄忽然顿绝，良久复来；屋漏脉在筋肉间，如残溜之下，良久一滴，溅起无力。雀啄、屋漏皆脾胃衰绝之脉。解索脉如解乱绳之状，指下散散，无复次第；虾游脉在皮肤，始则冉冉不动，少焉瞥然而去，久之倏尔复来；釜沸脉在皮肉，有出无入，涌涌如羹之上肥。皆死脉也。

五藏动止脉

凡人脉五十动不止者，五藏皆有气。四十动一止者，一藏无气，四岁死。三十动一止者，二藏无气，三岁死。二十动一止者，三藏无气，二岁死。十动一止者，四藏无气，岁中死。病脉不在此例，平人以此推之。

妇人脉法

妇人女子，尺脉常盛，而右手脉①大，皆其常也。若肾脉微涩，或左手关后尺内脉浮，或肝脉沉而急，或尺脉滑而断绝不匀者，皆经闭不调之候也。妇人脉，三部浮沉正等，无他病而不月者，妊也，又尺数而旺者亦然。又左手尺脉洪大为男，右手沉实为女。又经云：阴搏阳别，谓之有子。尺内阴脉搏手，而其中别有阳脉也，阴阳相搏，故能有子也。凡女人天癸未行之时属少阴，既行属厥阴，已绝属太阴，胎产之病从厥阴。凡妇人室女病寒，及诸寒热气滞，须问经事若何。凡产后，须问恶露有无多少。

小儿脉

小儿三岁以下，看虎口三关纹色：紫，热；红，伤寒；青，惊风；白，疳病。惟黄色隐隐，或淡红隐隐，为常候也。至见黑色，则危矣。其他纹色，在风关为轻，气关渐重，命关尤重也。及三岁以上，乃以一指按三关，寸、关、尺之三关。常以六、七至为率，添则为热，减则为寒。若脉浮数，为乳痫、风热或五藏壅。虚濡为惊风，紧实为风痫，紧弦为腹痛，弦急为气不和，牢实为便秘，沉细为冷，大小不匀为祟脉②，或小或缓，或沉或短，皆为宿食不消。脉乱身热，汗出不食，食即吐，为变蒸也。浮为风，伏结为物聚，革细为痃劳。小儿但见憎寒壮热，即须问曾发斑疹否，此大法也。

诊家宗法

浮、沉。以举按轻重言，浮甚为散，沉甚为伏。

迟、数。以息至多少言，数甚为疾，数止为促。

虚、实、洪、微。以亏盈言，虚以统芤濡，实以赅牢革，微以赅弱。

弦、紧、滑、涩。以体性言，弦甚为紧，缓止为结，结甚为代，滑以统动。

长、短。以部位之过、不及言。

大、小。以形状言。

---

① 脉：原无，据《明医指掌》嘉庆本补。
② 祟脉：又名鬼祟脉，指脉象变化不定、与病证不符的一种脉象。前人错以鬼祟、客忤等作为出现此脉的病因，故名。《脉诀指掌病式图说》："凡鬼祟附着之脉，两手乍大乍小，乍长乍短，乍密乍疏，乍沉乍浮，阳邪来见脉则浮洪，阴邪来见脉则沉紧。"

脉象歌①

洪大芤虚脉，弦紧实牢革，微小缓弱濡，咸以类相索。浮沉轻重求，迟数息至别，涩滑论难易，长短部位切。动伏缘躁烈，结促由止歇，疾细羸不足，代散乃羸劣。内外并上下，皮肉及筋骨，或以体象微，或以至数属。多之血气盈，小则荣卫缩。至哉阴阳蕴，爰以赞化育。学人能知了，照如秉宵烛。

前之枢要及统会二者，脉病之详与会通之义矣。合复二韵语者，盖欲其后先相绍，详略相因，学之者易晓也。

诸脉亦统之有宗欤，盖以相为对待者，以见曰阴曰阳，为表为里，不必断断然七表、八里、九道，如昔人云云也。观《素问》、仲景书中论脉处，尤可见取象之义。今之为脉者，能以是观之，思过半矣。吁呼！脉之道大矣，而欲以是该之，不几于举一而废百欤？殊不知至微者理也，至著者象也，体用一源，显微无间，得其理，则象可得而推矣。是脉也，求之于阴阳对待统系之间，则启源而达流，因此而识彼，无遗策矣。

至正己亥首夏二日许昌滑寿伯仁志②

---

① 脉象歌：自"脉象歌"至"学之者易晓也"原无，据《明医指掌》嘉庆本补。

② 至正己亥首夏二日许昌滑寿伯仁志：原无，据《明医指掌》嘉庆本补。

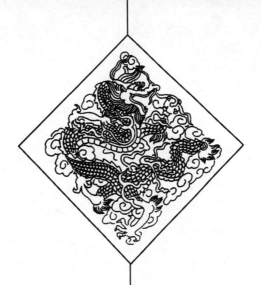

滑寿学术思想研究

滑寿，元末明初著名的医学家。滑氏由儒而及医，在经典文献《内经》、《难经》的整理方面、经络穴位的考订方面及脉诊方面颇有研究，且临床经验丰富，时江浙间无有不知滑氏之名者，皆称之为神医。现将其生平概况、学术思想、临证特色等略述如下：

一、滑寿生平概况

滑寿，字伯仁，晚号撄宁生。现就其生卒年代、学术传承、生平概况等略述如下：

（一）生卒里籍

关于滑寿的生卒年代，有的学者称滑氏生于元大德八年（1304），卒于明洪武十九年（1386），享年82岁；有的学者称滑氏约生于元延祐元年（1314），卒于洪武十九年，享年72岁。笔者考诸有关资料，未见有关于滑氏生卒年代确切记载者，仅能根据有关文献作一个大概的推算。《明史》中有其传记，然未及生卒年代，仅谓："年七十余，容色如童孺。"《四库全书提要》称："寿卒于明洪武中，故《明史》著之。"则滑氏当为元末明初人无疑，且享年在七十岁以上。《明史·列传·方伎传》称："滑寿，字伯仁，先世襄城人，徙仪真，后又徙余姚。"《河南通志》载："先世为许襄人，当元时，父、祖官江南，自许迁仪真，生寿。"按襄城为今河南襄城，仪真为今江苏仪征县，余姚今属浙江省。由此可知，滑寿祖籍襄城，元初其祖辈及父辈到江南一带作官，因而迁到江苏仪真及浙江余姚等地。

（二）学术传承

关于滑寿的学术师承，据《余姚县志》称其"学儒于韩说"，滑寿幼时曾拜学省韩说为师，学习儒学及诸子百家之书，曾为乡举，后滑寿弃儒改而学医，据《明史·列传·方伎》可知，其曾拜王居中及高洞阳为师。时京口（今镇江）名医王居中客居仪征，滑寿数次前往拜访，态度极诚恳，王居中认为，医学源于黄帝、岐伯，而其说已不可得，仅存于《素问》、《灵枢》之中，故应深入领会《素问》、《灵枢》之旨。王氏遂以此二书授滑寿。滑寿学完之后，请于师曰："《素问》详矣，多错简，愚将分藏象、经度等为十类，类抄而读之。《难经》又本《素问》、《灵枢》，其间荣卫藏府与夫经络腧穴，辨之博矣，而缺误亦多。愚将本其义旨，注而读之可乎？"王居中称善，认为滑寿是善于学习者。后滑寿将《素问》的内容加以分类，少加注释，著成《读素问钞》；将《难经》加以注释，成《难经本义》。滑氏又曾学针灸于东平高洞阳，滑氏认为学医道者不可不明经络，经络不明，而欲治疗疾病，就好像一个人想练习射箭却不用弓和箭一样，这是肯定做不到的。因《素问·骨空》诸论及《灵枢·本输》所述经络，辞旨简奥，读者未易即解，于是训其字义，释其名物，疏其本旨，正其句读，分为三卷，名曰《十四经发挥》。

《明史·列传·方伎传》称："寿又参会张仲景、刘守真、李明之三家而会通之，所治疾无不中。"《难经本义·刘仁本序》说其"学仿于东垣李先生"，《难经本义·张翥序》亦曰："故家许，许去东垣近，早为李氏之学，遂名于医。"《四库全书总目提要》对此提出异议，认为《难经本义》中张翥序说有误。其谓："李杲足迹未至江南，与寿时代亦不相及，翥所云云，殆因许近东垣，附会其说欤！"即使《四库全书总目提要》所言为实，然其学于李氏之学当确无疑。详李杲，生于金大定二十年，即公元1180年，卒于蒙古寿宗元年1251年，时金亡已17年，后因避兵往梁，遂以医游公卿间，壬辰北渡，寓东平，至甲辰还乡里。虽李杲足迹未至江南，然滑氏身处元代，南北交通已无阻碍，如滑氏曾学医于东平高洞阳，详东平，即为山东东平县，是即可知，滑氏足迹当至山东。又河南许襄为其祖籍，其回乡祭祖亦有可能。即便是滑氏未至河南许襄，南北之间医学应已有交流，如朱丹溪学医于罗知悌，罗氏以刘完素、李东垣、张子和之学以授丹溪。是可知时李氏之说已传至江南，滑氏接触李氏之说是可能的。又从朱右载滑氏医案中可知，其用李氏之方治病，故滑氏学仿于李氏东垣之说当是无疑的。

滑氏之学尚有承继者，如《余姚县志》称："康熙《志》弟子得其传者，骆则诚，吴温夫。"可知滑寿尚教授弟子，其中有得其真传的两个弟子，分别是骆则诚、吴温夫。

（三）医术医德

滑寿医术高超，其治病治愈率高，于江浙一带十分有名，当时与朱丹溪齐名。《难经本义》的序作者之一刘仁本称："许昌滑君伯仁甫，挟岐黄之术，……精于诊而审于剂者也，愈疴起瘤，活人居多。"《明史·列传·方伎传》称滑氏"晚自号撄宁生，江浙间无不知撄宁生者。"其治人疾，不拘于方书，而以意处剂，无不立效。秋日，姑苏诸友人邀游虎丘山，恰有一富家有产妇难产，请求滑寿至家诊治，先生见新落梧桐叶，拾起交与来人说："归即以水煎而饮之。"不久，即有人来报说，孩子已经顺利生下，众人皆问此出何方，撄宁曰：医者意也，何方之有，妇人怀孕十月而难产，是因气不足所致，桐叶得秋气而坠，用桐叶而助妇人产，其气足而自然会产下小儿的。滑氏医术之神可见一斑。

滑氏行医50年，江、淮、吴、甬间，尊之为神医。滑氏所到之处人争延致，以得撄宁生一决生死为无憾。《绍兴府志》载："一妇孕患腹痛，呻吟，隔垣闻其声，曰：此蛇妖也。砭之，产数蛇，得不死。又一妇临产而死，视之曰：此小儿手捉其心耳。砭之，即苏，少顷儿下，大指有砭迹。"滑氏曾据脉象断二女之生死而验。有二婢女，七、八月间均患痢疾，其中一人大热喘闷，脉鼓急，滑氏诊后说此病危，已不可治；另一人微热、小便通利，脉洪大而虚软，滑氏说此人可治，马上用下法，而后又用苦坚之剂，果然一死一愈。又断一人死证而验，如一人病咳血痰，其人脉数而散，体寒热，滑氏认为此二阳病，在法不治，果不其然，夏月乃亡。

滑氏医德高尚，不论贫富，只要延请其治病，滑氏将病人之生命安危放在第一位，从不计较报酬之多少，均前往救治。

（四）往来皆鸿儒

滑寿幼时习儒，颇有文采，《仪征县志》称滑寿"性警敏，习儒书，日记千余言，操笔为文，词有思致，尤长于乐府。"现流存下来滑氏的诗非常少，《明诗纪事》中尚有一首，题为挽唐丹崖，唐丹崖即唐肃，字处敬，号丹崖，著有《丹崖集》。其诗云："尚想词垣应奉辰，汉廷曾诏贾生频；如今埋骨秋江上，留得文章照后尘。"滑氏由儒而入医，且医术高超，故与当时的名儒及名士交往甚多。滑氏与当时的文人名士朱右、戴良、丁鹤年、宋濂、宋禧等都很熟谙，常常往来交游。宋禧曾赠以诗曰："滑公江海客，频到贺家溪，采药行云际，吟诗过水溪。"朱右为元末明初人，元时曾以荐授庆元路慈溪县儒学教谕，调萧山，擢主簿。明洪武三年春，曾被荐召至京预修元史。朱右曾撷其治疾神效者数十事，为作《撄宁生传》，对于滑氏治疗经验、验案及事迹的传播起到了极大的作用。宋濂、张翥等名士曾为其《难经本义》作序。《明代名人墨宝》中存有宋濂之子宋璲致滑氏一手札，从其称呼上看，其对滑氏是十分尊敬的。手札的内容为："前日所惠之药已服毕，昨日暂止。今早吃少鸭蛋、猪肉、西瓜，忽腹有微痛，即大吐，觉颈上有脉牵引作痛，体力倦甚。饮食之类，绝未宜口，脚气都只如故。不知今日手脉如何，再服何药，得柱步见过一遭，是所深愿，却恐数劳往来之瘁也。不具。宋璲敬禀撄宁丈执事。"

戴良《九灵山房集》题滑寿像赞曰："貌不加丰，体不加长，英英奕奕，其学也昌。早啄诗礼之精华，晚探《素》、《难》之窈茫，推其有，足以防世而范俗。出其余，可以涤藏而漰肠。"详戴良，元诗人。字叔能，号九灵山人，浦江（今属浙江）人。曾任淮南江北等处行中书省儒学提举。幼年不屑科举，曾学医于朱震亨，博通经史及诸子百家，医卜、释老之说，精于医学，尤工于文辞。诗文并负盛名，其诗尤胜，故与医者多有交往。此文是对滑氏由儒而及医的儒医风采加以赞扬。

（五）晚年概况

滑氏晚年自号撄宁生，撄宁，意为接触外物而不为所动，保持心神宁静，语出《庄子》。《庄子·大宗师》："其为物无不将也，无不迎也，无不毁也，无不成也，其名为撄宁。撄宁者，撄而后成者也。"成玄英疏："撄，慢动也。宁，寂静也……动而常寂，虽撄而宁者也。"由此可见滑氏信奉道家之说。

滑氏居住在余姚期间，方国珍的军师刘仁本驻兵余姚，对滑寿很敬重，在他的《羽庭诗集》中有"正月望前一夕，与滑伯仁炼药"诗一首，诗云："委羽山中鹤堕翎，老仙为我制颓龄；人无金石千年寿，药有丹砂九转灵；候熟鼎炉分水火，所吞朋友走风霜；轻身已得刀圭秘，莫问昌阳与茯苓。"虽宋元时期，外丹术逐渐走向没落，内丹术开始盛行，我们从诗中"丹砂"、"鼎炉"、"水火"、"老仙"等词中可知滑氏在炼制丹药，由此亦可看出，滑氏行道家之术。

明亡以后，滑氏已入晚年，《浙江通志》载："按《滑氏家谱》，则为刘基之兄弟也，基尝访之于余姚，留数月而去。"《绍兴府志》亦曰："叶知府逢春云：寿盖刘文成基之兄，易姓名为医。文成既贵，尝束劝之仁，不应，留月余乃去。"详刘基，青田人，字伯温。元至顺年间进士，曾任浙东行省元帅都事等职，因事罢官。元至正二十年投奔朱元璋，明王朝各种制度的建立，基多参与其事。官至御史中丞、太史令，封诚意伯。由此可知，滑氏本姓刘，因从医而改姓滑。其为明开国功臣刘基之兄，刘氏虽劝其入仕，但滑氏拒绝了。究其原因，或与其行道家之道，追求清静无为，避世静修的境界有关。从元·戴良《九灵山房集·怀书撄宁诗》中亦可见一斑，其写道："海日苍凉两鬓丝，异乡漂泊已多时。欲为散木留官道，故托长桑说上池。蜀客著书人岂识，韩公卖药世偏知。道途同是伤心客，只合相关赋黍离。"这首诗表明了虽滑氏隐于医林，不求致仕，然一样不能真正隐逸，因其声名已为世人所知。

《明史·列传·方伎传》称："年七十余，容色如童孺，行步趫捷，饮酒无算。"

此当与其善道家养生之术有关。

二、著述情况考

滑氏一生勤于著述，现仍存世的有《读素问钞》、《难经本义》、《诊家枢要》、《十四经发挥》、《麻疹全书》等著作。据《明史·方伎传》等书目著录可知，滑氏除著有《读素问钞》及《难经本义》之外，尚著有《读伤寒论抄》、《痔瘘篇》、《医韵》、《脉理存真》、《医学引彀》、《撄宁生补泻心要》、《医学蠢子书》等书，现略述如下。

（一）《读素问钞》

《明史·方伎传》载："（滑寿）请于师曰：《素问》详矣，多错简，愚将分藏象、经度等为十类，类抄而读之。"是为《读素问钞》。《中国医籍考》曰：存。《澹生堂书目》作《素问注解》三卷。然《千顷堂书目》著录："滑氏《素问注钞》十二卷。"详今存本为三卷，每卷之中分为四个部分，如上卷分为卷上之一、卷上之二、卷上之三、卷上之四，卷中及卷下类此，故此十二卷当是将以上各部分各自为一卷所致。

（二）《难经本义》

《明史·方伎传》载滑寿曰："《难经》又本《素问》、《灵枢》，其间荣卫藏府与夫经络腧穴，辨之博矣，而缺误亦多，愚将本其义旨，注而读之可乎？"是为《难经本义》。本书有奉直大夫温州路总管管内劝农兼防御事天台刘仁本序、翰林学士承旨荣禄大夫知制诰兼修国史张翥序、工部郎中揭汯序。

（三）《十四经发挥》

《明史·方伎传》载："既学针法于东平高洞阳，尝言：人身六脉虽皆有系属，惟督任二经，则苞乎腹背，有专穴。诸经满而溢者，此则受之，宜与十二经并论。乃取《内经·骨空》诸论及《灵枢篇》所述经脉，著《十四经发挥》三卷，通考隧穴六百四十有七。"本书有四明吕复序、滑氏自序及滑氏的好友宋濂序。

（四）《诊家枢要》

此书见载于《明史·列传·方伎传》。此书或附于明·丁瓒《素问钞补正》之后，或为丛书《明医指掌》收录，清周学海曾对本书进行校注，并将此书刊入《周氏医学丛书》中。

（五）《滑伯仁正人明堂图》

王吉民撰英国博物院所收藏中文医书目录中著录，疑此即《十四经发挥》中的十四经图释部分，因条件所限，待考。

（六）《读伤寒论抄》

《明史·列传·方伎传》著录："他如《读伤寒论抄》、《诊家枢要》、《痔瘘篇》，又采诸书《本草》为《医韵》，皆有功于世。"由此可见，《读伤寒论抄》、《诊家枢要》、《痔瘘篇》皆滑氏所作。《读伤寒论抄》一书，《中国医籍考》云未见，今已佚。然此书至清时仍应存世，因清人汪琥曾对此书作出评价，可见他是见过此书的。但是他对此书的评价不高，其谓："其于仲景之论毫无发明，亦止便学者之记习耳。""其于仲景之论毫无发明"当为此书失传之原因。

（七）《痔瘘篇》

《痔瘘篇》一书，《中国医籍考》引朱右《撄宁生传》中亦著录。丹波氏《中国医籍考》中已谓：佚。今已不传。

（八）《医韵》

《医韵》一书，《读书敏求记》载："阅其《诊家枢要》，知其脉生。尝聚诸家本草为《诗韵》，与是书同付板刊行。"《明史·方伎传》著录："又采诸书《本草》为《医韵》。"则《读书敏求记》所载《诗韵》一书当为《医韵》。今已佚。

（九）《脉理存真》

《测海楼书目》著录滑氏著"《脉理存真》三卷"，今此书已佚。

（十）《医学引彀》

《医藏书目》、《千顷堂书目》均著录《医学引彀》一书。《河南通志》亦载滑氏著"《医学引彀》四卷"。丹波氏《中国医籍考》中谓：佚。今已不传。

（十一）《脉诀》

《脉诀》一卷，见《浙江通志》。《鸣野山房书目》载：《滑伯仁脉诀》，山阳李阳春辑。此书是否即是《诊家枢要》，今因资料所限，存疑待考。

（十二）《撄宁生要方》

《撄宁生要方》一卷。见《医藏书目》。丹波氏《中国医籍考》中已谓：佚。今已不传。

（十三）《撄宁生补泻心要》

《撄宁生补泻心要》见《浙江通志》及乾隆四十六年《余姚县志》卷三十五《经籍》子部。民国三十一年《河南通志·艺文志·子部·医家类》作《撄宁生五藏补泻正要》。《中国医籍考》云：存。今已佚。

（十四）《医学蠢子书》

《医学蠢子书》五卷。见《浙江通志》，乾隆五十七年《绍兴府志》卷七十八之二作《医家蠢子书》。丹波氏《中国医籍考》中谓：佚。今已不传。

（十五）《麻疹全书》

本书题曰：滑氏原著，浮海道人补辑而成。光绪三十一年汤鼎烜得其稿本于旧书肆中，为之刊行流市。现中国中医研究院图书馆、山东中医药大学图书馆等有藏本，为光绪三十一年汤鼎烜校刊本。扉页作《麻证新书》，题签作《麻证全书》，书页中缝作《麻疹全书》。故此书又名《麻证全书》、《麻证新书》。作者在点校过程中发现，此书当为清人所作，现略述如下：

1. 书目著录情况

本书在明代至清代的史志书目中均未见著录。滑寿的其他著作或见载于《明史·列传·方伎传》中，或见载于《浙江通志》、《绍兴府志》等地方志中，或见载于《千顷堂书目》、《测海楼书目》等私人藏书目录中，或见于私人著作如《读书敏求记》中，然本书在前代的史志及目录中均未见记载。梁启超在《中国历史研究法》中指出："其书前代从未著录，或绝无人征引而忽然出现者，十有九皆伪。"《麻疹全书》一书在正史、地方志及私人书目及著作中均未被提及或征引，是该书为伪书的证据之一。

2. "十九行省"之说

《四方麻名论》中说："此证海外亦有传染，不但十九行省而已，名虽不同，证无二致，立法治原，用药护卫，宜清凉不宜甘温，宜透发不宜滋补。"文中提及"十九行省"，按行省制度，当始于元代，行省制是蒙元统治者在行政区划和政治制度方面留给后世的一份重要遗产。然元代除中书省所在地京师外，仅有11行省：岭北、辽阳、河南、陕西、四川、甘肃、云南、江浙、江西、湖广、征东。明洪武初，革除中书省、行中书省，改置十三布政司。清初置18省：直隶、江苏、安徽、山西、山东、河南、陕西、甘肃、浙江、江西、湖南、湖北、四川、福建、广东、广西、云南、贵州。到光绪九年，新疆建行省，与前18省足成19之数，故十九行省出现在清末。是以可知，"十九行省"当出自清人之手，滑寿的著作中是不可能提及清代所设置的十九行省的。

3. 所载方剂等情况

《麻疹全书》中所载的方剂，多为明清医家之方。如明确提出医家之名的有：景岳方、聂久吾方、朱纯嘏方、孟介石方，如引"朱纯嘏加减清毒拨翳汤"等。详聂久吾，既是明代卓有政声的官吏，又是著名的医学家，长于小儿痘疹的治疗，著有《活幼心法》；孟介石为清代著名医家，著《幼科直言》；朱纯嘏为清代的皇家种痘师，著有《痘疹定论》。又书中银翘散、桑菊饮、犀角地黄汤、紫雪丹等，其方名当出自清·吴塘《温病条辨》。又书中"忌食诸肉、鸡、鱼、盐、五辛论"中提及缪仲醇，在"痰论"中提到了李士材的《医宗必读》，二人皆为明人，滑寿是不可能引用明清医家的方剂及言论的。

4. 滑寿自序之真伪

《滑先生原论》中说："医俗流专以透发为主，即西河柳透麻，遏迩同出，此极害人。"其中所提之西河柳，《证类本草》、《本草纲目》均未提及其治麻疹的功能，如《证类本草》曰："主剥驴马血入肉毒。"《本草纲目》曰："消痞、解酒毒、利小便。"缪希雍《神农本草经疏》中始载其治麻疹之功用，其谓："此药（桎柳）正入心肺胃三经，毒解则邪透肌肤。而内热自消。此皆开发升散之功，近世治痧疹热毒不能出，用为发散之神药。"至清·张璐《本经逢原》指出此药用于透疹，大非所宜，其谓："今人用之以发麻斑，为能助火，大非所宜，春夏时尤忌之。"清代名医张寿颐亦指出其透麻之效速，当少用，其谓："桎柳，性温入血而善于发泄，治麻疹之不能透发者甚效，乃濒湖《纲目》所未详者。但透达之效极速，如煎剂不当过之钱。"由以上可知，西河柳用于透麻，当始于明代，清代医家开始注意到其透发之力大，大能助火，主张应用时有所禁忌。滑氏生活在元末明初，不当有此议论，故此序可能为伪作。

此外，滑寿为由儒而医，其文字功底较深，而本书从文字气象上看，文字明白浅显，类似白文，当为清人所作无疑。

总之，从以上几点可以看出，《麻疹全书》当为清人所作。由于此书刊刻次数不多，今医家难得见到此书，故此次将本书附于滑寿著作之后，以正视听。

三、医学成就

滑氏于《素问》、《难经》等经典著作的整理与注释、经络腧穴的考定、诊脉之道等方面均颇有建树，现分述如下。

（一）类编整理《素问》的成就

《读素问钞》将《素问》原文选录精要者，重新编排，分为藏象、经度、脉候、病能、摄生、论治、色诊、针刺、阴阳、标本、运气和汇萃十二类，并作了简要注释。该书的学术特色如下：

1. 开节略类编《素问》之先河

滑氏之前，对《内经》进行类编整理

者代不乏人。晋·皇甫谧《针灸甲乙经》首先以《素问》、《九卷》、《明堂孔穴针灸治要》三书为本，删其浮辞，除其重复，重新分类编辑而成。隋·杨上善《黄帝内经太素》对《内经》全文进行了分类编注。《太素》将《素问》与《九卷》全文合编，分为摄生、阴阳、藏府、经脉、输穴、营卫气、身度、诊候、证候、设方、九针、补泻、伤寒、寒热、邪论、风论、气论、杂病等类，并对全文进行了注释。但《太素》流传至宋代以后则在国内失传，公私书目亦无著录。

滑氏是首次节略类编《素问》者，滑氏删其繁芜，撮其枢要，择《素问》之要，分为十二类，有利于读者对于《素问》中有关问题的整体把握。如卷上之一有关藏象的内容是从"六节藏象论"、"阴阳应象大论"、"金匮真言论"、"灵兰秘典论"、"五藏生成篇"、"宣明五气篇"、"五藏别论"等篇中选摘而成。全书对于疾病及其治疗非常重视，其中"病能篇"占了全书篇幅的四分之一，是全书重点抄读的内容，共引了二十一篇有关疾病的论述，有利于读者进行研读。

2. 以深厚的文字学功底校读《素问》

滑氏由儒而医，有深厚的文字学功底，对于文字的古音、古义相当熟悉，故而在注释《素问》时高人一筹。如注释《素问·五藏生成篇》中"徇蒙招尤"时谓："当作眴蒙招摇。眴蒙，谓目瞬，动而蒙昧，下文目冥是也；招摇谓头振掉而不定也。徇、眴声相近，摇、徭古通用，故误眴为徇，摇为尤也。"按徇为巡行、顺从、营谋、环绕之意，眴则通"眩"，杨雄《剧秦美新》："臣常有颠眴病。"为眩晕之意。二者之意并不相通，然因声相近而致误。摇、徭古通用，尤字之古字为䊹，故形近而误。

又如释膻中，其谓："膻中在胸中两乳间，为气之海。膻，徒旱切，上声，浊字。《说文》云：肉膻也，音同袒裼之袒，云膻中者，岂以袒裼之袒而取义耶？"袒通襢，襢又与膻形近，故而滑氏有此推论。

又如病能篇释"仆击偏枯痿厥，气满发逆，甘肥贵人，则膏粱之疾也。隔则闭绝，上下不通，则暴忧之病也。暴厥而聋，偏闭塞不通内气暴薄也，不从内外中风之病，故瘦留著也。"王冰注认为瘦为肌肉消瘦之义。滑氏则从上下文及病因病机推断，认为"瘦"字当作"廋"字，为形近而误所致。其注曰："膏粱之疾，暴忧之病，内气暴薄，此三者不从内外中风之病，谓非外伤也。以非外伤，故为病留瘦住著，不若风家之善行数变也。瘦当作'廋'，如人焉廋哉之廋。廋，匿也，故下文云：蹁跛，寒风湿之病也，此则从外伤而言。"

又如卷中之四"针刺"篇中，对于"如"的解释夹于正文之中，其谓："岐伯曰：泻实者气盛乃内针，针与气俱内，以开其门中'如'读曰'而'，针与气俱出，精气不伤，邪气乃下，外门不闭，以出其疾，摇大其道，如'如'读曰'而'，利其路，是谓大泻，必切而出，大气乃屈。"滑氏指出"如"应读为"而"。滑氏于《难经本义》注文中亦对此通假字进行了训释，如八十难曰："经言有见如入，有见如出者，何谓也？"滑氏注曰："如，读若而。《孟子》书：望道而未之见。而，读若如。盖通用也。有见而入出者，谓左手按穴，待气来至乃下针，针入，候其气应尽而出针也。"按如、而二字古通用，如《经籍纂诂·鱼韵》："成阳灵台碑：感赤龙交如生尧。武荣碑：仁而不寿。武梁石室画像：赴火如亡，而通作如。"

从上可以看出，滑氏于文字古义的理解功底使其能正确地理解《素问》之文义，而不致于产生歧义。

3. 认为运气七篇大论非《素问》原文

滑氏认为运气七篇大论非《素问》原文，其谓："王安道曰：运气七篇与《素问》诸篇自是两书，作于二人之手，其立意各有所主，不可混言。王冰以为七篇参入《素问》之中，本非《素问》原文也。又运气之说，褚澄尝议之矣，曰：大挠作甲子纪岁年耳，非言病也。夫天地五行，寒暑风雨，仓卒而变，人婴斯气，作疾于身，气难预期。故疾难预定，气非人为；故疾难人测，推验多乖，拯救易误。俞扁弗议，淳华弗稽，运气之书，岂非后人托名于圣哲耶！"在"病能篇"中亦谓："运气七篇与《素问》诸篇自是两书，作于二人之手，其立意各有所主，不可混言。王冰以为《七篇》参入《素问》之中，本非《素问》原文也。"金元时期出版的《伤寒论》中有运气图，滑氏谓后人附入所致，且《伤寒论》之所以未有运气说，是因有所不取所致。其谓："黄仲理曰：南北二政三阴，司天在泉，寸尺不应交反脉，图并图解。运气图说，出刘温舒《运气论奥》。又六气上下加临，补泻病症图并污差棺墓图歌括，出浦云《运气精华》。又五运六气加临，转移图并图说，出刘河间《原病式》。后人采附仲景《伤寒论》中。夫温舒、浦云、守真三家之说，岂敢附于仲景之篇，特后人好事者为之耳。运气之说，仲景三百九十七法无一言及者，非略之也，盖有所不取也。"滑氏所论当是。

4. 结合实践，阐释反治理论

滑氏在阐释"热因寒用、寒因热用、塞因塞用、通因通用"之语时，结合自身的医疗实践，加以说明，其谓："有火气动，服冷已过，热为寒格而身冷呕哕、嗌干、口苦、恶热、好寒，众议为热，冷治则甚，其如之何？则热物冷服，下嗌之后，冷体既消，热性便发，由是病气随愈，呕哕皆除，醇酒冷饮，则其类矣。此谓热因寒用也。又病热者，寒攻之则不入，以豆豉诸冷药酒渍，或温而服之，酒热气同，固无违忤，酒热既尽，寒药已行，从其服食，热便消散，此则寒因热用也。或以诸冷物热剂和之，如热食猪肉及粉葵乳，以椒姜橘热剂和之，是亦寒因热用也。又热在下焦治亦然。假如下气虚乏，中焦气壅，肋胁满甚，食已转增，今欲散满则恐虚其下，补下则满甚于中，或谓不救其虚，且恐其满，药入则减，药过依然。故中满下虚，其病常在，乃不知疏启其中，峻补于下，少服则资壅，多服则宣通，由是而疗，中满自除，下虚斯实，此则塞因塞用也。又大热内结，注泄不止，热宜寒疗，结复不除，以寒下之，结散利止，此则通因通用也。又大寒凝内，久利溏泄，愈而复作，绵历数年，以热下之，寒去利止，亦其类也。投寒以热，凉而行之；投热以寒，温而行之。始同终异，斯之谓也。经云：治热以寒，温而行之，治寒以热，凉而行之，亦热因寒用，寒因热用之义也。"

滑氏类编《素问》对后世研究《内经》产生了极大的影响，如张介宾著《类经》时，在分类方法上，借鉴了滑氏的分类方法。现简述如下：

其一：《读素问钞》分为十二类，《类经》亦分为摄生、阴阳、藏象、脉色、经络、标本、气味、论治、疾病、针刺、运气、汇通十二类；二者相同的有摄生、阴阳、藏象、标本、运气、针刺、论治七类，经度、脉候、色诊、病能、汇萃五类与《类经》中的经络、脉色、疾病、汇通四类基本一致。所不同的是《读素问钞》

中的"脉候"和"色诊"二类在《类经》中合为一类，《类经》中又多出"气味"一类。

其二，《读素问钞》各类中所收录的《素问》经文，也多被收录在《类经》相同或相近的类别中。二书皆对所引录的经文标明出处。

其三，皆在每类中分为若干节，既有取《内经》中的一篇分为数节者，又有节录两篇中的部分经文合为一节者。从以上的相同之处分析，张介宾在类编《内经》时，参考并接受了滑寿《读素问钞》的分类方式。正如《慈云楼藏书志》谓："后来景岳介宾《类经》亦仿伯仁为之也。"

张介宾在《类经》序文中亦提及扁鹊、皇甫谧、王冰、滑撄宁等人对其研究《内经》的影响，其谓："粤稽往古，则周有扁鹊之摘难，晋有玄晏先生之类分，唐有王太仆之补削，元有滑撄宁之撮钞；鉴此四君子而后意决。"然《类经》并没有完全照搬《读素问钞》的分类方式，如《类经》中有些条文的归类与《读素问钞》中的归类不同，而《读素问钞》中的汇萃类是前十一类中未出现过的才归于此类；《类经》汇通类中所收录的经文则是对前十一类中出现过的经文重新摘要归类。由此可见，《类经》在借鉴《读素问钞》的分类的同时又有所变化。

李中梓《内经知要》亦参考了滑氏选择分类的体例，合《素问》、《灵枢》162篇进行分类。

明代程文杰对此书评价甚高，其谓："医之有《素问》，犹吾儒之有"四书"。不读《素问》，不知病源，不读《四书》，不知道理。时医只知检方疗疾，不知病源，误人多矣。许昌滑伯仁氏《读素问钞》九卷，其删取之精，编辑之审，其功犹程朱二夫子之于"四书"也。"

（二）注释《难经》之成就

滑氏注释《难经》，对字词、名物、病因病理均进行了注释，采用考之《枢》《素》，以探其源，旁引前人之注释，间阐述己见的方法进行注释，明确"独取寸口"之说源于《难经》，指出其决五藏六府死生吉凶的意义，对三焦、命门等问题都提出独到见解。现将其注释内容及注释特色分别阐述如下：

1. 考之《枢》、《素》，以探其源

滑氏认为《难经》为解《素问》之经，故解《难经》之时，多溯本求源，结合《素问》、《灵枢》中的有关内容进行注释。其在《难经本义》"自序"中谓："本《素问》、《灵枢》之旨设为问答，以释疑义，其间营卫度数，尺寸部位，阴阳王相，藏府内外，脉法病能，与夫经络流注，针刺俞穴，莫不该备。"其于"凡例"中亦云："《难经》八十一篇，盖越人取《内经》、《灵枢》之言，设为问答。前此注家，皆不考所出，今并一一考之。"

基于以上认识，滑氏将《难经》各难问答之内容在《素问》、《灵枢》中的相关内容一一考出。如"十一难曰：经言脉不满五十动而一止，一藏无气者，何藏也？"《难经》自答此藏为肾，并指出其原因为"今吸不能至肾，至肝而还，故一藏无气者，肾气先尽也。"滑氏在注释中指出此"经言"的内容为《灵枢》第五篇的有关内容。故在注释时先引《灵枢·根结》原文注曰："《灵枢》第五篇曰：人一日一夜五十营，以营五藏之精。不应数者，名曰狂生。所谓五十营者，五藏皆受气，持其脉口，数其至也。五十动不一代者，五藏皆受气；四十动一代者，一藏无气；三十动一代者，二藏无气；二十动一代者，三藏无气；十动一代者，四藏无气；不满十

动一代者，五藏无气，予之短期。"先考出了设问之辞的来历，再续曰："按五藏肾最在下，吸气最远，若五十动不满而一止者，知肾无所资，气当先尽，犹衰竭也，衰竭则不能随诸藏气而上矣。"

又"十二难曰：经言五藏脉已绝于内，用针者反实其外。五藏脉已绝于外，用针者反实其内。内外之绝，何以别之？"滑氏认为此"经言"的内容出自《灵枢》第一篇与第三篇，在注释时先引述了第一篇"九针十二原"及第三篇"小针解"中的有关内容，其注曰："《灵枢》第一篇曰：凡将用针，必先诊脉，视气之剧易，乃可以治也。又第三篇曰：所谓五藏之气已绝于内者，脉口气内绝不至，反取其外之病处，与阳经之合，又留针以致阳气，阳气至则内重竭，重竭则死矣。其死也，无气以动，故静。所谓五藏之气已绝于外者，脉口气外绝不至，反取其四末之输，又有留针以致其阴气，阴气至则阳气反入，入则逆，逆则死矣。其死也，阴气有余，故躁。"继又注曰："此《灵枢》以脉口内外言阴阳也。越人以心肺肾肝内外别阴阳，其理亦由是也。"

又"十五难曰：经言春脉弦，夏脉钩，秋脉毛，冬脉石，是王脉耶？将病脉也？然弦、钩、毛、石者，四时之脉也。"滑氏指出此为"《内经》'平人气象'、'玉机真藏论'参错其文而为篇也"。

又二十四难注曰："此下六节，与《灵枢》第十篇，文皆大同小异。"

又四十九难注曰："此与《灵枢》第四篇文大同小异，但伤脾一节，作若醉入房，汗出当风则伤脾不同尔。"

由上可知，滑氏本着溯本求源的方法，考订《难经》之问答在《素问》、《灵枢》中的所出之处。其在"难经汇考"中曰："详其设问之辞称经言者，出于《素问》、《灵枢》二经之文，在《灵枢》中尤多。"然而滑氏亦认识到有些"经曰"之语并非出自《素问》、《灵枢》之中，故推断可能是出于其他的古经书或是自设问答所致。如"七难曰：经言少阳之至，乍大乍小，乍短乍长；阳明之至，浮大而短；太阳之至，洪大而长；太阴之至，紧大而长；少阴之至，紧细而微；厥阴之至，沉短而敦。"此"经言"之内容不见于《素问》、《灵枢》，故滑氏注曰："篇首称"经言"二字，考之《枢》、《素》无所见，'平人气象论'虽略有其说而不详。岂越人之时，别有所谓上古文字耶？将《内经》有之，而后世脱简耶？是不可知也。后凡言经言而无所考者，义皆仿此。"第十九难、二十难、二十一难皆同此。

2. 旁引前人之注释

滑氏大量引用前人之注释，在"难经汇考"中对各家注释之特点进行了评价："诸家经解，冯氏、丁氏伤于凿，虞氏伤于巧，李氏、周氏伤于任，王、吕晦而舛，杨氏、纪氏大醇而小疵。唯近世谢氏说，殊有理致源委。及袁氏者，古益人，著《难经本旨》，佳处甚多。然其因袭处，未免蹈前人之非，且失之冗尔。"故滑氏择各家之精华为其所用，并进一步加以分析。如二十五难注文中即以此阐明"三焦无两配"之说。由于谢氏将《难经》中言及手少阴心主与三焦的有关内容已作了较全面的总结，故滑氏将其引录，注文曰："谢氏曰：《难经》言手少阴心主与三焦者，凡八篇；三十一难分豁三焦经脉，所始所终。三十六难言肾之有两，左曰肾，右曰命门。初不以左右肾分两手尺脉。三十八难言三焦者，原气之别，主持诸气，复申言其有名无形。三十九难言命门者，精神之所舍，男子藏精，女子系胞，其气与肾通。又云：六府正有五藏，三焦亦是一府。八难、六十二、六十六三篇，言肾间动气者，人之生命，十二经之根本也，其名曰原，三焦则原气之别使也。"又引虞庶之说进一步阐明"《难经》止言手心主与三焦为表里，无命门、三焦表里之说"，并对诸家之所以产生"命门与三焦相表里"之说之原因进行了分析，认为："诸家所以纷纷不决者，盖有惑于'金匮真言篇'王注引《正理论》谓：三焦者有名无形，上合手心主，下合右肾，遂有命门、三焦表里之说。夫人之藏府，一阴一阳，自有定耦，岂有一经两配之理哉？夫所谓上合手心主者，正言其为表里；下合右肾者，则以三焦为原气之别使而言之尔。知此则知命门与肾通，三焦无两配。而诸家之言，可不辨而自明矣。"

又如三十六难阐明"藏各有一耳，肾独有两者"之说，采用《项氏家说》引沙随程可久之说曰："北方常配二物，故惟坎加习，于物为龟为蛇，于方为朔为北，于大玄为罔为冥。《难经》曰：藏有一而肾独两，此之谓也。"

滑氏在"本义引用诸家姓名"中提及十余位注家，其中有些注家之著作如吕广所著《难经注解》、杨玄操著《难经注释》、丁德用著《难经补注》、虞庶著《难经注》、周权所著《难经辨正释疑》、王宗正所著《难经注义》、纪天锡所著《难经注》、张元素所著《药注难经》、袁氏所著《难经本旨》、谢缙孙所著《难经说》、陈瑞孙与其子宅之同著《难经辨疑》等书，以上各书均已佚不存，其注唯赖滑氏之书得以保存。

3. 阐述己见

滑氏于一难中明确指出《难经》首提独取寸口之说。其在解说了手太阴脉为脉之大会之后说："此越人立问之意，所以独取夫寸口，而后世宗之，为不易之法。著之篇首，乃开卷第一义也。"

又如十四难注"上部有脉，下部无脉，其人当吐，不吐者死。上部无脉，下部有脉，虽困无能为害"时阐明诊寸、关、尺之重要性，其注曰："一难言寸口以决藏府死生吉凶，谓气口为五藏主也。四难言脾受谷味，其脉在中，是五藏皆以胃为主，其脉则主关上也。此难言人之有尺，譬如树之有根，脉有根本，人有元气，故知不死，则以尺为主也。此越人所以错综其义，散见诸篇，以见寸、关、尺各有所归重云。"

又如五十九难仅言及癫狂的症状，"狂疾之始发，少卧而不饥，自高贤也，自辨智也，自倨贵也，妄笑好歌乐，妄行不休是也。癫疾始发，意不乐，僵仆直视"。滑氏在注释中进一步阐明其病因病理，其谓："狂疾发于阳，故其状皆自有余而主动；癫疾发于阴，故其状皆自不足而主静。"这与后世医家对此病病因病机的认识有一定的启发作用。

周学海在"增辑难经本义"序中云："自宋以来，注《难经》者二十余家，滑氏以前多不可见，仅见明·王九思所辑。今读其词，多繁拙而少所发明。至滑氏始能晓畅。"张翥亦序曰："条释图陈，脉络尺寸，部候虚实，简而通，决而明。予虽未尝学，而思亦过半矣。"《难经本义》在明代已传入日本，日本医家还对此书进行了注释。如正保五年（1648），江户寿德阉玄由刊行了《难经本义钞》，此后森本玄闲作《难经本义钞》二十七卷，冈本一抱作《难经本义谚解》。在日本江户时期的医学教育中，《难经本义》被当作重要的参考书。总之，本书内容言简意赅，语言明白晓畅，于《难经》之学的普及功莫大矣。

（三）经络腧穴学方面的成就

《十四经发挥》是普及经络腧穴理论的著作。关于著述本书的动因，滑氏于自序中谓："观《内经》所载服饵之法才一二，为灸者四三，其他则明针刺，无虑十八九。针之功，其大矣！厥后方药之说肆行，针道遂寝不讲，灸法亦仅而获存。"盛斯显于"新刊十四经络发挥序"中亦谓："针、灸、汤液之法，或歧或二，或参或三，其又最下则针行者百一，灸行者什二，汤液行者什九而千万。"可见，其时以汤液治病较多，而以针灸治病之道日废，"针道微而经络为之不明；经络不明，则不知邪之所在。求法之动中机会，必捷如响，亦难矣。"然学医道者，不能不明经络，经络不明，好像习射而不操弓箭，是无法治好疾病的，滑氏有鉴于此，起而著述《十四经发挥》。经络之学，《素问·骨空论》及《灵枢·经脉篇》中均载述，然其所述经脉辞旨简严，读者不易理解，滑氏于是训其字义，释其名物，疏其本旨，正其句读，厘为三卷，名曰《十四经发挥》。

1. 循经考穴

关于十四经的循行，《素问·骨空论》及《灵枢·经脉篇》早有论述，关于诸穴，历代针灸医籍中如《针灸甲乙经》、《铜人腧穴针灸图经》中亦有论述。各书中穴位的归经也有所不同。《十四经发挥》的特点是循经列穴，对每经的穴位进行了考订。如滑氏考订手太阴肺经，左右各十一穴；足太阴脾经，左右各二十一穴；手阳明大肠经，左右各二十穴；足阳明胃经，左右各四十五穴；手少阴心经，左右各九穴；足少阴肾经，左右各二十七穴；手太阳小肠经，左右各十九穴；足太阳膀胱经，左右各六十三穴；手厥阴心包经，左右各九穴；足厥阴肝经，左右各十三穴；手少阳三焦经，左右各二十三穴；足少阳胆经，左右各四十三穴。兼以任脉中行二十四穴，督脉中行二十七穴，共考订十四经六百四十七穴。

出于考订穴位的需要，滑氏还对足少阳胆经于头面部的循行进行了发挥。关于足少阳胆经于头面部的循行，《内经》中仅谓"足少阳之脉，起于目锐眦，上抵头循角，下耳后"，滑氏将足少阳经头部循行分为三折，其谓："此经，头部自瞳子髎至风池，凡二十穴，作三折，向外而行。始瞳子髎，至完骨是一折；又自完骨外折，上至阳白，会睛明是一折；又自睛明上行，循临泣、风池是一折。缘其穴曲折外，多难为科牵。故此作一至二十，次第以该之。一瞳子髎，二听会，三客主人，四颔厌，五悬颅，六悬厘，七曲鬓，八率谷，九天冲，十浮白，十一窍阴，十二完骨，十三本神，十四阳白，十五临泣，十六目窗，十七正营，十八承灵，十九脑空，二十风池。"《内经》中未言脉有曲折，滑氏之说与《内经》有所不同，言胆经脉行曲折，然因此而头部二十穴有所安顿，当看作是滑氏于经络循行的发挥。

2. 训释名物

本书还对穴位、身体府藏、部位等名物进行了训释。滑氏在"凡例"中即已指明："注者，所以释经也。其训释之义，凡有三焉：训字，一义也；释身体、府藏名物，一义也；解经，一义也。"如其于手太阴肺经穴歌中，于手太阴肺经的十一穴的位置均进行了训释。指出："中府穴：在云门下一寸，乳上三肋间，动脉应手陷中。云门：在巨骨下，挟气户旁二寸陷中，动脉应手，举臂取之。天府：在腋下三寸臑内廉动脉中。侠白：在天府下去肘五寸动脉中。尺泽：在肘中约纹上动脉中。……孔最穴：去腕上七寸。列缺：去腕侧上一寸五分，以手交叉头指当作食指末。经渠：在寸口陷中。太渊：在掌后陷中。鱼际：在大指本节后内侧散脉中。少商：在大指端内侧，去爪甲如韭叶，白肉内宛宛中。"其他经的穴位位置滑氏也予以训释。

本书还对经络循行中涉及的藏府名进行了训释。如手太阴肺经还循胃口，上膈属肺。滑氏对胃口及膈均进行了训释，其谓："胃口，胃上下口也；胃上口，在脐上五寸上脘穴，下口在脐上二寸下脘穴之分也。膈者，隔也，凡人心下有膈膜与脊胁周回相著，所以遮膈浊气，不使上熏于心肺也。"

滑氏对穴位、身体府藏等名物的训释，极大地方便了初学者，为经络穴位知识的普及作出了贡献。

3. 编写经穴歌

滑氏循经考订穴位，复虑隧穴之名，难于记忆，故联成韵语，列于各经之前。如手太阴肺经穴歌："手太阴肺十一穴。中府云门天府列。侠白尺泽孔最存。列缺经渠太渊涉。鱼际少商如韭叶。"此五句歌诀概括了肺经的十一个穴位，分别为中府、云门、天府、侠白、尺泽、孔最、列缺、经渠、太渊、鱼际、少商，每句末穴、列、涉、叶均押韵。除手太阴肺经穴歌之外，尚有手阳明大肠经穴歌、足阳明胃经穴歌、足太阴脾经穴歌、手少阴心经穴歌、手太阳小肠经穴歌、足太阳膀胱经穴歌、足少阴肾经穴歌、手厥阴心包经穴歌、手少阳三焦经穴歌、足少阳胆经穴歌、足厥阴肝经穴歌、督脉经穴歌、任脉经穴歌等，整齐的韵语非常有利于记忆与背诵。

4. 提高任督二脉的地位

《十四经发挥》将督、任二脉与十二经合论为十四经。在元代以前的经络学说中，十二正经为主，奇经八脉为次，至滑氏始认为督、任二脉既有经有穴，有别于其他奇经，应与十二正经相提并论。他说："任督二脉之直行者，为腹背中行诸穴所系，今特取之，以附十二经之后，如《骨空论》所载者，兹不与焉。其余如冲、带、维、跷所经之穴，实则寄会于诸经之间尔。诚难与督任二脉之灼然行腹背者比，故此得以略之。"又谓："人身之有任督，犹天地之有子午也。人身之任督以腹背言，天地之子午以南北言。可以分，可以合者也。分之以见阴阳之不杂，合之以见浑沦之无间。"指出督脉为阳脉之纲，任脉为阴脉之海，两者同起于会阴，共终于龈交，一背一腹，一阳一阴，周流不息，如环无端，起阴阳相济之功。自此，督任二脉之重要性被揭示，并列于十二正经而称为十四经。

《十四经发挥》亦于明代传入日本，日本人对此书进行了注解及翻刻。其注解分为汉文注释及日文注解两种，汉文注解有谷村玄仙的《十四经络发挥抄》，日文的注解则有冈本一抱的《十四经发挥和解》。此书在日本的医学教育中起到了重要的作用，如日本最早的医学校之一跻寿馆即将《十四经发挥》列为针科必修课。秋田藩的明德馆亦将《十四经发挥》列为必学课，经考试合格后方能行医。直至江户末期，《十四经发挥》及《难经本义》均是日本民间医学教育的重要教材。

《十四经发挥》对后世影响较大，张景岳注《类经》，其中"经脉"篇多采滑氏之说，高武的《针灸聚英》、杨继洲《针灸大成》将经穴排列均按十四经的顺序。本书为经络腧穴理论的普及之作，使人明经络之循行，腧穴之位置及归属，为针灸基本理论的推广奠定了理论基础。正如吕复所云："观其图章训释，纲举目张，足以为学者出入向方，实医门之司南也。"宋濂谓："滑君此书，岂非医途之舆梁也。"总之，此书对于经络理论的普及，对于针灸学基本理论的普及均有重要意义，正如承淡安所云："针灸得盛于元代，滑氏之功也。"

（四）脉学方面的成就

《诊家枢要》为滑氏论脉的专篇之作，篇幅短小，然其为脉学的发展起到了承上启下的作用，其学术特色如下：

1. 议七表八里九道之非

《脉诀》一书，为宋中世人之作，编为歌诀形式，词义浅显，易读易懂，以利于记颂，因而盛行一时。而《脉经》一书，由于文理深奥，难以理解，故逐渐为《脉诀》所替代，有《脉诀》出而《脉经》隐之说。时习医者，无不诵《脉诀》，更有人以《脉诀》为《脉经》。其中《脉诀》言及七表、八里、九道之说，将诸脉以七表、八里、九道进行了分类。金陵戴起宗对此提出批评，其谓："脉不可以表里定名也。轩岐、越人、叔和，皆不言表里，《脉诀》窃叔和之名，而立七表八里九道，为世大惑。脉之变化，从阴阳生，但可以阴阳对待而言，各从其类，岂可以一浮二沉为定序，而分七八九之名乎？大抵因浮而见者皆为表，因沉而见者皆为里，何拘于七八九哉。"滑氏亦认为七表八里之说不可取，其谓："浮沉之不同，迟数之反类，曰阴曰阳，曰表曰里，抑亦以对待而为名象焉，有名象而有统会矣。高阳生之七表、八里、九道，盖凿凿也，求脉之明，为脉之晦。"提醒习医者不可以《脉诀》之说为宗，后李时珍引用诸家前贤之说（包括滑寿），辨别《脉诀》之伪，指出脉学之正宗为《脉经》，起到了正本清源的作用。

2. 诊脉以六脉为纲

滑氏提出诊脉当以六脉为大纲，其谓："大抵提纲之要，不出浮、沉、迟、数、滑、涩之六脉也。"以六脉为纲，统括30种脉象，如其谓："浮为阳，轻手而得之也，而芤、洪、散、大、长、濡、弦，皆轻手而得之之类也；沉为阴，重手而得之也，而伏、石、短、细、牢、实，皆重手得之之类也。迟者一息二至，而缓、结、微、弱皆迟之类也。"滑氏将脉象以六脉为纲，使习医者易于掌握。滑氏还指出以六脉为纲之原因为此足以对疾病的病机作出诊断，其谓："所谓脉之提纲，不出乎六字者，盖以其足以统夫表、里、阴、阳、冷、热、虚、实、风、寒、燥、湿、藏、府、血、气也。浮为阳、为表，诊为风、为虚；沉为阴、为里，诊为湿、为实。迟为在藏，为寒、为冷；数为在府，为热、为燥。滑为血有余；涩为气独滞也。人一身之变，不越乎此。能于是六脉之中以求之，则疢疾之在人者，莫能逃焉。"

3. 诊法注重察脉势

滑氏指出察脉时须注重察脉势，其指出："察脉须识上、下、来、去、至、止六字，不明此六字，则阴阳虚实不别也。"并指出何为上、下、来、去、至、止及其与阴阳的关系："上者为阳，来者为阳，至者为阳；下者为阴，去者为阴，止者为阴。上者，自尺部上于寸口，阳生于阴也；下者，自寸口下于尺部，阴生于阳也；来者，自骨肉之分，而出于皮肤之际，气之升也；去者，自皮肤之际而还于骨肉之分，气之降也；应曰至；息曰止也。"清·周学海曾对此作出了高度评价，其谓："滑氏之六字，则脉之妙蕴几于无遗，而讲脉学者，可得所宗主矣。"并指出察来去之势的重要性，其谓："玩其上下起伏之盛衰，动止之躁静，而本原无进漏矣。大抵诊脉以察来去之势为最要，此阴阳虚实之机也。"

4. 专论妇人、小儿之脉象

由于妇人、小儿之生理有其独特的特点，故滑氏专论妇人及小儿之脉象，如指出妇人之平脉为"妇人女子，尺脉常盛，而右手脉大，皆其常也"，妊脉之象为"三部浮沉正等，无他病而不月者"，并据脉象断其是否患有妇科疾病。小儿三岁以下，看虎口三关纹色以定疾病的阴阳虚实寒热，三岁以上，乃以一指按三关，常以六七至为率，据脉象辨别是否为变蒸、发斑疹等病。即论妇人、小儿脉象时亦结合其病理特点。

5. 厘定三十脉，分类对比

西晋王叔和的《脉经》，将脉象定为24种，分别为：浮、沉、迟、数、滑、涩、虚、实、洪、微、紧、缓、芤、弦、革、濡、弱、散、细、伏、动、促、结、代。其后，《脉诀》中亦分脉为24种，增长、短而去数、散。《诊家枢要》将脉象厘定为30脉，较《脉经》二十四脉又增加了长、短、大、小、牢、疾。《诊家枢要》为李时珍《濒湖脉学》提供了借鉴，李氏《濒湖脉学》将脉象定为27种，较《脉经》24脉又增长、短、牢3脉。

《诊家枢要》中每脉先列脉象，次列脉象之主病，次列脉象相兼证之主病。如滑脉，首先指出其脉象的指下感觉为"不涩也，往来流利，如盘走珠"，其次提出其所主病为"不进不退，为血实气壅之候，盖血不胜于气也，为呕吐，为痰逆，为宿食，为经闭"；再次指出相兼脉象的主病："滑数为结热。左寸滑，心热；滑而实大，心惊舌强。关滑，肝热，头目为患。……"

滑氏还将脉象进行了分类对比，其在"诊家宗法"中谓："浮、沉，以举按轻重言，浮甚为散，沉甚为伏。迟、数，以息至多少言，数甚为疾，数止为促。虚、实、微、洪，以亏盈言，虚以统芤濡，实以该牢革。弦、紧、滑、涩，以体性言，弦甚为紧，缓止为结，结甚为代，滑以统动。"

此种撮其枢要、分类对比的方法，对于学习者掌握脉象有极大的帮助作用。李时珍《濒湖脉学》中对此法加以继承与发展，其在每脉之下设有相类诗，阐述相类脉象之间的鉴别，内容更为具体与丰富。

（五）临床治疗特色

滑氏长于经典，并善于吸收先贤之经验，故临证治疗方面，治则论述，源于经典，并参会张仲景、刘完素、李杲三家之说，精于脉诊，善治妇科、儿科及杂病。现略述如下：

1. 治则论述，源于经典

滑氏精研《内经》、《难经》，有深厚的理论基础，治疗疾病，治则论述，皆源于经典。如其疗一妇人有孕九月，病滞下，日五、七十起，后重下迫，滑氏本着《素问》有故无殒之原则，以消滞顺气丸药下之愈。既治疗了滞下之病，又于胎儿无有妨碍。

又一妇人体肥而气盛，自以为无子，尝多服暖宫药以求孕，服药久积而火盛，迫血上行为衄血，衄血必数升余，兼有面赤，脉躁疾，神恍如痴等症。医者犹以上盛下虚，以丹药镇坠之。滑伯仁见而谓之曰："经不云乎：上者下之，今血气俱盛，溢而上行，法当下导，奈何实之耶！"即与桃仁承气汤，三、四下，积瘀始去，继服既济汤二十剂，病得霍然而愈。

又临安沈君彰，自汗如雨不止，面赤

身热，口燥心烦，居楼中，虽当盛暑，然以帷幕密密围住，自云至虚亡阳，于是服术、附等回阳救逆之药数剂。滑氏伯仁诊其脉虚而洪数，视其舌上苔黄，说："前药误矣，轻病重视，医者死之。《素问》曰：'必先岁气，毋伐天和。'术附之热，其可轻用，以犯时令耶！"又说："脉虚身热，得之伤暑。"暑家本已多汗，又治以刚剂，脉洪数则病益甚。滑氏于是令撤幔开窗，病者起初表示反对，但不一会渐觉清爽。滑氏令服制黄连、人参、白虎等汤，三进而汗止大半，诸证稍解，又兼以既济汤，渴用冰水调天水散，服七日而病悉去。由此可知，滑氏诊病时考虑到了《素问》中所云的岁时季节因素。

又有一僧病发狂谵语，视人皆为鬼。诊其脉累累如薏苡子，且有喘及搏的症状。伯仁诊后说："此得之阳明胃实，《素问》所谓'阳明主肉，其经血气并盛，甚则弃衣升高，逾垣妄詈'者是也。"遂以三化汤三、四下，复进大剂乃愈。

为《难经本义》作序的刘仁本云："余坐足疾，人人治而弗痊。有言伯仁善治法，余致之，听其议论，皆自《难经》而来，迥异于世之言医者。"由此可知，滑氏学有根本，治有所出，为医学之大家。

2. 参会张仲景、刘完素、李杲三家之说

滑氏除精研《内经》、《难经》之外，博览群书，吸收了张仲景、刘完素、李杲三家之长，贯通古今，用于疾病的诊疗中。从现今所见滑氏之病案中可见一斑。如潘子庸得感冒证，已汗而愈，数日之后又出现发热恶寒，头痛眩晕，呕吐却食，烦满，咳而多汗等症状，其脉两手皆浮而紧，诊为劳复证，滑氏认为脉浮当以汗解，沉以下解，故作麻黄葛根汤与之服，服了三次之后又得汗出，后调理数日而愈。

又一人患消渴病，诸医生皆辨证为肾虚水渴，津液不能上承，于是使用温补肾阳的药物大附子丸与之服，服药后病情反而加重了，其人平日肥胖，服药后迅速消瘦，故急忙请滑氏诊治。滑氏诊脉后叹息说："水不足应济之以水，始未闻有水不足而以火济之者。"于是改用寒凉药泻下，先去其火毒，再用苦寒清润之品治疗，一个多月而愈。滑氏正是应用刘河间之水火升降理论指导临床。

又一妇始病疟，正当夏月，他医认为是脾寒胃弱，故给病人久服桂、附等药，后疟虽退，而积火燔炽，遂致消谷善饥，日食数十餐而犹嫌不足，终日端坐如常人，然目昏而不能视，足弱而不能履，腰胯困软，肌肉虚肥。至初冬，请滑伯仁诊视。其脉洪大而虚濡，故滑氏曰此为痿证，是由长夏过服热药所致。由于夏令湿热当权，刚剂太过，火湿俱甚，肺热叶焦，导致两足痿废而不为用。遂以东垣长夏湿热成痿之法治之，日食益减，目渐能视，至冬末，忽下榻行步如初。

又一人暑月泄泻，小便赤，四肢疲困不能抬举，自汗，微热口渴，且素羸瘠。众医以为虚劳，将用峻补之法。伯仁诊后，发现六脉虚微，乃曰："此东垣所谓夏日中暑，饮食劳倦，法宜服清暑益气汤。"投二剂而病如失。此为滑氏善用东垣之法，应用黄芪人参汤、清暑益气汤而愈。

3. 精于脉诊

滑氏尝著有脉诊专著《诊家枢要》，故治病时多以四诊合参，其中尤精于脉诊。如一妇人年五十余，患疟寒热涌呕，中满而痛，下利不食，神情困顿。伯仁诊其脉沉而迟，因此说："是积暑与食、伏痰在中，当下之。"而有的医生谓："妇人患病之后，如此疲倦困顿，无能为也，且

下利不食，怎可再下。"方拟进参、附之药，滑氏对此表示反对，他说："脉虽沉遏，然按之有力，虽利而后重下迫，不下则积不能去，而病必不能已。"乃以消导丸，微得通利，觉少快，第二天再服之，宿积肠垢尽去，近中午即思饮食。滑氏以姜、橘、参、苓，淡渗和平饮调理，十余天乃痊愈。滑氏据脉沉有力断定此症而下利之病可再以下法治之，待去其积滞之后，再以淡渗之药调之。

又一人七月内病发热，有医生令其服小柴胡汤，并谓必连服二十六剂才能平复，此人遵从医嘱开始服药，二剂尚未服尽，已出现恶寒发热、肉瞤筋惕等症状，乃请伯仁诊视。滑氏候其脉细欲绝，谓此症之病因病机为使用小柴胡汤升发太过，导致多汗亡阳，恶寒甚是由表虚极所致，筋惕肉瞤是由里虚极所致。此时表里俱虚，故以真武汤与之服，七八服而愈。本病案滑氏诊其脉细欲绝，从而断定此为汗多亡阳之证。

4. 善治妇科病及杂病

滑氏精通妇科、儿科及杂病的治疗。在妇科及杂病治疗方面，在现存的滑氏病案中，我们可以略窥一斑。如其治一妇人月经病，每逢月经来潮前三五日，小腹部就痛如刀刺，时恶寒时发热，经血如黑豆汁，一直未怀孕，于是请滑氏诊治。妇人两尺脉都是沉涩欲绝，寸、关部脉均弦急，滑氏诊后认为此病是由于下焦寒湿邪气相搏于冲任而引起。冲为血海，任主胞胎，为妇人血室，所以月经将来，邪与血相争而作痛，寒气生浊则经血如黑豆汁。滑氏认为宜治下焦，于是以散寒除湿理血的药物组方，令其在月经前十日服用，共三次，邪去经调，后怀孕生子。

又其治一妇人产后病恶露不行，脐腹疼痛，头疼身寒热，手足搐搦，目窜。诊其脉弦而洪数，面赤目闭，语喃喃不可辨，舌黑燥无津润，胸腹按之不胜手。此由燥剂搏其血，内热而风生，血蓄而为痛。伯仁分析说："此产后热入血室，因而生风。"乃先为清热降火，治风凉血，两服顿爽。继以琥珀、牛黄等，妇人稍解人事。从以张从正之三和散行血破瘀，三四服后，恶露大下如初。此时已十日矣，而诸证悉平。

又如其治杂病，同是小便不利，采用同病异治的方法。其一为治一妇人小便涩，中满喘喝，脉三部皆弦而涩。医皆以瞿、麦、苓、栀等滑利药治疗，但是小便不通的情况更加严重。滑氏说："水出高源，膻中之气不化，则水液不行，病因于气，仅行水无益，法当治上焦。"乃与朱雀汤，倍枳桔，长流水煎，一服而溲，再服气平而愈。又一妇人年六十余岁，亦病小便闭如淋状，小腹胀，口渴，脉沉且涩。滑氏说："此病在下焦血分，阴火盛而水不足，法当治血，血与水同，血有形而气无形，有形之疾，当以有形之法治之。"给以滋肾丸，遂愈。

总之，滑氏部分整理类编《素问》而成《素问钞》，注疏《难经》而成《难经本义》，有利于习医者学习，对于经典理论的普及作出了贡献。滑氏还著有《十四经发挥》，将穴位纳入到经络循行中去，还指出任督二脉之重要性，为针灸基础理论的普及作出了贡献，对日本的医学教育产生了重大影响。滑氏医术高超，《余姚县志》称："制方处剂，随意低昂，辄奏异效，世皆以为神。"故范行准老亦曰："元明之间，滑寿则最有名。"

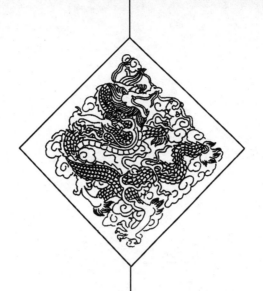

滑寿医学研究论文题录

1. 叶明柱　对《十四经发挥》百会定位取穴法的探讨。中国针灸，1994；（1）：220.
2. 长青　滑寿。山西中医．1994；（3）：42.
3. 烟建华　奇经理论的建立与发挥。中国医药学报，1994；（6）：20.
4. 王大淳　滑寿《麻疹全书》系伪书考。成都中医药大学学报．1997；（1）：5.
5. 牛亚华　滑寿医学著作在日本的流播。中华医史杂志．1998；（3）：184.
6. 张瑞麟　《难经本义·阙误总类》辨析。中医文献杂志．2000；（1）：3.
7. 李鼎　从《十四经发挥》到《十四经合参》。医古文知识．2001；（3）：19.
8. 李恒　古今足少阳经经穴图对比研究。上海中医药大学学报．2002；（1）：15.
9. 史常永　《难经本义》原刻残卷考察。中华医史杂志．2002；（1）：24.
10. 茅晓　论元末名医滑寿临证治验特色。上海中医药杂志．2003；（3）：52.
11. 刘景超　滑寿学术思想管窥。河南中医．2003；（1）：22.
12. 陈婷　滑寿生平及著述考略。北京中医．2004；（4）：242.

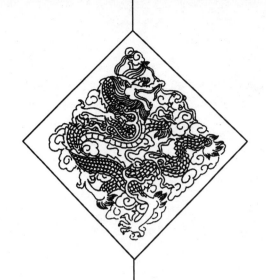

附：麻疹全书

汤鼎煊 任伯衍 许得辉 莫善承 何漳 蒋至仁

总纂
会纂
校字

凡例

　　此疾天下通病，名色各朋则称瘖，乃浙闽之称，俗言也。按《金匮玉函经》麻证，即是书名，当名之曰《麻证新书》。

　　此书原为麻证而设，方论汤药，除消毒退火养阴外，限于篇幅，不及备载。

　　首列论，次汤头，次药名，使穷乡僻壤，可按图索骥，了如指掌。

　　论中汤药，或一论一汤，或三四汤、十余汤不等，每汤下注明此汤在第几号，即在汤头上排定甲乙，以便寻阅，使可循途问径，不致歧路亡羊。

　　按次排定病证，逐条详议，不独医家学步，即家置一编，遇麻可细细寻绎，有济世活人之德，以故必须药性、医方、病源、调理、保护各法，一一详列，眉目井然，使阅者了然心目。

　　病有标本、虚实、寒热各异，处方论证，逐细详开，有条不紊，学者可寻源竟委，不致错误。

　　此书药味分两，炮制先后，煎法用水用火，俱有准则，热饮冷饮，温饮露饮，亦有定法，学者宜细心留意。

　　此书立方多有各先贤成方，间有原论，集成荟萃，通贯全诣，倘有好事生风，指为录书，识者自当明鉴。

　　此证普天都有，大小男女，无不传染，虽比痘证略轻，然一生病根，全在此关。而更有紧要者，时当疫气流行，此证必多，故特著此医书，为寰海苍生之计。

　　此书既成，普天同庆，万事馨香，其功甚大，非平常行善可比，如刊后有乐善愿助者，许其书后列名，惟不得开卷列名。

原序

　　原夫黄岐创药，和缓制方，亦疢疾沉疴，变新割故，所以杏仁糜犬，甘草化羊，物类感人，神灵莫测。范文正公云：不为良相，即为良医。苏文忠公云：医虽出于时手，方实创于古人、贤士大夫。古圣先哲，多究心此道，岂浅鲜①哉！麻科世所罕有，亦少传书，世运开未有之奇局，医道启未有之奇书。赖滑公苦心孤诣，集成全书，诸君左右维持，大功已就，疗疾救人，千秋同善。此中依论立方，因方治病，无几微累，惟脉理全书不谈，非脱简也，缘此证多儿曹所发，方脉虽感，亦难订定脉理，以故不传法律，惟病脉两字，究不可阙，不揣鄙陋，敢补心传。

　　如麻证不论初潮、收后，右手脉和缓有力，虽重可治，婴儿以一指按右寸及关，有神不妨无碍，此即吉凶消长之机，最不可忽，其余各法，详慎周密，无可增减，为度世之金针，救人之宝筏，愿习此道者，细心研究，触类旁通。谓麻证之全书，可谓时疫之宝鉴，亦无不可书，即藏问序于余，节序此并示脉理，后之人当玩索而得，勿以予言为河汉则得已。

浮海道人作

---

① 鲜：少。《诗·大雅·荡》："靡不有初，鲜克有终。"

叙

昔周公分官三百六十属，而以医列其中，医必以十全为上，宋·范文正公云：不为良相，当为良医。以良相能寅亮天地，良医亦燮理阴阳也。顾尝观医书中如伤寒、中风、疟、痢、咳嗽、喉痛、温疫、妇女行经、胎产、小儿疳惊、痘疹，各有专门，而于麻证独未载，即载矣，亦语焉不详，择焉不精，求其立论定方，统寒热虚实，老少强弱，分门别户，各具妙义者，盖不可得。医者苦之，病者尤苦之。庚子冬，余因病乞假，晋省就医，寓东湖之畔。次年十月，病稍瘥，徐步于百花州，偶过旧书肆中，得神医撄宁生滑伯仁先生所著《麻证全书》，计论百有八计，方三百六十有奇，凉热虚实表里气血无不条分缕晰，既保护调理，亦备极周详，暇时以其方施之患麻者，辄无不验。枕中有此鸿宝，心窃喜之。壬寅冬，假旋梓里，因与诸戚友参互考订，盖将公诸同好，以广流传，而不敢秘为己有焉。考伯仁先生，元代襄城人，随其父祖官江南，徙仪征，又迁余姚，幼警敏好学，工诗，从学于王居中名医，授以《素问》、《难经》，遂分藏象、经度等为十二类，晨夕研究，参会张仲景、刘守真、李明之三家，又学针法于东平高洞阳，尽得其术，乃取《内经》骨空诸论，及《灵枢篇》所述经脉，著《十四经发挥》，三篇通分穴六百四十有七，他如《读伤寒论钞》、《诊家枢要》、《痔瘘篇》及采诸书本草为《医韵》，皆有功于世。所至人争迎之，以得一言定生死为无憾，无论贫富皆往治，不责报，遂知名吴楚间，活人无算。所著《脉学存真》等书，久已脍炙人口，复出此绪论，以著为成书，遵古而勿泥于古，随时而不囿于时，因证立方，爽如眉列，俾四郐之远，六合之内，皆将浸淫于此书之菁华而奉为圭臬。少壮以茁实，老者以寿终，幼稚得以遂长，拔之水火而登诸衽席①，虽古良相，经纶天下，无以逾此矣！吁嘻！泄千古未有之奇，造四海群生之福，岂非所谓十全为上者哉！书为滑伯仁先生所手著而助其成者，则为杨半生、陆云生两先生，心香所感，寿诸于民，谨述其崖，略而为之叙。

光绪三十年岁在阏逢执徐小春月蓬莱旧吏汤鼎烜谨识于湔②萧饮香居

---

① 衽席：指太平安居的生活。清·薛福成《庸盦笔记·史料二·骆文忠公遗受》："蜀民见骆公用兵如此之神速，以为诸葛复生，且出水火而衽席之，皆曰：骆公活我。"

② 湔：同"浙"。

序

夫业不专则术不精，术不精则用不适，凡事皆然，医为尤甚。古人分医为十三科，良欲学者，专其业，精其术，以适于用也。第医书无虑汗牛充栋，独于瘄证，未有专书，而世之病者、医者辄视为小疾，漫不经意，以致阴受其害，贻误良多。岁庚子，汤太史味斋先生从旧书肆偶得《麻证全书》，购归谛视，乃元·滑伯仁先生所著以治瘄者（谨案：瘄字罕见，古书字典引《博雅》云：疾也，音未详。今南人读音如醋，特浙闽间方言耳。其证则方书所云麻证是也）。因证立方，条分缕析，意义周匝，论辨明通，计论百有八，方三百有奇，尝遵用之，应手奏效。洵救世之慈航，渡津之宝筏也。任君伯衡见而狂喜曰：世以痘瘄并为一科，而医家每言痘发于肾经，瘄病于肺经，大相径庭，今得是书，如暗室一灯，洞明透彻，治是证者，当无患业不专，术不精，用不适矣。其忍秘之笥篋，令先生寿世之德，湮没不彰乎？太史欣诺，时何君倬云、许君仲英同愿校雠缮写，以付于民。

窃忆先生著医家书十余种，时代未遥，流传甚广，独此一种沉沦于故楮①堆中，不遇太史其为朽蠹几何时耶！太史得之任君、何君、许君悉愿之俾，数百余年残编断简，涣然棃然，复明于世，窃以为先生幸，而大为后人患是证者幸。

光绪三十年仲冬日莫善承谨志

---

① 楮：指纸。楮皮可制成纸，故有此代称。宋·苏轼《书鄢陵王主簿所画折枝》诗之二："若人富天巧，春色入毫楮。"

滑先生原论

吾本北人，自先祖考服官①南行，束发受书，即好医理医道，济人历五十寒暑。以《内经》文语深奥，注《内经真诠》、《难经博议》②、《脉理存真》，因家贫不能付刻，惟脉学一书，行世最先。今此《麻证新书》，吾与张先生共制，如有心济世者，传此绝大之功，此六合婴儿之幸。吾与张君素志藉此标扬此书要义，全在保护非时，医俗流专以透发为主，即西河柳透麻，退迩同出，此极害人，此物阳和初布，萌蘖最早，其性温散窜扬，体壮之人，犹恐难抵止，弱质柔姿何堪？设想南方秉气柔弱嫩脆，更宜调护得法，有此救劫良书，为苍生开一光明世界，补前人未发之奇，开后学将来之法，其功德岂可限量哉！

尝见六合以内，幼童均有痘瘄二关。痘虽险证，自宋·王旦传种苗法，后贤踵起，痘书林立，兼有专科。惟瘄疹绝少专书，各家虽略述程目，亦皆语焉不详，择焉不精，一逢此证，方脉多委儿科，儿科即推痘医，转辗错误，儿命不堪矣。痘乃阳证，五脏所发；瘄为阴证，六腑所出，犹水火然。因此证人多藐视，不知此证为儿女要紧关头，一生气血虚实，由此分迳，稍不留意，病缠终身矣。近来人多内证，大半因瘄中所遗祸，此书一出，暗室明灯，不但为幼稚开一甘露法门，直欲泄造化未有之奇，纳群生于宥，夫岂可等闲比哉！

此书救渡无边，不但麻疹中要旨灿然大备，即将来疫证流行，亦可采取。天道六十年一小变，三百六十余年一中变，三千六百年一大变。古书虽精华俱在，然时移势易，气禀各殊，此书立论定方，别出心裁，权变有经，阴阳有叙，洵可为生民救世之大书也。

原评：天下莫大功行济世救人，此书可救六合之内，千古以下，其功其德大矣！至矣！此书传名后世，普渡群生，大事大法，大功大业，巍乎煌哉！吁嘻大矣！

原论：此书挽造化之原，阐阴阳之秘，并美兰台增光。《素问》岂专治麻疹，穷其变直可参，内伤外感而同，观初起论说，发挥畅满，议论关深，所治各证，毫无遗恨。汤丸各方，集先圣之大成，启后觉

---

① 服官：为官，做官。语本《礼记·内则》："五十命为大夫，服官政。"
② 《难经博议》：当作"《难经本义》"。

之津梁，无偏无党，宜古宜今，精细之余，又兼详切，此书虽穷乡僻壤，家置一编，可按论寻方，因方设药，岂但麻证而已乎？时疫温病，均可参观，有此活人全书，洵为普济众生之宝。

原评：读大旨汪洋一片，超超元箸，不但济世救人，兼可并驾《素问》、《灵枢》大观。

原论：《斗室铭心》：著书济世，功莫大焉，天道福善，祸淫天灾，代有立善，可挽大则一乡，小则一家，此中自有权衡。此书数十年后，疫势必盛，藉此救度活人，不可恒河沙计，呜呼大矣！

麻疹全书目录

第一卷 …………………………………（259）
　麻证总论首章 ……………………（259）
　四方麻名论 ………………………（259）
　增补四方麻名论后 ………………（260）
　用药法旨论 ………………………（260）
　形色总括论 ………………………（260）
　胎色论 ……………………………（261）
　预解宣毒论 ………………………（261）
　初热未明是否勿峻发表论 ………（261）
　初潮认证论 ………………………（262）
　升发清凉解毒当分先后论 ………（262）
　正麻奶麻风瘾不同论 ……………（262）
　微热论 ……………………………（263）
　潮热论 ……………………………（263）
　阴阳两部多少论 …………………（263）
　头痛论 ……………………………（263）
　已出红肿大甚论 …………………（264）
　疟论 ………………………………（264）
　痢证论 ……………………………（264）
　呕论 ………………………………（265）
　痰论 ………………………………（265）
　衄血论 ……………………………（265）
　咳嗽论 ……………………………（266）
　浮肿论 ……………………………（267）
　大便闭论 …………………………（268）
　小便不通论 ………………………（268）
　移热发热论 ………………………（268）
　不热论 ……………………………（268）
　热有远近而出论 …………………（269）
　闭证论 ……………………………（269）
　痘后出麻论 ………………………（269）
　始终潮热论 ………………………（270）
　烦躁论 ……………………………（270）
　咽喉痛论 …………………………（270）
　出不快发不出论 …………………（270）
　过期不出论 ………………………（271）
　已出热甚不减论 …………………（271）
　不透表论 …………………………（271）
　胃闭不食论 ………………………（272）
　岁时寒天热天两论总括 …………（272）
　麻疮相兼论 ………………………（272）
第二卷 …………………………………（274）
　盖痘解毒麻论 ……………………（274）
　补中论 ……………………………（274）
　禽麻当分天时论 …………………（274）
　忌食辛辣热物误用辛热药饵论 ………
　　………………………………（274）
　口渴恣饮致成水蓄论 ……………（275）
　一齐涌出论 ………………………（275）
　泻清论 ……………………………（275）
　吐蛔虫论 …………………………（275）
　妊娠出麻论 ………………………（276）
　妇人出麻适值经行经水非正期
　　而来论 ………………………（276）
　产后出麻出麻胎坠论 ……………（277）
　产妇麻后无乳论 …………………（277）
　易收早收难收论 …………………（277）
　紫黑色论 …………………………（278）
　红润不起已出不红论 ……………（279）
　尽透表论 …………………………（279）
　温麻论 ……………………………（279）
　沉睡昏睡似麻非麻烦躁不安论 ………
　　………………………………（279）
　忌恣食生冷物骤用寒凉药论 ……（280）
　鼽齆论 ……………………………（280）
　瘖哑声音不清论 …………………（280）

复热论	(281)	吐利并作下滞里急后重脱肛论	(290)
渴热论	(281)	伤血论	(291)
乍热论	(281)	麻后成痦论	(291)
虚羸论	(281)	麻毒最重论	(291)
喷嚏论	(282)	太早太迟论	(292)
呃逆论	(282)	药性论	(292)
吐沫口中流涎不止论	(282)	药性分用论	(292)
小便赤涩论	(282)	调理论	(292)
大小便不通论	(283)	变证论	(292)
牙疳论	(283)	男女大小治法论	(293)
吐痰麻后有痰胸口痰甚论	(283)	岁气论	(293)
诸潮亦能发麻论	(283)	总括	(293)
麻色分治论	(283)	麻证药性医法要诀二十首	(293)
忌兼用补涩论	(284)	第三卷	(297)
鼻通多涕鼻干无涕论	(284)	《麻疹全书》汤、饮、丸、散、胶、丹	(297)
衄血诸失血论	(284)	第一　黄连解毒汤	(297)
粪溏水泻论	(285)	第二　桂枝解毒汤	(297)
遍身燥痒论	(285)	第三　仲景葛根桂枝汤	(297)
眼红作痛论	(286)	第四　荆防败毒散	(297)
见毒医毒勿泥麻发论	(286)	第五　葛根解毒汤	(297)
谵语论	(286)	第六　消毒保婴丹	(297)
中恶论	(286)	第七　代天宣化丸	(297)
头温足冷下体冷过膝四肢身体冷如冰论	(287)	第八　加味地骨皮汤	(298)
气痛论	(287)	第九　三苓散	(298)
头疼背强头项肿遍身痛论	(287)	第十　养血当归地黄汤	(298)
狐蜃论	(287)	十一　益营汤	(298)
口气臭论	(287)	十二　养血化斑汤	(298)
余邪为殃论	(288)	十三　秘本大青汤	(298)
误用辛甘致使余毒为殃论	(288)	十四　葛根疏邪汤	(298)
节饮食论	(288)	十五　黄芩泻肺汤	(298)
云头片论	(289)	十六　凉血饮子	(298)
粒红白麻如肌白论	(289)	十七　生地芩连汤	(298)
咬牙论	(289)	十八　凉血地黄汤	(298)
忌食诸肉鸡鱼盐醋五辛等物论	(290)	十九　除热清肺汤	(299)
泻而腹痛胀满论	(290)	二十　承气汤	(299)
唇燥论	(290)	二十一　消风散	(299)

二十二	三黄丸	(299)	六十	香薷饮	(302)
二十三	犀角红花饮	(299)	六一	清暑益气汤	(302)
二十四	解毒快斑汤	(299)	六二	白虎汤	(302)
二十五	枳壳汤	(299)	六三	人参白虎汤	(302)
二十六	香砂六君子汤	(299)	六四	竹茹石膏汤	(303)
二十七	当归红花饮	(299)	六五	青宁丸	(303)
二十八	化斑解毒汤	(299)	六六	二陈汤	(303)
二十九	加味导赤散	(299)	六七	九味羌活汤	(303)
三十	三味消毒散	(299)	六八	四物汤	(303)
三一	泻白散	(300)	六九	四君子汤	(303)
三二	二母散	(300)	七十	异功散	(303)
三三	麦门冬汤	(300)	七一	四物四君八珍汤	(303)
三四	清肺汤	(300)	七二	白头翁汤	(303)
三五	秘本清肺汤	(300)	七三	宣毒解肌汤	(303)
三六	聂氏清肺饮	(300)	七四	理中汤	(303)
三七	清扬饮子	(300)	七五	理中丸	(304)
三八	贝母麦冬饮	(300)	七六	麻桂汤	(304)
三九	生地黄散	(300)	七七	龙胆泻肝汤	(304)
四十	利金汤	(300)	七八	九制香附丸	(304)
四一	薄荷解肌散	(300)	七九	牛黄清心丸	(304)
四二	三圣固表汤	(300)	八十	紫雪丹	(305)
四三	八珍加犀角汤	(300)	八一	局方至宝丹	(305)
四四	竹叶石膏汤	(300)	八二	人参养营汤	(305)
四五	普济消毒饮	(301)	八三	当归补血汤	(305)
四六	河间凉膈散	(301)	八四	地黄饮子	(305)
四七	麦冬清肺汤	(301)	八五	龙荟丸	(305)
四八	大承气汤	(301)	八六	石斛清胃散	(305)
四九	小承气汤	(301)	八七	归脾汤	(306)
五十	调胃承气汤	(301)	八八	滋肾丸	(306)
五一	惺惺散	(301)	八九	二气交济丸	(306)
五二	杞菊六味丸	(301)	九十	补中丸	(306)
五三	三黄二香散	(301)	九一	补中益气汤	(306)
五四	仲景乌梅安蛔丸	(301)	九二	独参汤	(306)
五五	养营汤	(302)	九三	独胜散	(306)
五六	平胃散	(302)	九四	芜荑杀虫丸	(306)
五七	导赤散	(302)	九五	胶艾饮	(306)
五八	旋覆代赭汤	(302)	九六	河间防风通圣散	(307)
五九	清凉饮	(302)	九七	金黄散	(307)

九八	桂附八味丸	(307)		百三六	荆防透斑汤	(311)
九九	知柏八味丸	(307)		百三七	荆防异功散	(311)
一百	保和防毒饮	(307)		百三八	禹余粮散	(311)
百一	三元清痰散	(307)		百三九	六一散	(311)
百二	三子养亲汤	(307)		百四十	鸡苏散	(311)
百三	二冬二地汤	(307)		百四一	碧玉散	(311)
百四	夺命丹	(307)		百四二	益元散	(311)
百五	化斑汤	(308)		百四三	藿香正气丸	(311)
百六	养脾汤	(308)		百四四	苏前正气丸	(311)
百七	大连翘散	(308)		百四五	橘皮竹茹汤	(311)
百八	葛根解肌汤	(308)		百四六	清凉解毒散	(311)
百九	天一浑元散	(308)		百四七	荆防发表汤	(311)
百十	保麻无忧散	(308)		百四八	增液丸	(311)
百十一	七气养和汤	(308)		百四九	化毒清表汤	(312)
百十二	防毒荆防散	(308)		百五十	补髓丹	(312)
百十三	银花清毒饮	(309)		百五一	玄参升麻汤	(312)
百十四	冷香饮子	(309)		百五二	填气交泰丸	(312)
百十五	礞石滚痰丸	(309)		百五三	参贝散	(312)
百十六	化痰丸	(309)		百五四	清扬汤	(312)
百十七	归芍调血汤	(309)		百五五	万氏化斑汤	(312)
百十八	参苓调气汤	(309)		百五六	溯源解毒汤	(312)
百十九	滋肾养肝丸	(309)		百五七	解毒汤	(312)
百二十	化斑清凉饮	(309)		百五八	虻虎汤	(312)
百廿一	普济养营汤	(309)		百五九	白虎解毒汤	(313)
百廿二	猪苓泽泻养荣汤	(309)		百六十	门冬甘露饮	(313)
百廿三	麻黄附子细辛汤	(309)		百六一	七味白术散	(313)
百廿四	附子细辛汤	(310)		百六二	柴胡麦门冬散	(313)
百廿五	泻青丸	(310)		百六三	生地骨皮汤	(313)
百廿六	沉瀣丸	(310)		百六四	养阴汤	(313)
百廿七	天地人三才丸	(310)		百六五	麻杏石甘汤	(313)
百廿八	活络丸	(310)		百六六	麻黄散	(313)
百廿九	孔圣枕中丹	(310)		百六七	古方大青汤	(313)
百三十	宁坤丸	(310)		百六八	加味地骨皮散	(313)
百三一	鳖甲秦艽汤	(310)		百六九	清咽滋肺汤	(313)
百三二	清宁连翘饮	(310)		百七十	孟介石清肺饮	(313)
百三三	银翘散	(310)		百七一	清肺饮	(313)
百三四	六味桑菊饮	(311)		百七二	清肺消毒化痰汤	(314)
百三五	郁金透斑汤	(311)		百七三	秘本门冬清肺汤	(314)

百七四	骨皮清膈散……………(314)		《麻疹全书》汤、饮、丸、散、胶、丹
百七五	枳桔二陈汤……………(314)		……………………………(317)
百七六	桂前葛根汤……………(314)	二百十	河间治久痢方…………(317)
百七七	清金散火汤……………(314)	二百十一	蝉菊散…………………(317)
百七八	三拗汤…………………(314)	二百十二	羌菊散…………………(317)
百七九	越脾汤…………………(314)	二百十三	羚羊角散………………(317)
百八十	前胡枳壳散……………(314)	二百十四	朱纯嘏加减清毒
百八一	加味清肺降火汤………(314)		拨翳汤………………(317)
百八二	补肺阿胶散……………(314)	二百十五	照月饮…………………(317)
百八三	葶苈桑白皮散…………(314)	二百十六	决明夜灵散……………(317)
百八四	射干清毒饮……………(314)	二百十七	绿袍散…………………(317)
百八五	清金降火汤……………(314)	二百十八	秘本洗心散……………(317)
百八六	竹茹柿蒂汤……………(315)	二百十九	朱氏洗心散……………(317)
百八七	聂氏第二清肺饮………(315)	二百二十	洗心汤…………………(318)
百八八	杏仁清肺汤……………(315)	二百二十一	泻心汤…………………(318)
百八九	秘本黄连汤……………(315)	二百廿二	马鸣散…………………(318)
百九十	当归六黄汤……………(315)	二百廿三	文蛤散…………………(318)
百九一	玉屏风散………………(315)	二百廿四	救苦散…………………(318)
百九二	玉屏散…………………(315)	二百廿五	无比散…………………(318)
百九三	生地栀子汤……………(315)	二百廿六	烧盐散…………………(318)
百九四	加减犀角地黄茅花汤………	二百廿七	黄龙散…………………(318)
	……………………………(315)	二百廿八	雄黄散…………………(318)
百九五	茅根汤…………………(315)	二百廿九	神授丹…………………(318)
百九六	茅花汤…………………(315)	二百三十	犀角地黄汤……………(318)
百九七	猪苓汤…………………(315)	二百三十一	秘本化䘌丸……………(318)
百九八	香苏散…………………(316)	二百三十二	古方化䘌丸……………(318)
百九九	透斑和中汤……………(316)	二百三十三	射干鼠黏子汤…………(319)
二百	薏苡仁汤………………(316)	二百三十四	钱氏甘露饮……………(319)
二百一	香蔻丸…………………(316)	二百三十五	紫草消毒汤……………(319)
二百二	醒脾散…………………(316)	二百三十六	十宣散…………………(319)
二百三	胃苓汤…………………(316)	二百三十七	二圣散…………………(319)
二百四	通幽汤…………………(316)	二百三十八	玉锁匙…………………(319)
二百五	四顺清凉饮……………(316)	二百三十九	大如圣饮子……………(319)
二百六	秘本猪苓汤……………(316)	二百四十	甘桔清金散……………(319)
二百七	连石茱萸丸……………(316)	二百四一	甘草防风汤……………(319)
二百八	铜壁山人黄芩汤………(316)	二百四二	五拗汤…………………(319)
二百九	清热导滞汤……………(316)	二百四三	海上方…………………(319)
第四卷	……………………………(317)	二百四四	安神丸…………………(319)

二百四五	抱龙丸	(319)	二百八三	清肺消毒汤	(323)
二百四六	清热除疳丸	(320)	二百八四	葶苈丸	(323)
二百四七	白芍汤	(320)	二百八五	防风败毒散	(323)
二百四八	奇效神应肥儿丸	(320)	二百八六	杏苏散	(323)
二百四九	健脾肥儿丸	(320)	二百八七	葱白汤	(323)
二百五十	双和汤	(320)	二百八八	犀角解毒汤	(323)
二百五一	安胎散	(320)	二百八九	加味人参白虎汤	(323)
二百五二	罩胎散	(320)	二百九十	枳壳消导法	(324)
二百五三	十仙汤	(320)	二百九一	猪胆汁导法	(324)
二百五四	桑连饮	(320)	二百九二	蜜导法	(324)
二百五五	百部汤	(320)	二百九三	八正散	(324)
二百五六	花蕊石丸	(320)	二百九四	安宫牛黄丸	(324)
二百五七	紫菀汤	(320)	二百九五	玄参解毒汤	(324)
二百五八	解毒化滞汤	(321)	二百九六	玄参升麻汤	(324)
二百五九	生地化毒汤	(321)	二百九七	消毒饮	(324)
二百六十	胡麻丸	(321)	二百九八	加味消毒饮	(324)
二百六一	苦参汤	(321)	二百九九	黄芩汤	(324)
二百六二	陈皮苦参汤	(321)	三百	加减黄芩汤	(324)
二百六三	胡麻散	(321)	三百零一	河间厚朴汤	(324)
二百六四	羌活当归散	(321)	三百零二	加味黄芩汤	(324)
二百六五	玉枢丹	(321)	三百零三	化毒丹	(324)
二百六六	活命饮	(321)	三百零四	钱氏独圣散	(325)
二百六七	清震汤	(321)	三百零五	独圣散	(325)
二百六八	三芩汤	(322)	三百零六	七物升麻丸	(325)
二百六九	犀角羚羊解毒汤	(322)	三百零七	益气聪明汤	(325)
二百七十	六和汤	(322)	三百零八	温胆汤	(325)
二百七一	苏防解毒汤	(322)	三百零九	石膏清胃汤	(325)
二百七二	宣毒发表汤	(322)	三百壹十	泻黄散	(325)
二百七三	又宣毒发表汤	(322)	三百十一	参苏饮	(325)
二百七四	清毒解表汤	(322)	三百十二	玄参地黄汤	(325)
二百七五	透肌解表汤	(322)	三百十三	柴胡橘皮汤	(325)
二百七六	清热透肌汤	(322)	三百十四	柴胡四物汤	(325)
二百七七	柴苓汤	(322)	三百十五	加减清肌汤	(326)
二百七八	鳖甲饮	(322)	三百十六	人参清肌汤	(326)
二百七九	小柴胡汤	(322)	三百十七	连翘清毒饮	(326)
二百八十	竹茹汤	(323)	三百十八	导赤通气汤	(326)
二百八一	大顺散	(323)	三百十九	葛根麦门冬散	(326)
二百八二	二冬茅根汤	(323)	三百二十	逍遥散	(326)

三百廿一	加味清胃散 …………（326）	川连 ……………………（329）
三百廿二	通关散 ……………（326）	川芎 ……………………（329）
三百廿三	加味二陈汤 ………（326）	霜桑叶 …………………（329）
三百廿四	经验敷方 …………（326）	枇杷叶 …………………（329）
三百廿五	备急丸 ……………（326）	条芩 ……………………（329）
三百廿六	黄连清心丸 ………（326）	子芩 ……………………（329）
三百廿七	宣风散 ……………（326）	酒芩 ……………………（329）
三百廿八	枳实理中汤 ………（327）	银花 ……………………（329）
三百廿九	苏葛汤 ……………（327）	苏叶 ……………………（329）
三百三十	导积散 ……………（327）	紫苏 ……………………（329）
三百三一	人参败毒散 ………（327）	薄荷 ……………………（329）
三百三二	追虫丸 ……………（327）	滑石 ……………………（329）
三百三三	枳壳前胡汤 ………（327）	紫草茸 …………………（329）
三百三四	麻后久咳不止方 …（327）	通草 ……………………（329）
三百三五	安胃散 ……………（327）	牛蒡子 …………………（329）
三百三六	万氏清肺饮 ………（327）	大木通 …………………（329）
三百三七	加味泻白汤 ………（327）	紫菀 ……………………（329）
三百三八	胸膈痰盛外治法 …（327）	海桐皮 …………………（329）
三百三九	利咽散 ……………（327）	地骨皮 …………………（329）
三百四十	滋肺汤 ……………（327）	牡丹皮 …………………（329）
三百四一	天真膏 ……………（328）	五加皮 …………………（329）
三百四二	贾兰峰传方 ………（328）	大腹皮 …………………（329）
三百四三	犀角解毒化痰汤 …（328）	茯苓皮 …………………（329）
三百四四	治麻后痢统方加减 ………………（328）	冬瓜皮 …………………（329）
		黄芪皮 …………………（329）
三百四五	香茱汤 ……………（328）	川朴丝 …………………（329）
三百四六	连翘生地黄汤 ……（328）	竹茹 ……………………（330）
三百四七	浮萍散 ……………（328）	淡竹叶 …………………（330）
三百四八	六味丸 ……………（328）	樗根白皮 ………………（330）
三百四九	十全大补丸 ………（328）	生蒲黄 …………………（330）
三百五十	安胎饮 ……………（328）	熟蒲黄 …………………（330）
三百五一	保胎无忧散 ………（328）	泽泻 ……………………（330）
各种药物逐细详注 …………（328）	车前子 …………………（330）
防风 ………………………（328）	莱菔子 …………………（330）
前胡 ………………………（328）	广郁金 …………………（330）
连翘 ………………………（329）	鸡内金 …………………（330）
枳实 ………………………（329）	犀角 ……………………（330）
枳壳 ………………………（329）	羚羊角 …………………（330）

细生地	(330)	地龙	(331)
鲜石斛	(330)	天虫	(331)
石菖蒲	(330)	蒲壳	(331)
橘红	(330)	天花粉	(331)
杏仁	(330)	乳香	(331)
木蝴蝶	(330)	没药	(332)
白芥子	(330)	三棱	(332)
荆芥穗	(330)	莪术	(332)
藁本	(330)	茅术	(332)
秦艽	(330)	冬术	(332)
天麻	(330)	肉桂	(332)
藿香叶	(330)	桂枝	(332)
藿香梗	(330)	海金沙	(332)
竹叶	(331)	缩砂仁	(332)
竹叶尖	(331)	白豆蔻	(332)
石膏	(331)	肉果仁	(332)
辰砂	(331)	扁豆	(332)
全当归	(331)	赤小豆	(332)
归尾	(331)	酸枣仁	(332)
补骨脂	(331)	郁李仁	(332)
白茯苓	(331)	冬虫夏草	(332)
赤茯苓	(331)	半夏	(332)
茯神	(331)	胆星	(332)
益智仁	(331)	川贝母	(332)
瓜蒌仁	(331)	威灵仙	(332)
续断	(331)	牛膝	(332)
姜黄	(331)	厚朴	(332)
瞿麦	(331)	络络通	(332)
萹蓄	(331)	茺蔚子	(332)
椒目	(331)	金钗石斛	(332)
吴茱萸	(331)	枸杞子	(332)
覆盆子	(331)	金毛狗脊	(332)
青葙子	(331)	刺猬皮	(332)
女贞子	(331)	龟板	(332)
桃仁	(331)	鳖甲	(332)
文蛤	(331)	牛黄	(333)
九香虫	(331)	琥珀	(333)
五谷虫	(331)	大贝	(333)

赤石脂 …………………… (333)	仙灵脾 …………………… (334)
禹余粮 …………………… (333)	香附 ……………………… (334)
骨碎补 …………………… (333)	乌药 ……………………… (334)
地力 ……………………… (333)	乌骨鸡 …………………… (334)
胡桃 ……………………… (333)	鸭 ………………………… (334)
煨姜 ……………………… (333)	山豆根 …………………… (334)
干姜 ……………………… (333)	射干 ……………………… (334)
附子 ……………………… (333)	六一散 …………………… (334)
焦山栀 …………………… (333)	葶苈子 …………………… (334)
神曲 ……………………… (333)	白芷 ……………………… (334)
麦蘖 ……………………… (333)	大青 ……………………… (335)
谷芽 ……………………… (333)	贯众 ……………………… (335)
陈皮留白 ………………… (333)	马勃 ……………………… (335)
陈皮去白 ………………… (333)	板蓝根 …………………… (335)
绵黄芪 …………………… (333)	使君子 …………………… (335)
党参 ……………………… (333)	芫荽 ……………………… (335)
北沙参 …………………… (333)	人中白 …………………… (335)
苦参 ……………………… (333)	人中黄 …………………… (335)
西洋参 …………………… (333)	松毛锐 …………………… (335)
珠参 ……………………… (333)	侧柏叶 …………………… (335)
参芦 ……………………… (333)	柏子仁 …………………… (335)
柿蒂 ……………………… (333)	乌梅干 …………………… (335)
丁香 ……………………… (333)	松脂 ……………………… (335)
沉香 ……………………… (333)	朴硝 ……………………… (335)
檀香 ……………………… (334)	火硫黄 …………………… (335)
紫金砂 …………………… (334)	腰黄 ……………………… (335)
耐冬藤 …………………… (334)	青矾 ……………………… (335)
款冬花 …………………… (334)	蜂窝 ……………………… (335)
密蒙花 …………………… (334)	木笔花 …………………… (335)
旋覆花 …………………… (334)	白石榴花 ………………… (335)
佛手花 …………………… (334)	鸭脚花 …………………… (335)
厚朴花 …………………… (334)	冬虫夏草 ………………… (335)
玫瑰花 …………………… (334)	白螺壳 …………………… (335)
甘菊花 …………………… (334)	伏龙肝 …………………… (335)
槟榔 ……………………… (334)	人乳 ……………………… (335)
石决明 …………………… (334)	金汁 ……………………… (335)
草决明 …………………… (334)	陈香橼 …………………… (335)
夜明砂 …………………… (334)	阿胶 ……………………… (336)

鸡血藤膏…………………………（336）
蛇床子………………………………（336）
枫脂…………………………………（336）
蜈蚣…………………………………（336）
葱白…………………………………（336）
梨汁…………………………………（336）
蔗汁…………………………………（336）
藕汁…………………………………（336）
韭汁…………………………………（336）
胎发…………………………………（336）
紫河车………………………………（336）
题汤太史校刊《麻证全书》卷后………
………………………………………（337）

第 一 卷

麻证总论首章

痘禀于阴而成于阳，麻禀于阳而成于阴，此乃阴阳互根之妙。麻本先天真阳中一点浊毒，必藉阳气而后能生能化，故麻之初发，必身热头痛，汗出絷絷，目红泪汪汪，鼻塞气粗，绝类伤寒，惟脉不沉紧，身热不退为异耳。汗为血液，面红鼻塞，全是阴象。此禀于阳而成于阴之明征也。初潮宜宣发，已潮宜解毒，将收宜养阴，收后宜安胃，此其大略也。若夫变证夹杂，南北禀气之不同，男女性质之各异，及老少强弱，天时地理，千变万化，莫可究极。约而言之，不外以上数端。分门别类，因证立论，由论立方，追本探源，头头是道。故用药之法，总不外透表宣毒，和血养阴安胃之剂：升麻、柴胡、桔梗、白芍、甘草升提，凝涩各物，始终禁忌。麻之初发，身热、咳嗽，是其常候，养和气血，调停营卫，出不嫌密，务宜遍身透发，所以其生其化，全赖阴血为之质干，此其平证轻治，至于夹斑、夹疹、夹疮、夹痘、胎前产后、气虚血亏，非药方治论中研究，何从索摸。每见此证初起，即用西河柳、樱桃核从事，不知柳得春气最早，其剽悍之性猛烈，施之壮实藜藿犹可，气虚质弱何堪，设此木棉、樱桃性热，亦不宜常用。总之六府属阳，然用事必须配阴，此阴阳交互，气血贯注之大法。独阴不生，孤阳不长，百病皆然，况麻证之因，虽由先天胎毒，必须阴阳相济，然后充肤达肌，泽皮润血，而后善收善果。犹恐余毒为厉，变痢、变疟，各证蜂起，医治用药，一经错误，轻者变重，重者不可为矣。初编用药法旨，特引原委，约计端倪，至见证用药，按论检方，神而明之，存乎其人，一言以蔽之，曰慎，勤细耳。

四方麻名论

麻证之名，各方不同，在京师呼为瘟证，河南呼为稃疮，山西、陕西呼为糠疮，山东、福建、两广、云贵、四川俱呼为疹子，江南呼为痧疹，浙江呼为瘄子，湖广、江西俱呼为麻证，又呼为艄子，闻人氏呼肤证。虽四方之命名有别，其实皆一麻也。调治之法，原无异耳，故麻之初发，全在胎中流毒，与痘本同，一以发于阳分，一以出于阴分为异耳。夫痘既属阴分，阴主血，故痘有形而兼有汁；麻属阳，阳为气，故麻有形而无汁。痘贵充满为佳，麻贵透发为美。缘痘、麻二证，前朝少有此证，至汉中方有痘麻之证。痘自唐·王旦之子，遇仙人运大智慧，放大光明，传授种苗之法，相遗千有余年，活人济世，每岁何止亿万人，兼之群贤辈起，立法著书，尽善尽美。至钱仲阳集诸家之论说，参己意之纪纲，按论立方，因方用药，痘之原委虚实，已无遗恨。惟麻与痘并驱齐驾，何得视为泛常而略无论说！虽有麻证医法，亦系一知半解，似是而非，语焉不精，择焉不详，一逢此证，顺者邀天之幸，倘遇逆证，往往方脉诿之儿科，儿科诿之痘科，以痘家法使以治麻，如大禹之掌火，伯益之治水，有不倒戈相向者几希矣！此证海外亦有传染，不但十九行省而已，名虽不同，证无二致，立法治原，用药护卫，宜清凉不宜甘温，宜透发不宜滋补。必须凉不犯胃，补不腻膈，务臻妥善。不偏不倚，岁气天和，步步顾及，无虚虚，无实实，神而明之，存乎其人。在司命者，不泥古，不援今，则可耳。

增补四方麻名论后

西北水土刚劲，禀质亦厚，麻必五七日乃收；东南风气柔弱，麻出不过二三日即收。迩来地运变迁，无分西北东南，禀质劲弱，未有不绵延日久方收者，当非难收之比。若三四日后，麻疹点燥色白，隐隐于肌肤之间而难收者，此必卫气素弱，不能燉发，或因衣被单薄，致冒风寒，阻其发越之机，此致绵延多日。法当用辛散透表之剂，如荆芥、葛根、前胡、牛蒡子、西河柳、麻黄之类以发散之，淡竹叶、玄参、薄荷、蝉蜕之类以透肌，切不可遽用寒凉，闭其开泄之路，此训可以为万世治麻大法。

用药法旨论

瘖，犹错也，皮肤甲错之谓也。俗名曰瘖，乃吴越土名，实系疹也。红点隐隐谓之瘾疹。疹之根源，乃毫毛之内，皮腠之间，因于寒以致血凝涩。其凝涩之血，散发于皮肤之外，则发而为疹。盖人身通体毫毛之气，肺所主也，毫毛之内，腠理之外，则秉胞中之血，热肉充肤，淡渗皮毛，肝所主也，皮肤寒而血凝涩。始焉凝涩，继欲流通，则发热咳嗽，散而为疹。疹之发也，有稀少，有稠密。极稀少者，不过数点，以及数十点；极稠密者，则周身头面，无有空隙。医者不知，见有数点形象，即行攻发。若果是麻证，咳嗽身热，自然透肌走表，其迟迟不出者，间有表虚，或风邪固滞，急投红花、荆、防清利之法，或用当归、生地、紫草活血等药，自然血随气聚。若概以芩、连、知、柏、川、前、石膏从事，重虚其表，则轻者转重，重者变成坏证，诛伐无辜，实实虚虚之戒。茫无头绪，流毒生灵，胎祸千古。

上帝悯焉，盖麻虽胎毒，必藉时令为转移，用药不外透肌解表，最忌寒冷凝涩，已潮宜投活血清热，亦忌寒酸辛烈，此乃用药要旨。循途守辙，触类旁通，自不致临证茫然。愈表愈虚，转攻转剧，病之赖乎药者，必针锋相对，确乎不拔，若似是而非，张冠李戴，反不如勿药有喜，听之自然。用药法旨，故列首端，抱利济人物之心，行燮理阴阳之事，神农药性，拣选精神，使后学者临证指南，岂浅鲜事可比哉！

形色总括论

麻证初潮，未现标时，必身热憎寒，头疼咳嗽，或吐或干呕，或泻或腹痛，或鼻流清涕，喷嚏呵欠，眼胞浮肿，目泪汪汪，腮赤体疼，烦躁不宁。夫麻乃胎毒所发，毒者，火也，麻疹小而色红碎密，其行于皮肤之间者，属手少阴心经君火也。五藏心肺相连，肺位乎上，心经火旺，则肺受之，故麻之发，惟肺受毒最重。其咳嗽者，肺因心火炎上，而肺叶焦燥也。鼻流清涕者，鼻为肺之窍，以火烁金而液自流也。目中泪出者，肺热则移于肝，肝之窍在目也。肝属木，木能生风，故有呵欠也。吐与干呕者，心火流入于胃也。肺与大肠为表里，肺热流于大肠，故眼胞浮肿，腹痛而泄泻也。腮赤烦躁，心火旺也。喷嚏，肺经火邪也。或手掐眉目唇鼻及面者，肺热证也。然麻虽胎毒，未有不因时气冒感而发者，盖因热蒸遍身。血随气行，形若朱砂，吉祥之兆。色如暗雾，凶耗之徵。微红宜养正，紫红宜透毒，淡黄是血少之机，总须和血；浮白是气寒之兆，务要顺气。若已经服药而色不正者，恐服寒凉之药过多，有伤气血而然，宜以四物汤六十八。暗雾，用荆防发表汤百四十七。微红用溯源解毒汤百五十六。紫红用门冬甘露饮百六十。淡黄用当归六黄汤百九十。浮白用异功散七十号。

胎色论

舌者，心之苗，而脾脉又络于舌，心、脾二经之热，无所泄而发于舌，故舌生白珠，累累如粟，甚则上腭牙龈，满口遍生。其证多见于正收后，唇舌破裂，此心脾之火甚上冲也，其色必深赤，间有紫黑者。若初发热及正出之间，唇舌红而破裂者，此证还轻，斯时其毒在未出、将出之际。若得火轻血活，内能托出，口能食物，斯为可治，药宜用朱氏洗心散二百十九去甘草加黄连，或用加味导赤散廿九加麦冬治之。如大便不通者，以洗心汤二百廿去赤芍、甘草，合泻心汤二百十一加石膏、牛蒡子，或以河间凉膈散四十六去芒硝、甘草，加黄连、石膏、牛蒡子治之。外桑白皮捣自然汁或薄荷汁涂之，或用绿袍散二百十七点之。如食乳孩子，以苏防解毒汤二百七十一治之。

预解宣毒论

春温夏暑，秋清冬凉，此四时之正气也。若冬应寒而反温，乃阳气暴泄，火令早行。人感之者，至于来春，必发疽痈疮。未出痘疹者，必感之而出。然疹虽胎毒，未有不由天行时令而发者，故一时传染相似，远近大小皆发。为父兄者，但见境里痘麻正行，宜先以消毒保婴丹六号、代天宣化丸七号以预解之，可使毒彻而不为已甚。此虽先贤活人之婆心，而要知麻疹之证。只怕一时不能得出，若得出尽，则毒便解到底。治麻者于初热未出之时，宜以宣毒发表汤第二百七十三去升麻、桔梗、甘草，或葛根解肌汤百零八去赤芍、甘草，葛根疏邪汤十四去骨皮，防风毒散一百十二、二百八十五加前胡、葛根等方，随用而发之，但得麻出，则毒解而始终无虞矣。如用一剂而麻仍不出，又再进一服，外以酒煎胡荽喷被盖之。切要空露头面，或以苎麻醮胡荽洒遍身戛①之，令其毛孔疏开，麻方得出也。切弗用岁气内照时令寒暄而用辛热寒凉之剂，助其炎威，阻其发机，而成坏证。如再不出，用臭椿树根皮煎汤水熏之。若再不透发，加以气喘抽搐，鼻掀目直，不可为矣。有云急用当归、红花、人参挽回，百中一二，然亦多不济事。

初热未明是否勿峻发表论

麻证初热，未明是否，不可发表。用利咽散三百三十九去甘草、赤芍②，加苏叶、防风以解肌，或仍不出，用葛根解肌

---

① 戛：刮。《天工开物·陶埏·砖》："铁线弓戛平其面。"

② 去甘草、赤芍：第三百三十九号方剂中不含甘草、赤芍。本书多次出现以某方减去某药物，但方中并不含某药物的现象，这说明本书非成书于一人之手，方剂及序号当是后人所加，且未经过严格的校勘，故而出现错误较多的现象。

汤百零八去升麻、甘草①，或用蜜酒炒麻黄开其毫孔，用被覆取汗，自然出现。万不可骤进辛烈透散发表之药，以表虚则气弱故也。或用葱白汤二百八十七号时时饮之，使腠理开发，缓缓取汗，总宜助汗生津，不可妄用表药。如已现红点，仍用葛根解肌汤一百零八去芍药、甘草，加红花、生地等类，以活其血，或酌用当归、细生地、连心、麦冬、飞滑石以凉其血而生其津，则泰和自然，百体润泽。若误用表药以虚其表，万无转旋之策，有不坐以待毙者几希矣！

初潮认证论

麻证初潮，未现表时，必身热憎寒，咳嗽呕吐，或泻，或气急腹痛，腮赤面红，喷嚏各见证。夫麻乃心经之火毒，心位乎上，与肺相连最近，心火克金，故咳嗽喷嚏；肺移热大肠，故腹痛泻滞；克金克木，故肝风内动，身热憎寒；肝阳不和，即腮赤面红。全是心经用事。一切干呕鼻塞欠伸，更有手掐眉拭面，小儿常有之形，全系心火上炎，引手自救之象。虽由胎毒所发，必时气流行感冒而得，用药总宜清热解肌，如杏苏散第二百八十六、荆防败毒散四号去甘草、白芍②，初潮均宜采用。误用寒凉泻利，必致重虚其表，用温补滋润太早，亦必凝滞不通，贻祸无穷。如清火用荆芥、防风之类，保肺用杏仁、麦冬、紫菀、石斛之类，苏叶、薄荷不妨酌用。麻之近乎伤寒，身热头痛，憎寒壮热，必须细细检视，用灯照及耳根、胸前、腰际各处，见有红点隐隐，是则其候，可用荆防败毒散四号、葛根解肌汤百零八选用。若认为伤寒，误用汗下法，则虚虚实实，颠倒错乱，轻者转重，重者变坏证。咳嗽腹泻，不必忧虑，麻发热解，胃安而呕吐自愈，肺平而咳嗽自去，移热

之患熄，腹痛腹泻，不治而自愈也。

升发清凉解毒当分先后论

治麻用升发清凉解毒，法所宜然，然当分先后而施，不可混用，何也？麻初发热，热恐难透表，故当用升麻疏表解肌之剂，使之易出。见表之后，与正出未透之间，宜发表而兼清凉，使血凉肌解，麻易出透。至麻到通身上下俱红，总成一片，累累如珠，手足之末，上下相同，无有空处，此为出透，斯时则当用清凉解毒之剂，不必兼用发表之药，一解即愈。若于初热正出之际，而即用寒凉解毒之剂，则气滞血凝，肌肤闭密，不得开通，致麻不出，多生危候，是以于初热未出之时，及正出之际，只宜辛散，如荆芥、葛根、薄荷、前胡、牛蒡子、防风、苏叶、淡竹叶、石膏之类，可以施用。即麻黄亦当因证而施，使之易透。正收及收后，宜用寒凉解毒之剂，如玄参、青黛、麦冬、黄柏、瓜蒌根、黄连、黄芩、连翘、贝母、知母、山豆根、淡竹叶，俱可施用，使毒火易得消散，方无后虑。

正麻奶麻风瘾不同论

正麻之出，由于胎毒，其出也，必在出痘之后，或隔两三月，或隔半年、一年之久，甚至八九年之远，感正麻之气而出，一次后再不复出矣。奶麻者，小儿初生未满月时，遍身红点，斑驳如朱，皆由儿在母胎中，受有热毒所致，故生下发见

---

① 去升麻、甘草：第一百零八号方剂中不含升麻，原作者所指的方剂当非第一百零八号方剂的组成，当是另有所指。

② 去甘草、白芍：第四号方剂荆防败毒散中有赤芍、无白芍，此处有误。作者原所指方剂或是与此同名而异方者。

于皮肤，不可认作时行麻疹，妄用汤剂。盖婴儿藏府娇脆，气血怯弱，不能胜受汤丸。宜以溯源解毒汤百五十六与乳母服之可耳。若风瘾者，亦有似于麻子，乃发在幼孩，甫生一月半、周一岁之间，时值天气炎热，感风热而作，此不由于胎毒，乃皮肤小疾，感受风热，客于脾、肺二家所致，不在正麻之列，常见出一次，又出一次，亦有连出不已者，无关大利害，不必用药而自散。倘身热不退，只宜微用疏风清热之剂，一服即愈，以荆防发表汤百四十七除红花主之。如身不热者，不必用药，免致诛伐无辜，然亦当慎风寒，戒荤腥、生冷、辛辣等物，弗以其无关利害而忽诸，恐触动风热而生他病。论云：风瘾身热不退，宜疏风清热，以荆防发表汤一百四十七主之。细按方内止有荆芥、防风疏风之品，并无清热之药，且川芎上行头目，当归血中气药，楂肉长于消肉积，甘草虽能和药解毒，其实有调中益气之功，桔梗性上升，能阻各药不得下达，并非清热之品，且云除红花，反不若红花之能散，赤肿解疹之犹为可用也。

微热论

微热者，言热轻而不壮也。初起之时则宜，正出之时热不宜微，微则麻出而不能透矣，宜用疏托之剂，以葛根解肌汤百零八去赤芍、甘草、淡竹叶① 主之。未收及收后微热者，此毒轻而尽也，不必用药。

潮热论

潮热者，一日至晚一度，如潮水之及时而来，不失其信也。麻疹初出，多见此候，若出尽及收后见之，此因血虚匮而然，宜退阳益阴为主，以四物汤六十八加人参治之。又要看人之虚实，如吐泻不止，以人参之类补之；如便秘烦躁，以酒蒸大黄微利之。经曰：无实实，无虚虚，倘损不足而补有余，夭人性命，非关大数，医者杀之也，能知损有余而补不足者，方为良工。

阴阳两部多少论

原夫麻虽肺、胃二经所发，然必有火以济之，此阴阳互根之妙义。其原是阳，必阳部透发，乃为吉兆，头为阳中之最阳，四肢阳中有阴，背肩四肢外面皆阳部位，宜周密透发，色宜红润，气宜和缓，此乃阳和之象，上吉之微。胸为阴，腹为阴中之至阴，四肢向内者，亦为阴，宜稀少，多亦无碍，用透肌解表汤② 二百七十五去桔梗，或用清扬散百五十四去升麻、桔梗、甘草，加苏叶。如两部均少，急用化斑汤百零五加重荆、防、连翘、蝉蜕，然亦宜酌之。如舌红，脉洪数，壮热，不大便者可用。如兼虚象，更须体贴防护，倘阴阳两部均多而透，此佳兆，不必惊骇，饮食调养，避风忌秽可矣。

头痛论

头为诸阳之会，六阳脉都聚于头，惟厥阴一脉，随督脉附上巅顶。麻乃阳证，必藉阴血而成，其生其化，端赖阴阳并济，肺细之气上冲，则元首适当其会。经云：巅顶之上，惟风能到，阳分之气鼓荡，则风从阳飘荡，上至头顶百会穴，故麻必头痛，药宜祛风清络解肌为法。用清扬汤百五十四去甘草、桔梗；偏头痛连眼

---

① 去赤芍、甘草、淡竹叶：第一百零八号方剂组成中不含淡竹叶，此处当是作者有误。下同。

② 透肌解表汤：此后有"去桔梗"，但二百七十五号方剂无"桔梗"一味药。

骨，肝阳不和，用泻清汤百二十五去甘草。其有不避风寒，未经清解之热毒上涌，脉必洪数，身必壮热，用解毒汤百五十七；或痛连脑门，颈项肿胀，先用普济消毒饮四十五；或收后头疼身痛，此系血热妄行，用凉血饮子十六去赤芍加连翘、牛蒡子之属；或用古方黄连解毒汤元号加白芷、川芎之类，可以成功。弗泥头痛，专用祛风散表之药而误麻证，有会心者，自当神而明之，存乎其人，则庶乎近亦。

已出红肿大甚论

麻出连串如珠，颗粒分明，红活光润，方为美候。若麻出而红肿大甚者，此毒火壅遏所致，倘不急治，必变紫黑干枯，隐伏恶证。宜以化毒清表汤百四十九去桔梗、甘草，或清热透肌汤二百七十六去甘草，加黄连、黄芩、枳壳、木通、山豆根、葶苈以治之。

疟论

麻证初热，已出之时，有寒热似疟者，此时切不可专以疟疾施治，宜以葛根疏邪汤十四加薄荷叶主之。至出尽之时，如有寒热似疟者，以柴苓汤二百七十七去人参、半夏、肉桂、白术，加贝母、地骨皮治之。如麻后竟成疟者，治法以清凉健脾开胃为主，宜以鳖甲饮二百七十八主之。渴者加熟石膏少许，或加麦冬、知母；不渴者麦冬、知母须除去之。夫疟多因脾虚生痰而作，若出麻之后，果是疟疾，并无余毒，则柴苓汤中之人参、半夏，又何妨施用，但肉桂、白术不可轻使，而又何必拘泥麻初当发，麻后余邪等证之不宜用燥悍之药耶！如小柴胡汤二百七十九正所宜用，所谓神而明之，存乎其人者，此也。

痢证论

麻之成痢，乃热邪内陷所致。多见于正收及收后，间有见于初热未出，及正收之时者，亦有自首至尾而作痢不辄者，又有因久泻或成痢者，当分别治疗，不可混施。若于初热未出与正收之时而作痢者，药宜以疏托为君，行滞气为臣为佐，解毒为使，以葛根解肌汤百零八少用葛根，去赤芍、蝉蜕、木通、甘草①，略加青皮、槟榔，再加防风主之。若麻已出透，身热未全退，毒气流注而成痢者，以清热导滞汤二百九去白芍、楂肉、甘草、川厚朴，加生地黄、地骨皮、木通主之。若麻毒未清，变成赤白痢者，以加减黄芩汤三百号去楂肉、白芍、甘草，加地榆皮、连翘、牛蒡子主之。如麻后成痢，赤白腹痛者，以古方黄芩汤二百九十九加枳壳治之。亦有久泻而成痢者，原因气血已虚，不得已，用人参、黄连、枯黄芩、干姜煎汤，从权治之。如正收及收后而下痢白色者，药宜用解毒凉血行滞气之品，以铜壁山人黄芩汤二百零八除去人参、木通、甘草，加生地黄、牛蒡子、连翘、防风主之。痢下脓血者，以白头翁汤七十二去黄连加防风主之。或因食积下滞者，以消食化气为主，用枳壳汤二十五加山楂、麦芽、木通、青皮主之。若腹中作胀，时痛时止者，以厚朴汤三百零一去干姜、甘草，加槟榔、山楂主之。夫麻后成痢，乃积热移于大肠，以治麻后痢统方加减主之。麻后

---

① 去赤芍、蝉蜕、木通、甘草：第一百零八号方剂葛根解肌汤中不含有蝉蜕、木通，此处当是作者有误。作者所指的方剂当与此同名而组成有异。《张氏医通》卷十五葛根解肌汤中含赤芍、蝉蜕、木通、甘草，作者所指或为此方。

下痢而身热腹痛者，以古方黄连解毒汤第一方治之。若壮盛之人，内有挟食积滞能食者，以三黄丸二十二利之。若麻后赤痢，以四物汤六十八合古方黄连解毒汤第一方去栀仁，用当归尾加枳壳治之；稍轻者，以四物汤六十八加姜汁、炒黄连、地榆皮治之。如麻后白痢，以四物汤加陈皮、黄芩、木香，更有加生白术者，宜酌用。麻后作痢，如兼小便赤涩者，以四物汤加车前子、木通治之。麻后痢证，或赤或白者，以四物汤倍白芍、当归，加大黄少许。以痢泻数次，麻后泄泻成痢者，以四物汤加地骨皮、酒炒黄芩主之。若麻前胃经泄泻日久，未曾清解，至于后变为休息痢，不问赤白，但见里急后重，昼夜无停者，此余毒在大肠，乃积热移于大肠也，急宜行气养血，切不可妄施清剂以图霸功。河间曰：养血而痢自止，行气则后重自除，诚格言也。宜以河间久痢方二百十去人参、白芍主之。如自首至尾，下痢不撤者，必有风毒留滞于内，宜解毒行滞，兼疏风实脾之剂，庶几立应，以清热导滞汤二百零九去当归、淡竹叶，加防风、荆芥治之。如痢而兼吐呕、热胀、滑泻不止，色如鲜红，或如鸡肝，如屋漏水，如黑豆汁，加以气喘呃忒，鼻煽抽搐，皆不治之证。

呕论

麻乃阳毒，初潮见呕，是其佳兆，胃阳开移，能使秽浊之气引而上升，则毒疏散，表自开，汗自出。若当已潮、收后，当营卫和协，气血贯注。倘呕吐呃逆，最有扰乱心阳，阻隔余毒，宜用清扬汤百五十四，或用万氏凉膈散① 四十六去芍药、甘草，最宜清凉解毒之剂，解毒汤百五十七。痰饮咳嗽，加瓜蒌仁、川贝之属。其收后呕吐，是脾胃有热，当清胃和脾，用

石膏清胃汤三百零九去甘草② 加扁豆、藿香、陈皮，取以止呕，呕吐一止，即当除扁豆、藿香、陈皮，恐致燥碍津，或竹茹汤二百八十除甘草加藿香亦可。

痰论

痰证不一，有色白者，有成块者，有吐不出者，有一吐而即出者。杂病有风寒燥热之不同，惟麻证全是肺胃中之火毒，急用杏仁清肺汤百八十八以清肺除痰降火，去甘草加川贝、紫菀之类，或用清肺汤三十四去桔梗、甘草，加瓜蒌霜、川贝、杏仁、枳壳之属，但清肺不宜用半夏、南星，恐致燥，当用天花粉、象贝降火，不宜用石膏、川连之属，宜用知母、天花粉、黄芩之属。如痰成块，咳而不出，急宜二陈六十六加竹茹，切不可用桔梗中州之药，以致中满。倘胸膈痰盛，格格难出，可用外治法，选仲景《伤寒论》中，或李士材《医宗必读》亦备，此最妥善而不伤气，亦无可如何之良策也。

衄血论

夫麻证衄血，因肺胃中热毒，迫而上升，初潮得之，原是顺候，乃逆邪外移，衄血即是宣毒之意，不必遽止。倘失血太过，恐致亡阳，经云：夺血者亡汗，用犀角地黄汤二百三十加茅根泻火润肺凉血为主。如已出衄血，防血虚内陷，用地黄茅花汤百九十六加浙贝、麦冬以降火而清肺。倘大便下血，小便溺血，面赤痛甚，急用犀角地黄汤二百三十或四物汤六十八加麦冬、茅花之属。收后失血、衄血，此为余

---

① 万氏凉膈散：第四十六号方剂名为"河间凉膈散"，此处当是作者有误。

② 去甘草：第三百零九号石膏清胃汤中不含甘草，此处当是作者有误。

毒上窜，内迫相火，致血不归经，扰乱挥霍，以致衄血不止，亦宜四物汤六十八加犀角、玄参、地榆以清内热而调相火，则龙雷潜伏，保泰持盈。血证须观血热气逆，血热用犀角散毒汤①二百八十八；气逆则用大顺散二百八十一或四物汤六十八加二冬茅根汤二百八十二则可矣。

咳嗽论

麻疹咳嗽，全是肺气不利之故，非杂病之有虚寒湿热可比。然初潮咳嗽，此为肺胃气甚，最是佳征。已潮及收后咳者，恐震伤脾络，以致变疳变痨，急宜用二陈汤六十六加薄荷、紫菀、川贝之类。天行麻疹，与伤寒相似，惟麻则喷嚏，鼻流清涕，眼胞肿，眼泪汪汪之为异耳，但见此等证候，真是麻证。夫麻原发于心，心火内亢，则肺金受克，以致肺叶焦燥，故有咳嗽。法当清金泻火，以加味人参白虎汤二百八十九去甘草、糯米、人参，加牛蒡子、连翘主之。有用白虎汤六十二去甘草、糯米，加牛蒡子、薄荷叶治之者，或以三味消毒散三十合泻白散三十一方，俱去甘草治之，方中桑白皮取采鲜者，多用为妙。热甚烦渴者，加以知母、天花粉、石膏、黄芩之类。如咳嗽甚者，以二母散三十二，或麦门冬汤三十三，或清肺汤三十四去桔梗、甘草，加苏子，或秘本清肺汤三十五去桔梗、甘草，或清肺饮三十六、百七十，去柴胡、陈皮、桔梗、甘草等方，随见而用之。然确宜清热透肌解毒，不可止咳，故古人多用清扬饮子三十七去甘草，加连翘主之。慎勿用五味子及收敛等药，秘塞肺窍，令咳嗽终身不已。兼宜清余热，消痰壅，而咳自止。贝母麦冬饮三十八除甘草、桔梗，加连翘、牛蒡子、黄芩、黄连之类，前后咳嗽，俱可施用。夫麻有咳则肺气疏通，毛窍开豁，而麻则易

于出透，所以麻证初热未出之先，最喜咳嗽，多咳则为顺候，俚言所谓扑麻是也。麻疹出透，则心经火息，肺无克伐而咳自止。正出之际，若无连声咳嗽及少咳与不咳者，则腠理闭密，麻难透表，急于升发药中，多加留白陈皮以启其咳，使毛窍开泄，腠理舒畅，而麻自易出透矣。已出之后及将收、收后，则又以无咳为佳。如麻已出而咳不止，身热作渴，烦躁不食，脉洪者，以古方黄连解毒汤第一加生地黄、鲜地骨皮治之。肺热如咳喘者，用生地黄散三十九去陈皮加黄芩、葶苈、桑白皮治之。喘甚者，加瓜蒌霜、北芥子、苏子、莱菔子治之。出尽及收后微微咳嗽者，此余邪未尽，肺气未平也，不须服药。若欲治之，则以泻白散三十一合三味消毒散三十俱去甘草与服。如肺燥塞不利而咳者，以利金汤四十去陈皮、桔梗、甘草，加麦冬、牛蒡子、桑白皮主之。麻尽透而壮热咳嗽，大便秘者，以除热清肺汤十九加黄连、黄芩、地骨皮、火麻仁、枳壳以清利之，或加大黄下之。如出尽及收后，咳嗽甚而仍不止者，是属于热，治宜清热降火，佐以清凉之品，以清咽滋肺汤百六十九去玉竹、甘草，加贝母、黄连、苦芩，或聂氏清肺饮三十六去陈皮、柴胡、桔梗、甘草，加贝母、黄连主之；出尽收后，咳嗽不止而多痰者，以清凉饮五十九、滋肺汤三百四十去玉竹、浙贝、麦冬、桔梗、甘草，加枳壳、茯苓、陈皮治之，或聂氏清肺饮百八十七去北柴胡、桔梗、麦冬，加枳壳治之。若麻出五六日而成咳嗽，气粗，外热不退，乃尚有余毒留于肺胃，宜用孟介石清肺饮百七十除僵蚕、柴胡、陈皮、桔梗、甘草，加地骨皮、桑白

---

① 犀角散毒汤：第二百八十八号方剂名犀角解毒汤，或是刊刻之误。

皮、葶苈治之；或以清肺饮百七十一去甘草、桔梗，加石膏、黄芩治之。如麻后咳嗽，声音不清，不思饮食，眼目不清，唇口干燥者，以清肺消毒化痰汤百七十二去桔梗、甘草治之。若麻后气喘，咳嗽连声不住者，此乃毒流于肺经，肺中伏火，金虚叶焦，故咳嗽连声不住也，以秘本门冬清肺汤百七十三，或用骨皮清膈散百七十四俱去桔梗、甘草治之。如体热者，亦以秘本门冬清肺汤百七十三去甘草、桔梗、糯米，加黄连、黄芩、牛蒡子治之。咳嗽甚而气喘，连声不住，甚至不能饮食而饮水者，此热毒乘肺而然也，亦以秘本门冬清肺汤百七十三去甘草、桔梗、糯米，加蜜炙枇杷叶治之。见血者，再加茅根、阿胶治之。如咳嗽有兼吐血者，以麦冬清肺汤四十七去甘草、桔梗、姜、枣，加生地黄主之。兼有饮水者，亦以此方除桔梗治之。如麻后咳嗽气急者，以枳壳前胡汤三百三十三除甘草、桔梗，以苏子易苏梗，加芥子、莱菔子、葶苈、瓜蒌霜以治之。然亦有加沉香者，在麻后似亦无害。如麻后但气粗者，以聂氏清肺饮三十六，仍除柴胡、桔梗、甘草，加芥子、苏子、莱菔子、葶苈治之。如麻后咳嗽不止，内热不清，心神不宁，夜卧不安，以天真膏三百四十一除黄芪、白术、薏苡仁，加酒炒黄连、酒炒黄芩、辰砂主之。如麻后咳嗽失声发热者，以葶苈丸二百八十四加地骨皮、天花粉、酒炒黄连、黄芩水煎服。麻后咳嗽，腹胀喘急，烦躁泄泻，声哑唇青，口青者，以贾兰峰传方三百四十二除麻黄、陈皮、桔梗、甘草、白芍，加麦冬、地骨皮、芥子治之，或不除白芍，更加柴胡亦可。此在麻后，活法变通，在乎其人，然切不宜遽用白术等味。如麻后久咳不止，以生地黄、当归身、白茯苓、川贝母、桑白皮、杏仁、柿霜等味，以养血凉血，清

金而咳自止。然竟有以四物汤六十八合枳桔二陈汤百七十五加瓜蒌霜、杏仁治之者，虽曰无碍，反不若以前之七味，治药为功捷也，加莱菔子亦可。其有感触风寒，咳嗽烦闷，呕吐清水，眼赤咽痛，口舌生疮者，以防风败毒散二百八十五加生黄芩治之。如咳嗽气喘唇焦，热传在内，烦躁不宁，或口鼻出血，不拘前后，并宜以犀角解毒化痰汤三百四十三去赤芍、甘草，加麦冬、杏仁、葶苈治之；或用聂氏清肺饮三十六去陈皮、柴胡、淡竹叶、甘草、桔梗，加黄连、当归尾治之。收后如见此候，以加味人参白虎汤二百八十九去人参、甘草、糯米，加生地黄、地骨皮、黄芩以滋润之。倘或久咳不止，面浮目肿，胸高如龟背，肩耸气喘，摇手摆头，口鼻出血，面色或青或白，或赤而枯，鼻燥昏闷者，皆不治之证也。

浮肿论

麻为肺胃之毒，从阳而发，遇阴而出，此即交互之义。浮肿之证，凡童子幼女，鲜有是证。因气血坚固，纯阳不杂，百中得此，不治亦愈，用药不过清肺利湿，自然无事。若妇人年老发麻，一因气衰，易为脾阳所困，土不生金，肾水泛滥，水从其类而聚。妇人数脱血，或经前产后，往往招引外邪，肺先受之，以致热入血室，扰乱心阳，虚则诸气不运，最能致肿。用四物汤六十八加甘葶苈以开肺，或加柴胡以引少阳。老人气虚，用四君子汤六十九加泽泻、前胡之属，以补其气而泻其湿。产前出麻，原是可惧，若浮肿少气，必先顾其胎元，然后分治，用保胎无忧散三百五十一加柴胡、泽兰以治之。总之浮肿之证，初潮、正出之际少有，收后余毒为患，浮血上聚，或水不制火，亦能招肿，务当防患未然，勿饮冷浴水则可

矣。

大便闭论

大便闭塞，肠胃不通，最是麻证恶候。大便喜溏，如黄褐色，不论初潮、已收、收后，皆用通幽散①二百零四加麻仁、滑石顺肠通幽为主。如久闭不通，急用河间凉膈散四十六；如老人血燥闭结，用大顺散二百八十一加玉竹、火麻仁、炒枳壳之类；妇人胎前产后，麻不大便，用四物汤六十八加枳壳以通之；少壮者，用大承气汤四十八，或用调胃承气汤五十均②减去甘草；如大便闭，身痛发热者，用小承气汤四十九去厚朴加荆芥穗、枳壳以通利之，后用荆防解毒汤第四③以清其热；如便闭、腹痛，用枳壳消导法二百九十，或河间凉膈饮④四十六去甘草，加飞滑石以利之。总之，麻证大便不通，急宜调治毋怠，燥结变成坏证，先用仲景猪胆汁蜜导法二百九十二最妥。

小便不通论

麻证自始至终，总宜大小便通利，不宜闭滞。此三焦通，阴阳和，易于发出。一见闭证，即当疏通，用车前、泽泻、葶苈之类，以导其源而泄其闭。如导赤散五十七去甘草，加枳壳，夏月加飞滑石、益元散百四十二；大小便俱闭，急用通幽散二百零四去升麻，加路路通、灯草导滞通肠。若在初潮、正潮，此系热毒流注膀胱，宜用八正散二百九十三去甘草，河间凉膈散四十六去甘草。若在收后余毒下滞，急须宣通大便，使毒有所归，水府一通，则膀胱自利，所谓前通则自然后泻，壮水之源以制阳光，通因塞用，变而通之，神妙在其中矣。

移热发热论

此非本经自热，乃肺移热于大肠，心移热小肠之类。麻证初潮、已潮，如有此等证，不必惊骇，犹为顺候，但须理藏，不必顾及六府。如肺移热大肠，用凉膈散四十六去甘草，加前胡、葛根之属；心移热小肠，用泻心汤二百二十一加飞滑石、黄芩、知母之类。倘已收、收后，若有此证，乃余毒蕴结三焦，如壮热、身痛、神清，急用泻白散三十一或泻青汤⑤百二十五加川连、黄柏、黄芩、芦根之类，以泻其火，酌用牛黄清心丸七十九亦可。若壮热神昏谵语，四肢厥逆，先用紫雪丹八十数分，用石菖蒲、姜片煎水送入，急用荆防败毒散四号，或用九味羌活汤六十七去甘草、桔梗⑥。此病虽麻家本有之证，但最忌已收、收后见之，如普济消毒饮四十五改去升浮之品，或用安宫牛黄丸二百九十四、局方至宝丹八十一，均可选用。服此等芳香开散之药后，当用四物、四君以补其阳而济其阴，始得法矣。

不热论

不热者，谓身温凉而无热也。初起不宜大热，及至正出之时，不宜无热。如不热者，即系逆候，以宣毒发表汤二百七十

---

① 通幽散：第二百零四号方剂名为通幽汤。

② 均：上文大承气汤中不含甘草，故均字此处非宜，当删。

③ 第四：第四号方剂名"荆防败毒散"，与前"荆防解毒汤"方名有异。

④ 河间凉膈饮：第四十六号方剂名河间凉膈散，二者剂型有异。

⑤ 泻青汤：第一百二十五号方剂名泻青丸。

⑥ 去甘草、桔梗：第六十七号方剂九味羌活汤中不含"桔梗"。

三去升麻、甘草、桔梗、淡竹叶①，或葛根解肌汤百零八除甘草、淡竹叶、赤芍以疏托之，亦有用越脾汤百七十九者，不可以此为法。出尽及收后而不热者，是毒尽也，不须用药。越脾汤百七十九治风水恶寒，一身悉肿，脉浮不渴，续自汗出，无大热者。越脾者，发越湿土之邪气也。水湿之气，因风中外流播，两相激搏，势难分解，不得不藉麻黄以去之，从表而越，以石膏清之，从里而化也。

热有远近而出论

麻疹发热，有近则五六日而出，远则八九日或十日、半月乃出。总以发热四日内现表者，其麻多轻，然必须解毒。若初热之时，即表之后，红影见于肌肤，切宜戒口避风。如或不禁，则皮毛闭密，毒气难泄，或变紫黑，或生痰涎，致变惊搐而不治。若遇此候，宜以消毒饮二百九十七去甘草加犀角汁主之。如极渴欲饮水者，只宜少与葱白汤二百八十七以滋其渴。又有作寒作热，至于终日不退者，然始热之际，必见面赤眼肿，多涕多泪，咳嗽连声等外证，宜详察之，慎勿临证恍惚。夫麻之出，其状如粟，红累而起，间有不出或只头面有四肢无者。此则天行时气，湿热在脾，以致昏睡发热，麻不出现者，当以消风散二十一去人参、川芎、厚朴，加连翘、牛蒡子、粉葛、枳壳、薄荷、羌活，只用三分治之。如或不应，以小柴胡汤二百七十九去半夏、人参，加牛蒡子、当归身、熟石膏治之。倘风热不散，久必咳嗽不已。愚按：消风散、小柴胡汤等药，俱系麻方禁用之药，依法尽去之。合二方仅得赤茯苓、黄芩、蝉蜕三味耳。而用以治湿热在脾，昏睡发厥，致麻不出现等候，其有济耶？此的系坊间误人，断不宜用。愚意莫若以宣毒发表汤二百七十三去升麻、桔梗、甘草，加重猪苓、泽泻以泄脾湿，以解其肌之为当也。

闭证论

麻初出时，眼胞肿，目昏雾，声哑，唇肿掀番，鼻干鼻扇，气喘，烦躁口渴，腰痛腹胀，人事昏沉，口鼻出血，烦乱狂叫，二便出血，此乃毒火郁遏于内，名曰闭证，最为难治。宜用宣毒发表汤二百七十三去升麻、甘草、桔梗，加酒炒黄芩七分，酒蜜炒麻黄五分，或更加玄参、山豆根治之。若能托出，麻表外现，渐次发出者，可以望生，如仍闭而不出，则无望矣。

痘后出麻论

出痘已经收靥、落痂，痘证已平，此时胎毒已经清解。适值天行麻证发现，旋即出麻，惟宜清金养肺为主，以参贝散百五十三主之。愚按：痘后即出麻，虽曰胎毒曾经清解，然痘当起灌之时，岂有不施补剂，催浆灌脓之理，其间定有余热留毒。今痘后相继出麻，未必绝无毒火，全因天行而发者，虽宜清金养肺，而方中之桔梗、甘草，仍须停用，即沙参亦当以玄参易之，更宜加枯黄芩泻肺以清肌表，连翘、牛蒡子以解心肺之留毒，赤苓、枳壳利二便而泄心与大肠之火，则肺金清而毒尽解，允为安当。

---

① 淡竹叶：第二百七十三号方剂宣毒发表汤中不含淡竹叶，下同。方书中以宣毒发表汤名方者甚多，如《痘疹活幼至宝》中宣毒发表汤含有"淡竹叶"，其中亦含有"枳壳、木通"，后文中有去"枳壳、木通"之语，而第二百七十三号方剂中不含"枳壳、木通"，故原作者所指的宣毒发表汤或为《痘疹活幼至宝》中之宣毒发表汤。

始终潮热论

麻证初起，最喜潮热；正收与收后，又喜无热。若自初起至收后而始终潮热不退者，或饮食不进，或咳嗽或口渴，或见痰证，俱属血虚、血热。夫麻证属阳，血多虚耗，滋阴补血，其热自除，此养阴退阳之义也，宜用四物汤六十八按证加减主之。如口渴，加麦冬、天花粉或犀角汁；如咳，加瓜蒌霜、杏仁；如有痰，加贝母、陈皮；如有喘，加芥子、葶苈。总宜加玄参、骨皮、黄芩、黄柏之类以治之，切忌用人参、半夏、白术之类。

烦躁论

麻本火候，火者，手少阴心经主之。心火内炽，故烦躁不宁。其麻证火邪大盛，烦渴便闭，致麻不出，危笃之极，宜清心泻火清金，以清扬汤百五十四除升麻、桔梗、甘草、生姜，倍用麦冬、黄芩、玄参，以清凉之剂与服。而麻即出，以加味人参白虎汤二百八十九去人参、甘草、糯米、升麻，加黄芩、玄参主之。若系久病之人，元气虚弱，或变烦躁口渴，麻竟不收，凝滞在皮肤间者，此血虚故也，则不宜用前一方，当以养阴配阳之义也。

咽喉痛论

麻证属火，咽喉疼痛亦是常候，乃毒火拂郁上薰，故咽痛也。切弗误认作喉痹而妄用金针去其血。初潮咽痛者，以宣毒发表汤二百七十三去升麻、甘草、桔梗，加射干、山豆根主之，外以十宣散二百三十六吹之。已出咽痛者，以射干鼠黏子汤二百三十三去升麻、桔梗、甘草，或甘露饮二百三十四去熟地，酌用石斛、茵陈，加牛蒡子、射干、防风主之。麻证有咽喉痛者，不拘初热、正出、已收，俱以射干、牛蒡子、山豆根、防风煎汤与服，外用十宣散二百三十六吹之，或用二圣散二百三十七吹之。如麻痘有结喉等候，以射干消毒饮百八十四去甘草加防风主之。如麻毒上攻，咽嗌肿痛热渴，或肿毒不消等证，以加味骨皮清膈散百七十四去当归、滑石、桔梗、甘草、紫菀，加石膏、玄参、麦冬、薄荷、防风、牛蒡子主之。如麻证血热，咽喉不利者，以加味消毒饮二百九十八加射干、生地黄，或以紫草① 消毒饮二百三十五去甘草，加生地黄、防风、射干治之。如咽不利而兼风热咳嗽者，以射干消毒饮百八十四去甘草，加防风、连翘、桑白皮、贝母治之。如咽痛而麻不大起发者，以消毒饮二百九十七去甘草，加葛根、前胡、射干治之。如肺热咽痛，声音不清者，以除热清肺汤十九去石膏，加射干、牛蒡子、黄连主之。大凡麻证咽痛不堪者，照证用药而外，不拘前后，外用十宣散二百三十六、二圣散二百三十七、玉锁匙二百三十八、化毒丹三百零三等方，任凭选用吹之。

出不快发不出论

麻证初起，必发热咳嗽，浑身胀痛，有似伤寒之候，惟干咳连声，目赤多泪，呕恶便溏，确为麻证之验。然发热之时，既明麻证，而麻于耳后、项上、腰腿上先现，然后遍及手足底为齐，总以头面更多者为佳。麻顶尖长形小而匀者，吉也。若麻证将发之际，或为风寒暴袭，或因肢体袒露，寒郁热邪，不能外出，此全盛之势未萌，与麻出早收不同。其有初热吐泻交作者，是为顺候。干呕、霍证、闷乱者，则为逆证。欲出不出者，危亡可立而待

---

① 紫草：原作"紫菀"，今据书中第二百三十五号方剂之组成改为"紫草"。

也。一出即收者，死在反掌间矣，何也？夫麻已出尽，可毒解，邪气郁遏，则毒留而不去，正气损伤，则人困而不伸。毒归五藏而四证生焉：毒归于脾，则泄泻不止；毒归于肝、心，则烦热不退而生惊搐；毒归于肺，则咳嗽血出；毒归于肾，则牙齿腐烂而成疳蚀。凡有出不快者，内宜用解毒之剂，如消毒饮二百九十七去甘草，宣毒发表汤二百七十三去升麻、甘草、桔梗、淡竹叶，或葛根解肌汤百零八去赤芍、甘草，加枳壳，或防风败毒散二百八十五，或用葛根疏邪汤十四等剂以发之。若无汗而不出者，外用胡荽，用葱捣烂，和酒糟蒸热，以绢包裹，自头面及手足逐一揩之，勿令见风，衣被温厚，自然出快。如有气粗喘促，腹中胀痛，烦躁不宁，致麻不出者，急以麻杏石甘汤①百六十五合三味消毒饮②三十俱③去甘草以治之，轻则仍以宣毒发表汤二百七十三去升麻、桔梗、甘草主之。若因触犯风寒雾露，隐现不能发出者，以新猪粪冲汤，隔席熏之，冷则更添滚者，并取猪粪烧灰，以葱白汤二百八十七调下二三钱。此乃痘科治痘黑陷，用烧人粪之变方，即用烧人粪与服亦可，其发之而仍不出者，则不治矣。

过期不出论

发热六七日以后，明是麻证，邪淹延不出，此腠理厚密，毛孔尽闭，皮肤干燥坚厚，毒气拂郁于内；或又为风寒袭之，曾有吐利，乃伏而过期不出也。急用托里发散之剂，以麻黄散百六十六去甘草，加胡荽子以发之，或独圣散三百零四加胡荽子、牛蒡子、连翘。春冬寒月，再加蜜酒炒麻黄以发之。又有冷麻欲出不出者，以消毒散三十号加麻黄、穿山甲以治之，似乎太猛烈，不若以消毒散加胡荽、葱白、葛根、蝉蜕。春冬寒月，更加蜜酒炒麻黄以发之，或外用胡荽酒以苎麻醮熨。如当出不出而无他证者，以葛根疏邪汤十四主之。如不出，急取向东狗粪，烧灰存性，水调服之即现。若当出而参差不齐者，以黑芝麻用冷水擂服。若当出而过期不出，反见烦躁闷乱，腹胀气喘，手足冷者，不治。倘一向未更衣者，此毒盛于里，伏而不出，用河间凉膈散四十六去甘草，加牛蒡子主之，或从权施治，以七物升麻丸三百六号解之。发之、解之而不出者，死证也。

已出热甚不减论

麻本火候，非热则不得出。麻疹欲出则遍身发热，或烦躁，或头痛，或身拘急，及既出则身便清凉，此一层麻随收矣。若麻既出而热甚不减，此毒邪壅遏，宜以古方大青汤百六十七去甘草解表。如便涩者，以古方黄连解毒汤元号加牛蒡子、连翘、川木通、枳壳、石膏、知母，或以大连翘汤百零七、百三十二加地骨皮、柴胡，去赤芍治之。若大便不通者，以河间凉膈散四十六去甘草，加牛蒡子以解其里。既出发热不退，饮食少进者，此毒逼胃，宜以加味地骨皮散百六十八去赤芍、甘草，加酒蒸石斛治之。

不透表论

麻疹不能透表者，谓浑身麻疹，藏于皮肤之中，欲出而不能透也。古云：隐暗

---

① 麻杏石甘汤：原作"麻杏甘石汤"，据《伤寒论》中方名改。

② 三味消毒饮：第三十号方剂名"三味消毒散"。

③ 俱：前方"三味消毒饮"中不含甘草，"俱"字恐为用词不当。

之麻，后多凶，为难治。然此不透之证有三因，治者当详审而施治。一者因风寒郁遏，未能疏托，以致皮肤干燥，毛窍竦立而然，此宜以疏托为主，以宣毒发表汤二百七十三去升麻、桔梗、甘草，合越脾汤百七十九去炙甘草、生姜、红枣，加葱白、胡荽以发之，或用葛根疏邪汤十四加胡荽、葱白发之亦可。如表虚不胜疏托者，当以葱白一味浓煎汤，时时与服，但得微汗，风寒即解而麻自透。一者因火毒内炽，热极不能透表者，此证麻疹根地，头粒混成一块，而色红紫，急宜消毒清热，以白虎解毒汤百五十九加荆芥、玄参、连翘、牛蒡子治之。一者因中气本虚，而不能透表者，此证皮肤不燥，唇口淡白，二便如常，虽有蕴热，不可轻用寒凉，即用峻剂升发，亦恐不得出透，但当分利，使之内化可也。宜以消毒饮二百九十七去甘草，合三苓散九号加连翘、枳壳以分利之。假使虚热内炽，唇口虽红带白色，此欲透不透，可用消毒散三十加连翘、牛蒡子之类。若胸前略见几粒，色必红焦，下体四肢，乍有乍无，此证缠绵不收，有叠连三四次，始得透发者。此乃时令使然，不必张惶，用解毒汤百五十七加马勃治之。庸医妄用表散，补泻混施，欲速反迟，以冀速效，庸有济乎。

胃闭不食论

凡麻初热未潮之时，必胃闭不食，此因火毒内炽，熏灸胃府，自然之理。若正出、已潮之时，当用连翘、枳壳、杏仁、石斛以清胃火。若在收后身热口渴，不欲食者，此系余毒不尽，可用河间凉膈散四十六去芒硝、甘草，加鸡内金、石斛之类，或四物汤加健运等药。至有吐蛔、厥热不食等病，此为不治之证。如麻后胃闭，即用滋血顺气之药，不得一例开导，

以致血燥气阻，反成坏证。但麻证初起，胃必不开，不必张惶，俟麻透毒疏，自然进食。即初愈之际，亦不宜骤进干燥之物，施以稀粥、烂饭、甘脆之物，不致有伤胃气，是所要切。

岁时寒天热天两论总括

麻证初发，确似伤寒，惟咳嗽、面红、喷嚏、泪汪汪之为异耳。其原本在肺胃二经，故调治之法，不外透肌解表。如以伤寒汗法治之，是增其热势，反致衄血、口痛便闭，甚则逆厥昏闷；若用伤寒下法，必致泻痢、肿胀、黄疸、虚羸之证。经云：无伐天和，必先岁气。如天时微热，用清凉等药，如葛根解肌汤百零八是也。如逢暄热，用寒凉等剂，如益气汤六十一、凉膈散四十六，并去升麻、甘草，或用黄连解毒汤元号。如初寒之际，用九味羌活汤六十七去甘草。严寒之际，当用辛温等药，如温胆汤三百八、理中汤七十四、玉桂、干姜不妨酌用，但须临证察脉，无实实，无虚虚，倘胶柱鼓瑟，矫枉过正，是医之罪也。必须圆通活泼，即景生情，医之能事毕矣。

麻疮相兼论

麻后发疮，多在收后，因余毒未清，早浴不避，或不忌风，以致遍身疮痒，可用连翘生地汤三百四十六加减，或用生地化①毒汤二百五十九去甘草。如大痈大疽，宜用消毒饮二百九十七，不可用穿山甲、角刺之类，恐防麻证有碍，宜以消毒二百九十七、清扬百五十四之剂选用。如遍身疥癞，俗名瘖疥，用紫背浮萍煎水洗

---

① 化：原作"解"，今据书中附方方名改。清·谢玉琼《麻科活人全书》中亦作"生地化毒汤"，组成与本书"生地化毒汤"组成相同。

熏，此物专提阳明湿毒，不致内滞。总之，麻证始终避风为第一要义。成疮成癣，半由风邪固滞，内火不清之故。法宜清火透毒，如银花、夏枯草、连翘、牛蒡子之类，或饮或洗，随证可用。惟半月、一周之婴儿，药当令乳母代服，不致苦不肯吃，此为紧要。外用三黄二香散五十三扑之，或用银花甘草汤洗浴之，万不可用针灸、刀割、火照等法，致成坏证，贻累终身，悔何及矣！

第二卷

盖痘解毒麻论

痘至回水结痂之际，复又发热，遍身上下通红，细看麻粒，脓浆充足，此乃盖痘解毒之麻出也。其名云何？盖痘者，痘之上盖一层麻也，解毒者，此麻一出，可以解痘毒也，宜以大连翘饮百零七去赤芍、柴胡、甘草，加熟石膏、天花粉、淡竹叶、地骨皮各一钱，以清解其余热。此等证候，起灌之时，痘必稠密，医家极力催浆，过用补剂，以致热滞脾肺而作也。

补中论

麻证属火，肺胃实热者多，虚寒者少，千人之中，虚寒者偶有其二，故治麻俱宜先用疏散寒凉之药者，此之谓也。而古人又有拟补中之说者何哉？盖指麻收之后而言，非指初热正出、正收时之谓也。缘由麻证先用寒凉之药过多，而脾胃受伤败坏，以致麻收之后，多得呕吐、泄泻青色、唇白身冷，当审其轻重而用补中之法，所以人参、白术、白茯苓、砂仁、藿香、陈皮、薏苡仁、莲肉等味，在所不忌，但当佐以清凉之药，加川连、枯黄芩，俱微炒而用之。夫既补中而又加清凉之品者，其义盖恐中气实而邪火复作，故兼用之耳。至于白术，呕泄大甚者用之始宜，如吐泻轻者，则又不宜轻用。若其人素禀虚弱，当出麻之际，过于发散，出透之后，又过用寒凉解毒，以致虚弱之极，骨瘦神疲，面无红色而又不能多食，食多即吐者，即急以香砂六君子汤二十六去半夏，加麦芽、钗石斛以补之。

畬麻当分天时论

古有畬麻之说，虽近有理，然亦当分天时。如春冬严寒，麻为风寒所遏，闭而不出，畬之以取汗，使腠理开豁，犹曰可也。若夏秋炎暑之时，只宜令之于无风之处坐卧，以单被盖之，勿令其冒风冒暑耳，岂可畬助！倘炎热而用畬法，则火热愈甚，麻必焦热，致变坏证，而不救者多矣。

忌食辛辣热物误用辛热药饵论

辛辣之味与热汤水，患麻之人，多酷好之，何则？盖麻属火候，火蕴于内，得辛辣热物而痰火暂快，故多喜食。凡患麻者，须宜禁戒，庶无后患。如或因其酷好，遂以胡椒、茱萸作汤，或醇酒、姜、蒜、韭、薤之类与食，而顺其欲，暂虽快畅，久则痰火益甚，致麻变紫黑，或二便闭结成血痢，肠头露出，或生牙疳，或唇口破裂，或喉中痰响齁鲐，或五窍出血，或大热不止，致胃火益甚，而饮食即吐，不能下者。种种恶候，因而生焉。若食乳孩子，乳母亦当禁忌，倘不禁忌，而食辛辣等物，儿食其乳，必致变证不测，可不慎乎？夫患麻之人，辛辣之物，既当忌食，而治麻医家用药立方，辛热燥悍之品，慎勿妄施，如桂枝、麻黄、羌活、独活、白芷、川芎、苍术、香附、果仁、白术、丁香、木香、砂仁、肉豆蔻、肉桂之类，不可轻使。若于麻初热之时而误用之，反助其毒气，壅闭而不得出，致有内攻之患。既有麻疹初起，而见四肢逆冷者，乃火极似水之故，不可妄投热药，麻现自然温和。昔人谓天气大寒宜用辛热，以桂枝汤二号之类发之，不知天气大寒，只宜置之暖室，谨避风寒可也。且天气纵极严寒，而人身中之热毒，未必因天寒而减，而因天寒遽用辛热以治麻证，岂理也哉！庸工执泥"岁气时令大寒，宜用辛热之药发之"之说。譬麻证初出而有呕吐，医不知此为常候，而用苍术以平胃，丁香、砂仁以暖胃；譬有头疼，而用川芎、白芷、羌活、独活以治头疼；譬有手足稍冷者，遂即用桂枝、肉桂以温其手足。殊不知麻证之作呕吐者，乃火热蒸于胃也；头疼者，乃火毒上攻也，今反以辛温之药攻之，是犹抱薪救火也。医家不明，而谓桂枝可达于四肢之末，肉桂可以温经回阳而遽用之，是误之又误，陷人性命，良可叹也。执天寒而用辛热之说者，何殊乎是。倘有误服辛热之药，助其邪火，烦渴便闭，致麻不出，危笃之极者，以清扬汤①百五十四去升麻、桔梗、甘草主之。愚按：邪火内攻，渴烦，致麻不出而兼有便闭者，加黑白丑牛以下之，是亦釜底抽薪之意也。

口渴恣饮致成水蓄论

麻证原是火邪，心火内亢，肺焦胃枯，津液干涸，发热之时，未有不渴。不可以冷水与饮，只宜以绿豆、或芝麻、或陈炒米煎汤饮之，治法宜生津解毒，以加味人参白虎汤二百八十九去人参、甘草、糯米，加连翘、牛蒡子、玄参主之。若任其恣饮冷水，必生水蓄之病。如水入肺，则为喘为咳，宜用葶苈以泻肺中之水；如水入脾，则为肿、为胀、为自利；水入胃则为呕、为哕，宜用猪苓、泽泻以泻脾胃之水；如水入心，则为惊、为悸，宜用木通、赤苓以泻心中之水；如水入肝，则为胁痛，宜用陈芫花以泻肝中之水；如水入肾与膀胱，则小便不利，宜用车前子、木通以泻肾与膀胱之水。如有腹胀不食者，乃本虚实滞，为败证而难治也。

一齐涌出论

痘以三四次出，谓之出匀。麻贵一齐涌出，谓之出尽。故凡麻只要得出，毒便轻减，以火照之，遍身如涂朱之状，此得出之兆。出形细密，与痘相似，但麻则随出，若痘之渐长而渐大也，出形鲜红，与伤寒之发斑相似，但麻则粒粒成疮，非若斑之皮红成片，如蚊咬之迹也，故凡麻以一齐涌出为最美候，不须用药。

泻清论

麻证泄泻，本属常候，热多寒少，然亦有泻下清稀白沫者，其证喜温，腹痛喜按，此属寒泻，宜以胃苓汤二百零三去苍术，少用白术、肉桂加煨姜治之，不可一例而治也。

吐蛔虫论

麻前吐蛔虫，乃胃热不进谷食所致。治法宜以清肺消毒汤② 二百八十三、以秘本门冬清肺汤百七十三去甘草、桔梗主之。若将出、正出之际而吐蛔者，是因胃间有

---

① 清扬汤：原作"清阳汤"，据第一百五十四号方剂名改。

② 清肺消毒汤：原作"清肺解毒散"，今据书后所附方剂名改。《景岳全书》卷六十三"清肺消毒汤"与本书所载的方剂组成相同，但《景岳全书》"消肺消毒汤"中"荆芥、炙甘草"用量原缺，余药用量相同。

热，膈上有痰，虫不能安故也。患者能食则已，不必用药，若欲用药，则以杀虫丹①九十四与之。在初热未见麻时而吐蛔者，与吐蛔过多而不能食者，皆为胃气虚败，必不能治。然吐蛔之证，多见于正收及收后之时，亦因胃火炽甚，多致少食，虫无所养，故望上而出，或三四条，或五六条，或十余条而止。不宜过，多则有害，治当安胃为急，久则胃烂难救矣，以七味白术散百六十一加乌梅再斟酌加而治之，虫得酸则安矣。如麻后热退能食而吐蛔者，宜调养脾胃，庶无他变，以安蛔散五十四除胡粉、白矾②、七味白术散百六十一加乌梅等方治之。如麻后吐蛔，身热气喘，厥逆自汗者，此胃绝难治，用七味白术散百六十一加牡蛎粉、钗石斛治之。如脾热吐蛔，用泻黄散三百一十加乌梅、钗石斛、牡蛎粉治之。

妊娠出麻论

古云：胎遇热则坠。麻乃火候，内必有热，最易坠胎，孕妇出麻，此证极险。当初热未出之时，须察其热之轻重；正出之际，须验其麻色之红淡。法宜疏解，佐以清凉滋血安胎之药，不可犯动胎气。初热时宜用参苏饮三百十一去人参、半夏、木香、陈皮，加条实子芩、大腹皮以发之；或以四物汤六十八加荆芥、子芩、苏叶、蕲艾主之；或以四物汤加白术钱半，子芩、蕲艾、全壳砂仁各二钱主之；或以安胎散二百五十一、罩胎散二百五十二主之。始终以安胎清热为主，则胎不动而麻自出，此理诚当。愚按：孕妇出麻，初热之时，而用四物汤六十八加白术、艾叶、砂仁，与夫安胎散、罩胎散方中之人参、白术、川芎、砂仁、香附、白芍等味，恐燥悍之药触动毒火而热转甚，酸收之味敛固毒火。只内攻，麻难得出，证必增危，非但坠胎，且难保妊娠无虞，即如参苏饮，虽曰除去人参、木香、陈皮，而要知桔梗、甘草，亦不宜遽用，莫若以宣毒发表汤二百七十三去升麻、桔梗、甘草、枳壳、木通③，加当归、条实子芩、生地黄、玄参、酒炒黄连主之，使麻毒透出，内热自退而胎自安矣。麻出之后，则宜以四物汤六十八加条子芩、黄连、牛蒡子之类主之。至于麻收之后，固宜以四物汤为主，如安胎散二百五十一、罩胎散二百五十二、四物汤加白术、砂仁、蕲艾及安胎饮三百五十等方，俱可加减选用。倘无溏泻而大便秘涩结滞者，则人参、白术又当慎用。大凡一切实脾行气温燥之药，既碍麻证，复伤子气，咸宜禁用为是。

妇人出麻适值经行经水非正期而来论

《正理论》云：婴儿女子，益以滋润，以女子阴质，血常不足也。麻证血一不足，多生变证，故女子十四之后有出麻者，常恐天癸正行，血走气虚而成伏陷也。宜以养阴汤百六十四去白芍、川芎、熟地黄，加生地黄主之。若女子出麻，于发热之时经水忽来，非经水正临之期，此乃毒火内蕴，扰乱血海，迫血妄行，故经水不依时下也。宜以凉血饮子十六去赤

---

① 杀虫丹：第九十四号方剂名"芜荑杀虫丸"。
② 胡粉、白矾：本书第五十四号方剂安蛔散中无"胡粉、白矾"两味药。考《张氏医通》卷十四有"安蛔散"一方，其组成为"乌梅肉三钱，黄连、蜀椒、藿香、槟榔各一分，胡粉、白矾各半钱"，其中有此两味药。作者所指的"安蛔散"或为此方。
③ 去……枳壳、木通：第二百七十三号方剂中不含"枳壳、木通"，此处当是作者有误。

芍、木通、甘草①，或凉血地黄汤十八去甘草，或玄参地黄汤三百十二去升麻、白芍、甘草，俱加荆芥、连翘、牛蒡子主之；或以古方黄连解毒汤元号加生地黄、当归、炒荆芥、连翘、牛蒡子治之。总以凉血为主，必得经止方妙。如服药不止，久则中虚气弱，麻必隐伏。

产后出麻出麻胎坠论

妇人血常不足，产后则血更亏。如产后又值出麻，须当养血而略兼解毒之品，以四物汤六十八少加荆芥、牛蒡子主之。不可妄用寒凉，恐伤生发之气。有用十全大补汤② 三百四十九主之者，但方内白芍、肉桂须宜酌用。若欲用之，俱当以酒炒用，以逐瘀生新，白术须以芡实米易之。若系孕妇出麻、热甚胎坠，不拘已现麻未现麻，则竟以四物汤六十八加生蒲黄、炒蒲黄、牛蒡子、黄连、黄芩、连翘、炒荆芥主之，以去其旧污，生其新血，解其毒而清其热，自获奇效。又不可拘产后之例，宜用补气血也。

产妇麻后无乳论

乳汁乃津液化成，妇人产后去血过多，兼之麻火煅③ 炼，血更枯而津又涸，故乳汁干竭。宜养血以滋生化之源，切不可妄用峻补之药，塞其涌泉之源也，宜以四物汤六十八加花木通主之。

易收早收难收论

麻证出收，常以六时为准，如子后出，午时即收，午后出，子时即收，乃阳生阴长，阴生阳成，造化自然之数也。凡此旋出旋收者，乃为易收，其证则轻。然麻之易收，必须先时麻出高耸，粒尖，淡红色润，以其毒轻而肌表易清，肺无咳，故易收也。又有一等火毒虽重，而重施清解，以致肺胃火邪息退，而易收者有之，然必于三日之间，从肌表而渐收于里，或三日之间，一时尽收，肤上并无疮痕形影者，方为易收，治者当详审之。若麻出一日而收者，乃见风太早，风寒所冲，麻毒内攻未清爽者，非为易收，急宜施治。若不早治，必致胃烂而死，宜以葛根疏邪汤十四主之。虽不复出，亦无后患，即三日后麻已收敛明白，如有被风寒所袭者，亦宜以此方主之。至于早收则与易收不同，早收者麻出未经三日，或一、二日或半日而收尽，周身肌肤，暖处绝无红影，乃为早收，终变危候。若虽未经三日而早收，肌肤上暖处尚未全收，其毒未尽而攻于内，急宜清毒解肌透表以救。宜用解毒快斑汤二十四去楂肉、生甘草、川芎、桔梗，加石膏、知母、玄参治之。发之不起，当审其所因而与内解，何则？早收之候有三因，一因正出未透之际，而冒风寒所遏，邪反内攻，以致早收，宜以葛根疏邪汤十四加葱白与之热服，或以消毒饮二百九十七去甘草，加葱白、葛根与之热服之后，遍透者吉。不透则再用消毒饮，去甘草加酒蜜炒麻黄，有更加穿山甲者，当酌量而加以治之，不急治，必发喘胀而死。亦有遍身青紫，热肿，喘胀，气急，此毒滞血凝，半匿肌表，急用河间凉膈散四十六去大黄、芒硝、甘草，加玄参、紫草茸、丑牛，须蜜炒麻黄、石膏以发越之。若腹胀喘促、溺清脐突者，以河间凉膈散四十六去大黄、芒硝，加丑牛、

---

① 去……木通，甘草：第十六号方剂凉血饮子中不含木通。

② 十全大补汤：按此序号后所标方剂为"十全大补丸"。

③ 煅：原作"煆"，为"煅"的讹字，故改为"煅"。火气猛烈之义。

葶苈、芥子治之，庶或可以救一二。因内挟热痰，火毒抗剧而伏匿烦躁，或腹胀喘急，不省人事者，以白虎解毒汤百五十九除天花粉、淡竹叶，加玄参、牛蒡子、连翘、瓜蒌霜治之。一因误食酸醋收敛之物，以致肺藏不通，毛窍闭密，而伏匿壮热，喘咳烦闷者，以猪胆汁煮甘草煎汤，缓缓与服；或以苦瓠同生甘草煎浓汤灌之以探吐。吐中便有发越之义，然仍宜疏托，当以消毒饮二百九十七去甘草与服。如误食猪肉，喘胀气急者，易以消毒饮二百九十七去甘草，加枳壳、丑牛、楂肉以下夺之。有用枳壳汤二十五去厚朴、甘草①，加神曲、麦芽治之者，却无济于事。若误食桃李生冷，喘咳声哑者，以消毒饮二百九十七加木通、枳壳、石膏、马兜铃、去甘草主之，果得热退身安，气息渐调者，方可无虞。又有因大病或久病之后而出麻，其人中气虚耗，致毒不能发越而收早者，或有因初潮始热之时，泄泻久经不止，或未发热之先，曾经洞泄者，亦致中气虚损，麻才出尽而随即收者。此数者，虽用疏托之药，而毒终难发尽，惟当健运中气，略兼解表清热之剂，如香砂六君子二十六去半夏，少用白术、木香、砂仁等分，加麦冬、连翘、牛蒡子、酒炒黄连、酒炒黄芩、荆芥、防风、葛根之类，可以施用。但与微整门户，仍即用消毒之剂，如消毒饮二百九十七又宜继用，慎勿迟延，恐致肺胃败烂而不救。若麻已出而复收，或出不尽，心慌啼哭不止，十分危急，死在须臾，或下利腹痛，须当以解毒快斑汤二十四去桔梗、甘草、楂肉、川芎，加枳壳、赤茯苓随证加减治之。大抵麻在三、四日之后，觉渐次收敛，方为顺候，然必待肌表清凉，麻方能收。若麻出至三四日、五七日不收者，肌肤必然壮热，此为难收之证，宜解肌凉血之剂，

佐以利水之药，以凉血饮子十六除去赤芍，加木通、赤茯苓、枳壳、葛根主之。若一出连绵至四五日不收者，乃阳毒太甚，须用化斑解毒汤二十八去升麻、大黄，加黄连、黄芩、生地黄、地骨皮以解之。便闭而有腹疼者，并用大黄以利之，或以秘本大清汤十三去升麻、桔梗，加黄连、地骨皮、黄芩、生地黄以解之。便闭腹疼者，加丑牛以利之，解其毒使之发于外，庶里无余邪，免生后患。若解之而仍逡巡不出者，乃风寒外束，皮肤秘密②也，宜以葛根疏邪汤十四加薄荷、地骨皮治之。若麻点带白燥色，隐隐于肌表之间，似收非收，而实不收者，此必因风寒所绊而不能透表，非难收也，宜急用疏托之剂，佐以寒凉之药，以葛根解肌汤百零八去赤芍、甘草，加防风、黄芩治之。若肌肤之上无点粒，惟见一片肤平不高，此为易收而未收尽也，宜用解肌之药。亦以葛根解肌汤百零八去赤芍、甘草，随见加减治之。如见有内热之证，亦宜清内热，倘内热不除，多致不能尽收，如生地骨皮汤百六十三去甘草，古方黄连解毒汤元号、加味导赤散二十九俱可选用，加减而施。

紫黑色论

麻遇紫色，内热极也，但得光活润泽，粒头尖耸者可治。宜用清凉解毒之剂，佐以消痰定喘之药，以凉血饮子十六去赤芍，加贝母、枳壳、葶苈、牛蒡子、

---

① 去厚朴、甘草：本书第二十五号方剂"枳壳汤"组成中不含厚朴、甘草。方书中以"枳壳汤"命名而组成不同的方剂甚多，如《圣济总录》卷五十四、卷七十四中枳壳汤虽组成不同，但均有"厚朴、甘草"二味药，作者此处的枳壳汤所指的当非本书第二十五号方剂。

② 秘密：当指风寒之邪外束，皮肤毛窍闭塞之义。

连翘主之。谵语烦躁者，以古方黄连解毒汤元号调辰砂、滑石末治之。若即出之时，而色紫红干燥晦暗者，乃毒之火炽甚，急以生地芩连汤十七加枳壳、紫草、连翘，或凉血地黄汤十八去甘草，加木通、枳壳、紫草、连翘、牛蒡子解之，或以四物汤六十八加酒炒红花、紫草、地骨皮、黄芩、连翘、牛蒡子、黄连、粉葛之类，以滋阴凉血而内热自除，所谓养阴退阳之义也。若麻收之后，身上麻形，肌肤带紫色，或青色者，此内毒实热之候，以大连翘汤百三十二去柴胡、赤芍，加地骨皮、枳实、黄连、牛蒡子以利二便，使实热从二便而泄。如热极甚者，再加大黄以治之。又有一等见暖则红活，不暖则焦枯，此为风寒所闭，治法虽应凉解，而不可太过，以暖为是，宜用养阴汤百六十四，用生地黄，去白芍、川芎，加防风以治之。若麻紫而不光润，颜色枯燥而无起意者，则难为矣。

红润不起已出不红论

麻疹色贵红润，形贵尖耸，若色虽红润而麻不起发者，或兼二便艰涩，宜用清热透肌汤二百七十六去甘草治之。如麻色淡而不起，二便如常者，此属本虚，当兼养血，以清热透肌汤二百七十六去石膏、甘草，加生地黄、当归治之。若已出而标①不红，已现而发热转甚者，或头痛身痛烦躁者，以葛根疏邪汤十四加玄参、麦冬主之，或更加连翘、地骨皮亦可。凡欲解散表邪，但表实邪甚者，此方最宜。

尽透表论

麻尽透表，方无后患。何以见是透表？但得粒头尖大，离肉收根，及粒头细小收根，二者俱为尽透表也。其有一种扁阔焮赤成块，块上复有小粒，平塌不起，而未见块上离肉，又有一种结成小块，如风毒遍身燥痒，偏高而红肿，但粒头不尖者，此二证虽表已透，余邪未尽，宜用竹叶、连翘、钗石斛、盐炒知母，以清肺而滋肾。如透表后身复热，头疼脚冷，此为逆证，急用河间凉膈散四十六去甘草加玄参、麦冬以润之。如冷而不和，此为阴盛格阳，麻后最险，虽有良工，亦难挽回。

温麻论

麻为胎毒，发有常候，乃有时行温疫，沿门阖境，一时传染，若大若小，遍处皆然，此非正麻，即温麻是也，俗名晦瘖，较正麻更为难治。夫麻乃肺胃中之热毒，出有常候，必以六时为准则，如午出子收，子出午收，阴生阳长，阳生阴长，阴阳交互，妙义存焉。此种温麻，每在春末夏初，或初冬至阳生之际，治法当以清利为主，参以逐邪扶正等法，用荆防败毒散四号去甘草、桔梗，加牛蒡、连翘、花粉之类。如见痢失血，此乃危证，急用沉澄丸百二十六或清心丸三百二十六。如见壮热搐厥，婴儿勿作急惊治，用泻火镇惊金石等药，宜以逐疫为主，芳香之药，不妨选用，如郁金、藿香、安宫牛黄丸二百九十四均可酌用。此麻如小便清利，尚可救药。如芳香逐疫等法，或可挽回。如小便赤闭，此系毒滞三焦，府藏合病，上虚下竭，极难调理。或不乐静养，听其自然，恐用药差错，反成坏事，可不戒哉！

沉睡昏睡似寐非寐
烦躁不安论

沉睡乃沉沉熟睡，神志意气清朗之谓。麻本火候，火主安静，熟睡乃麻证吉兆。然在初潮、正出之时，不妨有此征

---

① 标：据文义当改为"表"。

兆，若在已收、收后，此为余毒内注，昏沉蒙闭，最为难治。宜用清肺汤三十四去甘草，加郁金、山豆根、酒芩之类。如沉沉不醒，神志昏昏，虽掐颐车而不知痛者，此为绝候，最难调治，急急灸百会穴三壮。如知痛叫，尚可医治，急用清震汤二百六十七加生枣仁，或碧玉散百四十一治之。如在已收、收后，见此等证，医者须将沉睡、昏睡二事看清，临证不致错误，最为要策。如兼见别证，可按证施治，或滋阴透发，或降火开提，临证推敲，自无误人性命矣。

忌恣食生冷物骤用寒凉药论

麻本火候，自发热至出透之日，未免有口渴烦躁，故多喜食，食冷物。盖麻证属火，食冷虽曰无妨，然生冷等物，麻证始终当忌，何则？夫麻最要透表，只宜温暖饮食以候其透表者，于初潮未出之际，而食生冷，冰伏火邪，则毛孔闭密而毒火难出矣。即透表之后，亦忌食生冷，但柿饼、秋白梨、莲藕、荸荠，可以略用，桃、李、梅子、柑橘、石榴、菱角等物，在所必忌。然非但患麻者，生冷等物忌食，即医家治麻，寒凉之药，亦不可骤用。夫麻初发热之时，而最忌寒凉之品者，盖恐冰伏麻毒，使毒气郁遏，不得出而成内攻之患也。古人谓天气暄热，宜用辛凉之味，如黄连解毒汤元号之类，不知天时之暄热，岂寒凉之药所能解也。今若骤用寒凉，恐不足以解外热，而适足以阻内热，使之不得出也。曾见有一岁孩子，出麻发热，未见点时而发惊搐，医家认作急惊，用寒凉之药攻治，致麻毒隐隐在皮肤之内，不得出表，后一医以滋阴为主，用四物等剂，亦不获效，烦闷声哑，数日而死，此可以知骤用寒凉冰伏麻毒之为害也。今因天时暄热而执泥岁气之说，骤用寒凉，岂理也哉！故治麻者，凡于麻初出之时，虽有身热烦渴等证，宜以宣毒发表汤二百七十三去甘草、桔梗、升麻，少加酒炒黄芩三五分以清之，不可遽投黄连、黄柏、栀仁等味，恐冰麻毒而内伏，致麻不得外出，后虽设法宣表，而麻终不得出矣，可不畏哉。

鼽齆论

麻属肺胃，如喉中有痰，鼽齆而鸣者，其证属痰火之候。此因毒火内结之极，热邪阻逆，不得发越所致也。若见于未出、正出之间，治当清肺降火消痰为主，十中可救一二，以除热清肺汤十九主之。若见于正收及收后者，必邪热未透，毒火传里，或露风早收，余热内攻而肺气受伤也，实为难治。此证宜防之未得之先。

瘖哑声音不清论

麻本属火，瘖哑乃麻之常候，多吉无凶，不可以痘疮瘖哑比例。盖因肺胃热邪，为风寒所袭，不能尽达于表，咳甚咽伤，故瘖哑也。治宜清肺降火消痰为主，以清咽滋肺汤百六十九除去玉竹、桔梗、甘草，加黄芩、木通主之。若肺热咳嗽声哑者，以万氏清肺饮三百三十六去菖蒲、诃子仁、桔梗，加黄芩、贝母主之。若声瘖而咽痛者，以射干消毒饮百八十四去甘草，加黄芩、山豆根主之。如麻后声音不清，咳嗽不思饮食，眼目不清，唇口干燥者，以清肺消毒化痰汤百七十二去甘草、桔梗，加麦冬、黄连、天花粉主之。如心虚声音不扬者，以导赤通气汤三百十八除去甘草、人参，加沙参主之。如系肺热声音不清响者，以甘桔清金散二百四十主之。兼有咳者，以清金降火汤百八十五主之。或以验方治之。

复热论

复热者，谓热已退而复作也。此候先无，必待麻收后，热退身凉，越六七日而又复热。此证非因感风邪而然，必因余热未清，余毒复还所致。治宜清凉和解为妙，以柴胡麦门冬散百六十二去人参、甘草，或以生地骨皮汤百六十三去甘草主之。然麻初起喜热，惟恐麻愈之后复热，何也？盖麻发热多至十一二日，少亦不下七八日，热久元气虚矣，加之出麻之后，饮食不进，今复重热，阴阳虚耗，不死何待。急须调治，故再热者，必大补气血可也，以柴胡四物汤三百十四主之。

渴热论

渴乃肺胃两经热盛之候，唇口必红。若唇口如丹，是麻发渴之候也。此因内热所致，火甚津枯，故作口干，治当泻火清金生津。然当审察虚实而治之。若二便结涩，则为热甚，宜用清热凉利之剂，以门冬甘露饮百六十去甘草主之。若二便清利，唇口淡而不红，而但渴者，此必过用寒凉之药，损伤中气与气血所致，脾虚不生津液而渴也。以七味白术散百六十一去木香，以山药、白术加粳米主之。初热作渴者，以白虎汤六十二去甘草、糯米，加麦冬、天花粉、牛蒡子、连翘治之，或以葛根麦门冬散三百十九去人参、升麻、赤芍、甘草，加天花粉、连翘、牛蒡子治之。渴甚者，以黄连解毒汤元号去甘草、桔梗主之。初现之时渴者，以白虎汤六十二去甘草、糯米，加麦冬、天花粉、牛蒡子、连翘治之。出现之时渴甚者，以白虎解毒汤百五十九治之。渴而烦躁者，以白虎解毒汤百五十九加黄柏治之。正收之时而渴者，以竹叶石膏汤四十四去人参、半夏、炙甘草、粳米，加玄参、牛蒡子、黄连、黄芩、生地黄、地骨皮治之。

乍热论

乍热有二：一则热数日热止，过数日热又作者；一则一日之间，有早发热而午凉，午发热而夜止者。此二者，皆谓之乍热也。若未出之间见乍热，名曰毒未得透，药宜疏散，以宣毒发表汤二百七十三去升麻、桔梗、甘草，或葛根解肌汤百零八去赤芍、甘草，加赤茯苓主之。正出之际，甚不宜见，乍热见之，则为逆候，此因毒出而邪热未解，复有内攻之意，必须疏托，以化毒清表汤百四十九去天花粉、桔梗、甘草，或清热透肌汤二百七十六去甘草，加生地黄、地骨皮主之。又有因大病之后，中气虚甚而然者，以治本为要，药宜温补，以四物汤六十八加连翘、玄参临证斟酌而用之。若收后及未收之间，见乍热者，皆为毒气未尽，急宜凉解分利，如清热透肌汤二百七十六去甘草，加黄连、黄芩、生地黄、地骨皮，宣毒发表汤二百七十三去升麻、甘草、桔梗，加黄连、黄芩、生地黄、地骨皮，俱可施治。

虚羸论

麻疹收后，身有微热者，此虚热也，不须施治，待气血和畅，自然退去。若麻疹既收，其毒不解，邪火拂郁，浑身发热，昼夜不退，精神倦怠，饮食减少，或咳嗽不止，或便泄不已，或身热不除，形体羸瘦，毛发枯竖，皆真元虚损所致。若不及时调理，恐成痨瘵之患。倘不早治，以致睡则扬睛，口鼻气冷，手足厥逆，微微瘛疭，变为慢风，不救者多矣。并以双和汤二百五十去川芎以和之，有嗽加橘红、贝母，咳加麦冬、百合，有泻加土炒白术与炒扁豆。如食难消化，加砂仁、麦芽。如气血俱虚，以双和汤二百五十合四君子汤六十九随证调治之。切禁用寒凉伤犯脾胃之药，专力养培，缓图平复可也。

愚按：虚羸之候，虽系真元虚损，固不宜用寒凉伤犯脾胃之药，亦不宜凑用大补之剂，但当清其余热，滋其阴血，和其脾胃，平其肝气，杀其疳虫，使营卫和畅，脾胃健运，自然日渐平复，神全体肥。若以双和散而治虚羸，竟用芪、桂，是犹抱薪救火，非徒无益而又害之矣，曷若以柴胡四物汤三百十四去川芎加薏苡仁。如下午身热瘦弱，此为阴虚内热，如婴儿用肥儿丸二百四十八、六味丸三百四十八相间而服，妇人、老人用八珍汤七十一去甘草，加薏苡仁、麦冬，妇人用四物六十八加薏苡仁、麦冬、首乌之类。大凡麻后身羸，全是气血亏损，营卫不和，缘肺胃两经，泻气太过，以致精枯血竭。医法不外调和营卫，兼理阴阳。人生负阴抱阳，所以阳常有余，阴常不足，麻后阴阳错紊，气血失司，若以专用补剂，或用温剂，未免偏胜之弊。宜以气血交治，阴阳并济，婴儿总以健脾顺肝，如六味丸或肥儿丸治之。妇女年老，总以八珍、六味丸，或道遥散三百二十、十全大补①丸三百四十九均可选用。庸医以知、柏、芩、连苦寒从事，误人不少，临证者神而明之则可矣。

喷嚏论

麻证初起而多嚏者，乃内火因风邪搏激而然。故有喷嚏者，则肺毒得解而肺气全通矣。初热未出之时，若有喷嚏者，必是先因外感而后得通也，其毒纵凶可救。正出之时有喷嚏者，其麻必轻。收后而尚有喷嚏者，方为尽退，乃毒得尽解，可无余患矣。若嚏而多涕，浊塞得泻，肺气自清，最为吉兆。若无嚏而鼻塞不通者，必有风邪留滞，如清肺汤三十四除去桔梗、甘草，加荆芥、薄荷叶、连翘、牛蒡子、枳壳、赤茯苓，或利金汤四十去桔梗、甘草、生姜，加赤茯苓、薄荷叶、连翘、牛蒡子，或除热清肺汤十九等方，俱可施用。但凡有鼻塞不通之证，总宜用辛凉之剂以透达之，如荆芥、干葛、牛蒡子、薄荷叶、麻黄辛散之品，玄参、石膏、淡竹叶、瓜蒌根清凉之味，在所当施。

呃逆论

呃逆之证，乃气逆上冲而作声也。其证虽有虚实之分，而麻属火候，而发呃逆，乃胃火上冲所致。实者八九，而虚者未尝见一二也。治法宜清火安胃为主。如实热痰火发呃逆者，以竹茹柿蒂汤百八十六去半夏、甘草，加贝母、石膏主之。如呃逆不止者，以安胃散三百三十五去楂肉治之。若呃逆接连二三十声不歇者，以纸条宣鼻孔中，得嚏即已；或以生姜汁同蜜汁煎热顿服亦可。

吐沫口中流涎不止论

吐沫者，吐出清涕之中而有白珠是也，乃胃火旺甚所致。治宜清胃降火为急，以加味清胃散三百二十一加连翘、牛蒡子主之。其不去升麻者，盖欲用之以开提胃热故也。然亦须斟酌而用，如麻后有口中流涎不止者，亦是胃火旺甚所致也。宜以河间凉膈散四十六治之。但方中有大黄、芒硝，须要察人之虚实强弱大小及大便之坚涩而施，不可概用，以诛伐无辜。

小便赤涩论

小便赤涩，此里热甚之证也。在初热之时见之，乃热邪涩渗，是为正候。麻出现时，小便赤涩或淋者，以三苓散九号加

---

① 大补：原无，今据第三百四十九号方剂名补。

灯心、石膏、葶苈、射干治之。若热甚小便赤涩、谵语惊恐者，以导赤散五十七去甘草合三苓散九号加辰砂主之。夏月以辰砂益元散百四十二去甘草加石膏主之。若小便不利而呕吐者，以三苓散加藿香、竹茹、枇杷叶治之。一二日不通者，以加味导赤散二十九主之。若于正收及收后而见小便不通者，是内有毒热，不得消散，而余热下匿膀胱，用导赤散加麦冬，或用加味导赤散，以滋气化热导利。而小便仍不通者，必因大便秘郁之故，速宜通利大便，以通幽汤二百零四去升麻、熟地，加枳壳、丑牛，合导赤散去甘草治之，大便一通而小便自利矣。

大小便不通论

麻疹自出至收，总宜大、小便滑利，二便俱不宜闭，闭即急宜通利。若麻证有大、小便俱不通者，是火邪内炽之极，宜以河间凉膈散四十六去甘草，加牛蒡子、车前子、木通治之，甚则通关散三百二十二去甘草、人参，八正散二百九十三去甘草治之。

牙疳论①

牙疳系牙龈腐烂，非口疮舌珠可比，此乃胃中伏毒，上窜阳明部分，宜用犀角地黄汤二百三十加火麻仁、滑石以泻大肠之火，使下移毒势，上清胃火，或用硼砂、冰片、硝石敷之，或用栗树根煅灰存性调搽。此证多于②见已收、收后，婴儿最多，此病用烧盐散二百二十六、消毒饮二百九十七去甘草加石膏以治之，与肥儿丸二百四十八相间而服，使精液留存，尚可救药。若颐烂齿脱，外延入内，鼻掀口臭，此为不治之证。

吐痰麻后有痰胸口痰甚论

吐痰之证有二，有吐出而白者，有吐出而成块者，皆肺胃之火欠清而作也。俱宜清肺消痰降火为急。以杏仁清肺汤百八十八去甘草、桔梗，加黄芩，或以清肺饮三十六除去桔梗、甘草，加麦冬、黄芩、知母、石膏治之。但清痰切勿用半夏、南星等燥药，惟宜用天花粉、贝母、陈皮之类，清肺降火，宜用天门冬、麦冬、杏仁、桑白皮、黄芩、黄连之类，切勿用桔梗中州之品。如麻后有痰而不吐痰者，宜用加味二陈汤三百二十三去半夏、甘草，加贝母、瓜蒌霜主之。如麻后胸口痰甚者，用经验敷方，或敷或揸治之。

诸潮亦能发麻论

手足稍微冷，恶寒无汗，面色青惨而不舒，左额有青纹者，伤寒之热也；手足稍微温，发热有汗，面赤而光者，伤风之热也。并宜用惺惺散五十一除人参、白术发散之。目胞肿而颊有青筋，发热而头额肚腹之处最甚。或兼呕吐腹疼者，伤食之热也，以备急丸三百二十五下之。面色青红，额上中心有纹，手掌心有汗，时作惊惕，手络脉微动而发热也，此惊热也，以泻青丸百二十五、黄连清心丸三百二十六主之。身热而倍能食，唇红颊赤，大小便闭，胁下有汗者，此风热也，宣风散三百二十七主之。以上诸热，久而不去，内外感发，则所蕴痘麻之毒，亦能乘间而出矣。

麻色分治论

痘麻之色，不可同论，大抵痘怕大

---

① 牙疳论：原本此前有"要紧"二字，今据原本目录删。

② 于："于"字疑衍。

红，皮嫩易破，必生瘙痒。麻疹之色，最喜通红，何则？夫麻发于心，心属火，红者火之正色也，故麻鲜红者，毒得尽发而吉也。若麻色淡白者，乃心血不足也，治宜养血为主，以养血当归地黄①汤十号或益营汤十一去人参、赤芍、甘草，或养血化斑汤十二去人参治之。又有以四物汤六十八加升麻、葛根治之者。四物虽属血剂，而白芍、川芎，麻证不宜用，而加升麻尤为不宜，莫若养血汤，随证加减而用，实为妥当也。若麻色赤如锦纹者，以古方化斑汤百零五去人参、甘草、粳米，加玄参，或万氏化斑汤百五十五去桔梗、甘草治之，然宜加生黄芩、生黄连治之。如色大红艳，或微紫，血热也；或出大甚者，并宜以秘本大青汤十三去升麻、桔梗；或以古方大青汤百六十七俱加牛蒡子、连翘、黄芩、黄连、生地黄主之。黑斑者，死证也，当以秘本大青汤十三去升麻、桔梗，加生地、黄连、黄芩、烧人屎末服之。大便秘者，加酒蒸大黄利之。

忌兼用补涩论

麻初出之时，有泄泻不止者，其毒火因泻而减，此殊无妨。若麻出尽之后，而泄泻红黄色粪者，乃内有伏热也，与泄泻过甚者，俱宜以加味三苓散九号与之，一服即愈。切不可用参、术、诃、蔻补涩之剂，以图速止。医学若不识禁忌，未经讲究，一见有泻，遂用补涩，乃曰：吾于清解药中，兼用参、术、诃、蔻，等分又轻，何碍于事？一服不见功效，不知改方施治，又曰：参、术、诃、蔻等分轻少，故不应耳。于是多加参、术、诃、蔻分两而再与服，致麻变证，重则腹胀喘满而不可救，轻则变为休息痢而缠绵不已。然非仅麻出齐之后，泻红黄色者，不宜兼用补涩，即麻已收之后，而泄泻红黄色，亦不

宜兼用补涩，仍宜以加味三苓散九号治之。此兼用补涩，况且不可，若专用补涩者，则杀人且不待反掌之久矣，业斯道者，可不慎欤！

鼻通多涕鼻干无涕论

鼻通多涕，肺气顺也。所谓多涕者，鼻常有涕，非鼻涕暂见比也。麻证得肺府平和，鼻无阻塞，此为顺候，初热至出时多涕者，皆为吉兆。收后亦以多涕为易治。至于鼻干无涕，必须鼻孔之内，绝无物塞而鼻干燥，方是真候，此乃肺府热气闭塞而不通也。初热未出之间见之，其证必重，以清肺饮百七十一去橘红、五味子、桔梗、甘草，合清扬饮子三十七除甘草加石膏、黄芩，更量加蜜酒炒麻黄，以解表而疏通肺气；或以聂氏第二清肺饮百八十七去柴胡、陈皮、僵蚕、桔梗、归尾、淡竹叶、甘草，合苏葛汤三百二十九去白芍、甘草，加枳壳治之。若已出大热，致鼻干无涕者，此证亦重，宜以除热清肺汤十九加黄连、地骨皮、连翘、牛蒡子、枳壳治之。或暂有而无涕者，虽重亦可救，以杏仁清肺汤百八十八去桔梗、甘草，加黄芩治之。又有先无涕，其后热退，鼻通有涕者，又有因热甚，鼻外被塞干结，似乎无涕者，以利金汤四十去桔梗、甘草、生姜、陈皮，加牛蒡子、黄芩、赤茯苓、连翘治之，更加桑白皮、杏仁治之。以上数证，总皆要肺气通畅，虽凶可救，医家须详察施治。

衄血诸失血论

鼻之衄血，因内热炽甚，邪火沸腾，血随火载，自肺胃上行而溢于鼻也。麻证本乎肺胃，故初起及未出之先而衄血者，

---

① 当归地黄：原无，据十号方剂名补。

是为顺证，亦发散之义也。盖麻毒从衄血解，而营中之毒则轻少矣，不必遽止，热得开泻，不药而衄自已，非错经妄行之比，但不宜久耳。如衄血过多，此为火迫。经曰：夺血者亡汗，急须止之。如衄之不已，或有失血者，俱宜清肺泻火佐以清凉之药治之，以犀角地黄汤二百三十去白芍加荆芥穗、枯黄芩主之。凡初热见形衄血者，乃心火上冲烦闷，其证不妨，用生地栀子汤百九十三加枯黄芩以泄心火之郁热而清肺。已出而衄血者，以加减犀角地黄茅花汤百九十四去甘草治之。已出大便下血，或小便溺血者，或吐血衄血，或二便闭涩，热渴赤痛，以犀角羚羊①解毒汤二百六十九治之。如衄血不已，急须止之，以茅根汤百九十五加黄连，或玄参地黄汤三百十二去升麻、白芍、甘草，加茅根、黄连，或茅花汤百九十六加黄连等方主之。已收之后，或鼻血或失血者，俱宜以加减犀角地黄茅花汤百九十四去甘草治之。凡麻证血热，及劳动生火，热入血室，吐血、衄血、发狂、发黄者，俱宜用犀角地黄汤二百三十去白芍加桃仁治之。若正收及收后，或仍衄不止者，以四物汤六十八加茅根、麦冬以滋润之。然麻证衄血，或便血、溺血，俱为失血之候，须当分热甚、血甚施治。热甚者，以黄连解毒汤元号主之；血甚者，以犀角地黄汤二百三十去白芍主之。

粪溏水泻论

麻证溏粪，理势必然，此肺胃之火所作而致，不必施治，何则？火势极则大便闭结，麻本火候，倘再便闭则火毒内作极矣。麻出必险，是以粪溏为正候。初出与出时见此证，其麻纵险可救。正收与收后而粪溏，色如黄褐者，虽有变证，可保无虞。若水泻之证，粪色必黄而有沫，小便赤，口干唇燥，此由脾胃有热所致。然麻证泄泻，热邪得以开泻，是为顺候。初热未出之间水泻者，以三苓散九号加葛根、连翘、滑石主之。正出之时水泻者，亦以三苓散加连翘、麦冬。潮热甚者，更加黄连、黄芩主之。夫麻泄泻，毒火因泻而解，虽曰美候，然不可令其久泻。倘或热泻不止，则正气必衰，脾气下陷。凡有未发热之前水泻，至正出之际而不止，其为日已久，则麻毒难以发越，后则留毒为害不小，宜以加味三苓散九号主之。倘执泥毒邪之得泻而解之说，纵其久泻而不为之早治，至麻收靥之后，变成痢证，或下紫红血等证，治疗维艰。正收及收后而水泻者，毒邪虽得泻而尽，然止宜泻三五次，不可过多。若自首至尾，水泻不止者，宜用清凉利水之药，而佐以升提。古有用三苓散九号加香白芷、浙麦冬治之者，须当审理察宜，随机加减而施。正收及收后，水泻过甚者，须以理脾胃为主，宜以枳实理中汤三百二十八随意消息，加减而治。若不急治，多成肿胀、便血、痢疾等候。至若麻后泻痢不止，口渴目闭，四肢不温，与呕吐不食、洞泻不止者，皆为不治之证。

遍身燥② 痒论

痒属于风，此《内经》"诸疮燥痒，皆属于心"。惟麻证燥痒，乃是风邪外袭，皮肤燥烈之故。其证多在将收、收后时，因而得此燥痒，即用紫背浮萍，加胆矾熏洗。此物最能治阳明经湿热外移，如见身热头痛，此为湿火内郁，即宜解毒发表，用葛根解肌汤百零八，或用消风散二十一

---

① 羚羊：原无，据二百六十九号方剂名补。

② 燥：原作"躁"，据目录改。

去甘草加红花、紫草茸以润之，使血分流通，自然安好。经云：治风先治血，血行风自灭。如妇女得此燥痒，最恐热入血室，内外化燥，以致停经内枯，变成干血之证。须用四物汤六十八加麦冬、玄参，用川连解毒汤元号相间而服，使血润风消，决无后患。如燥痒不耐，宜用忍冬藤、红花、木瓜煎水洗之，或用浮萍散三百四十七亦可。倘外见燥痒，喉痛蛾风，此为表里俱燥，急难调治。如神气清朗，尚可用宣毒解肌、润肾开肺等法。如神昏蒙蔽，鼻掀喘急，抽厥，则为不治之证。

眼红作痛论

麻证初起，眼红泪汪汪，此乃正候。麻因肺胃两经火毒所发，阳明经脉本起于目，此不足为意。惟麻后眼红兼肿，迎风流泪，喜暗怕明，此乃火毒入于肝经，上为目患，宜清肝火退余毒，如泻青丸百二十五、消毒散二百九十七均可选用。如毒入肝经，以致眼中红痛，兼连头痛，用蝉菊散二百十一，或用羌菊散二百十二。如毒势缠绵，两目生翳，用羚羊角散二百十三加连翘、枳壳、玄参、菊花，以滋水活血为主。如肺火现者，用泻白散三十一去甘草，加玄参、麦冬、牛蒡之类。翳云不退，怕日羞明，可用朱纯嘏加减清毒拨翳汤①二百十四治之。如暮夜视不见物，此名鸡濛眼，阴亏血衰之兆，目得血而能视，用六味丸三百四十八合四物汤六十八相间而服，自然愈矣。

见毒医毒勿泥麻发论

麻有至六七日，稍受风寒，未忌荤腥，致四肢面部略有麻疹影点，点现而即收不见，不能透发于肌表，以致毒归于里。忽然肚角红肿，似毒非毒，初用玉枢丹二百六十五与服，令泻数次，继用活命饮二百六十六服之，后以人参、黄芪、白术、蝉蜕、木通、当归之类，托出火毒，起顶出脓，用外科敷药与膏药治之自愈。此见毒医毒之法，不可拘泥麻喜清凉，而竟不敢用补也。

谵语论

谵语妄言，其证皆由热邪炽盛，火毒壅滞于心包络而作。若初发热而烦躁狂言，或麻隐而不出者，以宣毒发表汤二百七十三去升麻、桔梗，煎汁调辰砂、滑石末治之。若发热未出之际而谵妄者，俱为火邪内伏，不得透表而致，药宜疏托，佐以清凉分治之品，以葛根解肌汤百零八去赤芍、甘草，加麦冬、赤茯苓、石膏、知母、枳壳治之。甚则加蜜酒炒麻黄以发越之，使麻得以尽出肌肤，而谵语自止。若麻已出之后，狂言乱语者，以淡竹叶、灯心煎汤，调辰砂、滑石末治之。正敛及敛后谵语者，药宜清凉解毒，佐以分利凉血之剂，以白虎解毒汤百五十九去天花粉，加牛蒡子、连翘、木通、赤苓以清解凉血而分利之，使火退毒消而谵语自止矣。慎勿迟延，以致不救。如热轻余毒未除者，必先见诸气色，宜预防之。始终以消毒饮二百九十七除甘草，加连翘、枳壳、木通、赤苓以分利之。若麻收后余热内攻，循衣摸床，谵语妄言，神昏志丧者，死证也。

中恶论

麻疹收完之后，动止饮食如常，忽然心腹绞痛而死者，此是元气虚弱，兼之乘以疫疬之气。正不能胜邪，邪伏于中，外若无病，内已亏损，故一中即死，谓之中恶。

---

① 加减清毒拨翳汤：原作"清毒拨翳散"，今据第二百十四号方剂名改。

头温足冷下体冷过膝四肢身体冷如冰论

痘证头温足冷为顺，如麻见头温足冷之证，则为逆候。然而麻证有下身冷者，亦有顺逆，但有先后之分耳，何则？麻之为证，上膈主之，必从头上热至脚。其初发时，上身壮热，下身及脚冷，必须壮热至足，麻方得出，故初发热之时，下身及脚凉冷，此为顺候。若出后及正收之时，则上身下体俱以不冷为佳，此时下身冷者，则为逆候。至于麻收之后，则宜遍体温凉如常。倘有麻收之后，虽遍身温凉如常，独下体厥冷过膝上止者，此为肾败不治之证。若初出之时，腰以下不热，毒不能透而反渐收者，亦为逆候。急当温养脾肾，或有得生者。温脾如白芍药、炙甘草之类，果仁、白术等味，在所宜禁，养肾如熟地黄、当归之属，杜仲、枸杞等味又在所必忌，只可用养阴汤百六十四去麦冬、薄荷、荆芥、川芎，加炙甘草以补其脾养其肾耳。夫麻乃肺胃邪热所发，本属于阳，故四肢身体常宜温暖，若四肢身体反冷如冰者，则是大逆证矣。若初出、正出之时，四肢身体冷如冰者，则毒不得透而麻必渐收，正收及收后肢体冷如冰者，此乃脾胃倒坏，气血大虚，毒必不尽，定不治矣。

气痛论

麻证气痛，皆因内热未泻，外为风寒所袭，风热相搏，内外夹攻，致有此候。然有寒热之分，寒者易治，热者难为，治之者先宜探其寒热而施治，方无差谬。凡遇此候，先以冷饭炒热，以绢包裹，乘热而揩其胸，喜揩而痛稍减者，此寒多热少，以香茱汤三百四十五与之顿服，得吐则寒邪外泻而痛即止，不吐亦即痊愈。若揩之而更加痛者，此内热已极，外感最深，热毒风寒，搏结胸中。吐之难减，温之增剧，凉之弗息，延经一二日，肺胃腐败而死，虽用清热保肺清胃之剂，亦仅十全一二而已。

头疼背强头项肿遍身痛论

麻证本类伤寒，倘或不避风寒，未经清解，邪火内迫，毒攻于里，证生多端。或有伤寒并作，头疼背强；或头面颈项浮肿；或脉强火盛，大热作渴；或麻收之后，发热而遍身疼痛。种种证候，在所不免。急宜清火解毒。如寒热并作，头疼背强者，当用表散，以宣毒发表汤二百七十三去升麻、桔梗、甘草，略加白芷治之。头面颈项肿者，以宣毒发表汤去升麻、桔梗、甘草，加葶苈主之。脉强火盛，热甚作渴者，则以白虎解毒汤百五十九主之。如麻出稠密，遍身疼痛烦躁者，以凉血饮子十六去赤芍，加连翘、牛蒡子主之。如麻收后遍身疼痛者，以古方黄连解毒汤元号加葛根、前胡、白芷、防风治之。

狐蜃论

麻证唇口多疮，其声嗄哑者，名曰狐蜃，其义云何？乃出自《伤寒指掌》之言，谓上唇多疮者，虫食其藏，名曰狐；下唇多疮者，虫食其肛，名曰蜃，盖取其进退犹豫之义也。大非美候，宜以秘本化蜃丸二百三十一或古方化蜃丸二百三十二酌量而治之。如更烦躁昏闷失声者，死证也。

口气臭论

口气秽浊，乃热邪蕴蓄于胃，宜用清

金降火之剂为急,以加味①清胃散三百二十一少用升麻以开提胃气,加连翘、牛蒡子治之。如麻收之后,有口臭、口疮、唇烂,兼之咽喉疼痛者,以生地化毒汤②二百五十九去甘草加黄连治之。其有口臭不可闻者,此是胃烂心死之证。若其人原有口臭者,则不在此例,当详问施治。

余邪为殃论

麻疹于欲出未出之时,宜早发散以解其毒,则无余邪之为后灾也。若不知解毒于初,使麻尽出,以致毒停蓄于中,未有不为殃者,或为壮热,日久枯瘁,或为惊痫,或为泄泻,或咳促咳血喘急,或呕浓脓而成肺痈,或作疳蟊而死。此虽一时疠气之染,彼此相传所致,而未有不由于人事之未尽者也。业斯道者,但见先出疹者,有为余邪之发,死而不治,则后之初发者,即早为之预解,使无余邪为害,而不致于夭亡,方称良工。但凡麻疹只要出得尽,则毒便解而正气和平矣。若麻正收之际,而犹拂拂烦热不宁,如蛇在灰,如蚓在尘之状,或呕吐或注泻者,此乃毒邪壅遏,尚未尽出故也。烦热者,以古方黄连解毒汤元号加麦冬、生地黄、地骨皮、牛蒡子、赤茯苓治之。呕泄者,以柴胡橘皮汤三百十三去人参、半夏,加枇杷叶、木通治之。倘果麻未出尽,以苎麻蘸酒,或蘸胡荽酒戛之,待麻出尽,则烦热自除,呕泻自止矣。如麻收后,只发热而无他证者,以加减清肌汤三百十五加黄连解毒汤元号、加生地黄、鲜地骨皮、木通、枳壳主之。如麻后身热不除者,以柴胡四物汤三百十四去人参、白芍、川芎,加酒炒黄连或生地骨皮汤百六十三加黄连主之。如麻后余毒未清,余热未尽者,以十仙汤二百五十三加地骨皮,或连翘清毒饮三百七去甘草,加黄连、黄芩、地骨皮、生地黄治之。如麻后余毒未清,留滞肺经,致吐浓黄脓者,乃成肺痈之候,以桑连饮二百五十四治之。如不愈,以百部汤二百五十五治之。倘不痊愈,以花蕊石丸二③百五十六治之,并以白及为末,用猪肺切薄片蒸熟,蘸白及末食之。若用此数方再不愈,则成肺痿,宜以紫菀汤二百五十七治之。

误用辛甘致使余毒为殃论

麻证本非胃间火毒,初发未潮及收后,总宜一律透肌解表。痘以温散为主,麻以清凉为主,倘误用辛甘,致使余毒流连,或变成痢、成泻、成痨瘵、成肺痈、肠毒、风斑、风癣之类。种种虽是天行温毒所致,半由人事未尽,而大法不外所定诸法。如麻后身热头疼身痛,或呕吐呃逆,大便闭涩,小便赤涩,全是余邪缠绵,总宜仍然透发,兼用养阴活血,如四物汤六十八加大青根、生地、葛根、花粉之类,或用异功散七十去甘草加地榆、玄参、细辛之类,务使余邪留毒,一扫而空,方不害事。婴儿牙疳,大人内则痰毒留注,外则癣疥斑癞,终身贻累,莫可名言。总在司命者无实实无虚虚,临时仔细,见证推敲,则纯乎其纯矣。不可戒哉!

节饮食论

夫麻乃肺胃中之余毒,每逢疫气流行之际,往往缠染。胃为水谷之海,饮食原是培胃,而生冷不忌,酸寒不避,以致凝滞气血,留积余毒,易招致一切痢疟、呕吐,甚则厥逆气喘,痰鸣头眩,变疳化

---

① 加味:原无,据第三百二十一号方剂名加。

② 化毒汤:原作"败毒散",今以第二百五十九号方剂名改。

③ 二:原作"一",今据书中方剂序号改。

燥，终身痨瘵等证，均系不节饮食之故。初潮饮食务宜清润薄味，不得鱼肉辛燥等物，以致余毒流连，麻不透发。如已收、收后，最忌辛辣酸甘之物。甘乃入胃，杂证不忌，惟麻最恶是甘，缘甘物易致中满，兼多腻滞，方中始终忌甘草，缘此故也。麻后饮食总须淡薄，切弗腥腻，如煎炒、油腻、生冷、水果、鱼腥、面食，均在禁例。更所最者，酸物甜味，此二种麻证始终宜忌，百日内万不可犯，变证百出，难以悉举，一言以蔽之，曰节饮食。

云头片论

麻出有如云头大片，其形微起，此证有二：一样现大片，焮红赤肿而微离肉者，一样于红肿大片之上，复有小红点现于片上者，皆因表火炽甚所致。当分内外，用大寒凉之剂，或分利之，以白虎解毒汤百五十九加葛根、玄参主之。若麻出如锦纹斑斓，或出脓血腥臭不干，心胸烦闷，呕吐清水，身温热者，以白虎解毒汤加贯众以散结积诸毒而除湿热，加防风、荆芥穗，以治风而消疮毒。慎弗迟延，恐致不救。若麻稠密、身痛烦躁者，以凉血饮子十六去芍药加紫草、连翘、牛蒡子治之。倘系瘾疹遍身，状如云头片，斑点乍有乍无者，则当以消风散二十一治之。

粒红白麻如肌白论

麻之粒头高耸，色红淡润而肌肤白者，此肺胃之火原轻，乃上吉之证，不须服药。又有毒从血化而见此候者，亦有因热毒从汗解而见此候者，俱不必用药而愈。若初出之时，麻色如肌肤一样白，不分肉地，惟粒头高耸，睡时即收者，邪热本轻也。然有表气本虚而色白者，调护温暖，无冒风寒，越二三日而自变红活也。古云：白疹温暖而后减者，此之谓也。又

有一等正出之时，为风寒所遏，致麻色如肤白者，其人必见毛窍竦慄，此等证候，必用疏散之剂解毒防风，方得红活，以葛根疏邪汤十四或葛根解肌汤百零八去赤芍、甘草，加苏叶、薄荷、枳壳、赤茯苓主之。倘若失治，致毒难尽，变证多多。又有一种麻出成片，一被风寒所折即变为白色，身不发热而毒反内攻，烦躁作痛，痰喘气急者，危候也。如毒攻于胃，则呕吐清水；毒攻于脾，则腹胀不食；毒攻于肺，则鼻塞喘促；毒攻于心，则唇舌焦裂不省人事，摇头掣手；毒攻于肝肾，则变黑色而不救矣。

按：《温证条辨》有胸腹白疹一条，系湿郁经脉，邪在孙络、毛窍，忌用辛散，宜淡法，主方用薏苡竹叶散。

咬牙论

咬牙之证非痘比，痘有寒热二证分，喜食热物四肢冷，下血咽痛见阎君。麻之咬牙，非若痘比，痘证咬牙，有寒热二证之分，而麻证咬牙，皆属热候，乃阳陷于阴，故多发渴，而手足俱热，喜饮食凉物。治宜滋阴降火，以麦门冬汤① 三十三去白芍加丹皮治之。若手足俱不热而反厥冷，喜食热物，此为热邪内亢，后必下血咽痛，痰鸣而死，急用白虎汤六十二治之。然多不可救者，若饮食椒、姜、辣物助热，更非所宜。然麻后咬牙，亦有虚实，不可执泥。但不与痘证比，如未曾服

---

① 麦门冬汤：本书第三十三号"麦门冬汤"不含有"白芍"，此处当是作者有误。但医书中以"麦门冬汤"命名的方剂较多，其组成不尽相同，如《圣济总录》、《千金要方》、《外台秘要》等书中均有"麦门冬汤"，组成并不相同。《千金要方》卷十二"麦门冬汤"组成中有"芍药"，作者此处"麦门冬汤"所指当非本书三十三号方剂。

药而咬牙者，乃实证也，解毒而止，如三味消毒饮①三十之类，可以见证加减。若已服药而咬牙者，恐服寒凉之药过多，有伤气血而然，宜以四物汤六十八加人参治之，然已无可如何矣。

忌食诸肉鸡鱼盐醋五辛等物论

麻证禁忌，比痘尤甚。盖痘初起，则宜慎口，至起水之时，鸡肉食之，正可助浆。若麻证，马、牛、羊、鹅、鸭、鱼腥等味，盐、醋、甘、甜、面食、五辛、滞气、煎煿等物，必于收后四十九日之外，方可食用，惟宜食淡，庶无后患。七七之前，不知禁忌，则终身但遇天行，麻必复出，即不复出，亦有后患。食盐太早，多咳嗽；食五辛太早，能生惊热；食荤腥太早，必生奇证；是以自麻收后宜慎口四十九日。但猪肉一味，虽可先食，亦必俟身凉不咳，并无舌苔及他证者，方可先食，其余必须遵明谨戒，非但出麻之人当慎，即乳儿、乳母亦必禁忌。盖麻之为病，有类伤寒，荤腥不谨，祸生不测。曾见麻案有云：贺少君患麻，家人不知，以肉饭与食，适缪仲醇至，见而惊曰："尔主出麻，此麻证之极重者，何可食荤！"急命虻虎汤百五十八三剂与服，遍体皆赤，又以原方进二剂，麻虽尽出，而麻尽现，遍体皆赤，又以原方进二剂，麻虽尽出，而烦躁不宁，势尚不可保，乃以三黄石膏加桂叶汤一大剂，浓煎与服，烦躁定而痊，口腹之为害匪轻，可不慎乎！

泻而腹痛胀满论

泻而窘迫，腹痛胀满，或者嗳气如败卵者，此乃饮食不节，停滞腹中，宜用枳壳汤二十五加山楂肉、麦冬、木通以治之。

唇燥论

唇燥乃脾胃二经之热，其证有三：一则唇淡白而枯燥者，其热尚微，以白虎汤六十二去甘草、糯米，加麦冬、木通、牛蒡子治之；一则唇赤而枯燥者，其热极深，以白虎解毒汤百五十九加玄参、牛蒡子、连翘、木通治之；一则唇带紫黑而枯燥者，其热极而重也，以白虎解毒汤加犀角汁、玄参、牛蒡子、木通、车前子治之。惟宜随证轻重，以清热分利，方称良工。

吐利并作下滞里急后重脱肛论

麻本胎毒，发热之时，吐利并作，毒火因之而解，此为美候。如吐利并作，或时下滞，或作肠鸣，亦是火邪内迫而然，纯是热候，不可作寒而治。治法总宜清解，依麻科凭证施治，庶保无虞。如上焦火甚者，则吐；下焦火甚者，则泻；中焦火甚者，则吐泻并作。自利甚者，则必见里急后重而为滞下矣，如见里急后重之证，则病者不耐猛力下气催便，而脱肛之证，又势所必致也。如麻发热之时，吐多者，以竹茹石膏汤六十四去半夏，加柿蒂主之；自利甚者，以秘本猪苓汤二百零六去升麻、甘草分利之。发热时，吐利并作者，以三苓散九号加竹茹、柿蒂、滑石主之。下滞，以加减②黄芩汤三百去白芍、甘草，加枳实、连翘、牛蒡子、青皮以治之。麻收后热毒未曾解尽，有下积滞者，当以连石荣黄丸二百零七去甘草、升麻、干葛、白芍，加枳壳、山楂肉、麦芽、青

---

① 三味消毒饮：第三十号方剂为"三味消毒散"。

② 减：原作"味"，今据方后加减的药物改为"减"。

皮治之。但方中茱萸，若非因膈寒而挟有热者，亦须除去。

愚按：下积滞之证，非仅麻收后有之，即将正出之时，亦常见有者。愚谓不拘先后，但麻见有下积者，则当以清热导滞汤二百零九去白芍、厚朴、甘草、当归、淡竹叶，加山楂、麦芽治之，更为妥当。自利甚而变为里急后重者，以黄连解毒汤第一加连翘、牛蒡子、青皮治之。若小便短少者，更加木通、滑石治之。如里急甚者，则当加半生半炒黑白丑牛以利之，或以黄芩汤二百零八去人参、赤芍、甘草，加连翘、牛蒡子、丑牛以利之，或以加味黄芩汤三百二去甘草，加枳实、连翘、牛蒡子、丑牛以利之。若夫脱肛之证，多见于将收、已收之后，而治法有不可一例者。若因毒火内迫，大肠枯涩，肺金受伤，不能传送，致成里急后重之证，而病者难耐，而无甚下力送气催便，以冀稍松，致脱肛出，不可认作气虚。施治之法，总宜清热解毒，导利行滞，泻火清金，兼用升提之品，如加味导赤散二十九加牛蒡子、枳壳、升麻、飞滑石、枳壳以散其滞，滑石淡能渗湿，轻能去重，专走三焦气分，如后重脱肛，用当归、炒白术、罂粟壳、白头翁、赤石脂、禹余粮之类，或加麻仁以润之，加升麻数分以升其血，使脱者能升，滞者能通。如兼身热呕吐，此为上竭下虚，多致不治。兼用独参汤九十二调附片数分，为回阳救阴，百中可愈一二，然亦无可如何矣。

伤血论

麻本阳毒，必赖阴血以化其毒，使麻毒外透，内火自清。世医不知虚实，不辨营卫，误汗误表，往往血分有碍，以致变证百出，化燥化疳，成痨成瘵，轻则变重，重则不可为矣。即冬天严寒不宜过用辛热等药，只可火烘避寒以助其气。炎暑蒸热，亦不宜过用寒凉之药，房中用井水停蓄，以收炎热之气。伤血之证，多见收后，偏寒偏热所致，用药不外解毒扶正，补阴抑阳，如六味丸三百四十八、四物汤六十八、平胃散五十六均可酌用。如吐血、衄血、血结、血滞，以及妇人热入血室、经闭经阻等证，全是伤血之因，随证施治，不可泥古，亦不可援今，医法备矣。

麻后成疳论

疳证多在婴儿，麻后气血被表，营卫本虚，往往调养不善，以成此证，如伤寒后、大病后成疳是也。治法总以平肝润肺滋肾为是，如身热瘦羸，骨蒸潮热，用当归、鳖甲、地骨皮、丹皮、天花粉。如果阴分虚热，可选用黄柏、知母，合六味丸三百四十八以退火滋阴，用肥儿丸二百四十八保肺平肝。胃滞脾泄，用平胃散五十六、石斛安胃汤①八十六去甘草加地骨皮、桑皮之类。如见肠鸣，腹中累累有块，此乃虫积，疳证必有之病，用导积散五十七去甘草，加乌梅以杀其虫，或用安胃散三百三十五，或用追虫丸三百三十二，均可选用。总之麻后成疳，半多食积，务使导积治虫为主，佐以生津增液之药。倘头垂发脱，齿落唇焦，皆为不治之证。

麻毒最重论

麻毒最重，治法不同，微汗常出，热势越而不留，二便清调，邪气行而无壅，腠理拂郁兮即当发散，藏府秘结兮急令疏通，虽衄不必忧，邪从衄解，自利勿遽止。毒以利松，麻后变痢兮，热毒移于大肠，咳嗽咽痛兮，痰气滞于心胸。口渴生

---

① 石斛安胃汤：第八十六号方剂为"石斛安胃散。"

烦，法在生津养血。饮食减少，务宜调胃和中。余证无常法，临期自变通。

太早太迟论

如出之太迟，发表为贵，出之太甚，解毒最宜。毋伐天和，必先岁气，寒风凛凛，毒气郁而不行。赤日炎炎，邪气乘而作疠。或施温补，勿助其邪，若用寒凉，休犯其胃。制其过但取其平，诛其暴必扶其正。远寒远热，阴阳之胜负不齐。责实责虚，人品之强弱或异。此乃麻之大旨，医家须当熟记。

药性论

麻证药性，更有洞悉：防风、荆芥散腠理之寒邪，紫苏、葛根解营卫之蕴热。苏子擅下气之能，前胡有疏表之力。款冬消痰止嗽，紫菀通肺开结。石斛行血中之滞气而用，樗根治麻后之白痢而设。葱白上升而发散肺胃，莱菔治气可推墙倒壁。竹茹可止呕吐，柿蒂专疗呃逆。芥子降气，生地凉血。黄连入心而泻火，黄芩入肺而定喘急。玄参、石膏治邪火之浮游，栀子、连翘开恶毒之拂郁。瓜蒌润肠止渴，须合麦冬；知母降火生津，必同黄柏。麻仁性能滋润，花粉用以解渴。芍药治腹痛，勿施于未收之前；白术止脾泻，只用在收尽之日。欲行滞兮，须青皮、枳壳而同槟榔，要分利兮，用赤苓、车前而共滑石。尿若涩兮，利以猪苓、木通，咽常痛兮，治以大青、恶实。玄胡活血止痛，蒲黄逐瘀生血。丹皮破积生新，而引血归经；紫草利肠凉血，而疗疹紫黑。茅根止吐衄降除伏火，红花解麻毒而散肿赤。咽喉若闭兮，射干助以山豆根。牙齿生疳兮，文蛤配手溺白。心神惊恐兮，镇以辰砂，藏府闭结兮，利以大黄。葶苈、杏仁，治喘气之岕岕，薄荷、竹叶，解肌肤热之烊烊。火烧人屎，蜜炒麻黄，发斑毒之出现，令邪气之舒张。枳实、山楂助脾胃而化毒，兜铃、骨皮，清肺热以回疮。

药性分用论

麻证以用药为要，药性宜识。既识药性，用亦有时。未透表则前胡、葛根、荆芥、防风必用，而已透当除。若已出，则黄芩、黄连、栀仁、黄柏宜使，而初潮勿施。便闭以丑牛易大黄，免寒胃府。喘急用葶苈弃升麻，怕增吼嘶。麻色焦枯，生地、归尾为要味，疹逢紫黑，红花、紫草正相资。此用药之元机①，则当扩而充之。

调理论

麻疹既出，调理甚难。坐卧欲暖，饮食宜淡。风寒若受兮为肿为热，酸盐不禁兮为咳为喘。异气纵威，变证宜参。便多脓血兮仓廪夹热，咳多痰沫兮华盖伤寒。口烂唇裂，心脾之邪火未退，毛焦发枯，营卫之津液将干。苟不明乎是证，何以见其折肱。

变证论

治此变证，各有奇方。身热不除，生地骨皮②百六十三合四物③六十八。口疮若甚，秘本洗心二百十八，对三黄二十二消肿定喘兮，葶苈百八十三取效。化痰行气兮，二陈六十六为良。咳嗽气急，清肺汤

---

① 元机：当作"玄机"，是为避康熙帝名而改。

② 生地骨皮：第一百六十三号方剂名"生地骨皮汤"。

③ 四物：第六十八号方剂名"四物汤"。以下类似情况不再出注。

三十四解除肺热而有验。喉痛唇烂，败毒散二百八十五、三百三十一清胃利咽而消殃。气血已虚，八珍七十一增减而可饮水。水谷不纳，石斛清胃八十六以堪尝。利血分清热导滞汤二百零九加桃仁而增红花。咳血分玄参解毒汤一百五十一、二百九十五加茅根而倍地黄。此治麻大略，继各条而再详。大抵麻属心火，必须解毒清凉。

男女大小治法论

麻为火毒，出于肺胃，阴阳变化乃成，总在时令不正，天气不和之际，兼有已出，过后再出，此名晦瘖，即温麻也。治法已详列各则，惟男女大小，强弱异致，气血不同，婴儿妇女，较方脉更难调治。妇女之经前胎后，适来适往之时，易于热入血室，法宜活血通经，兼以按证用药。婴儿藏府娇嫩，毒盛麻发，往往招引肝阳，内风鼓动，抽搐厥逆，在所不免。并有麻后血衰气滞，变成疳积慢惊，或泻或肿，总是余毒未消。先行滋补，治疳治积中，兼参解毒清肺等药。所谓探源追本，标本顺逆，竟委穷源。此分治男女大小大法如此，至变证兼证，已悉论中，无烦赘述，在临证者随时变通，神而明之，存乎其人已耳。

岁气论

麻疹之证，其初发热与伤寒相似。但麻则面颊红，咳嗽喷嚏，鼻流清涕，目中泪出，呵欠喜睡，或吐泻，或手掐眉目面之为异耳，不可误作伤寒施治而用汗下也。妄汗则增其热，而为衄，为咳嗽，为口疮咽痛，为目赤痛，为烦躁，为大小便不通。妄下则虚其里，为滑泻，为滞下。经曰：必先岁气，毋伐天和。言不可妄汗下也。是以治麻者，务须先明岁气。如时令温暖，以辛寒之药发之，用荆防败毒散四号；如时令暄热，以寒凉之药发之，用白虎解毒汤百五十九或黄连解毒汤元号；如时令大寒，以辛热之药发之，用桂枝解毒汤二号或葛根桂枝汤三号；如时令时寒时暖，以辛平之药发之，用荆防败毒散第四或葛根解毒汤五号。倘兼疫疠之气，则以人参败毒散三百三十一主之。又要看人之虚实，如吐泻不止，以人参之类补之。如便秘烦躁，以酒蒸大黄微利之。经曰：无实实，无虚虚，倘损不足而补有余，夭人性命，非关大数，医杀之也，能知损有余而补不足者，为良工。

总括

麻字无疾，披麻即麻，如麻之一片，以形名病，内中不言脉象，非缺文也，因此证童稚最多，难以凭脉，即方脉妇女，亦难以脉象定证。惟一指按其右手脉，有力有神，麻虽重可治；如无力无神，宜留意调治，慎之。麻虽肺胃中移毒，治以清肺透毒。然证有不同，禀有强弱，寒者温之，虚者补之，观案中理中汤、八珍汤，自知分晓。

此书之妙，全在和平布置，绝少奇异。但按经施治，照古立方，遵古法而不泥于古，诚有起死回生之力。若能变通，治时证可，治伤寒瘟疫亦无不可。医林宝筏，世当永珍。

麻证药性医法要诀二十首

因论说不尽，特再添补。

医法要诀

初起、已出及已收，证立条目治立方，不敢峻热与用霸，随时解毒万无妨。

初潮证治

初起潮热者，用宣毒发表汤二百七十三除升麻、桔梗、甘草，加紫苏叶、葱白。已出潮热者，用葛根疏邪汤十四加黄芩，或清热透肌汤二百七十六去甘草，加黄芩、地骨皮。寒热似疟者，用防风败毒散二百八十五除甘、桔①，加前胡、赤茯苓。已收潮热者，用生地骨皮汤百六十三去甘草，加黄连、枳壳，或古方黄连解毒汤元号加地骨皮、连翘、牛蒡子、当归。

烦热证治

初潮烦热，未出时烦躁者，用防风败毒散二百八十五加麦冬、黄芩、葛根。已出烦躁者，用白虎解毒汤百五十九加地骨皮、黄柏、牛蒡子、枳壳、木通。

谵语证治

初潮谵语者，用宣毒发表汤二百七十三去升麻、桔梗、甘草，加桂、附、滑石、辰砂末。

已出谵语者，用加味导赤散二十九调辰砂、滑石末，或古方黄连解毒汤元号调辰砂、滑石末。

已收之后谵语者，实属凶兆，用古方黄连解毒汤元号合加味导赤散，调辰砂、滑石末。

咳嗽证治

初潮咳嗽乃属美候，用宣毒发表汤二百七十三除升麻、桔梗、甘草，加桑白皮。如潮热轻者，并除淡竹叶。

已出咳嗽，亦属美候，用清肺饮三十六除陈皮、柴胡、桔梗、甘草，加枳壳、连翘、牛蒡子，或除热清肺汤十九加枳壳、连翘、牛蒡子，或加味泻白散②三百三十七除甘草、五味，加枳壳、连翘、牛蒡。

已收之后咳嗽者，用秘本门冬清肺汤百七十三除甘草、桔梗、糯米，不作口渴者，并除石膏。

泄泻证治

初潮泄泻，乃属美候，用宣毒发表汤二百七十三除薄荷叶、淡竹叶、升麻、桔梗、甘草，加赤茯苓、车前子。

已出泄泻者，用猪苓汤百九十七除甘草③，有用古方黄连解毒汤第一合三苓散九。

收后潮热泄泻者，用加味导赤散二十九。

呕吐证治

初潮呕吐者，用竹茹汤二百八十加荆芥、防风、前胡、葛根、连翘、牛蒡子、枇杷叶。

已出呕吐者，竹茹汤二百八十加连翘、牛蒡子。

收后呕吐者，用石斛清胃散八十六除丹皮、赤芍、甘草，加竹茹、枇杷叶、柿蒂。

大便不通证治

初潮大便闭者，用前胡枳壳散百八十除大黄、甘草，加丑牛、连翘、牛蒡子、防风、葛根。

已出大便闭者，用当归润肠汤二百零四除升麻、熟地，加连翘、牛蒡子。

收后大便闭者，用河间凉膈散四十六除甘草。

小便不通证治

初潮小便闭者，用三苓散九号加防

---

① 除甘、桔：本书第二百八十五号方剂中不含有甘草、桔梗。此处当是作者有误。方书中名防风败毒散而组成不同者甚多，如《片玉心书》中防风败毒散即含有甘草、桔梗。作者此处所指当非本书第二百八十五号方剂。

② 泻白散：第三百三十七号方剂"散"作"汤"。

③ 除甘草：本书第一百九十七号方剂不含有"甘草"，此处当是作者有误。方书中以猪苓汤名方者甚多，如《圣济总录》、《太平圣惠方》中均有"猪苓汤"，但组成不同，如《太平圣惠方》卷九"猪苓汤"中即含有"甘草"。作者此处所指的猪苓汤当非第一百九十七号方剂。

风、葛根、连翘、枳壳。已出小便闭者，用导赤散五十七除甘草。

收后小便闭者，用通关散三百二十二除人参、甘草、大黄。

大便出血证治

初潮大便出血者，用宣毒发表汤二百七十三去淡竹叶、升麻、甘草、桔梗，加生地黄、丹皮，甚者更加犀角，有用犀角地黄汤二百三十除白芍，加荆芥、防风、牛蒡子、连翘、葛根者。已出大便出血者，用凉血地黄汤十八除甘草加连翘、牛蒡子，有用犀角解毒汤二百八十八除赤芍，加玄参者。

已收大便出血者，用犀角解毒汤二百八十八除赤芍，加连翘、牛蒡、炒蒲黄，有更加桃仁者。

小便赤涩证治

初潮小便赤者，用宣毒发表汤二百七十三除升麻、桔梗、甘草，加泽泻。

已出小便赤者，用加味导赤散二十九，有用古方黄连解毒汤元号加木通者。

收后小便赤者，如疳浊者，用加味三苓散九号。

口鼻出血证治

初潮口鼻出血者，用宣毒发表汤二百七十三除升麻、桔梗、甘草，加炒栀仁、茅根、生地黄。已出，口鼻出血者，用加减犀角地黄茅花汤百九十四除甘草，有用古方黄连解毒汤元号加童便、炒栀仁者。

收后口鼻出血者，用犀角解毒汤二百八十八除赤芍，加茅根、当归尾、百草霜。

咽喉痛证治

初热咽痛者，用败毒散四号除柴胡、赤芍、桔梗、甘草，加射干、麦冬、山豆根、防风。已出咽痛者，用败毒散四号除柴胡、赤芍、桔梗、甘草，加射干、栀仁、山豆根。

收后咽痛者，用败毒散四号除柴胡、甘草、赤芍、桔梗，加射干、栀仁、山豆根、黄连。

腹痛证治

初潮腹痛者，用宣毒发表汤二百七十三除升麻、桔梗、甘草。已出腹痛者，用清热透肌汤二百七十六除甘草加枳壳。收后腹痛者，用古方黄连解毒汤元号加枳壳、山楂肉、玄参。

声音瘖哑证治

凡声音哑瘖者，用清金降火汤百八十五除白芍、陈皮、甘草、桔梗①，加石菖蒲。有用诃子肉磨水服者。

夹丹证治

夹丹者，用古方黄连解毒汤元号加连翘、牛蒡子、当归尾、生地黄、丹皮、丹参。有用河间凉膈散四十六去芒硝、甘草，加生地、当归。

夹斑证治

夹斑者用犀角红花饮二十三加黄连、紫草、大青。

夹痢证治

初潮夹痢者，用葛根解肌汤百零八除赤芍、甘草、蝉蜕②，加防风、枳实。

已出夹痢者，用清热导滞汤二百零九除白芍、山楂肉、厚朴、甘草。

收后夹痢者，用清热导滞汤除白芍、甘草。有前后俱用古方黄连解毒汤元号加枳壳、白芍，或三苓散九号加酒炒黄连、黄芩、木通、白芍者。在初潮不宜用大凉

---

① 除……桔梗：第一百八十五号方剂中不含有"桔梗"。作者所指的方剂当是名同而方异之方。

② 除赤芍、甘草、蝉蜕：本书第一百零八号方剂中不含有"蝉蜕"，此处当是作者有误。方书中以葛根解肌汤名方者甚多，如《张氏医通》卷十五中"葛根解肌汤"中含有"赤芍、甘草、蝉蜕"等药。

之剂。收后三苓散分利，似乎无济，且白芍始终俱宜酌用，此法大不妥当。

牙疳证治

凡遇牙疳证，用加味清胃散三百二十一。

麻风疮证治

用解毒汤百五十七，有用大连翘饮百零七加金银花者。

第 三 卷

《麻疹全书》汤、饮、丸、散、胶、丹①

黄连解毒汤 第一号

治一切火热表里俱盛，口燥咽干，大热干呕，错语不眠，吐血衄血，热甚发斑狂躁。

黄芩　黄连　黄柏　栀子等分

桂枝解毒汤 第二号

荆芥　防风　牛蒡子　麻黄　桔梗　人参　川芎　赤芍　羌活　甘草　桂枝　生姜引

仲景葛根桂枝汤 第三号

治太阳病汗出恶风者，亦治太阳、阳明合病下痢。

葛根四钱　生姜三钱　桂枝二钱　芍药二钱　炙甘草　大枣三枚

又景岳桂枝葛根汤

解散寒邪。

桂枝一钱　葛根一钱　升麻一钱　赤芍一钱　防风一钱　甘草一钱　淡豆豉一钱　姜三片

水一钟，煎七分，温服无时。

荆防败毒散

亦名消风败毒散 第四号

治风热痰嗽及时气疫疠，赤眼，口疮，腮肿，喉痹，毒痢，诸疮斑疹。

荆芥一钱　防风一钱　羌活一钱　独活一钱　柴胡一钱　前胡一钱　赤芍一钱　枳壳一钱　桔梗一钱　茯苓一钱　甘草五分

薄荷三分　姜一片

水煎服，景岳有人参。

葛根解毒汤 第五号

解麻毒、止渴良方。

葛根　生地黄　麦冬　天花粉以上等分　升麻减半　甘草减半

取糯米泔水一盏，煎七分，入茅根自然汁一合服之。

消毒保婴丹 第六号

缠豆藤　大黑豆　赤小豆　牛蒡子　辰砂　生地黄　山楂肉　荆芥穗　防风　独活　当归　黄连　桔梗　生甘草　老丝瓜　升麻　赤芍

代天宣化丸 第七号

此系麻证初发最要之方，并可预防麻豆时疫瘟邪各病，修合封藏以备不常。此丸宜五月五日午时，或十月十五日午时，用甘草、黄芩、黄柏、栀仁、黄连五药味为首，再加连翘、山豆根、牛蒡子。如甲己年分甘草为君，此年化土；乙庚黄芩为君，此年化金；丙辛化水；丁壬化木；戊癸化火。如甲子己丑年甘草为君，用一两黄芩，后四味五钱，连翘、山豆根、牛蒡子各二钱，余仿此。总之君药一两，臣药五钱，佐药二钱。修合宜洁净之室，避僧尼、妇女、鸡犬、六畜等物，焚香谨敬制就药末。用升麻煎水，合面糊为丸如桐子

---

① 《麻疹全书》汤、饮、丸、散、胶、丹：原无，据底本目录加。下同。

大。倘天行时证，先服一钱，壮实者倍之，修合后俟东方日出时，向东阿生气一口咒曰：神仙真药妙合无边，婴儿服此益寿延年，急急如太上老君律令，劫封藏要固制就，利物济人功德无量。

加味地骨皮汤　第八号

治虚热潮作，应时而发，或壮热或徐热。

知母　炙甘草　半夏　银柴胡　人参　地骨皮　赤苓　蝉蜕　天麻　黄芩各等分

煎

三苓散　第九号

本名加味三苓散

治痘麻泻甚，小便红黄。

猪苓　木通　赤苓　车前子　泽泻　黄芩　牛蒡　黄连　灯心五十寸

引水煎，食前服。

养血当归地黄汤　第十号

治中风少血偏枯，筋脉拘挛疼痛。

当归一钱　川芎一钱　熟地一钱　芍药一钱　藁本一钱　防风一钱　白芷一钱　细辛五分

水一钟半，煎八分，食远温服。

益营汤　第十一号

治思虑过度，心血耗伤，怔忡，恍惚不寐。

人参一钱　芍药五分　枣仁五分　柏子五分　当归一钱　黄芪一钱　茯神一钱　紫石英五分　远志三分　甘草三分　木香三分　姜三片　枣一枚

水一钟半，煎八分服。

养血化斑汤　第十二号

治白疹、白痘。

白归身　人参　生地　红花　蝉蜕等分

姜一片，水一盏，煎六分温服。

秘本大青汤　第十三号

大青　玄参　知母　石膏　木通　栀仁　人中黄火煅，研细　桔梗　升麻

水煎，调人中黄末服。

葛根疏邪汤　第十四号

本名疏邪饮

治痘疮初起，发热口渴。凡血气强盛无藉滋补者，单用解邪，用此方为主，以代升麻葛根汤。

葛根　柴胡　芍药　苏叶　荆芥穗　地骨皮　炙甘草

水一钟半煎服，无火者加生姜，火盛内热者加黄芩。

黄芩泻肺汤　第十五号

治肺热，小便不利。

栀子二钱　黄芩一钱　加盐豉甘粒

水煎服。

凉血饮子　第十六号

治痘疮血虚、血热，大红热渴，或色燥不起及便结溺赤。凡阳盛阴虚等证，悉宜用此。

生地黄　当归　芍药　生甘草　地骨皮　紫草　黄芩　红花

随证加减煎服，渴加天花粉，肌热无汗加柴胡，热毒甚者加牛蒡子、木通、连翘之属，血热毒不透者加犀角。

生地芩连汤　第十七号

本名生地黄煎，治阴火盗汗。

生地　当归　炙黄芪　炙甘草　黄连　黄芩　麻黄根　浮小麦　黄柏等分

水一钟半，煎八分，食远服。

凉血地黄汤　第十八号

治胃火热盛吐血、衄血、嗽血、便血、蓄血，或狂潄水不欲咽，及阳毒发斑等证。

生地四钱　白芍二钱　丹皮一钱　犀角一钱，要尖者佳　黄芩二钱　甘草五分

炒栀子二钱　川柏二钱　黄连一钱

除热清肺汤　第十九号

泻心火，清肺金。

麦冬　黄芩炒　石膏　玄参　生地黄　贝母　赤茯苓

水煎服。壮热加地骨皮；热大甚加黄连；气粗加葶苈子、瓜蒌霜；气喘加苏子、芥子；便闭加火麻仁、枳壳；便闭甚加大黄。

承气汤　第二十号

治口噤胸满，卧不着席，脚挛急，大便闭结不通，此胃府实热所致。

大黄二钱　枳实一钱　川朴八分　甘草一钱　玄明粉一钱半

水煎服。

消风散　第二十一号

治诸风上攻，头目昏眩，鼻塞耳鸣，皮肤麻痒，及妇人血风、头皮肿痒。

荆芥一钱　甘草一钱　人参五分　茯苓五分　川芎五分　防风五分　白僵蚕五分　藿香五分　蝉壳五分　羌活五分　陈皮三分　厚朴三分

细茶一撮，同煎服。或为末，每二钱，以清茶或温酒调下。

三黄丸　第二十二号

治三焦积热，咽喉肿闭，牙齿疼痛，口舌生疮，心膈烦躁，暴发火眼，消渴热淋，火盛壮热，大便秘结，小便赤涩等。

制大黄四两　淡条芩四两　川连四两

研细，白蜜丸。

犀角红花饮　第二十三号

犀角磨汁　红花　生地　当归尾　丹皮　连翘　牛蒡　木通　枳壳

水煎服。

解毒快斑汤　第二十四号

治麻证现形，二三日可用。

连翘　牛蒡子　荆芥穗　防风　归尾　桔梗各一钱五分　生地黄　楂肉各一钱　川芎五分　生甘草去皮，三分

水煎，犀角磨汁兑服。

枳壳汤　第二十五号

治便血或妇人经候不调，手足烦热，胸膈不利。

麸炒枳壳一钱　半夏曲一钱　赤芍一钱　柴胡一钱　黄芩一钱五分　姜三片　枣三枚

水二钟，煎八分，食远后服。

又痘疹枳壳汤

治误服参芪，喘急腹胀。

枳壳　陈皮　厚朴　甘草

水一钟，煎五分，温服。

香砂六君子汤　第二十六号

治虚寒胃痛，或腹痛泄泻。

人参二钱　土炒白术二钱　茯苓二钱　甘草一钱　半夏　陈皮　香附　砂仁　姜三片　枣二枚

当归红花饮　第二十七号

当归酒炒　红花　葛根　连翘　牛蒡　甘草

水煎服。

化斑解毒汤　第二十八号

玄参　知母　石膏　牛蒡子　连翘　人中黄火煅，另研　大黄酒煎　淡竹叶　升麻

水煎，调人中黄服。

加味导赤散　第二十九号

利小便，去心热，定惊悸，止抽搐。

生地黄　木通　防风　甘草　山栀子　薄荷叶　麦冬　灯心　淡竹叶

等分煎。

三味消毒散　第三十号

牛蒡子炒，二两　荆芥二钱五分　防风一钱

各研末，每用三钱，水煎服。

泻白散 第三十一号

治肺火，皮肤蒸热，洒淅寒热，日晡尤甚，咳嗽气急。

桑白皮一钱　地骨皮一钱　甘草五分　粳米百粒

易老加黄连。

二母散 第三十二号

治肺痨有热，不能服补气之剂者。

知母炒　贝母炒

等分为末，古方二母各一两，加巴豆霜十粒，姜三片，临卧白汤嚼服。治咳嗽痰喘，利下寒痰。

麦门冬汤 第三十三号

治水溢高原，肢体皆肿。

麦门冬五十枚，姜炒　粳米五十粒

此手太阴药也。吴鹤皋曰：肺非无为也，饮食入胃，游溢精气，上输于脾，脾气散精，上归于肺，通调水道，下输膀胱，热则失其下降之令，以致水溢高原，淫于皮肤而为水肿。医罕明乎此，实脾导水皆不能愈，故用麦冬清肺，开其下降之源，粳米益脾，培乎生金之母，此治病必求其本也。

清肺汤 第三十四号

枯黄芩　贝母　知母　桔梗各七分　防风四分　炙甘草四分

秘本清肺汤 第三十五号

治不时咳嗽，寒热唾红。

黄芩　连翘　当归　麦冬　防风　赤苓　苏叶　前胡　桔梗　生地黄各一钱　甘草五分　桑白皮二钱　水煎服。

聂氏清肺饮 第三十六号

治麻后气粗咳嗽。

桑白皮蜜炒，五钱　地骨皮去骨，五钱　麦冬去心，一钱五分　天花粉八分　玄参八分　柴胡六分　桔梗七分　黄芩酒炒，七分　木通去皮，七分　熟石膏一钱　生地黄一钱　陈皮三分　甘草去皮，三分　淡竹叶灯心引，水煎加羚羊角汁兑服。

清扬饮子 第三十七号

痘疹主方一。

西河柳五钱　麦冬　玄参各二钱　牛蒡炒　葛根各一钱五分　知母蜜炒　蝉蜕洗去土，去足　薄荷叶　荆芥穗　甘草各一钱

贝母麦冬饮 第三十八号

贝母　麦冬　薄荷　玄参　瓜蒌仁　桔梗　甘草

生地黄散 第三十九号

治小儿斑疹，身热口干，心烦。

生地黄一钱　麦冬五分　杏仁　款冬花　陈皮各八分

利金汤 第四十号

治肺燥塞不利而咳。

贝母　茯苓　枳壳　陈皮　桔梗　甘草　生姜　白蜜引

薄荷解肌散 第四十一号

薄荷　天花粉　葛根　前胡　白芷　乌药　防风　炒龙胆　川连　地骨皮　霜桑叶　淡竹叶　牛蒡子

三圣固表汤 第四十二号

黄芪　麻黄根　浮小麦

八珍加犀角汤 第四十三号

潞党参　白茯苓　仙居术　全当归　白芍药　细川芎　大生地　犀角尖

竹叶石膏汤 第四十四号

治伤寒解后，虚羸少气，气逆欲吐。亦治伤暑发渴，脉虚。

竹叶二把　石膏一斤　人参三两　甘草炙，二两　麦冬一升　半夏半升　粳米半升　加姜煎。

又方：

竹叶　石膏　木通　薄荷　桔梗　甘草

亦名竹叶石膏汤，治胃火盛而作渴。

普济消毒饮 第四十五号

治大头天行，初觉憎寒体重，次传头面肿盛，目不能开，上喘，咽喉不利，口渴舌燥。

黄芩酒炒 黄连酒炒，五钱 陈皮去皮甘草生用 玄参二钱 连翘 板蓝根 马勃 鼠黏子 薄荷一钱 僵蚕 升麻七分 柴胡 桔梗

为末，汤调时时服之，或蜜拌为丸噙化。一方无薄荷，有人参三钱。亦有加大黄治便秘者，或酒浸，或煨用。

河间凉膈散 第四十六号

治心火上盛，中焦燥实，烦躁口渴，目赤头眩，口疮唇裂，吐血衄血，大小便秘，诸风瘛疭①，胃热发斑，发狂，及小儿惊急，痘疮黑陷。

连翘四两 大黄酒浸 芒硝 甘草二两 栀子炒黑 黄芩酒炒 薄荷二两

为末，每服三钱，加竹叶、生蜜煎。

麦冬清肺汤 第四十七号

治久嗽及痰嗽肺胀。

麦冬 天冬 当归 栀子 杏仁各七分 黄芩一钱五分 桔梗 赤茯苓 桑白皮 陈皮 贝母各一钱 五味子七粒 甘草三分 加姜三片 枣二个

水煎。

大承气汤 第四十八号

治伤寒阳明府证，阳邪入里，胃实不大便，发热谵语，自汗出不恶寒，痞满燥实坚，全见杂证，三焦大热，脉沉实者。亦治阳明刚痉。

大黄四两，酒洗 芒硝三合 厚朴半斤 枳实五枚

先煎朴实，将熟纳大黄，煮二三沸，倾碗内和芒硝服。

小承气汤 第四十九号

治谵语便硬，潮热而喘及杂病上焦痞满不通。

大黄四两 厚朴二两，姜炒 枳实三枚，麸炒

调胃承气汤 第五十号

治口渴便闭，谵语腹满，中焦燥实及伤寒吐后腹胀满者。

大黄酒浸，一两 芒硝一两 甘草炙，五钱

少少温服。

惺惺散 第五十一号

治伤风发热，痰嗽烦渴。

人参 白术 白茯苓 桔梗 川芎 白芍 瓜蒌根 甘草各两分半 细辛 薄荷各一分 加姜二片

水煎服一钱。

杞菊六味丸 第五十二号

清肝肺，明耳目。

熟地八两 丹皮三两 白菊三两 茯苓三两 萸肉四两 杞子三两 淮药四两 泽泻三两

各研末，炼蜜为丸。

三黄二香散 第五十三号

治温毒外肿，皮间有小黄疮如黍米者。

川连一两 黄柏一两 生大黄一两 乳香五钱 没药五钱

上为极细末，初用细茶汁调敷，干则易之，继则用香油调敷。

仲景乌梅安蛔丸 第五十四号

治伤寒厥阴证，寒厥吐蛔。亦治胃府发咳，咳而呕，呕甚则长虫出。亦主久痢。

乌梅三百个，酒浸一宵，去核蒸熟 当归四两 淡附子六两 川花椒四两 党参十两 干姜十两 黄柏六两 细辛十二两 川

———
① 疭：原无，疑脱，据医理补。

连十二两

研末，和乌梅肉，白蜜丸。

乌梅安蛔丸

治胃寒吐蛔。

白术陈壁土炒，二两　干姜炮　人参

加茯苓、川椒、乌梅，名**理中安蛔丸**。加陈皮、茯苓名**补中汤**。

养营汤　第五十五号

本名**滋燥养营汤**。治火燥肺金，血虚外燥，皮肤皱揭，筋急爪枯，或大便风秘。

酒当归一钱　生地一钱　熟地一钱芍药一钱,炒　黄芩一钱,酒炒　秦艽一钱防风五分　甘草五分

平胃散　第五十六号

治脾有停湿，痰饮痞膈，宿食不消，满闷呕泻，及山岚瘴雾，不服水土。

苍术泔浸，二钱　厚朴姜炒　陈皮去白　炙甘草一钱

加姜枣煎。

伤食加神曲、麦芽或枳实；湿胜加五苓；痰多加半夏；脾倦不思食加参芪；痞闷加枳壳、木香；大便秘加大黄、芒硝；小便赤涩加苓；泄泻、伤寒头痛加葱豉取微汗。

导赤散　第五十七号

即**导积散**。

治小肠有火，便赤淋痛，面赤狂燥，口糜舌疮，咬牙口渴。

生地黄　木通　甘草梢　淡竹叶

等分煎。

旋覆代赭汤　第五十八号

治伤寒发汗，若吐若下解后，心下痞硬，噫气不除者。

旋覆花三两,包煎　代赭石一两　人参二两　炙甘草三两　半夏洗,半升　生姜五两　大枣十二枚

以水一斗，煮取六升，去滓，再煎取三升，温服一升，日三服。

清凉饮　第五十九号

亦名**连翘消毒散**，又名**凉膈散**。

治痈疡热毒炽盛，大便秘结。

连翘一两　大黄五钱　山栀子五钱薄荷五钱　黄芩五钱　甘草一两五钱　朴硝二钱五分

上为末，每服一两，水煎服。

香薷饮　第六十号

治小儿感冒暑热，干呕无物。

白扁豆姜炒,去皮,二钱　姜朴四钱黄连炒,一钱五分　香薷八钱

上㕮咀散，水煎，不拘时服。

清暑益气汤　第六十一号

治长夏湿热炎蒸，四肢困倦，精神减少，胸满气促，身热心烦，口渴恶食，自汗身重，肢体疼痛，小便赤涩，大便溏黄而脉虚者。

黄芪　人参　白术炒　苍术　神曲青皮面炒　陈皮　炙甘草　麦冬　五味当归　黄柏　泽泻　升麻　葛根

姜、枣煎。

白虎汤　第六十二号

治伤寒脉浮滑，表有热里有寒，及三阳合病，脉浮大，腹满身重，难以转侧，口不仁而面垢，谵语遗尿，发汗则谵语，下之则头上生汗，手足逆冷，自汗出。通治阳明病，脉洪大而长，不恶寒反恶热，头痛自汗，口渴舌燥，目痛鼻干不得卧，心烦躁乱，日晡潮热，或阳毒发斑，冒热诸病。

石膏一斤　知母六两　甘草二两　糯米六合

人参白虎汤　第六十三号

治伤寒渴欲饮水，无表热者。亦治伤寒无大热，口燥渴，心烦，背微恶寒。亦治太阳中暍，身热汗出，恶寒足冷，脉微

而渴。或火伤肺胃，传为膈消。

人参三两　石膏一斤　知母六两　甘草二两　粳米六合

先煮石膏数十沸，再投药米，米熟汤成，温服。

竹茹石膏汤　第六十四号

竹茹　石膏　黄芩　半夏

青宁丸　第六十五号

胡氏按：古二十四制锦文大黄，不拘多少，酒蒸拌三日，晒干。

鲜槐叶　鲜侧柏叶　鲜桑叶　鲜桃叶

四味先填底蒸，一次鲜藕汁拌蒸晒干，二次鲜甘蔗汁，三次赤茯苓汤，四次泽泻汤，五次猪苓汤，六次车前子汤，七次川柏汤，八次川朴汤，九次冬术汤，十次薄荷汤，十一次米仁汤，十二次当归汤，十三次韭菜汁，十四次丹皮汤，十五次木通汤，十六次川石斛汤，十七次连翘汤，十八次陈皮汤，十九次半夏汤，二十次川贝汤，二十一次地骨皮汤，二十二次玄参汤，二十三次知母汤，二十四次甘草汤。以上俱拌蒸一炷香时，晒干。牛乳、梨汁、陈酒、和蜜水泛为丸。

二陈汤　第六十六号

治一切痰饮为病，咳嗽胀满，呕吐恶心，头眩心悸。

半夏姜制，二钱　陈皮去白　茯苓一钱　甘草五分

加姜煎。治痰通用二陈。风痰加南星、白附、皂角、竹沥；实痰加半夏、姜汁；火痰加石膏、青黛；湿痰加苍术、白术；燥痰加瓜蒌、杏仁；食痰加山楂、麦芽、神曲；老痰加枳实、滑石、芒硝；气痰加香附、枳壳；胁痰在皮里膜外加白芥子；四肢痰加竹沥。

九味羌活汤　第六十七号

治伤寒伤风，憎寒壮热，头痛身痛，项痛脊强，呕吐口渴，太阳无汗及感冒四时不正之气，温病热病。

羌活　防风　苍术各钱半　细辛五分　川芎　白芷　生地　黄芩　甘草各一钱

加生姜、葱白煎。如风证自汗者，去苍术；发汗加白术、黄芪发表而即实表，譬驱寇者随关门也；胸满去地黄，加枳壳、桔梗；喘加杏仁；夏加石膏、知母；汗下兼行加大黄。

四物汤　第六十八号

当归酒炒　生地酒洗，各三钱　白芍酒炒，二钱　川芎酒炒，一钱五分

四君子汤　第六十九号

治一切阳虚气弱，脾衰肺损，饮食少思，且脉来细软。

人参　白术土炒　茯苓各二钱　甘草一钱　姜三片　枣二枚，煎

异功散　第七十号

人参如无力，以加倍党参代之　白术土炒　茯苓各二钱　甘草一钱　陈皮八分

四物四君八珍汤　第七十一号

当归酒炒　生地酒炒　白芍酒炒　川芎酒炒　人参　白术土炒　茯苓　甘草

白头翁汤　第七十二号

治伤寒热痢下重，欲饮水者。

白头翁二两　秦皮　黄连　黄柏三两

宣毒解肌汤　第七十三号

治麻初起，发热咳嗽，或乍凉乍热，已现麻路。并宜初潮未明是否麻证，加减同宣毒发表汤。并附已现麻路加减于尾，总除赤芍、甘草不用。

葛根　前胡　荆芥穗　牛蒡子　连翘去子　蝉蜕各八分　木通七分　赤芍　甘草灯心引　桑白皮蜜蒸　贝母去心，姜汁拌

理中汤　第七十四号

治伤寒太阴病，自利不渴，寒多而

呕，腹痛粪溏，脉沉无力，或厥冷拘急，或结胸吐蛔，及感寒霍乱。

白术东壁土炒，二两　人参一两　干姜炮，一两　甘草炙，一两

每服四钱，加银花二钱。腹痛者加木香；不痛利多者倍白术；渴者倍白术；倦卧沉重利不止加附子；腹满去甘草；呕吐去白术，加半夏、姜汁；脐下动气去术加桂；悸加茯苓；阴黄加茵陈；寒结胸加枳实。

本方等分，蜜丸名**理中丸**，第七十五号。

麻桂汤　第七十六号

治伤寒瘟疫，阴暑疟疾。凡阴寒气胜而邪不能散者，非此不可。无论诸经四季，凡有是证即宜是药。不必厚盖，但取津津微汗透彻为度。此实麻黄桂枝二汤之变方。

官桂一二钱　当归三四钱　炙甘草一钱　陈皮酌用　麻黄二三钱　姜五七斤

水一钟半，煎八分，去浮沫，不拘时服。若阴气不足，加熟地三五钱；若三阳并病，加柴胡二三钱；若元气大虚，阴邪难解者，当以大温中饮选用。

龙胆泻肝汤　第七十七号

治肝胆经实火，湿热胁痛，耳聋，胆溢口苦，筋痿阴汗，阴肿阴痛，白浊泄血。

龙胆草酒炒　黄芩炒　栀子酒炒　泽泻　木通　车前子　当归酒洗　生地黄酒炒　柴胡　生甘草

东垣无黄芩、栀子、甘草，亦名龙胆泻肝汤。治前阴热痒。一方除当归、生地、木通、泽泻、车前，加人参、五味、天冬、麦冬、黄连、知母，亦名龙胆泻心汤，治筋痿挛急，口苦爪枯，亦治前证。

九制香附丸　第七十八号

香附三斤八两

须用真金华道地白而无毛者，去皮毛捡净，每粒捶碎如米粒大，然后九制。

第一制：蕲艾三两，乌梅四两，连核捶碎。米醋三两，再用清水三大碗煎至二大碗，麻布滤去渣，入香附浸一昼夜，取出晒干，再浸再晒，以汁尽为度，此后制法仿此。

第二制：归身一两，熟地一两，白芍五钱，川芎五钱，煎汤浸香附如前法。

第三制：苍术炒，六钱，广皮六钱，川朴五钱，甘草四钱，广木香五钱，砂仁连壳三钱，煎浸。

第四制：人参去芦，一两，黄芪五钱，白术七钱，归身四钱，广皮四钱，银柴胡三钱，甘草四钱，升麻四钱，煎浸如前法。

第五制：制半夏六钱，白茯苓五钱，广皮五钱，甘草四钱，煎浸如前法。

第六制：川连五钱，黄芩五钱，黄柏五钱，生栀子五钱，煎浸如前法。

第七制：玄胡索五钱，丹皮五钱，丹参五钱，蒲黄四钱，益母草一两，煎浸如前法。

第八制：川贝母去心，研，一两，北沙参三钱，麦冬三钱，桑皮三钱，北五味三钱，杏仁去皮尖，五钱，煎浸如前法。

第九制：人乳一大碗①，童便一大碗，老米汁一大碗，三味和匀浸晒，不必煎，以干为度。

以上记定次序，不可紊乱，制完将香附研杵极细，加炼白蜜捣为丸，如梧桐子大。每早空心服盐汤下三钱，神效无比。本名有无无有方，言有病者服之即无病，无孕者服之即有孕也。

牛黄清心丸　第七十九号

治发热甚，心烦不宁。

---

① 一大碗：原作"一"，今据医理补"大碗"二字。

生黄连五钱　黄芩　栀仁各三钱　牛黄二钱五分　辰砂一钱五分　郁金二钱

为末，用冬雪水调面粉糊丸黍米大，灯心汤下七丸。

紫雪丹　第八十号

治内外烦热不解，狂语叫走，发斑发黄，口疮脚气，瘴毒蛊毒，热毒药毒及小儿惊痫。

黄金百张　寒水石　石膏　滑石　磁石水煮三斤，捣煎，去渣，入后药　升麻　玄参一斤　甘草炙，半斤　犀角　羚羊角　沉香　木香各五两　丁香一两，捣到，入前药汁中，煎去渣，入后药　朴硝　硝石各二斤，提净，入前药汁中微火煎，不住手将柳木搅，候汁欲凝，再加入后二味　辰砂三两，研细　麝香当门子二两二钱，研细入前药拌匀

合成退火气，冷水调服每一二钱。《本事方》无黄金。

局方至宝丹　第八十一号

治诸中猝倒，痰迷不语，热疫烦躁，气喘吐逆，舌绛神昏，大肠风秘，神魂恍惚，伤寒狂语，诸食物毒，并妇人难产闷乱，死胎不下，产后恶血攻心，小儿惊痫，心热，卒中客忤，不眠烦躁，风涎搐搦等证。

生乌犀剉屑，一两　生玳瑁杵屑，一两　琥珀一两，研，忌火　朱砂水飞，一两　雄黄水飞，一两　冰片一钱　当门子一钱　犀黄五钱　金银箔各五十片，研为衣　安息香一两五钱，为末，酒浸，飞净，一两，去滓熬膏。用水安息尤妙，如无，以苏合丸代。

上共为细末，将安息膏用重汤煮，入药和丸如梧子大，蜡护。每服二三丸，重证四五丸，开水送下，或人参汤下，小儿减半。

人参养营汤　第八十二号

治脾肺气虚，营血不足，惊悸健忘，寝汗发热，身倦肌瘦，色枯气短，小便赤涩。

人参　白术　黄芪蜜炙　陈皮　炙甘草　桂心　熟地黄　五味子炒，杵　茯苓各七分　远志五分　当归酒拌，一钱　白芍钱半　加姜、枣

当归补血汤　第八十三号

亦名**黄芪补血汤**。

治肌热燥热，目赤面红，烦渴昼夜不息，脉洪而虚，重按全无，此血虚也。若误服白虎汤必死，宜此汤主之。

黄芪炙，一两　当归三钱，酒洗

空心煎服，用水钟半，煎五分服。

地黄饮子　第八十四号

治消渴烦躁，咽干面赤。

人参　黄芪蜜炙　甘草炙　生地黄　熟地黄　天冬　麦冬　枇杷叶蜜炙　石斛　泽泻　枳壳麸炒　等分

每服三钱。

龙荟丸　第八十五号

本名**当归龙荟丸**。

治一切肝胆之火，神志不宁，惊悸搐搦，躁扰狂越，头晕目眩，耳鸣耳聋，胸膈痞塞，咽嗌不利，肠胃燥涩，两胁痛引少腹，肝移热于肺而咳嗽，亦治盗汗。

当归酒洗，一两　龙胆草酒洗，一两　焦栀子一两　黄连炒，一两　黄柏炒，一两　黄芩一两　大黄酒浸，五钱　青黛水飞，五钱　芦荟五钱　木香二钱　当门子五分

研末，蜜丸姜汤下，非实火不可轻服。

石斛清[①]**胃散**　第八十六号

治麻后呕吐，胃虚不食，热滞。

石斛　茯苓　枳壳　丹皮　扁豆　藿香　陈皮　赤芍各一钱　甘草五分　生姜引

---

① 清：原作"安"，今据前文内容及《张氏医通》卷十五"石斛清胃散"方名改。

归脾汤　第八十七号

治思虑过度，劳伤心脾，怔忡健忘，惊悸盗汗，发热体倦，食少不眠，或脾虚不能摄血，致血妄行，及妇人经带。

人参二钱　白术土炒，二钱　茯神二钱　枣仁炒，二钱　龙眼肉二钱　黄芪炙，一钱五分　当归酒洗，一钱　远志一钱　木香五分　炙甘草五分

姜、枣煎。

滋肾丸　第八十八号

又名通关丸。

治肾虚蒸热，脚膝无力，阴痿阴汗，冲脉上冲而喘，及下焦邪热，口不渴而小便秘。

黄柏酒炒，二两　知母酒炒，一两　肉桂一两

蜜丸。亦名通关丸。

二气交济丸　第八十九号

亦名坎离既济丸。

大熟地四两　猺桂心三两　广陈皮一两　炙甘草五钱　麦冬四两　天冬四两　川连三钱　淮山药四两　枣仁二两　龟板一两　生地四两　北沙参一两　全当归四两　白茯苓一两　粉丹皮一两　川贝一两　川黄柏一两　知母一两　地骨皮一两

上为末，炼蜜丸。

补中丸　第九十号

人参　黄芪　白术　当归　白芷　白芍　川芎　肉桂　麦冬　藿香

研末为丸，每服二钱，白汤下。

补中益气汤　第九十一号

治烦劳内伤，身热心烦，头痛恶寒，懒言恶食，脉洪大而虚，或喘或渴，或阳虚自汗，或气虚不能摄血，或疟痢，脾虚久不能愈，一切清阳下陷、中气不足之证。

黄芪蜜炙，一钱五分　人参一钱　炙甘草一钱　白术土炒，五分　陈皮五分　当归五分　升麻二分

姜三片，枣二枚，煎柴胡二分，血不足加当归；肺热咳嗽去人参；嗌干加葛根；风湿相搏，一身尽痛，加羌活、防风。

独参汤①　第九十二号

用顶人参六两，水五碗，煎取二碗，复煎，用水二碗，煎取一碗，去渣，将三碗参汁会为一处，缓火煎熬，以筋②常常搅之，候汁稠厚即成膏矣。凡救虚危将脱之证，得此为善。

独胜散　第九十三号

治绞肠痧，痛急指甲唇俱青，危在顷刻。

马粪年久弥佳，不拘分两，瓦上焙干为末，老酒冲服二三钱，不愈再服。

芜荑杀虫丸　第九十四号

生芜荑　生槟榔各四两

为末，蒸饼，面粉丸梧子大，每服二十丸，白汤下。

胶艾饮　第九十五号

本名胶艾汤。

治妇人漏下，或半产后下血不绝，或妊娠下血，腹痛为胞阻。亦治损伤冲任，月水过多，淋漓不断。

阿胶化服，二两　川芎二两　甘草二两　艾叶三两　当归三两　芍药四两　干地黄二两

水五升，酒三升，煮取三升服。一方加干姜三两。严氏治胎动经漏，腰腹痛抢心。短气加黄芪。《千金翼》治跌伤五藏吐血及金疮，加干姜。

————

① 汤：原作"散"，据方中剂型及前文目录改。

② 筋：疑为"箸"字之误。

河间防风通圣散　第九十六号

治一切风寒暑湿，饥饱劳役，内外诸邪所伤，气血怫郁，表里三焦俱实，憎寒壮热，头目昏晕，目赤睛痛，耳鸣鼻塞，口苦舌干，咽喉不利，唾涕稠黏，咳嗽上气，大便秘结，小便赤涩，疮疡肿毒，折跌损伤，瘀血便血，肠风痔漏，手足瘛疭，惊狂谵妄，丹斑瘾疹。

防风　荆芥　连翘　麻黄　薄荷　川芎　当归　白芍炒　白术　山栀炒　大黄酒蒸　芒硝以上各五钱　黄芩一两　石膏一两　甘草二两　滑石三两

加生姜、葱白煎。自利去硝黄；自汗去麻黄加桂枝；涎嗽加姜、夏。

金黄散　第九十七号

敷天泡、湿热等疮。

滑石一两　甘草五钱

为末，调敷，或加绿豆末以治湿热肥疮更妙，加枯矾少许亦大效。

又幼科金黄散

川连二钱五分　胡粉一钱　龙骨一钱，煅

上为末，敷患处。

桂附八味丸　第九十八号

治相火不足，虚羸少气，尺脉弱者宜之。

大熟地八两　粉丹皮三两　淮山药四两　山萸肉酒蒸，四两　泽泻三两　白茯苓三两，乳拌　淡附片一两　桂心一两

炼蜜和丸。

知柏八味丸　第九十九号

前方去附、桂，加黄柏二两，知母二两，丸服。治阴虚火动，骨痿髓枯，尺脉旺者宜之。

保和防毒饮　第一百号

专治血热痘疹。服解毒汤后，热证悉去，内外和平，见点三日之后不易长大，粗肌者用之则能保和元气，活血解毒，助痘成浆，易痂易落也。

紫草　桔梗　川芎　山楂　木通　人参　红花　生地　甘草　糯米　灯心　姜

水煎服。便涩腹胀加大腹皮；紫红不润加当归、蝉蜕；出不快加鼠黏子；陷塌加黄芪；痛加芍药；不匀加防风；水泡加白术、芍药；嗽加五味、麦冬；渴加麦冬。七八日后，浆足身复壮热，禁用此方。

三元清痰散　第一百零一号

玄参二钱　连翘一钱　前胡一钱　牛蒡子一钱　玄明粉一钱　贝母一钱五分　枳壳八分　黄芩一钱　陈胆星一钱　茯苓一钱五分　浮海石一钱五分　龙眼肉一钱

三子养亲汤　第一百零二号

治老人气实痰盛，喘满懒食。

紫苏子沉水者　白芥子　莱菔子

各微炒研，煎服，或等分，或看病所主，为君。

二冬二地汤　第一百零三号

治男女小儿胃中客热，口舌生疮，咽喉肿痛，牙根肿烂，时出脓血，及脾胃受湿，瘀热在内，或醉饱劳役，湿热相传，致胆病身面皆黄，或身热面肿，大、小便不调。

枇杷叶拭去毛　生地　熟地　天冬　麦冬　黄芩　石斛　茵陈　枳壳各一钱　炙甘草五分

水二钟，煎七分，食后服。《本事方》无麦冬、茵陈，有山豆根、犀角，治口齿证大有神效。

夺命丹　第一百零四号

治风邪倒陷及痘毒入里。

辰砂择腰面者，以沙囊盛之，用升麻、麻黄、紫草、连翘四味，同入砂罐，以新汲水、桑柴火，煮一日夜取出。将砂研细，仍将

药汁去滓，水飞取末，待干听用二钱。麻黄连根筋酒蜜拌炒焦，八分，蝉蜕洗净去足，三分，柴草酒洗，五分，红花子三分，穿山甲酒洗，五分，真蟾酥三分。

上共研细末，用醋酒杵丸，分作千粒。周岁者半丸，二岁者一丸，最多者以三丸为止。热酒化服，厚盖取汗，汗出痘随出也，择天医生气日修合。

化斑汤　第一百零五号

治伤寒时毒，胃热发斑，脉虚者。

石膏一两　知母四钱　甘草一钱　人参一钱

《条辨》加犀角二钱，粳米一合，以玄参易人参。水八杯，煮取三杯，日三服。渣再煮一钟，夜一服。

养脾汤　第一百零六号

人参三钱　泡干姜一钱　木瓜一钱　砂仁八分　白术三钱　陈皮一钱　麦芽钱半　厚朴一钱

大连翘散　第一百零七号

即**大连翘饮**。

治风热热毒，二便不利，及痘后余毒，肢体患疮，或丹瘤等毒游走不止。

连翘　焦栀　黄芩　滑石　柴胡　荆芥　防风　甘草　当归　赤芍　木通　瞿麦　蝉蜕

各等分，水煎服，《金镜》有牛蒡子、车前子。

葛根解肌汤　第一百零八号

治发热恶寒，头痛项强，时行温病，为麻疹初起之要药。

葛根四两　麻黄二两　生姜二两　黄芩三两　桂枝二两　芍药二两　炙甘草①二两　大枣十二枚，擘

先煮麻黄、葛根，去沫，纳诸药煮，温服覆取微似汗，不须啜粥，食如桂枝法将息及禁忌。按此方分两系仲圣原文，然按时论病加减之法，随时而已，神而明之，在会心者自斟自酌可也。

天一浑元散　第一百零九号

即**浑元散**。

天麻三钱　地龙用甘草水洗过，再加滑石粉同炒，去粉用一钱　人中白一钱　鬼白一钱五分　神曲一钱　惊木一钱五分，即《千金》木凿柄是也　辟温丹八分

大寒节用。露天七夕，再要雪压七夕，然后共研为细末，收停固完。如麻证初潮不现，及抽搐直视等证，用此钱许，无不立应。此药有力者，当预备可自保兼济人，功德无量。

保麻无忧散　第一百一十号

此方专保时行温疫斑疹，火丹从六阳经热证，早服即能避重就轻，化大为小，麻证初起之主方。

伏龙肝炒　黄芩二钱　燕子窝泥炒龙骨二钱　曲炒山栀一钱五分　白芷一钱五分　川芎一钱　青皮一钱　葛根一钱五分　桑白皮一钱五分　地骨皮一钱五分　发炭一钱

男用女，女用男，要清水洗净，油腻为用。如春季加苏叶，夏季加竹叶，盛夏加麦冬，秋季加枇杷叶，初冬加片子姜黄，严冬加干姜，沉寒加肉桂，再入玉枢丹八分，共为细末，茶调每服二钱。无不合法，此方与代天宣化散，宜处诚修合，施人功力极大，维对封固，切勿泄气，宜避妇女经手为要。

七气养和汤　第一百十一号

广陈皮　藿香叶　上桂肉　杭青皮　蓬莪术　公丁香　香附米　法半夏　益智仁　姜三片

防毒荆防散　第一百十二号

即**防风散毒散**。

———

① 草：原无，据前正文内容加。

陈氏解毒防风汤

防风　荆芥　黄芩　地骨皮　白芍药　牛蒡子

上为末，每服四五钱，水煎此方可通。

银花清毒饮　第一百十三号

银花半斤　甘草节一两　木通三钱　防风三钱　荆芥三钱　连翘三钱

上分作三剂，用水、酒各一钟煎服，以肿消疹出为度。

冷香饮子　第一百十四号

治伤暑渴，霍乱腹痛，烦躁，脉沉微或伏。

泡附子一钱　陈皮一钱　草果一钱五分　甘草炙，一钱五分

水一钟半，姜十片，煎八分，井水顿冷服。

礞石滚痰丸　第一百零十五号

治实热老痰，怪证百病。

青礞石一两　沉香五钱　大黄酒蒸　黄芩八两

上将礞石打碎，用朴硝一两，同入瓦罐盐泥固封，晒干，火煅石色如金为度。研末，和诸药水丸。量人虚实服之，姜汤送下，服后仰卧，令药在胸膈之间，除逐上焦痰滞，不宜饮水行动。

化痰丸　第一百十六号

润燥开郁，降火消痰，治老痰、郁痰结成黏块，凝滞咽喉间，肺气不清，或吐咯难出。皆因火邪炎上，凝滞于心肺之分。俱宜开郁降火消痰，缓而治之，庶可效耳。

天冬去心，一两　黄芩酒炒，一两　海粉另研，一两　瓜蒌仁另研，一两　青黛另研，三钱　芒硝另研，三钱

上为细末，炼蜜入姜汁少许，捣丸如龙眼大，嚼嚼一丸，清汤送下，或如绿豆大，淡姜汤送甘丸。

归芍调血汤　第一百十七号

即归芍活血散。

治麻色淡白。

当归酒焙，五钱　酒赤芍三钱　酒白芍五钱　川芎五钱　紫草五钱　红花五钱　木香二钱　血竭二钱

为末，每五岁者服一钱，十岁以上者服二钱，酒送下。

参苓调气汤　第一百十八号

人参二钱五分　白茯苓二钱　干姜一钱　白术三钱　木香一钱五分　炒枳壳一钱　陈皮一钱　荷叶烧饭三钱

滋肾养肝丸　第一百十九号

杜仲　茯苓　熟地　益智仁　川芎　萸肉　麦冬　白术　当归　补骨脂　白芍　陈皮

等分研末，蜜丸桐子大，淡姜汤送下。

化斑清凉饮　第一百二十号

川连一钱　石膏一钱　玄参一钱五分　沙参一钱　牛蒡一钱　知母一钱　黄芩一钱　豆豉十二粒　柴胡一钱　山栀一钱　细生地一钱五分

普济养营汤　第一百二十一号

沙参一钱　焦山栀一钱五分　麦冬二钱　辰砂二分调入　归身一钱　炒黄芩一钱　生地一钱五分　石菖蒲三钱

猪苓泽泻养荣汤　第一百二十二号

猪苓二钱　黄芪二钱　䓖芎一钱　柏子仁二钱　茯苓二钱　远志一钱　泽泻一钱五分　半夏曲二钱　北沙参三钱　当归二钱　枣仁二钱　五味子一钱

麻黄附子细辛汤　第一百二十三号

治伤寒少阴证始得之，反发热脉沉者。

麻黄　细辛二两　附子一枚，炮

先煮麻黄，去沫，纳诸药煎，此足少阴药也。太阳证发热脉当浮，今反沉，少阴证脉沉，当无热，今发热，故曰反也。热为邪在表当汗，脉沉属阴，又当温，故以附子温少阴之经，以麻黄散太阳之寒，而发汗以细辛肾经表药联属其间，是汗剂之重者。

附子细辛汤 第一百二十四号

治肺胃俱虚。咳嗽声重，发热不已，脉浮数而无力者服之。

炙甘草 半夏 淡附子 茯苓 干姜 白术 陈皮 细辛 人参

泻青丸 第一百二十五号

治肝火郁热，不能安卧，多惊多怒，筋痿不起，目赤肿痛。

龙胆草 山栀炒黑 大黄酒蒸 川芎 当归酒洗 羌活 防风

等分蜜丸竹叶汤下，亦名**凉肝丸**，**泻青汤**即以此丸作汤煎服。

沆瀣丸 第一百二十六号

杭川芎酒炒，九钱 川厚朴酒炒，九钱 薄荷四钱 净连翘六钱 锦大黄酒炙，九钱 黑牵牛炒，六钱 槟榔童便炒，七钱 京赤芍六钱，酒炒 干黄芩酒炒，九钱 陈枳壳麸炒，四钱 滑石六钱

天地人三才丸 第一百二十七号

天门冬 熟地黄 人参

等分，研末蜜丸。

活络丸 第一百二十八号

治中风手足不仁，日久不愈，经络中有死血，腿臂间忽有一二点痛。

川芎泡去脐皮，六两 草乌泡去皮，六两 胆星六两 地龙即蚯蚓，洗焙干，三两三钱 乳香去油，三两三钱 没药另研，三两三钱

酒丸，酒下。

孔圣枕中丹 第一百二十九号

治读书善忘，久服令人聪明。

败龟板酥炙 龙骨研末，入鸡腹煮一宿 远志 九节菖蒲

各等分，为末，每服酒调一钱，日三服。

宁坤丸 第一百三十号

本名妇宝宁坤丸。

人参二两 生地五钱 熟地五钱 青木香二钱五分 益母草三两 川芎五钱 砂仁一钱五分 淮牛膝二钱 冬术五钱 沉香二钱 酒芍五钱 生甘草二钱五分 制香附五钱 驴皮胶化烊，一钱五分 淡芩五钱 苏叶一钱五分 茯苓五钱 当归五钱 乌药五钱 橘红五钱

上为末，柏子仁煎汤，将胶化烊，炼蜜为丸。

鳖甲秦艽汤 第一百三十一号

即**秦艽鳖甲散**。

治风劳骨蒸，午后壮热，咳嗽肌瘦，颊赤盗汗，脉来细数。

炙鳖甲一两 秦艽五钱 知母五钱 当归五钱 柴胡一两 乌梅一个 青蒿五叶

汗多倍黄芪。

清宁连翘饮 第一百三十二号

即**大连翘汤**。

解里热良方。

连翘 防风 瞿麦 荆芥 木通 车前子 当归 蝉蜕 黄芩 滑石 栀仁 柴胡 赤芍

各等分，加紫草茸五分。

银翘散 第一百三十三号

连翘一两 银花一两 苦桔梗六钱 薄荷六钱 竹叶四钱 生甘草五钱 荆芥穗四钱 淡豆豉五钱 牛蒡子六钱

上杵为散，每服六钱，鲜苇根汤煎，香气大出即取服，勿过煮。肺药取轻清，

过煮则味厚而入中焦矣。

六味桑菊饮 第一百三十四号

《温病条辨》

杏仁二钱 苦桔梗二钱 甘草八分 苇根二钱

水二杯,煮取一杯,日二服。治太阴风温,但咳,身不甚热而微渴者。

郁金透斑汤 第一百三十五号

广郁金一钱五分 赤芍一钱 僵蚕六分 薄荷一钱 牛蒡子一钱五分 飞滑石一钱五分 知母四分 甘葶苈一钱 明天麻一钱 连翘一钱五分 全蝎六分,米炒去头足

荆防透斑汤 第一百三十六号

凡麻疹初热,未出之时,惟恐误药,若解利得宜,则毒必易散,而势自轻减,欲求妥当,须用此方为主。

当归二三钱 酒炒芍药二钱 防风一钱 荆芥一钱 炙母七分 升麻三分

水一钟半煎服,如热甚脉洪滑者,加柴胡一钱。

荆防异功散 第一百三十七号

人参 茯苓 白术 荆芥穗 防风 半夏

禹余粮散 第一百三十八号

治风淫流注脚肿,呕吐不食。

禹余粮 槟榔 紫苏 木瓜 香附 陈皮

引葱白三个,姜三片。

六一散 第一百三十九号

治伤寒中暑,表里俱热,烦躁口渴,小便不通,泻痢热疟,霍乱吐泻,下乳滑胎,解酒食,偏主石淋。

滑石六两 甘草一两,为末

冷水或灯心汤调下。

鸡苏散 第一百四十号

六一散加薄荷少许,清肺。

碧玉散 第一百四十一号

六一散加青黛少许,清肝。

益元散 第一百四十二号

六一散加飞净辰砂少许,清心。

藿香正气丸 第一百四十三号

制川朴二两 茯苓三两 桔梗二两 藿香三两 甘草一两 姜夏二两 白芷二两 冬术二两 腹皮三两 陈皮二两 苏叶二两 红枣五两 生姜二两

各研末,用大腹皮、姜、枣煎汤泛丸。

苏前正气丸 第一百四十四号

紫苏子一钱五分 厚朴一钱 陈皮八分 半夏一钱五分 前胡一钱 官桂六分 甘草五分 木香一钱

橘皮竹茹汤 第一百四十五号

治胃虚膈热而咳逆。

橘皮三钱 人参二钱 青竹茹四钱

加姜枣,原方有甘草一钱,入姜五片,枣两个,水煎服。加白术、枳壳尤妙。

清凉解毒散 第一百四十六号

治麻证痛痒,大便秘结能食。

紫草 木通 枳壳 黄芪 桂枝 大黄 升麻 连翘 甘菊

荆防发表汤 第一百四十七号

此方疏风清热,凡风热客于手足太阴,致发风瘾及麻瘄,连热三四日者用此。

荆芥穗 防风 桔梗 枳壳麸炒 苏叶 川芎 当归各五钱 干葛八分 红花五分 杏仁去皮尖,炒 牛蒡子各一钱,炒研 楂肉去核,一钱 生甘草去皮,三分 连翘一钱

夏秋加酒芩五分,冬加麻黄三分。

增液丸 第一百四十八号

附录增液汤

治温病体虚当下之证，液干甚而热结少者，不可与承气汤，宜此方主之。

玄参一两　麦冬连心，八钱　细生地八钱

水八杯，煎取三杯，口干则与饮令尽，不便再作服。

化毒清表汤　第一百四十九号

治痘已出，红肿太甚，并为麻疹已现。

前胡　葛根　知母　连翘　桔梗各一钱　牛蒡炒，七分　木通八分　玄参一钱　黄连酒炒　防风　栀仁炒黑，各五钱　薄荷　黄芩酒炒　天花粉　地骨皮各八分　淡竹叶一钱　甘草去皮，三分　灯心五十寸引　犀角三分

补髓丹　第一百五十号

治虚劳羸瘦，补髓生津，和血顺气。

雄猪脊膂一条　羊脊膂一条　团鱼一枚　乌鸡一只

上四味制净，去骨取肉，用酒一大碗，缸内煮熟，擂细再入后药。大山药五条，莲肉半斤，大枣一百个，霜柿十个，四味修净，用井花水一大瓶，于沙瓮内煮熟，擂细与前熟肉一处擂成膏子。和平胃散末、四君子汤末、知母、黄柏末各一两，共十两搜和成剂。如十分硬，再入白蜜同熬，取起放青石上，以木捶打如泥丸，如梧子大，每服一百丸，不拘时，枣汤吞下。

玄参升麻汤　第一百五十一号

治夹痘、夹麻、夹斑、夹丹等证。

玄参一钱　升麻五分　防风　荆芥　牛蒡子炒研，各七分

填气交泰丸　第一百五十二号

治胸中痞闷嘈杂，大便稀则胸中颇快，大便坚则胸中痞闷难当。

大黄以当归、红花、吴茱萸、干漆各一两，煎水浸大黄一日夜，切晒，又以酒拌晒之，九蒸九晒，用四两黄连姜汁浸，黄土炒白术、土炒吴茱萸汤泡炒各二两，枳实一两，当归尾酒洗，一两三钱，上为末，姜汁打神曲糊和丸绿豆大，白汤下七、八十丸。

参贝散　第一百五十三号

沙参　贝母　桔梗各一钱　西河柳二钱　甘草五分

水煎服。

清扬汤　第一百五十四号

荆芥穗　防风　前胡　连翘　玄参各一钱　薄荷叶　牛蒡子　枳壳　黄芩　木通　麦冬　淡竹叶各八分　桔梗五分　升麻四分　甘草三分

姜、灯心引，忌食诸肉、鸡、鱼、盐、醋等物。

万氏化斑汤　第一百五十五号

玄参　知母　石膏　牛蒡子　麦冬　淡竹叶　桔梗　甘草

溯源解毒汤　第一百五十六号

当归　川芎　生地　白芍　人参　连翘　黄连　生甘草　陈皮　木通各等分

上剉细，加淡竹叶十片，水一盏，煎半盏，去渣温服。

解毒汤　第一百五十七号

治一切热毒肿，或风热瘙痒。

黄连　银花　连翘

虻虎汤　第一百五十八号

西河柳　麦冬各一两[1]　知母五钱　淡竹叶七十片　贝母又名虻，去心，姜汁蒸，各三钱　石膏一两五钱

---

[1] 两：原书"两"前无剂量数，当为刊刻之误。《麻科活人》书中亦有虻虎汤，组成较本方多"玄参"一味，其他组成相同，其中，西河柳、麦冬的用量均为一两。

白虎解毒汤 第一百五十九号

治胃热渴甚，牙疳。

石膏研细末，四钱 知母 天花粉 黄芩 黄连 栀仁各一钱 生地 麦冬各二钱

入淡竹叶十片，水煎更磨入犀角汁，如索汤水则与之。

门冬甘露饮 第一百六十号

治胃中湿热口臭，喉疮，齿龈宣露，及吐衄齿血。

生地 熟地 天冬 麦冬 石斛 茵陈 黄芩 枳壳 枇杷叶 甘草

等分，每服五钱。

七味白术散 第一百六十一号

治小儿吐舌弄舌，饮食所伤，脾胃虚弱致生马牙。

人参 白茯苓 白术 藿香叶 木香 甘草 干葛

水煎，量儿大小与之。

柴胡麦门冬散 第一百六十二号

治麻痘收后甚热。

柴胡酒炒 人参 玄参各五分 龙胆草三分 麦冬八分 甘草

水煎。

生地骨皮汤 第一百六十三号

地骨皮 生地黄 玄参 麦冬 龙胆草 牛蒡子 连翘 黄芩 栀仁炒 赤苓 木通 甘草梢 灯心引

养阴汤 第一百六十四号

熟地黄 牛蒡子炒研，各八分 当归 白芍 麦冬各七分 荆芥三分 川芎二分 连翘五分 薄荷二分

二剂煎服，后剂加黄连二分五厘。

麻杏石甘汤 第一百六十五号

治发汗后汗出而喘，无大热者。

麻黄去节，二钱 杏仁去皮尖，研碎，二十粒 石膏五钱 炙甘草一钱

此乃麻黄汤去桂枝，而兼越脾汤也。夺去上焦湿热痰气。

麻黄散 第一百六十六号

治伤风喘急，痰壅涕唾黏稠。

麻黄二钱 桂皮一钱二分 款冬花一钱 诃子皮一钱 甘草一钱 杏仁六分

入细茶一钱，水煎服。

古方大青汤 第一百六十七号

治斑疹解毒良方。

大青 玄参 知母 石膏 木通 生地 荆芥穗 甘草 鲜地骨皮 淡竹叶十二片，引

加味地骨皮散 第一百六十八号

治发热不退，饮食不进。

鲜地骨皮三钱 鲜桑白皮二钱 麦冬二钱 柴胡一钱 赤芍一钱 干葛一钱 甘草五分 犀角五分

水煎调。

清咽滋肺汤 第一百六十九号

治咳嗽声喑。

玄参 牛蒡子 荆芥 贝母 麦冬 瓜蒌根 马兜铃 明玉竹 桔梗各八分 甘草四分

孟介石清肺饮 第一百七十号

熟石膏一钱五分 生地黄一钱五分 麦冬二钱 淡竹叶七分 陈皮七分 玄参一钱 柴胡一钱 当归尾七分 黄芩七分 知母炒七分 桔梗七分 僵蚕炒，五个 甘草去皮，三分 灯心引

清肺饮 第一百七十一号

治痰湿气逆而咳嗽。

杏仁 贝母 茯苓一钱 桔梗 甘草 五味子 橘红五分

加姜煎。

火嗽加青黛、瓜蒌、海石；食积痰加香附、山楂、枳实；湿痰除贝母，加半夏、南星；燥痰加瓜蒌、知母、天冬。午

前咳嗽属胃火，宜清胃，加石膏、黄连；午后咳嗽属阴虚，宜滋阴降火，加芎、归、芍、地、知、柏、二冬、竹沥、姜汁传送；黄昏嗽为火浮于肺，不可用凉药，宜五倍、五味、诃子敛而降之。劳嗽见血多是肺受热邪，宜加归、芍、阿胶、天冬、知母、款冬、紫菀之类；久嗽肺虚加参、芪；如肺热用沙参。

清肺消毒化痰汤 第一百七十二号

牛蒡子 荆芥穗 防风 贝母各五分 连翘 黄芩 茯苓各七分 枳壳一钱 桔梗一钱 甘草三分 前胡七分

水煎作十余次，徐徐服。

秘本门冬清肺汤 第一百七十三号

天门冬 麦冬 知母 贝母 杏仁去尖皮，炒研 石膏 地骨皮 牛蒡子 款冬花 桑白皮 马兜铃 桔梗 甘草 糯米引

骨皮清膈散 第一百七十四号

黄芩二钱五分 石膏七分 滑石一钱 地骨皮 当归 知母 桑白皮 紫草茸蜜炒 白茯苓 桔梗 甘草五分 姜三片，引

枳桔二陈汤 第一百七十五号

姜半夏二钱 去白陈皮八分 白茯苓二钱 甘草五分 枳壳 桔梗各八分 姜引

柽前葛根汤 第一百七十六号

西河柳 前胡 葛根 荆芥穗 贝母 玄参 知母 麦冬 甘草

水煎服。

清金散火汤 第一百七十七号

麻黄泡去绿汁 苏叶 牛蒡子 桔梗 甘草

水煎服。

三拗汤 第一百七十八号

治感风寒咳嗽，鼻塞声重，失音。

麻黄不去根节 杏仁不去皮尖 甘草不炙，不去皮，各一钱五分

加姜五片，水煎服。

越脾汤 第一百七十九号

治风水，恶寒，一身悉肿，脉浮不渴，续自汗出，无大热者。越脾者，发越湿土之邪气也。水湿之气，因风中外流播，两相激搏，势难分解，不得不藉麻黄以祛之，从表而越，以石膏清之，从里而化也。

麻黄去节，五钱 石膏八钱 炙甘草一钱 生姜三片 红枣五个

水煎，分作三次服。

前胡枳壳散 第一百八十号

前胡 枳壳 赤苓 炙甘草各五钱 大黄量人加减

每服三钱，水一盏，煎六分服。

加味清肺降火汤 第一百八十一号

治咳嗽喘急。

陈皮 枯黄芩 麦冬 桑白皮 生地黄 贝母 栀子 石膏 瓜蒌仁 天花粉 葶苈子 地骨皮 苏子炒 灯心引

补肺阿胶散 第一百八十二号

治肺虚有火，嗽无津液而气硬者。

阿胶蛤粉炒，一两半 马兜铃焙 炙甘草 牛蒡子炒香，一两 杏仁去皮尖，七钱 糯米一两

葶苈桑白皮散 第一百八十三号

葶苈子炒研 防己 杏仁 贝母 萝卜子炒研 家苏子姜炒，研 黄芩 桑白皮蜜炒 枳壳 北芥子姜炒，研

射干消毒饮 第一百八十四号

射干 玄参 连翘 荆芥 牛蒡子 甘草

温服。

清金降火汤 第一百八十五号

当归 白芍酒炒 生地酒洗 瓜蒌仁 白茯苓 陈皮 贝母去心，姜汁蒸 栀仁

炒　玄参　苏梗　石膏　天冬　川连　桑白皮蜜炙　杏仁去皮尖　甘草　姜三片

水煎服。景岳清金降火汤尚有酒炒枯芩、麦冬，治疹后肺热，声哑咳喘。

竹茹柿蒂汤　第一百八十六号

治久病呃逆，因于寒者。

竹茹一钱　柿蒂二钱　人参一钱　橘红　生姜五片　丁香二钱

一方加陈皮、半夏、茯苓、甘草、良姜。

丁香柿蒂汤

治寒呃。

丁香　柿蒂各二钱　人参一钱　生姜五片

丁香柿蒂竹茹汤

治阳呃。吴鹤皋注：此少阳虚邪，非实邪也，故用竹茹、柿蒂之味薄者主之，留其阳火以和胃气，取阳生则阴长之意，李东垣作此方，盖深权之矣。

丁香二钱　柿蒂二钱　竹茹二钱　橘红

亦名**橘红竹茹汤**。

聂氏第二清肺饮　第一百八十七号

治麻出四五日，同时有余毒留于肺胃，咳嗽气粗，外热不退。

熟石膏　生地黄各一钱五分　玄参　柴胡各一钱　麦冬二钱　陈皮六分　枯黄芩酒炒　当归尾　知母炒　淡竹叶　桔梗各七分　僵蚕炒，五条　生甘草去皮，三分　灯心引

杏仁清肺汤　第一百八十八号

杏仁　贝母　麦冬　款冬花　牛蒡子　桔梗　甘草

水煎。加百草霜入药中。

秘本黄连汤　第一百八十九号

黄连　黄柏　黄芩各一钱　麦冬二钱　生地黄二钱　当归三钱　生黄芪一钱

加蒲扇灰调服。

当归六黄汤　第一百九十号

治阴虚有火，盗汗发热。

当归　生地黄　熟地黄　黄芩　黄柏　黄连等分　黄芪加倍

玉屏风散　第一百九十一号

治自汗不止，气虚表弱，易感风寒。

黄芪炙　防风各一两　白术炒，二两

为末，每服三钱。

玉屏散　第一百九十二号

治自汗不止，气虚表弱。

黄芪蜜炙　防风各一钱　白术土炒，五钱

生姜、红枣引，煎服。

生地栀子汤　第一百九十三号

治心火上冲，衄血。

生地黄　栀子仁　葛根　薄荷叶　灯心引

加减犀角地黄茅花汤　第一百九十四号

犀角磨汁　生地黄　茅花　丹皮　枳壳　黄芩　栀仁　连翘　黄连　麦冬　归尾　甘草　灯心三十根

茅根汤　第一百九十五号

茅根　当归　生地黄　山栀仁　枯黄芩

水煎，加百草霜入药中。

茅花汤　第一百九十六号

茅花　真郁金　生地黄　栀子仁　黄芩

水煎，调百草霜服。

猪苓汤　第一百九十七号

治阳明病，脉浮发热，渴欲饮水，小便不通，少阴病下利，六七日咳而呕渴，心烦不得眠，通治湿热黄疸，口渴溺赤。

猪苓　茯苓　泽泻　滑石　阿胶各一两

香苏散　第一百九十八号

治四时瘟疫。

香附子三钱　紫苏叶二钱五分　陈皮一钱五分　苍术一钱　甘草一钱

加姜三片，葱白二个，煎服。

透斑和中汤　第一百九十九号

葛根　猪苓　泽泻　茯苓　川芎　升麻各七分　桔梗一钱　柴胡五分　陈皮七分　半夏七分　甘草三分　姜引

分三次服。又透斑和中汤治疹疮二三日泄泻，尚有前胡一钱。

薏苡仁汤　第二百号

治痹在手足，湿流关节并手足流注，疼痛麻木不仁。

薏苡仁　当归　芍药　桂心　麻黄　甘草　苍术米泔浸炒

加姜煎。

香蔻丸　第二百零一号

炒黄连　肉豆蔻面包　诃子肉面包，煨去壳　木香　砂仁　茯苓

为末，饭丸麻子大，米饮下十五丸。

醒脾散　第二百零二号

北全蝎五只，糯米拌炒　白附子乌豆水凌①蒸　人参　木香　白茯苓　天麻姜汁蒸　石菖蒲去尾，姜汁蒸　炙甘草

为末，水调服。

又方：治泄用酒曲炒，热敷脐上。冷泄用胡椒一分为末，热饭作饼敷脐上。

胃苓汤　第二百零三号

治饮食停积，浮肿泄泻，脉证俱实。

苍术米泔水浸去烈性，以芝麻油拌炒黄色，四两　川朴去皮，姜汁炒　去白陈皮　炙甘草各三钱　生白术　白茯苓　坚猪苓各二钱　泽泻三钱　肉桂一钱

通幽汤　第二百零四号

治幽门不通，上攻吸门，噎塞不开，气不得下，大便艰难，名曰下脘不通，治在幽门。

白归身　升麻　桃仁研　红花各一钱　生地五分　熟地五分

或用槟榔末五分。本方加大黄、麻仁名**当归润肠汤**，治同。

四顺清凉饮　第二百零五号

治血热壅滞秘结。

当归　赤芍　大黄酒炒　甘草各等分

水煎入生白蜜一二匙。

秘本猪苓汤　第二百零六号

猪苓　泽泻　滑石　赤苓　黄连　升麻　甘草　灯心为引

连石茱萸丸　第二百零七号

黄连酒炒　滑石飞过，各一两　黄芩　干葛　白芍各八分　茱萸一两　升麻七分　甘草四分

为末，以山药研粉，作糊合丸梧桐子大，食远用白汤送下三五钱。

铜壁山人黄芩汤　第二百零八号

治里急后重。

黄芩　黄连　生地黄　木通　枳壳　当归尾　赤芍　人参　甘草

三剂，水煎服，初剂加大黄微利之。

清热导滞汤　第二百零九号

酒黄连　槟榔　酒黄芩　生白芍　枳壳面炒　厚朴姜炒　陈皮各一钱　青皮　甘草各五分　连翘　牛蒡子炒研，八分　楂肉　当归　淡竹叶各一钱

灯心五十根引，加犀角末三分调服。

---

① 凌：据文义当作"淋"。

第 四 卷

《麻疹全书》汤、饮、丸、散、胶、丹

河间治久痢方 第二百一十号

当归　白茯苓　黄芩　车前子　陈皮　人参　白芍　甘草　炮姜为引

蝉菊散 第二百十一号

治风眼，热昏涩肿痛，渐生翳膜。

蝉壳　甘菊　川芎　防风　羌活　栀子　白蒺藜　炒草决明　炒荆芥穗　蔓荆子　谷精草　密蒙花　木贼去节童便浸晒　苍术　甘草炙　各等分

上末。每二钱，清茶调下。

羌菊散 第二百十二号

羌活　白菊　蝉蜕　防风　木贼　栀仁　谷精草　大黄　白蒺藜　黄连　沙苑蒺藜　甘草为末

米水调一钱。

羚羊角散 第二百十三号

治妊娠中风，涎潮忽仆，目吊口噤，角弓反张，名子痫。

羚羊角屑一钱　独活　防风　芎藭　当归　枣仁炒　茯神　杏仁　薏苡仁五分　木香二分五厘

加姜煎。一方有五加皮。

朱纯嘏加减清毒拔翳汤 第二百十四号

此方最验，可随证加减。

生地黄一钱五分　甘菊花　黄芩酒炒　牛蒡子　连翘各一钱　归尾　柴胡各八分　川芎六分　红花　木贼各五分　草决明炒研　白蒺藜炒去刺，研，各一钱　甘草去皮，二分

照月饮 第二百十五号

治雀盲立效。

真雄黄研，水飞过

用活鸡剖开，取热肝擂极烂，入雄黄末五厘，温酒调服。

决明夜灵散 第二百十六号

治眼目至暮则昏，夜间虽有灯火、月亮，不能视物。

石决明炒　夜明砂水淘净

二味各二两，公猪肝一两，母猪肝一两，瘟猪之肝切不可用，用羯羊肝更妙。上肝勿犯铁器，以竹刀切肝作两片，将药末铺于一片肝上，将第二片肝盖合，用线扎紧，勿令药末漏出，放入砂罐内，以淘米泔水一大碗，煮肝煮至米泔水仅存小半碗时去火，于临卧时以药、肝与汁一齐服。

绿袍散 第二百十七号

治一切口疮腐烂。

荆芥穗　薄荷叶　青黛各三钱　玄明粉　硼砂各二钱　百药煎二钱五分　甘草一钱五分

为末。点舌上令其自化，或用新汲水和蜜，调点舌上亦可。

秘本洗心散 第二百十八号

治口舌生疮。

当归　生地黄　木通　黄连　大黄　薄荷叶　麻黄茸　灯心引

朱氏洗心散 第二百十九号

治心热口疮、白珠等证。

生地黄　枯黄芩　麦冬　归尾　知母
薄荷叶　甘草　鲜藕节　侧柏叶引

洗心汤　第二百二十号

治心热，白珠满口，大小便不通。

防风　荆芥　黄芩　木通　大黄　连翘　生地黄　归尾　白芍　甘草

泻心汤　第二百二十一号

川黄连

为末。临卧蜜水调服。

马鸣散　第二百二十二号

治走马牙疳。

人中白火煅，俟色白加盐方可取用，五钱　蚕退纸又名马鸣退。烧灰，二钱　生五倍子一钱　明矾研细，二钱　又五倍子一个，入明矾末内装，不尽，再用五倍子一个装尽，以火煅之，俟以矾枯为度。取用，同为末，先用米泔洗患处后，以末搽之

文蛤散　第二百二十三号

文蛤四两　点红川椒二两　轻粉五钱

先将文蛤打成细块，锅内炒黄色，次下川椒同炒，黑色烟起为度。入罐内封口存性，次日入轻粉碾为细末，用罐收贮，香油调搽。乳母戒口为妙。

救苦散　第二百二十四号

治口疮牙疳。

人中白火煅，五分　寒水石飞过，三钱　青黛五分　僵蚕炒　黄柏　冰片各钱半　牛黄二分

用苦茶洗患处，以末搽之。

无比散　第二百二十五号

治牙疳腐烂。

黄牛屎煅　冰片少许

为细末，吹患处。

烧盐散　第二百二十六号

治牙疳溃烂。

取橡斗大者实盐满殻合起，将铁竹扎定，烧化存性。以碗覆地片时，取起加入麝香少许，研细涂之。橡橡音许，即栩字。《诗·陈风》："宛丘之栩"。柞，栎也。三四月间开花，八九月间结子。为皁斗，子外有房可染。

黄龙散　第二百二十七号

牡黄牛屎尖煅　冰片一分

为末，以鹅管吹患处。

雄黄散　第二百二十八号

去诸疮中恶肉。

雄黄末一钱　巴豆一个，不去皮，研如泥

入乳香、没药各少许，再研细点上，恶肉自去。

神授丹　第二百二十九号

枯明矾七分　麝香一分　白毡灰三分

为末，以竹管盛吹患处。

犀角地黄汤　第二百三十号

治伤寒胃火热盛，吐血、衄血、嗽血、便血、蓄血如狂，漱水不欲咽，及阳毒发斑。

生地黄两半　白芍一两　丹皮　犀角二钱半，角尖尤良。鹿取茸，犀取尖，其精气尽在是也。作器物者多被蒸煮，不堪入药

每服五钱，热甚如狂者，加黄芩一两。因怒致血者，加栀子、柴胡。节菴加当归、红花、桔梗、陈皮、甘草、藕汁，名**加味犀角地黄汤**所治同，宜去甘、桔。

秘本化䘌丸　第二百三十一号

诃子肉　芦荟煅　龙胆草各二钱　五灵脂一钱二分　川连二钱　川楝子一钱五分　乌梅为末

以乌梅核捣烂合丸。

古方化䘌丸　第二百三十二号

治肺疳，鼻流臭汁，流处随即生疮。

芜荑　芦荟　青黛　川芎　白芷　黄连　蝦蟆灰各等分

上为末。猪胆汁为丸麻子大，杏仁汤下一二十丸。

射干鼠黏子汤　第二百三十三号

治热毒上冲，咽喉肿痛。

射干　山豆根　白僵蚕各一钱一分　鼠黏子　紫草茸　紫菀各一钱二分　桔梗　石膏　诃子　木通各一钱　升麻　蝉蜕各八分　甘草五分

上剉为散，每服四五钱，水煎，食远服。

钱氏甘露饮　第二百三十四号

治心胃热咽痛，口舌生疮，热毒上攻，牙龈肿痛，牙齿动摇。

天冬　麦冬　生地黄　黄芩　钗石斛去苗　熟地黄　茵陈　枇杷叶　甘草

水煎，食后服，漱口亦可。

紫草消毒汤　第二百三十五号

治已出、未出，热壅不快。

紫草二钱　陈皮一钱　升麻　甘草五分

如小便赤，加木通。

十宣散　第二百三十六号

一名**十奇散**，一名**托里十补散**。

桂心三分　川芎　防风　甘草　白芷各五分　黄芪　人参　当归各二钱　厚朴　桔梗各一钱

每服一钱，或二钱，木香汤调下。

二圣散　第二百三十七号

苦参三钱　僵蚕二钱

为末，吹喉三四次即痛止肿消。

玉锁匙　第二百三十八号

点咽骨肿痛，或垂下及喉，舌强硬等证。

硼砂一钱　朴硝五分　僵蚕一条　片脑半分

上为极细末，咽喉肿痛，每用少许以竹管吹之。

大如圣饮子　第二百三十九号

治疮痘麻疹，毒攻咽嗌，肿痛热渴，或肿痛不消等证。

牛蒡子　桔梗　甘草各一钱　麦冬五钱

煎服。

甘桔清金散　第二百四十号

牛蒡子七分　连翘　甘草各五钱　桔梗一两　诃子皮三钱

为末。薄荷少许，煎汤下一钱，或加薄荷水煎服亦可。如非声音不清者，则去诃子皮。

甘草防风汤　第二百四十一号

甘草一钱　防风二钱　桔梗六钱

煎服。

五拗汤　第二百四十二号

治感风寒咳嗽，声重咽痛。

三拗汤百七十八加荆芥穗、桔梗各一钱，煎服如上法。

海上方　第二百四十三号

治骨哽。

金凤花根打碎，以米醋煎，用有嘴瓶盛之，令患者将口衔瓶，嘴仰面咽走，其骨即出。吞药之时，勿令沾牙。或用玉簪花根，或威灵仙根，如前治之亦可。

安神丸　第二百四十四号

治心经蕴热，惊悸。

黄连　归身　麦冬　白茯苓　甘草各五钱　朱砂一钱　冰片三分五厘

为末，滚水和丸。蒸熟以猄猪心血同捣，合丸黍米大，灯心汤下十丸。

抱龙丸　第二百四十五号

治惊风潮搐，身热昏睡，能下痰热，乃心肝肺药也。

牛胆制南星一两，无胆星则只取生者，剉，炒熟用之　天竺黄五钱　雄黄　朱砂各二钱半　麝香一钱

上为末，煮甘草膏和丸皂荚子大。

清热除疳丸　第二百四十六号

黄连　当归各二钱　龙胆草　川芎各一钱　青皮　陈皮　芦荟煅　干蟾头又名蛤皮，即虾蟆火炙　诃子肉各一钱五分

为末，神曲糊合丸，米饮下。

白芍汤　第二百四十七号

治麻出痛痒。

酒炒白芍　归尾　生地黄酒洗　地骨皮

水煎服。

奇效神应肥儿丸　第二百四十八号

治肌瘦面黄，或面青面白，泄泻，少食，肚腹胀大，青筋满腹，或伤饮食，常有吐泻，尿如米泔，及一切疳证。

人参乳汁蒸，三钱，如力微者用一钱，或以北直参一两代之　川连酒炒，二钱　臭芜荑炒，五钱　诃子肉面粉包，煨去壳，并去内黑皮，四十五粒　夜明砂净砂醋炒，一两　漂白术陈壁土炒，五钱，不宜白术者，以薏苡仁代之　吴神曲炒，五钱　谷麦芽炒，五钱　天浆子即五谷虫，肉汤浸洗，净炒，一两　淮山药炒，三钱　化青皮醋炒，三钱　胡黄连酒炒，三钱　山楂肉去子，肉汤洗，三钱　花槟榔三钱

依等分如制为细末。每早空心以米饮调下二三钱。

健脾肥儿丸　第二百四十九号

人参　陈皮　甘草各五分　黄芪蜜炙　白豆炒　山药　白术泔水洗漂，土炒　白茯苓炒，一两　神曲炒　楂肉去子，二两　百合二钱　当归去尾，二钱　川连酒炒，三钱　白芍酒炒　地骨皮去骨，酒洗，各六钱　陈皮去白，八分

为末，蜜丸弹子大，老米饮化下一丸。

双和汤　第二百五十号

治心力俱劳，气血皆伤。

白芍二钱半　熟地一钱　黄芪一钱　当归一钱　川芎一钱　桂皮七分五厘　甘草七分半

上制作一贴，姜三、枣二，水煎服。

一名**双和散**，乃建中汤、四物汤合为一方。大病后，虚劳气乏最效。

安胎散　第二百五十一号

人参　白术　茯苓　甘草　川芎　归身　白芍　大腹茸　陈皮　连翘　砂仁　苏叶　香附米　子芩

一早米引，初发加升麻、葛根、连翘。

罩胎散　第二百五十二号

治孕妇伤寒发热，或发痘疹，恐伤胎藏。

嫩卷荷叶一两，焙　蛤粉五钱

上为末，每服二钱，蜜水调下。

十仙汤　第二百五十三号

柴胡　葛根　玄参　黄连　黄芩　栀子　赤茯苓　枳壳　生地黄　陈皮　生姜引

桑连饮　第二百五十四号

绿豆粉　桑白皮蜜煎　苦参各五钱　黄连　天花粉各二钱

为末，白汤送下。

百部汤　第二百五十五号

地骨皮　麦冬　知母　玄参　瓜蒌仁　百部根　百合　地茄根

水煎服。

花蕊石丸　第二百五十六号

地骨皮　百部　百合　天冬　麦冬各五钱　米仁　花蕊石各一两　寒水石　胡黄连各三钱

真熊胆为末，绿豆粉合丸，白汤下。

紫菀汤　第二百五十七号

治肺伤气极，劳热久嗽，吐痰吐血及

肺痿变证。

紫菀洗净，炒　阿胶蛤粉炒成珠　知母
贝母各一钱　桔梗　人参　茯苓　甘草
各五分　五味子十二粒

食后服。一方加莲肉。

解毒化滞汤　第二百五十八号

防风　荆芥　枳壳炒　神曲炒　桔梗
各一钱　麦冬去心，炒，五钱　连翘七分　黄
芩酒炒　前胡各五分　茯苓一钱　楂肉　甘
草各三分

水煎作十余次服。

解毒化滞汤治疹后吃食太早，咬指
甲，撕口唇，撅眼毛，看手咬人等证，原
本无麦冬，有炒麦芽五钱。

生地化毒汤　第二百五十九号

生地黄　金银花　白蒺藜炒去刺　连
翘　玄参　胡麻仁　白附子乌豆水煮透
何首乌乌豆水煮，待干　威灵仙　黄连　木
通　薄荷叶　荆芥穗　甘草梢　干红浮萍
为引

胡麻丸　第二百六十号

胡麻仁四钱　防风　威灵仙　苦参各
二钱　石菖蒲　独活　白附子乌豆水煮，各
一钱　甘草五分

为末，米糊合丸，白汤下。

苦参汤　第二百六十一号

苦参　大风子去壳　荆芥穗　防风
白芷　何首乌乌豆水煮干　独活　白附子乌
豆水煮干　威灵仙　胡麻仁　北全蝎糯米炒
僵蚕姜汁蒸　白蒺藜炒去刺　牛蒡子炒　姜
引

陈皮苦参汤　第二百六十二号

治麻后瘾疹风疮。

苦参　山栀仁　防风　枳实　玄参
独活　黄连　黄芩　大黄　甘菊花

上等分，炼蜜丸如豆大，每服五十
丸，温酒送下。加陈皮即陈皮苦参丸。

胡麻散　第二百六十三号

治风热瘾疹，遍身痛痒，或成疮癣，
及紫白斑风。

胡麻子二两五钱　苦参　荆芥穗　何
首乌各一两　威灵仙炒　防风　石菖蒲
恶实炒　甘菊　蔓荆子　白蒺藜炒　甘草
各七钱五分

上末。每二钱，薄荷汤下。

羌活当归散　第二百六十四号

治风毒血热，头面生疮，成瘾疹瘙
痒，脓水淋漓。

羌活　当归　川芎　黄连酒浸炒　鼠
黏子蒸　防风　荆芥　甘草　黄芩酒炒
连翘　白芷　升麻各一钱

上用酒拌晒干，水煎服。

玉枢丹　第二百六十五号

又名**太乙紫金锭**。解百毒，治小儿有
起死回生之功。

山慈菇洗去皮毛，净　五倍子打破，洗
净焙干，各二两　上麝香　明朱砂　明雄黄
各三钱　红牙大戟绵大戟、红柴胡切不可用，
去芦根，洗净，一两五钱　千金子去壳、油，
取净者一两

为细末，秤过，等分配合，以糯米粉
搅糊和丸，或作锭子听用。

活命饮　第二百六十六号

治一切痈疽肿毒，初起未消者。

金银花三钱　陈皮去白　当归酒洗钱半
防风七分　白芷　甘草节　贝母　天花粉
乳香一钱　没药二味，另研，候药熟下　皂
角刺五分　穿山甲三大片，蛤粉炒，去粉用

用好酒煎。毒在上，饱服，在下，饥
服。善饮酒者，多饮酒，以行药势。忌酸
物铁器。

清震汤　第二百六十七号

治雷头风，头面疙瘩肿痛，憎寒壮
热，状如伤寒。

升麻　苍术五钱　荷叶一枚

三苓汤　第二百六十八号

茯苓　猪苓各二钱　泽泻二钱

水煎服。伤暑者用朱砂、灯心引。

犀角羚羊解毒汤　第二百六十九号

犀角　羚羊角　大青　马勃　板蓝根　连翘　牛蒡　焦山栀　六神曲　郁金　茯苓块　地龙炭　凤凰衣即鸡蛋衣

六和汤　第二百七十号

全当归　黄芪皮　鸡内金　半夏　陈皮　益元散

苏防解毒汤　第二百七十一号

苏叶一钱五分　防风钱半　秦艽钱半　川芎一钱　根生地二钱　粉丹皮二钱　葛根二钱　蔻仁八分

春加桂枝一钱，夏秋加川朴一钱，冬加麻黄八分，阴阳水煎。

宣毒发表汤　第二百七十二号

马勃一钱五分　大力子一钱五分　广郁金一钱五分　细辛一钱　条子芩一钱五分　藿香一钱五分　荆芥一钱五分　炒陈皮八分　银花一钱

姜三片煎。

又宣毒发表汤　第二百七十三号

治天行时气，发热昏闷，预防麻毒。

升麻　桔梗　甘草　焦栀　葛根　薄荷　前胡　牛蒡子　防风　苏叶　连翘　杏仁　银花

分量酌用，水煎服。

渴加花粉。气逆去升麻、桔梗，加淡竹叶。头痛加蔓荆子。呕吐去甘草，加陈皮。热甚加黄芩。若气质虚弱者，不可与此汤。

清毒解表汤　第二百七十四号

治眼白赤色，声哑唇肿，心烦口渴，腰腹疼痛，目鼻出血，人事不清，大小便秘，狂乱不宁，舌苔黄黑，口气腥臭，此名闭证。毒滞于中而不得出，将作内攻，最危候也。

升麻　防风　麻黄　连翘　牛蒡　桔梗　石膏　知母　黄芩　黄连　蝉蜕　麦冬　甘草

水煎服后能出麻者可救，否则难治。

透肌解表汤　第二百七十五号

发表解肌，清毒活血，理肺消痰，清胃解结，不拘四时，皆可服。

煅石膏二两　荆芥八钱　地骨皮八钱　赤芍六钱　牛蒡六钱　薄荷六钱　陈皮六钱　枳壳六钱　川贝四钱　甘草四钱　红花三钱　干葛一钱　归尾一钱　桑白皮一钱

共为末，每服三钱，开水下。

清热透肌汤　本名**清热透毒汤**　第二百七十六号

治痘疮已发未发，为风热所感，腠理阻塞者。

荆芥穗三分　干菊八分　前胡一钱　桔梗四分　甘草二分　山楂二钱　蝉蜕三分　姜一片

一方加石膏。

柴苓汤　第二百七十七号

治发热，泄泻，口渴，疟疾，热多寒少，口燥心烦。

猪苓　茯苓　炒白术　泽泻　桂　黄芩　柴胡　半夏　人参　甘草　姜　枣

鳖甲饮　第二百七十八号

治疟久不愈，腹中结块，名曰疟母。

醋炙鳖甲　土炒白术　黄芪　芎䓖　酒炒白芍　槟榔　麦煨草果　厚朴　陈皮　甘草等分

姜三片，枣一枚，乌梅少许煎。

小柴胡汤　第二百七十九号

治伤寒中风，少阳证，往来寒热，胸胁痞满，默默不欲食，心烦喜呕，或腹中痛，或胁下痛，或渴，或咳，或利，或悸，小便不利，口苦耳聋，脉弦，或汗后余热不解及春月时嗽，疟发寒热，妇人伤寒热入血室。亦治伤寒五六日，头汗出，微恶寒，手足冷，心下满不欲食，大便硬，脉细者，为阳微结。

柴胡八两　半夏半升　人参三两　甘草三两　黄芩三两　姜三两　枣十二枚

呕逆加陈皮。渴加花粉。虚烦加竹叶。齿燥加石膏。痰多加瓜蒌、贝母。腹痛、胁痛加青皮、芍药。

竹茹汤　第二百八十号

治胃热呕吐。

姜制半夏　干葛各三钱　甘草二钱

上为末，每服二钱。姜三片，枣一枚，竹茹一弹许，水一钟，同煎七分去渣，温服。

大顺散　第二百八十一号

治冒暑伏热，引饮过多，脾胃受湿，水谷不分，清浊相干，阴阳气逆，霍乱吐泻，藏府不调。

干姜　桂　杏仁去皮尖　甘草等分

先将甘草用白砂炒，次入姜复炒过，去砂，合桂为末，每服二钱。

二冬茅根汤　第二百八十二号

即茅根汤加天、麦二冬。

清肺消毒汤　第二百八十三号

治疹疮收完，不思饮食，鼻干无涕。

防风五分　枳壳五分　连翘一钱　前胡一钱　黄芩一钱　桔梗一钱　荆芥一钱　炙甘草① 三分

水一钟，煎五六分，作十余次，徐服之。

葶苈丸　本草别名舍奇丸　第二百八十四号

治痰饮咳嗽。

曹州葶苈子二两，纸衬炒令黑　知母一两　贝母一两，为末　枣肉五分　砂糖一两

和丸如弹丸大，每以新绵裹一丸含之，咽津徐下，甚者不过三丸。

防风败毒散（景岳）　第二百八十五号

治斑疹或痒或痛。

防风一钱　黄芩一钱　芍药二钱　地骨皮二钱　炒枳壳二钱　荆芥二钱

水煎徐徐服。

杏苏散　第二百八十六号

治秋燥之气伤本脏，头微痛，恶寒，咳嗽稀痰，鼻塞嗌塞，脉弦无汗。

苏叶　半夏　茯苓　前胡　苦桔梗　枳壳　甘草　生姜　橘皮　杏仁

无汗脉弦甚或紧，加羌活微透汗。汗后咳不止，去苏叶、羌活，加苏梗。兼泄泻腹满加苍术、川朴。头痛、眉棱骨痛加白芷。热甚加黄芩。泄泻腹满者不用黄芩。

葱白汤　第二百八十七号

葱白一握　生姜二钱

如无汗加葛根三钱，治伤寒初觉头痛，身热脉洪。

犀角解毒汤　第二百八十八号

即犀角羚羊解毒汤。

加味人参白虎汤　第二百八十九号

治毒气本盛，元气又亏，出不快者。

甘草五分　台党② 二钱　石膏四钱　知母一钱五分　升麻一钱　防风一钱　糯米一撮　牛蒡二钱　炒黄芩二钱

水煎服。

————

① 草：原无，据《景岳全书》卷六十三清肺消毒汤组成加。

② 台党：加味人参白虎汤组成中当有"人参"，但此处作者却用"党参"，或是出于经济方面的考虑，也未可知。

枳壳消导法 第二百九十号

治食积。即蜜导法，加麸炒枳壳，研末，用捏作条，专治大便闭结诸证。

猪胆汁导法 第二百九十一号

治阳明证自汗，小便利大便秘者。

用猪胆一枚，取汁，入醋少许，用竹筒长三四寸，以一半纳谷道中，将胆汁灌入肛中，顷当大便。

蜜导法 第二百九十二号

蜂蜜用铜器微火熬，频搅勿令焦，候凝如饴，捻作挺子，锐如指，掺皂角末少许，乘热纳谷道中，用手抱住，欲大便时去之。

八正散 第二百九十三号

治湿热下注，咽干口渴，少腹急满，小便不通，或淋痛尿血，或因热为肿。

车前子　木通　瞿麦　萹蓄　滑石　甘草梢　黑栀子

加灯草煎。一方加木香。

安宫牛黄丸 第二百九十四号

治神昏谵语及飞尸猝厥，五痫中恶，大人、小儿痉厥之因于热者。

牛黄一两　郁金一两　犀角一两　黄连二两　朱砂一两　梅冰片二钱五分　真珠五钱　山栀一两　雄黄一两　黄芩一两

上为极细末，炼老蜜为丸，每丸一钱，金箔为衣，蜡护。脉虚者人参汤下；脉实者，银花薄荷汤下。每服一丸，大人病重体实者，日再服，小儿半丸。

玄参解毒汤 第二百九十五号

此汤即百五十号玄参升麻汤加犀角、射干、黄芩、焦栀之类。

玄参升麻汤 第二百九十六号

治心脾壅热，咽痛发斑，木舌重舌。

玄参　升麻　赤芍　犀角　桔梗　贯众　黄芩各二钱　甘草五分

消毒饮 第二百九十七号

亦名**散毒散**。

治痘疮六七日，身狂热不大便。

荆芥穗一两，炙　甘草一两　牛蒡子杵，炒四分

上为粗散，每服三钱，水煎服。

加味消毒饮 第二百九十八号

解痘毒及足二阳经热毒流于脚跟，焮赤肿痛，自汗短气，表里邪实者。

羌活　连翘　前胡　柴胡　玄参　茯苓　枳壳　丹皮　大黄　苍术　牛蒡子　紫草　山豆根　绿升麻

黄芩汤 第二百九十九号

治太阳、少阳合病，自下利者。

黄芩三两　芍药二两　甘草二两　大枣十二枚

加减黄芩汤 第三百号

黄芩　楂肉　白芍　甘草　人参　木香　枳壳

河间厚朴汤 第三百零一号

治大便气秘不通，不能饮食，小便不利者，谓之虚秘。此汤主之。盖实秘者物也，虚秘者气也。

厚朴钱半　白术二钱　半夏一钱　枳壳一钱　陈皮一钱　甘草一钱　姜三片　枣三枚

水钟半，煎八分，食远服。如不通加大黄。

加味黄芩汤 第三百零二号

治心肺蕴热，口疮咽喉痛，膈闷，小便淋浊不利。

黄芩　黄连　栀子　生地　麦冬　木通　泽泻　甘草

等分，每服一两，水一钟半，煎八分，食前服。

化毒丹 本名**五福化毒丹** 第三百零三号

治胎毒及痘后头面生疮，眼目肿毒。

生地　天冬　麦冬　玄参　熟地各三两　甘草　甜硝各二两　青黛一两五钱

上为末，炼蜜丸如芡实大，每服一丸，白汤下，或薄荷汤下。

钱氏独圣散　第三百零四号

治痘疮倒面陷伏。

川山甲，取前足嘴上者，烧存性，为末。每服四五分，以木香汤入烧酒服之，或紫草汤亦可。

又独圣散　第三百零五号

治多年咳嗽，肺痿咯血。

白及为末，每服二钱，临卧糯米汤调服。又甜瓜蒂研末，熟水调服，亦名独圣散，治太阳中暍，身重痛而脉微弱。

七物升麻丸　第三百零六号

辟瘴明目。

升麻　犀角　黄芩　朴硝　栀子　大黄各二两　豉二升微熬

同捣末，蜜丸梧子大。凡四肢大热，大便难，即服三十丸，取微利为度。凡四肢小热，只食后服二十丸。

益气聪明汤　第三百零七号

黄芪五钱　黄柏三钱　人参五钱　葛根三钱　蔓荆子三钱　白芍二钱　升麻一钱五分　甘草一钱

为末，每服四钱，水煎，临卧服，五更再服。

温胆汤　第三百零八号

治胆虚，痰热不眠。

陈皮去白　姜夏　茯神　甘草　麦炒枳实　竹茹　姜枣

心虚加人参、枣仁。心内烦热加黄连、麦冬。口燥舌干者去半夏，加麦冬、五味、天花粉。表热未清加柴胡。心烦加黑栀子。内虚大便自利去枳实，加白术。

石膏清胃汤　第三百零九号

生石膏一钱五分　熟石膏一钱五分　竹叶二十片　川连八分　川芎八分　黄芩一钱　霜桑叶二钱　炒麦芽二钱

加姜枣各三片、枚，煎。

泻黄散　第三百一十号

治脾胃伏火，口燥，唇干口疮，口臭，烦渴易饥，蒸在肌肉。

防风四两　藿香一钱　黑山栀一两　石膏五钱　甘草二钱

上为末，微炒香，蜜酒调服。

参苏饮　第三百一十一号

治外感内伤，发热头痛，呕逆，咳嗽，痰塞，中焦眩晕，嘈烦，伤风泄泻及伤寒已汗，发热不止。

人参　紫苏　干葛　前胡　姜半夏　茯苓七钱五分　去白陈皮　甘草　麦炒枳壳　桔梗　木香

每五钱，加姜枣煎。外感多者去枣，加葱白。肺中有火者去人参，加杏仁、桑白皮。泄泻加白术、扁豆、莲肉。

玄参地黄汤　第三百一十二号

治痘疹衄血。

玄参　生地　丹皮　栀子各一钱五分　甘草　升麻各五分　白芍一钱　炒蒲黄五分

水一钟，煎七分，温服。

柴胡橘皮汤　第三百一十三号

柴胡　橘皮　人参　半夏　茯苓　黄芩

等分，加竹茹一团，水一盏煎七分，温服不拘时。

柴胡四物汤　第三百一十四号

治疹后余热。

柴胡　归身　川芎　生地　白芍　人参　麦冬　知母　淡竹叶　黄芩　地骨皮

上剉细末，水一盏，煎七分，不拘时温服。

加减清肌汤　第三百一十五号

柴胡　黄芩　生地黄　当归　茯苓

地骨皮　知母　淡竹叶七片

人参清肌汤　第三百一十六号

治午前潮热，气虚无汗。

人参　白术　茯苓　甘草　半夏曲　当归　赤芍　柴胡　干葛　姜　枣

连翘清毒饮　第三百一十七号

即河间凉膈散，但分两少异。

连翘一两　栀子　大黄　薄荷　黄芩各一钱五分　甘草一两五钱　朴硝二钱五分

每服一两，水煎服。

导赤通气汤　第三百一十八号

治心虚，声不扬者。

木通　生地　人参　麦冬　归身　石菖蒲　甘草

加灯心，水煎服。

葛根麦门冬散　第三百一十九号

治小儿热毒斑疹，头痛壮热，心神烦闷。

葛根三钱　麦冬四钱　人参　川升麻　茯苓　甘草各二钱　石膏五钱　赤芍一钱

上㕮咀，每服三钱，水一大盏，煎至六分，不拘时徐徐温服。仍量儿大小增减。若非发热作渴，表里有热者不可用。若表里俱虚，发热作渴者，宜易人参麦冬散。

逍遥散　第三百二十号

治血虚汗燥，骨蒸劳热，咳嗽潮热，往来寒热，口干，便涩，月经不调。

柴胡一钱　酒当归一钱　酒炒白芍一钱　土炒白术一钱　炙甘草五分

加煨姜、薄荷煎。加丹皮、栀子名八味逍遥散，治怒气伤肝，血少目暗。

加味清胃散　第三百廿一号

治醇酒厚味，或补胃热药太过，以致牙痛不可忍，牵引头脑，满面发热，或齿龈溃烂，喜冷恶热，此阳明之火也。

生地　升麻　当归　丹皮　黄连

五味名清胃散，加犀角、连翘、甘草名加味清胃散。

通关散　第三百廿二号

通心经，降火，利小便良方。

山栀一分　炒大黄一分　木通　炙甘草　炒车前子　赤茯苓　人参　瞿麦　滑石各三分　炒萹蓄五分

水一盏，灯草十根，煎半盏，温服。

加味二陈汤　第三百廿三号

治痰攻眼，眼肿并酒家手臂重痛麻木。

姜半夏　去白陈皮　茯苓　甘草　苍术用米泔水浸　炒枳壳　片子姜黄

加姜煎。

经验敷方　第三百廿四号

治胸口痰，咳唾不出。

宫粉、香油入铁器内，熬数滚，离火，用头发一团，醮粉擦胸胁数次。

又方：荞麦、鸡蛋清和成团，擦之亦效。

备急丸　第三百廿五号

治食停肠胃，冷热不调，腹胀气急，痛满欲死，及中恶客忤，卒暴诸病。

巴豆霜　大黄　干姜

等分蜜丸，小豆大，每服二三丸。中恶口噤者，折齿灌之。此丸药性峻厉，非急莫施，故曰备急。

黄连清心丸　第三百廿六号

治面色青红，惊热，额与手心有汗，即二百四十四号安神丸加连翘、丹皮、薄荷之类。

宣风散　第三百廿七号

治湿痰，去积滞，通秘结，攻黑陷里实。

槟榔两个　陈皮五钱　甘草五钱　牵牛二两生，二两炒，取头末

上为末，每一钱，量大小增减，白汤

调服。

一方有大黄、木香，连前三味，煎成后加牵牛末调服。

枳实理中汤　第三百廿八号

专治寒热结胸欲绝，胸膈高起，手不可近，用大陷胸不瘥者。

东壁土炒白术二两　人参一两　炮姜一两　炙甘草一两　枳实一两　茯苓二两

苏葛汤　第三百廿九号

初热未见点，发表之剂，暂用之分两，宜酌儿大小，以为增减。

苏叶二钱　葛根二钱　甘草一钱　白芍一钱五分　连须葱白三根　姜三片

水一钟半，煎七分，热服。气滞腹痛者加陈皮、砂仁各五分。

导积散 治虫积　第三百三十号

即**导赤散**。

人参败毒散　第三百三十一号

治伤寒头痛，憎寒壮热，头项强，睛暗，鼻塞声重，风痰咳嗽及时气疫疠，岚瘴鬼疟，或声如蛙鸣，赤眼口疮，湿毒流注，脚肿腮肿，喉痹，毒痢，诸疮斑疹。

人参　羌活　独活　前胡　川芎　枳壳　桔梗　茯苓均一两　甘草五钱

每服一两，加姜三片、薄荷少许煎。口干舌燥加黄芩；肤痒加蝉蜕；脚气加大黄、苍术。此方除人参名**败毒散**。

追虫丸　第三百三十二号

取一切虫积。

黑丑头末　槟榔各八钱　醋炙雷丸　南木香各二钱

上为末，用茵陈二两、大皂角、苦楝皮各一两煎浓汁，丸如绿豆，壮大人服四钱，弱小人一钱，量人虚实，于五更时用砂糖水吞下，待追去恶毒虫积二三次，方以粥补之。

枳壳前胡汤　第三百三十三号

枳壳　前胡　甘草　桔梗　苏子　茯苓　陈皮

麻后久咳不止方　第三百三十四号

生地黄　当归身　白茯苓　川贝母　杏仁　桑白皮　柿霜　莱菔子

安胃散　第三百三十五号

治胃火上冲，呃逆不止。

楂肉　陈皮　麦芽　木通　泽泻　黄芩　石斛

水钟半，煎七分，热连服。胃火热甚，脉滑实者加石膏。

万氏清肺饮　第三百三十六号

治肺热咳嗽声哑。

石菖蒲八分　诃子仁八分　桔梗二钱　麦冬二钱　荆芥穗一钱　天花粉一钱　知母一钱

加味泻白汤　第三百三十七号

治咳嗽喘急呕吐。

桑白皮　地骨皮　甘草　粳米　人参　茯苓　青皮　陈皮　五味

《宝鉴》无五味，有知母、黄芩。

胸膈痰盛外治法　第三百三十八号

明矾一两，入麦粉少许，醋和为饼，贴两足心涌泉穴，布包之一周日，痰从大便出矣。

利咽散　第三百三十九号

治咽喉肿痛。

牛蒡子炒　玄参　防风

煎服。

滋肺汤　第三百四十号

治痘瘄后余热，咳嗽声瘖。

瓜蒌根　玄参　牛蒡子　荆芥　贝母　麦冬　马兜铃　明玉竹　桔梗各八分　甘草四分

天真膏　第三百四十一号

治瘄后咳嗽不止，内热不清，心神不

宁，夜卧不安或生疮疥。

生地黄 麦冬 玄参 白茯苓 紫草茸 知母 陈皮 桑白皮 沙参 生黄芪 薏苡仁 枣仁 丹皮 当归 白术 茯神

上以生地、麦冬、玄参、沙参、黄芪、苡仁、炒白术为君，白茯苓、炒枣仁、茯神、当归、丹皮、神皮、紫菀茸为臣，知母、桑白皮为佐，入砂锅内以长流水浸，用桑柴文武火煮二时辰，水干再添水，于内取出去滓，将药水澄清，复入砂锅再熬加蜜和成膏，以磁罐收贮。每用三匙，滚水送服。

贾兰峰传方 第三百四十二号

治咳嗽，腹胀，喘急，烦躁，泄泻，声哑，唇口俱青者。

黄连 黄芩 连翘 玄参 知母 杏仁 干葛 麻黄 牛蒡子 陈皮 川朴 白芍 桔梗 甘草

犀角解毒化痰汤 第三百四十三号

治烦躁不安，口鼻出血。

犀角汁 丹皮 连翘 贝母 薄荷 天花粉 紫草茸 甘草梢各一钱 当归二钱 牛蒡子一钱 赤芍一钱五 生地黄二钱 川连五分 鲜竹叶三十片

治麻后痢统方加减 第三百四十四号

黄芩酒炒 黄连酒炒 麦冬 防风 天花粉 玄参 枳壳 牛蒡子 木通 栀子仁 滑石 桔梗 白芍 钩藤 甘草

二剂不愈，加猪苓、青皮。

香茱汤 第三百四十五号

治寒痛绞肠痧等证。

香附末 吴茱萸 五灵脂俱用醋炒 台乌药各三钱

连翘生地黄汤 第三百四十六号

治麻毒未尽，生疮不已。

连翘 生地黄 金银花 玄参 黄连 荆芥穗 木通 胡麻仁 甘草

浮萍散 第三百四十七号

治风癣疥癞。

浮萍四钱 荆芥 川芎 麻黄 当归 赤芍 甘草各二钱 葱白二茎 豆豉一撮

水二钟煎服，汗出为度。

六味丸 第三百四十八号

熟地八两 山萸肉四两 淮山药四两 粉丹皮三两 白茯苓三两 泽泻三两

蜜丸。

十全大补丸 第三百四十九号

治血气两虚，助阳固卫。

人参 白术 甘草 茯苓 熟地 白芍 当归 川芎 黄芪 肉桂

安胎饮 第三百五十号

治妊娠五七月，用数服可保全产。

人参 白术 熟地 白芍 当归 川芎 陈皮 炙甘草① 紫苏 炒黄芩各一钱

水煎。一方有砂仁。

保胎无忧散 第三百五十一号

大熟地五钱 山萸肉二钱五分 益母草一钱 条黄芩五分 麦冬一钱五分 生地一钱五分 阿胶一钱 北五味一分

各种药物逐细详注

防风 治风去湿之仙药。专治上盛风邪，泻肺实喘满，身痛挛急，脊痛头强不能回顾，病在胸膈以上俱宜用，为其散结去上焦风热也。麻证初发最宜。

前胡 专降火利痰，喘嗽痞隔之疾，为痰气之要药，其性专治风痰气实。麻证初潮，表邪固结当用。

连翘 泻实火，去热。腹痛下痢，镇惊厚肠，麻证初潮实热要药。兼泻心经客

---

① 草：原缺，据医理补。

热，破结散气，消毒，利小便，泻心火。

枳实 破气滑窍，泻痰消食，初潮宿食不消，心下痞闷，开实满之要药。

枳壳 走大肠，化痰破气。治寒热结，用醋炒。

川连 泻热火，去热。治腹痛下痢，厚肠镇惊。麻证非壮热头痛不可就用。

川芎 血中气药，补肝润肝，头痛、血虚要药。麻证未收以前不宜用。

霜桑叶 去风宽筋，平肝利气。此乃箕星之精，利风要药。

枇杷叶 和胃下气，气下则火降痰消，又能止嗽定哕，故治心逆呕哕及劳嗽之上品。初潮风寒咳嗽、胃寒呕吐者忌用。

条芩 泻肝胆火，治胃中热，泻火清肌表热之要药。麻证初起泻火要药。

子芩 治血热妄行，麻证安血之要剂。

酒芩 体虚有火者，胃实表实用此。

银花 主下痢脓血，解毒祛脓，泻中有补，麻证收后之要药，初潮不宜用。

苏叶 解表利咽，通肠开胃除寒，升中有降，初潮最宜。

紫苏 消泻治热，活血利咽喉，去瘀血，生新血，又有开郁散气。

薄荷 散热消风，除头痛风，利咽喉，去舌苔，面部之病宜用。麻证初潮必用之药。

滑石 利窍渗湿，去热除烦，上能散表，下能利便，能清肺胃之气，下达膀胱，通利六府九窍之专药。麻证初潮最宜。

紫草茸 专治五藏邪气，破积血，生肌止痛，有活血起胀之功，无盐寒作泻之患，实非紫草。近时，人多不知此药及麒麟竭，树上蚁聚其脂液而成，与蜂蜜无异，出波斯国。

通草 利湿开窍，解表治烦，麻证初潮有实热宜之。

牛蒡子 治风湿瘾疹，咽喉风热，散诸肿疮疡之毒，为麻证之仙药，又能去皮肤、消斑毒。

大木通 脾胃不和，水道不利，致郁为寒热肿胀，淋闭痹瘅，俱宜用此，淡渗分利阴阳则水行火降。治寒热，利血脉，上清心肺，下泻湿热，麻证有心经水蓄之证必用。

紫菀 止咳逆上气，胸中寒热结气，能疏利肺经血气，去虫毒痿躄，能散结降气，专通肺气，使热从尿出而去。疗咳唾脓血，消痰止渴，又治下痢肺痈。阴虚肺热干咳者忌用。

海桐皮 治烦定痛，利气血，宜筋络，麻证初潮选用。

地骨皮 下焦肝肾虚热，骨蒸自汗者宜之，有益精气、退邪火之妙。

牡丹皮 治血中伏火，能升发陷伏之邪外散，故主治寒热中风，瘛疭惊痫等证。癥瘕坚聚，瘀血留舍肠胃五藏，阴虚吐血、衄血，并无汗骨蒸必用之。

五加皮 宽筋络，活血利气。

大腹皮 散无形之滞，治痞满鼓胀，水气浮肿，脚气壅逆。

茯苓皮 开胃化痰，利水定悸。止呕逆泄泻，取以皮引脾之意，麻证初潮体热者宜用。

冬瓜皮 专利水蓄各证，善达膀胱，利九窍，消肿胀，麻证无水气者酌用。

黄芪皮 止盗汗，固肌表，蜜炙最良。

川朴丝 注详川朴轻虚清扬，此厚朴最灵。

竹茹 专清胃府之热，虚烦之渴，胃虚呕逆要药。咳逆唾血，产后虚烦无不宜之性，虽寒而滑，能利窍，可无郁遏，客邪之虚，麻证初潮宜用。

淡竹叶 专泻火凉血，降痰证初潮酌用。初起往来潮热者除去，免解肤热，致难透表。

樗根白皮 苦温开结之药，专入气分，麻证初潮，暴痢气滞者宜之。

生蒲黄 治血治痛，能主心腹膀胱寒热，利小便，止血消瘀血。凡妇人麻证，正产堕胎，天癸正临及妄行等候必需之药。

熟蒲黄 生行血，熟止血，生炒并用能去瘀生新。

泽泻 治洒身热汗出，利膀胱湿热，逐心痰气滞，水蓄烦渴。其功长于行水，素多湿热之人甚宜。然亦不可过用，恐伤肾，病眼者尤忌。

车前子 利小便而不走气，治气癃，止痛，通肾气以利小便，则湿去而癃闭除，清热利窍，专能化行水道，疏通膀胱湿热，不致扰动真火，能泻肾与膀胱水蓄之证。

莱菔子 治痰有推墙倒壁之功，长于利气。生者升，炒熟者降，升则吐风痰，降则定痰嗽。初潮痰盛者宜用。

广郁金 治吐血、衄血、唾血血腥，破恶血，血淋尿血。妇人经脉逆行，产后败血冲心及宿血心痛。

鸡内金 能消水谷，除热止烦，通小肠膀胱。治泄痢便数，遗溺，溺血崩带，肠风膈消反胃，小儿食疟，为麻证初潮应用之药。

犀角 凉心泻肝，清胃中大热，祛风利痰，辟邪解毒，定惊明目，为初潮要药。

羚羊角 泄心肝之火，清肝明目，祛风舒筋，故治惊痫搐搦骨痛，筋挛惊骇，并治瘀滞恶血，血痢，肿毒及伏热烦闷，气逆食噎等证，为初潮要药。

细生地 入心肾，泻内火，清燥金，平诸血逆，消瘀通经。治热毒痢疾，肠胃如焚等证。

鲜石斛 清胃除热，安神定惊。疗风痹自汗发热。

石菖蒲 开心孔利窍，去湿除风，逐痰消积，开胃宽中，风痹，惊痫，消肿止痛。

橘红 调中快膈，导滞消痰，定呕止嗽，理气燥湿，兼能除寒发表。

杏仁 泻肝降气，行痰解肌，除风散寒，利胸膈气逆，通大肠气秘，润燥消积。治时行头痛，上焦风燥，咳逆上气，烦热，喘促，为初潮必用之药。

木蝴蝶 即木芙蓉。清肺凉血，散热止痛，消肿排脓。

白芥子 通行经络，发汗散寒，温中开胃，利气豁痰。

荆芥穗 轻宜发表祛风，理血利咽喉，清头目。治头痛口噤，身强项直，口面㖞斜，并清热散瘀，破结解毒，为初潮必需之要药。

藁本 治督脉为病，脊强而厥，又能下行去湿。治妇人阴寒肿痛，腹中急痛，胃风泄泻。

秦艽 清肠胃之热，疏肝胆之气，祛风活络，养血舒筋。治风寒湿痹，潮热挛急。

天麻 通血脉，疏痰气。治诸风眩掉，头眩眼黑，语言不遂，风湿瘙痹，小儿惊痫。

藿香叶 快气和中，开胃止呕。治霍乱吐泻，小腹绞痛，上中二焦邪滞。

藿香梗 治同上。

竹叶 凉心缓脾，消痰止渴。除上焦风邪烦热，咳逆喘促，呕哕，小儿惊痫。

竹叶尖 散上焦邪热，治同竹叶。

石膏 寒能清热降火，辛能发汗解

肌，甘能缓脾生津止渴。治郁结无汗，阳明头痛，发热恶寒，潮热壮热，小便赤浊，大渴引饮等证。

辰砂 泻心经邪热，镇心定惊，辟邪，清肝明目，祛风止渴解毒。

此数味皆透肌解表，清肺降火之剂，初潮应用要药。

已潮药物：

全当归 和血散寒，入心肝脾，为血中气药。治寒热咳逆，上气温疟，癖痢，头痛腰痛，心腹肢节诸痛，为麻证已潮要药。

归尾 破血止痛。

补骨脂 暖丹田，壮元阳，缩小便。治喘嗽，腰膝酸痛，火虚泄泻。

白茯苓 益脾宁心，淡渗利窍，除湿泻热而下通膀胱。治惊悸结痛，寒热烦闷，咳逆呕哕，肿淋泄泻等证。

赤茯苓 入心、小肠气分，利湿热。

茯神 开心益智，安魂养神。疗心虚惊悸，疗诸筋挛缩，偏风㖞斜。

益智仁 能涩精固气，开发郁结，使气宣通，温中进食，摄唾涎，缩小便。治客寒犯胃，冷气腹痛，呕吐泄泻。

瓜蒌仁 能清上焦之火，使痰气下降，为治嗽要药。又能荡涤胸中郁结垢腻，生津止渴，清咽利肠消肿，治结胸胸痹，热痢二便不通。

续断 补肝肾，通血脉，理筋骨，止遗泄，破瘀血。治腰痛胎漏血痢。

姜黄 理血中之气，破血下气。治风寒湿痹痛。

瞿麦 降心火，利小肠，逐膀胱邪热，破血利窍，决痈消肿，明目去翳，通经。

萹蓄 利小便，治黄疸热淋；杀诸虫，治蛔绞腹痛，阴蚀癣疮诸疾。

椒目 崙行水道，消水蛊，除胀定喘。

吴茱萸 疏肝燥脾，温中下气，除湿解郁，去痰杀虫，开腠理，逐风寒。

覆盆子 益肾固精，补肝明目。

青葙子 镇肝，主脏热毒。

女贞子 益肝肾，安五藏，强腰膝，明耳目，补风虚。

桃仁 破血润燥，去瘀生新，通大肠血闭。治热入血室，血燥，血痞，积血，血痢，经闭，咳逆上气，皮肤燥痒，发热如狂。

文蛤 除烦渴，利小便。

九香虫 治九种心痛，平胃和肝。

五谷虫 治热病谵妄，毒痢作吐，小儿疳积疳疮。

地龙 即蚯蚓。味咸寒，故能清热；性下行，故能利水。治温病大热，狂言大腹。

天虫 治风化痰，散结行经。治中风失音，头风齿痛，喉痹，咽肿，丹毒瘙痒，结核，痰疟，小儿惊疳。按：僵蚕，清肺之正化，惟闽广淡天虫专受风化，无湿毒，方为合用。若乡村药店多收取本地病蚕，在筐中受蒸，湿热毒盛，气味俱别，不可误用，致受其毒。

蒲壳 利水，治腹胀黄肿。

天花粉 酸能生津，甘不伤胃，微苦微寒，降火润燥，滑痰，解渴生肌，排脓消肿，行水通经，止小便利。治热狂时疾，胃热疸黄，口燥唇干，肿毒。

乳香 去风伸筋，调气活血，生肌止痛，托里护心，解渴生肌，排脓消肿，行水通经，止小便利。治热狂时疾，胃热疸黄，口燥唇干，肿毒。

没药 散结气，通滞血，消肿定痛，生肌，翳晕目赤，产后血气痛。

三棱 入肝经血分，破血中之气，散一切血瘀气结，疮哽食停，老块积坚，消肿止痛。

莪术 通肝经，聚血行气，消瘀通经，化食止痛。治心腹诸痛，冷气吐酸，中恶。

茅术 燥胃强脾，发汗除湿，能升发胃中阳气，止吐泻，逐痰水，消肿满，散风寒，又能总解痰、火、气、血、湿、食六郁。

冬术 补气生血健脾，燥湿和中定痛，止热化癥，止泻化痰。

肉桂 入肝肾血分，补命门相火之不足，益阳消阴。治痼冷沉寒，疏通血脉，宣导百药，引火归元。

桂枝 气薄升浮，温经通脉，发汗解肌。治伤风头痛，伤寒自汗，调和营卫，使邪从汗出而汗自止。

海金沙 除湿热，消肿满，清血分，利水道。

缩砂仁 下气止嗽，化食理疼。治呕吐、霍乱、泻痢，并安胎。

白豆蔻 温中除吐，开胃消食，宽中去滞，胃热腹痛者禁用。

肉果仁 温中消食，止泻止痢，心疼腹痛。

扁豆 补脾胃，止吐泻。疗霍乱，清湿热诸毒。

赤小豆 利水散血排脓，止泻行津，清气涤烦，除痢止呕。

酸枣仁 生用酸平，专补肝胆，炒熟酸温而香，亦能醒脾，助阴气，坚筋骨，除烦敛汗，宁心。

郁李仁 下气行水，破血润燥，治关格不通。用酒能入胆，治悸及目张不瞑。

冬虫夏草 保肺益肾，止血化痰，止劳嗽。

半夏 和胃健脾，除湿化痰，发表开郁，下逆气，止烦呕，发声音，又能行水润燥，利二便，止咽痛。治咳逆，头眩痰厥，头痛胁痛，胸胀，寒热痰疟，反胃吐食。

胆星 入肝去风痰，性烈而燥，得牛胆则燥气咸平，得火炮则烈性皆缓。

川贝母 苦泻心火，辛散肺郁，润心肺，化燥痰。治咳嗽上气，吐血，咯血，肺痿，肺痈，喉痹，目眩淋沥。

威灵仙 其性善走，能疏五藏，通行经络。治中风头痛，顽痹瘕积聚，大小肠秘，风湿痰气，一切冷痛。

牛膝 能引诸药下行，补肝肾，散恶血，强筋骨。治腰膝骨痛，足痿筋挛，阴痿，久疟等证。

厚朴 平胃调中，消痰化食，行结水，破宿血，散风湿。治反胃呕逆，喘咳，泻痢冷痛，霍乱麻证宜用。

络络通 行十二经络，消血活血，利九窍，通二便，消浮肿。

茺蔚子 消水行血，去瘀生新，调经解毒。治血风，血晕，血淋，胎漏崩带。

金钗石斛 平胃气，除虚热，安神定惊。疗风痹脚弱，自汗发热。

枸杞子 甘，微温，滋肝益肾，生精，助阳养营，除烦去风，明目，利大小肠。治嗌干消渴。

金毛狗脊 苦坚肾，甘益血，温养气。治失溺不节，脚弱腰痛，寒湿周痹，除风痰，强机关。

刺猬皮 性平，味苦，无毒，下五色血汁，及肠风泻血，痔瘘及疗腹痛疝积。

龟板 咸寒至阴，属金与水，补心资智，益肾滋阴。治劳热骨蒸，久泄久痢，久嗽，痎疟，阴虚血热。

鳖甲 咸寒属阴，色青入肝。治往来寒热，温疟惊痫，斑痘，厥阴血分之病。

牛黄 甘凉，清心解热痰，凉惊通窍，辟邪。治中风入藏，惊痫口噤及小儿胎毒痰热诸病。

琥珀 色赤，入手少阴、足厥阴血分（肝、心），故能消瘀血，破癥瘕，生肌肉。

大贝 性寒无毒，解百药毒，辟蛊毒，疗心经风热。

赤石脂 甘温酸涩，能收湿止血而固下，疗肠澼泄痢。

禹余粮 甘平性涩，手足阳明大肠、胃血分重剂。治咳逆下痢，血闭血崩。

骨碎补 苦坚肾，故治耳鸣及肾虚久泻。

地力 消食开胃，除胸中实热。治五肿，噎膈，消渴，黄疸，血证，虫毒。

胡桃 味甘性热，肉润皮涩，通命门，利三焦，润肠胃，温肺补肾。并治虚寒咳嗽，腰脚虚痛。

煨姜 用生惧其散，用干惧其燥，唯此略不燥散。凡和中止呕及与大枣并用，取其行脾胃之津液而和营卫，最为平妥。

干姜 辛热逐寒邪，而发表温经，燥脾湿而定呕，消痰利肺气而治寒嗽，开五藏六府，通四肢关节，宣诸络脉。

附子 辛甘大热，纯阳，其性浮多沉少，通行十二经，无所不至，能引补气药以复散失之元阳，引补血药以滋不足之真阴，引发散药开腠理以逐在表之风寒，温暖药达下焦，以祛在表之寒湿。治三疟，伤寒中寒中风，气厥痰厥，咳逆自汗，呕哕膈噎，心腹冷痛，暴泻脱阳，脾肺久痢，霍乱转筋，及小儿慢惊痘疮。

焦山栀 苦寒，轻飘象肺，色赤入心，泻心肺之邪热，使之屈曲下行，由小便出而三焦之郁火以解，为已潮除烦解热之需。

神曲 辛散气甘，调中温开胃，化水谷积滞。治痰逆癥结，腹痛，泄痢肿满。

麦蘖① 甘温能助胃气上行而资健运，快脾宽肠，和中下气，消食除胀，散结祛痰，化一切米、面、果、食积。

谷芽 甘温，快脾开胃，下气和中，消食化积。

陈皮留白 辛能散，温能和，苦能燥能泻，脾肺气分之药。调中快膈，导滞消痰，定呕止嗽，利水破癥，为已潮除寒发表有神。

陈皮去白 名橘红，兼能除寒发表。

绵黄芪 甘温，生用固表，无汗能发，有汗能止，实腠理，补肺气，泻阴火，解肌热，炙用补中益元，气盈三焦，壮脾胃，排脓内托，疮痈圣药。麻证不起，阳虚无热者宜之。

党参 甘平，补中益气，和脾胃，除烦渴。

北沙参 甘苦，微寒，专补肺阴，清肺火。治久咳肺痿。

苦参 苦燥湿，寒胜热，沉阴主肾，补阴养肝胆，安五藏，利九窍，消痈解毒，明目止泪。治血痢肠风，溺赤黄疸，祛风逐水。

西洋参 苦寒，微甘，味厚，气薄，补肺降火，生津液，除烦倦。

珠参 苦寒，微甘，味厚，体重，补肺降火下气。

参芦 能涌吐痰涎，体虚者用之以代瓜蒂。

柿蒂 苦温，降气止呃逆。

丁香 辛温，纯阳泄肺，温胃。治胃冷壅胀，呕哕呃逆，腹痛。

沉香 辛苦性温，色黑体阳，入右肾命门，暖精助阳，行气温中。治心腹疼痛，噤口毒痢，邪恶冷风麻痹，气麻气淋，肌肤水肿，大肠虚闭。

檀香 辛温，调脾肺，利胸膈，开胃

———
① 麦蘖：即麦芽。黄燮清《十一月朔大雪》诗："松柏无完枝，菽麦断萌蘖。"

进食。

紫金砂 即紫砂糖，温补利中利血。

耐冬藤 甘平，除热解毒，补虚疗风，养血止渴，除痢宽膨。

款冬花 辛温，润肺，消痰除烦，定惊明目。治咳逆上气，喘渴喉痹，肺痿咳吐脓血，为麻证治嗽要药。

密蒙花 甘而微寒，治目中赤脉，青盲肤翳，赤肿多泪，羞明怕日，小儿疳气攻眼。

旋覆花 苦辛，能下气行水，咸能软坚，微温，能通血脉，入肺、大肠经，消痰结坚痞，唾如胶漆，噫气不除，大腹水肿，风气湿痹。

佛手花 芳香辟恶去臭，气辛温，和中消谷，止霍乱吐泻。

厚朴花 温胃和中，平肝开郁。治时疾热狂，阳毒发斑等证。

玫瑰花 气香性温，味甘微苦，入脾肝经，和血行血理气，治风痹。

甘菊花 甘平，味甘，安肠胃，利五藏，调四肢。主风眩头痛，养目止泪，清利头目，兼疗湿痹。

槟榔 苦温破滞，辛温散邪，泻胸中至高之气，使之下行，能坠诸药至于极，攻坚去胀消食，行痰下水，除风治痰，癥结瘴疠，疟痢，水肿脚气，大小便气秘，里急后重。

石决明 咸凉，除肺肝风热。治青盲内障，外点散赤膜外障，亦治骨蒸劳热。

草决明 味苦，微寒，除风热。治一切目疾并恶疮。

夜明砂 辛寒，肝经血分药，活血消积。治目盲障翳，疟魅惊，肝血气痛。

仙灵脾 味辛，无毒，治一切冷风劳气，补腰膝，益气力，坚筋骨，并治阴痿健忘。

香附 一名沙根草，气香，味辛能散，微苦能降，微甘能和，乃血中气药，通行十二经八脉气分，主一切气。便制盐炒，入血分，补虚润燥。酒制行经络，利三焦，解六郁。治痰饮积聚，痞满腹胀，霍乱吐泻，吐血便血，崩中带下，月候不准，诸肿气痛，胎产百病。

乌药 辛温香窜，上入脾肺，下达膀胱与肾，能疏胸腹邪逆之气，一切病人之属气者皆可治。

乌骨鸡 甘平，鸡属木，而骨黑者属水，得水木之精，故能益肝肾，退热，补虚。治虚劳，消渴下痢，噤口，带下，崩中，肝肾血分之病。

鸭 甘平，微咸，入肾肺血分，补阴除蒸，止嗽利水。治热痢，化虚痰。

山豆根 苦寒，泻心火，以保肺金，去肺、大肠之风热，消肿止痛。治喉痹喉风，龈肿齿痛，喘满热咳，腹痛下痢诸证。按：山豆根、射干二味，虽善治咽喉，必得荆芥、牛蒡为之佐使，方有奇效，若无辛散药佐之，则郁而不通，恐生他病。

射干 味苦平，有毒，入肺经，清咳逆热气，捐① 喉痹咽痛。

六一散 滑石、甘草。

葶苈子 辛苦大寒，性急，能下气，行膀胱水，肺中水气，除热气消肿，除痰止嗽，定喘，通经利便，性峻不可混服，有甜、苦二种，甜者力稍缓，更宜大枣补之。

白芷 性温气厚，行大肠及阳明戊土胃，芳香上达入手少阴辛金肺，故主治不离三经，通窍发汗，除湿发风。治头目昏痛，眉棱骨痛，牙痛，鼻渊，目痒泪生，皮肤燥痒，三经风热之病。

---

① 捐：除去。《史记·孙子吴起列传》："明法审令，捐不急之官。"

大青　苦咸大寒，解心胃热。治时热，热狂，阳毒发斑，黄疸，热痢，丹毒喉痹。

贯众　泄热解毒。

此种各药已潮应用之要药。

已收药物再行开列：

马勃　辛平，轻虚，清肺解热散血，止嗽。治喉痹，鼻衄失音。

板蓝根　即马齿苋根，酸寒，散血解毒，祛风杀虫。治诸淋，疳痢，血癖，恶疮，小儿丹毒。

使君子　甘温，杀虫消积。治五疳，便浊泻痢，疮痛，为小儿诸病要药。

芜荑　味辛平，无毒，入肺经，除疳积之要品，杀诸虫之神剂。

人中白　咸凉，降火散瘀。治肺瘀鼻衄，劳热，消渴，痘疮倒陷，牙疳口疮。

人中黄　甘寒，入胃，清痰火，消食积，大解五藏实热。治阳毒热狂，痘疮血热，黑陷不起。

松毛锐　苦温，可生毛发，宜敷冻疮及风湿诸疮。

侧柏叶　味苦微寒，性涩而燥，最清血分湿热，止一切血证，去风湿诸痹风痛。

柏子仁　辛甘平，气香，透心脾，性润，能滋肝肾，益智宁神，聪耳明目，益血止汗，除风湿，愈惊痫。

乌梅干　酸涩而温脾、肺血分之果，清肠敛肺，止血通痰，消肿解毒，生津止渴。治久嗽泻痢，瘴疟霍乱，吐逆，安蛔厥。

松脂　苦甘温燥，祛风去湿，化毒止痛，生肌。

朴硝　辛能润燥，咸能软坚，苦能下泄大寒，能除热，能荡涤三焦肠胃湿热。治疫痢积聚，留血停痰，淋闭瘰疬，疮肿，目赤障翳，通经。

火硫黄　味酸有毒，火热纯阳，补命门真气不足，性热而疏利大肠，若阳气暴绝，阴毒伤寒，久患寒泄，脾胃虚寒，命欲垂绝者，亦可为救危药。

腰黄　辛温有毒，独入厥阴，搜肝强脾，散百节大风，杀百毒，辟鬼魅。治惊痫，痰涎积聚，头痛眩晕，暑疟，辟痢泄泻，并杀虫治劳瘵。

青矾　酸涌，凉散涩收，燥湿化痰，解毒杀虫，利小便，消食积，散喉痹。

蜂窝　甘平有毒，治惊痫瘾疹，附骨痈疽，疳根在藏府。

木笔花　即辛夷花，张氏称迎春花。辛温轻浮，入肺胃气分，能助胃中清阳上行，通于头脑，温中解肌，通九窍，利关节。

白石榴花　治心热吐血，止泄痢，下血。又研末吹鼻，止衄血立效。

鸭脚花　治小儿惊痫，利三焦湿热，退热泻火。

冬虫夏草　甘平，保肺益肾，止血化痰，止劳嗽。

白螺壳　治痰饮积及胃脘痛，反胃膈气，痰嗽鼻渊，痔疫疮痱，下疳。

伏龙肝　即多年灶心黄土，辛温调中，止血，燥湿消肿。治咳逆，反胃吐衄，崩带尿血，肠风痈肿，脐疮丹毒。

人乳　甘咸润五藏，补血液，止消渴，泽皮肤，清烦热，理噎膈，利肠，眼科用点赤涩多泪。

金汁　主治同人中黄。

陈香橼　辛苦酸温，入脾、肺二经，理上焦之气而止呕，进中州之食而健脾，除心头痰水。治痰气咳嗽，心下气喘。

阿胶　甘平，清肺养肝，滋肾补阴，止血去瘀，除风化痰，润燥定喘，利大小肠。治咳嗽，肺痿，吐脓，吐血，衄血，淋血，血痔，肠风下痢，腰酸骨痛，血痛血枯，经水不调，崩带及一切风病肿毒。

鸡血藤膏 补血活血，女中血分之圣药。

蛇床子 辛苦而温，强阳补肾散寒，祛风燥湿杀虫。

枫脂 即安息香。辛香苦平，入心经，研服，行血下气安神。

蜈蚣 辛温有毒，入厥阴肝经，善走能散。治脐风撮口惊痫，瘰疬，蛇瘕疮甲，杀虫坠胎。

葱白 辛散而平，发汗解肌，通上下阳气。治时疾热狂，阴毒腹痛，益目睛，利耳鸣，通二便。通气活血，治吐血、衄血、便血痢。

梨汁 甘寒，微酸，凉心润肺，利大小肠，止嗽消痰，清喉降火，除烦解渴，润燥，消风解毒。治伤寒发热，热渴痰喘，中风失音。

蔗汁 甘微寒，和中助脾，除热润燥，消痰止渴，利二便。治呕哕噎膈，反胃，大便燥结。

藕汁 生凉血散瘀，熟补心益胃。

韭汁 辛温，微酸，温脾益胃，止泄痢，散逆冷，助肾补阳，固精气而暖腰膝，逐痰散瘀，入血分而行气。治吐衄损伤，一切血痛。

胎发 补阴消瘀，治诸血痛，并补衰涸。

紫河车 甘咸温，能大补气血，治一切虚劳损极，恍惚失志，癫痫。

此数种系是已收之剂，凉泻温补，兼收并蓄，麻后解毒，移热作祟，亦宜清凉降火，惟辛温腻涩，概不当用。毒力猛烈，中满升提，各药有始禁，有首尾，均禁① 备录清楚，以便参考。

---

① 禁：疑为"今"字之误。

题汤太史校刊《麻证全书》卷后

　　味斋先生仆鬈年间问字师也，先生通籍后，出应民社薄书鞅掌，郁郁垂三十年而先生老矣。解组归来，时相过从，每见先生拥皋比，握秃管，静对方书，摩挲不置，仆呀然曰："先生岂进于此欤，抑别有怀抱也？"先生曰："否。此《麻证全书》，乃元季神医滑伯仁先生之遗稿也，吉光片羽，埋没人间，余偶然得之，试验者屡矣。亟欲付梓，苦无同志，子盍为我图之。"仆许诺，欣然任分校焉。朝夕从事，两阅月而告成，先生命缀数言，以志颠末，仆不学不知医，不敢言第，思先生之镌此书，追溯滑神医之创诸此书，遥遥千载，同此活人济世之心，心相印也，岂偶然哉！岂偶然哉！仆虽不敢言，而终不能已于言。

岁甲辰仲冬姻愚弟任百衍僭跋